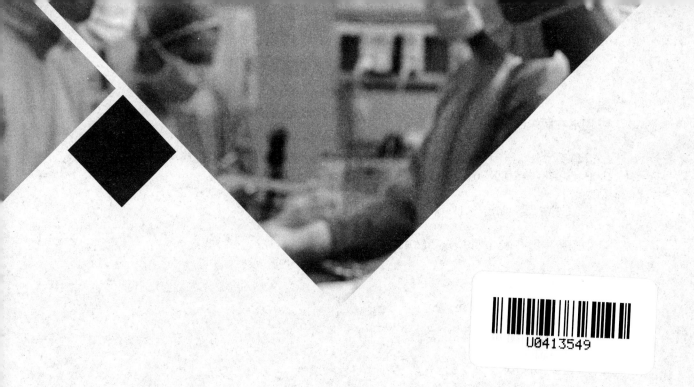

骨科手术入路与治疗实践

主 编 杨世忠 张 珂 冯万文 金红光 贾艳辉

GUKE SHOUSHU RULU YU
ZHILIAO SHIJIAN

科学技术文献出版社
·北京·

图书在版编目（CIP）数据

骨科手术入路与治疗实践 / 杨世忠等主编. — 北京: 科学技术文献出版社, 2017.8
ISBN 978-7-5189-3045-6

Ⅰ. ①骨… Ⅱ. ①杨… Ⅲ. ①骨科学—外科手术 Ⅳ. ①R68

中国版本图书馆CIP数据核字(2017)第167793号

骨科手术入路与治疗实践

策划编辑：曹沧晔　　责任编辑：曹沧晔　　责任校对：赵 瑗　　责任出版：张志平

出 版 者	科学技术文献出版社
地　　址	北京市复兴路15号　邮编 100038
编 务 部	(010) 58882938, 58882087（传真）
发 行 部	(010) 58882868, 58882874（传真）
邮 购 部	(010) 58882873
官方网址	www.stdp.com.cn
发 行 者	科学技术文献出版社发行
印 刷 者	北京洛平龙业有限公司
版　　次	2017年8月第1版　2017年8月第1次印刷
开　　本	880×1230　1/16
字　　数	808千
印　　张	26
书　　号	ISBN 978-7-5189-3045-6
定　　价	148.00元

版权所有　违法必究

购买本社图书，凡字迹不清、缺页、倒页、脱页者，本社发行部负责调换

前言

随着现代科技、基础医学、临床医学的发展，骨科学领域的新理论层出不穷，让人应接不暇。骨外科很多手术方法和技术发生了重大变化，传统术式持续得到改良，更不断涌现出新的术式，如微创手术正以惊人的速度发展和普及。

本书注重新颖性和科学性，全书内容涵盖骨科基础、骨科急症处置、骨伤科疾病外科治疗及相关手术，针对骨科微创治疗技术、关节镜技术及术后并发症的处理等内容也做了详细介绍。本书以临床实践为重点，依据临床实践经验对诊疗过程中可能出现的问题加以强调，期望能够对年轻医师的临床实践有一定的帮助。

本书在编写过程中，虽力求做到写作方式和文笔风格的一致，但由于编者较多，再加上时间和篇幅有限，疏漏和错误之处在所难免，期望读者见谅，并予以批评指正。

编　者
2017 年 8 月

目 录

第一章 骨科局部检查 ··· 1
  第一节 脊柱检查 ··· 1
  第二节 上肢检查 ··· 4
  第三节 下肢检查 ··· 7
  第四节 骨关节与神经损伤的特有体征 ··· 12

第二章 脊柱损伤的早期评估与急症处理 ··· 13
  第一节 基础研究 ··· 13
  第二节 治疗 ··· 21
  第三节 特殊考虑 ··· 31

第三章 骨与关节损伤的急症处理 ·· 33
  第一节 急症处理原则 ··· 33
  第二节 骨折与关节脱位的复位 ··· 34

第四章 手部与腕部创伤 ··· 36
  第一节 拇指腕掌关节脱位 ··· 36
  第二节 拇指掌骨骨折 ··· 37
  第三节 掌腕关节脱位 ··· 38
  第四节 掌骨骨折 ··· 39
  第五节 腕关节软组织急性损伤 ··· 42
  第六节 腕关节脱位 ··· 45
  第七节 腕关节骨折 ··· 46

第五章 前臂损伤 ··· 50
  第一节 前臂双骨折 ··· 50
  第二节 尺桡骨干骨折 ··· 53
  第三节 孟氏骨折 ··· 54
  第四节 盖氏骨折 ··· 57
  第五节 前臂开放性骨折 ··· 58

第六章 肘部损伤 ··· 60
  第一节 肘部脱位及韧带损伤 ··· 60
  第二节 肘关节骨折 ··· 63
  第三节 肘关节损伤后遗症 ··· 78

第七章 上臂骨折 ··· 83
  第一节 概述 ··· 83
  第二节 肱骨干骨折 ··· 86

第八章 肩部损伤 ··· 93
  第一节 肩胛骨骨折 ··· 93

第二节　锁骨骨折 ……………………………………………………………… 98
　　第三节　锁骨两端骨折 …………………………………………………………… 101
　　第四节　肱骨近端骨折 …………………………………………………………… 102
第九章　胸椎和上腰椎损伤 ……………………………………………………………… 112
　　第一节　解剖 ……………………………………………………………………… 112
　　第二节　损伤机制 ………………………………………………………………… 114
　　第三节　治疗选择 ………………………………………………………………… 118
　　第四节　手术治疗 ………………………………………………………………… 119
　　第五节　并发症 …………………………………………………………………… 126
第十章　下腰椎骨折 ……………………………………………………………………… 129
　　第一节　解剖特性 ………………………………………………………………… 130
　　第二节　腰椎损伤的类型 ………………………………………………………… 131
　　第三节　神经功能损害 …………………………………………………………… 137
　　第四节　处理 ……………………………………………………………………… 138
第十一章　下肢损伤 ……………………………………………………………………… 148
　　第一节　髋臼骨折 ………………………………………………………………… 148
　　第二节　骨盆骨折 ………………………………………………………………… 151
　　第三节　髋关节脱位 ……………………………………………………………… 156
　　第四节　股骨颈骨折 ……………………………………………………………… 159
　　第五节　股骨干骨折 ……………………………………………………………… 162
　　第六节　股骨远端骨折 …………………………………………………………… 166
　　第七节　髌骨脱位 ………………………………………………………………… 169
　　第八节　髌骨骨折 ………………………………………………………………… 171
　　第九节　半月板损伤 ……………………………………………………………… 173
　　第十节　膝关节韧带损伤 ………………………………………………………… 175
　　第十一节　滑膜皱襞综合征 ……………………………………………………… 179
　　第十二节　膝关节外伤性脱位 …………………………………………………… 180
　　第十三节　足外伤 ………………………………………………………………… 181
第十二章　踝关节损伤 …………………………………………………………………… 192
　　第一节　踝关节损伤分类 ………………………………………………………… 192
　　第二节　踝关节骨折脱位 ………………………………………………………… 199
　　第三节　胫骨远端关节面骨折 …………………………………………………… 205
　　第四节　踝关节陈旧性骨折治疗 ………………………………………………… 207
第十三章　脊柱微创治疗 ………………………………………………………………… 211
　　第一节　经皮椎体后凸成形术 …………………………………………………… 211
　　第二节　椎间盘髓核化学溶解术 ………………………………………………… 217
　　第三节　经皮穿刺椎间盘切除术 ………………………………………………… 225
　　第四节　经皮激光椎间盘减压术 ………………………………………………… 230
　　第五节　经皮射频椎间盘髓核成形术 …………………………………………… 235
　　第六节　经皮内镜下颈椎椎间盘摘除及固定 …………………………………… 239
　　第七节　胸腔镜脊柱微创技术 …………………………………………………… 243
第十四章　脊柱术后并发症 ……………………………………………………………… 253
　　第一节　脊柱骨折脱位复位不良的并发症 ……………………………………… 253
　　第二节　脊柱后路内固定并发症 ………………………………………………… 257

第三节	脊柱前路内固定并发症	267
第四节	经皮椎体成形术和后凸成形术并发症	277
第五节	脊髓火器伤手术并发症	284
第六节	脊髓损伤后痉挛和疼痛	285
第七节	脊髓损伤后并发脊髓空洞症	288

第十五章 人工关节置换术

第一节	概述	289
第二节	人工髋关节置换术	292
第三节	人工膝关节置换术	305
第四节	人工肩关节置换术	318
第五节	人工肘关节置换术	321

第十六章 微创膝关节置换技术

第一节	微创单间室膝关节成形术	323
第二节	微创单髁膝关节手术	333
第三节	微创单间室膝关节置换术	342
第四节	微创小切口全膝关节置换术	345

第十七章 膝关节镜外科学

第一节	半月板损伤概述	351
第二节	半月板切除手术方法	358
第三节	膝关节镜下逆行整块半月板全切手术方法	365
第四节	外侧半月板前体部层裂的下层切除手术方法	367
第五节	关节镜下半月板缝合术	368
第六节	半月板缝合术后康复	371
第七节	外侧盘状半月板手术	372
第八节	半月板囊肿	374
第九节	前交叉韧带断裂与重建概述	376
第十节	前叉韧损伤的镜下检查诊断	379
第十一节	急性前交叉韧带断裂的关节镜下早期重建	381
第十二节	双束重建前交叉韧带	384
第十三节	前交叉韧带部分束重建	390
第十四节	前交叉韧带保残重建	391
第十五节	前交叉韧带重建术后膝关节感染的诊断与治疗	391

第十八章 其他常见骨科微创治疗

第一节	概述	394
第二节	髓内针内固定	395
第三节	微创钢板内固定	398
第四节	关节镜下骨折固定	404
第五节	经皮空心钉内固定	405
第六节	经皮撬拨克氏针内固定	406

参考文献 408

第一章

骨科局部检查

第一节 脊柱检查

一、脊柱特殊畸形

1. 角状后突 棘突后突明显,顶部呈尖锐。多见于脊柱结核、骨折和肿瘤。
2. 弧形后突 棘突向后隆起,但顶部平缓呈弧形。多见于强直性脊柱炎、佝偻病和姿态性驼背。
3. 侧凸 脊柱向侧方凸起,往往同时伴有侧凹。多见于特发性脊柱侧凸、脊髓灰质炎后遗症、腰椎间盘突出症及肢体不等长。
4. Harrison 沟 佝偻病患儿,由于骨与软骨的疾患,发生膈肌在胸廓内侧的运动牵引,导致相当于膈肌附着点的水平使胸壁向内凹陷,形成一个沟或凹槽即为此沟,使胸廓横径缩小,胸骨下部突出,肋骨下缘外翻。

二、脊柱专项检查

(一) Rust 征

在颈部强直、头部运动受到限制时,当身体运动,如从卧位起立或侧卧时,需保护性地先用两手扶持头部以减轻疼痛,此即 Rust 征阳性。常见于结核性脊柱炎、颈椎关节炎或颈椎肿瘤,也偶见于颈椎的外伤性骨折或半脱位。

(二) 深呼吸 (Adson) 试验

患者端坐,双手置于两大腿部,做一次深呼吸,检查者触摸两侧桡动脉搏动,然后让患者屏气,并在颈部过伸位作左右侧弯运动。若患侧桡动脉搏动明显减弱或完全消失,而健侧搏动正常或仅稍减弱即为阳性。临床上,此试验用于对颈前斜角肌综合征的诊断。

(三) 颈脊髓、神经根受压体征

1. 颈侧屈挤压 (Spurling) 试验 坐位,头向后仰并向患侧屈曲,下颌转向健侧。检查者双手放在患者头顶向下挤压颈椎,如果出现颈部疼痛且向上肢放射,即此征阳性,多见于颈椎间盘突出症。第 6 颈神经根受压时,麻木或疼痛放射至拇指、手及前臂的桡侧;第 7 颈神经根受压时放射至示指、中指及前臂;第 8 颈神经根受压时放射至小指、环指及前臂的尺侧。
2. 臂丛牵拉试验 检查者一手按住患侧头部,一手握住患侧上肢将其外展 90°,两手同时向相反方向推拉,如果出现放射性疼痛或麻木感者为阳性,可考虑为颈椎间盘突出症或胸廓出口综合征。
3. 压顶试验 患者端坐位,颈后伸,头偏向患侧,检查者一手托住患者下颌,一手在患者头顶逐渐用力向下按压,出现颈痛或向患侧上肢放射疼痛者为阳性,可考虑为颈椎间盘突出症。
4. Vasalva 试验 嘱患者屏住呼吸并憋气,如果感到颈椎及上肢有反射性疼痛加重,则为阳性。多因颈椎间盘突出或骨折片突入椎管内压迫颈神经根,患者屏住呼吸时,椎管内压力增高而诱发神经根的

刺激症状。

(四) 拾物试验（Sieur's 征）

在地上放置一物，如果患者不是弯腰拾起，而是屈髋、屈膝、直背，一手撑在膝上作为支撑蹲下去拾拣，则为阳性。多有骶棘肌痉挛，可考虑为脊柱结核。

(五) 腰椎脊髓、神经根受压的体征

1. 椎旁叩击征　在患者弯腰或俯卧状态下，用叩诊锤叩击棘突旁 2~3cm 的软组织，如果出现或加重坐骨神经放射性疼痛，或放射至股前部，即为此征阳性，多为该处椎间隙的椎间盘突出症。

2. 直腿抬高试验　在患者仰卧、膝关节伸直状态下，将患侧下肢被动抬高，直至出现肢体疼痛。正常情况下，直腿抬高至 60°~70°时才感到膝后不适，如果仅抬高至 60°以下时已出现肢体或腰部疼痛，则为试验阳性，多为腰椎间盘突出或坐骨神经痛。

3. 加强试验　在做直腿抬高试验出现肢体疼痛后，将肢体少许降低，使肢体疼痛减轻或消失，再用力尽量将踝关节被动背伸，如果出现肢体疼痛，则为加强试验阳性，多为腰椎间盘突出或坐骨神经痛。

4. 弓弦试验　直腿抬高到症状出现时屈膝约 20°使症状消失或端坐位屈膝 20°，此时腘窝处的胫神经和腓总神经相当于弓上的弦，用手指按压腘窝中部的胫神经或腓骨小头近侧的腓总神经数次，臀、股后或小腿麻痛为阳性，多提示为椎间盘突出症。

5. 踇趾背伸肌力试验　抗阻力背伸踇趾，如较健侧弱或低于V级为阳性。神经根支配踇长伸肌，故伸踇肌力的减弱标志着腰$_4$～腰$_5$椎间盘突出，有定位意义。

6. Ely 试验　患者俯卧，检查者握住患者踝关节向后屈曲其膝关节，使足跟尽量靠拢臀部，然后使整个大腿过伸，出现疼痛者为阳性。多为腰神经根有病变，腰大肌受刺激或骶髂关节及腰椎有疼痛性损害。大腿前方软组织挛缩时，在进行屈膝的过程中，骨盆将从床面上被提起。

7. 关节屈曲试验　患者俯卧，屈曲膝关节，如在同侧臀部或大腿后侧产生疼痛或加重时为阳性，提示下段腰椎间盘突出。

8. 足尖站立试验　患者抬起健侧肢体，患足提起足跟用足尖站立，如果不能站稳，表明踇伸肌腱无力为阳性。

(六) Anghelescu 征

有驼背畸形的脊椎结核患者仰卧床上，头与足跟应紧贴床面，此时如果患者躯干不能前屈为此征阳性。

(七) Gower 征

患者要从仰卧位自己站立起来时，需先翻身俯卧，以四肢支撑躯干，然后再以两手扶持下肢才能逐渐站立起来，多见于进行性腰肌营养不良。

(八) 屈颈（Soto-Hall）试验

患者仰卧位，检查者一手按住其胸骨，另一手托起患者头部，使颈椎前屈，这样棘间韧带逐次向下被拉紧，有脊柱损害的患者局部出现剧痛，为此征阳性，同时有本试验和直腿抬高试验阳性者，常表示有根性坐骨神经痛。

(九) 悬吊（Trapezet）试验

主要用于鉴别姿势性与结构性脊柱畸形。对于目测有脊柱侧凸的患者，先让其暴露脊背，双手抓住一横杆，使双脚悬空，此时，如果脊柱变直则为姿势性脊柱侧凸。如果脊柱仍然呈侧凸畸形，则多为结构性脊柱侧凸。

(十) 弯腰（Adam）试验

患者双足靠拢、膝伸直，上肢自然下垂，向前弯腰近 90°。检查者坐在患者的正前方，双眼平视，与患者脊背呈切线位观察，背部不等高及不对称者为阳性，多有脊柱侧凸。

（十一）Varela Fuents - Irala 征

正常的腰大肌轮廓是和第1腰椎与髂前上棘连线平行，当腰大肌有炎症改变时，其轮廓幅度增宽呈凸状而突出于此直线，即此征阳性，对腰大肌上半部病变有诊断价值。

三、骶髂关节检查

（一）骶髂关节扭转（Gasenslen）试验

（1）一种检查方法是患者仰卧，健侧髋、膝关节屈曲，由患者双手抱住，患侧大腿垂于床缘外。检查者一手按住健侧膝部，一手按压患侧膝关节使大腿后伸，以扭转骶髂关节，骶髂关节疼痛者为阳性，提示骶髂关节病变。

（2）另一种检查方法是患者健侧卧位，健侧髋、膝关节均极度屈曲，由患者自己用双手抱住，检查者一手按住患侧臀部，另一手握住患肢踝部，使患侧髋关节极度后伸，该侧骶髂关节疼痛者为此征阳性。

（二）腰骶关节过伸试验

患者俯卧，检查者的前臂插在患者两大腿的前侧，另一手压住腰椎棘突，抬起患者大腿，产生疼痛即为阳性。见于腰骶关节疾病。

（三）髋关节过伸试验（Yeoman 征）

患者俯卧，检查者一手压在骶部，一手握住患侧踝关节向上提起，将膝关节屈至90°，使髋关节过伸，如果骶髂关节出现疼痛，即为骶髂关节疾病；如果表现为髋关节疼痛，则为髋关节疾病。

（四）斜扳试验

患者仰卧，检查者一手按住患侧肩部，一手将患侧髋、膝关节完全屈曲，并将膝关节向对侧按压，骶髂关节出现疼痛者为阳性，表示骶髂关节病变。

（五）Neri 征

让患者在站立位时躯干前屈，如果引起患侧下肢屈膝则为此征阳性，主要见于腰骶及骶髂关节病变。

（六）Gillis 试验

患者俯卧，检查者一手掌按在健侧的骶髂关节上以固定骶骨，手指则放在患侧的骶髂关节上进行触诊，另一手则握住患侧踝关节用力上提，使髋关节过伸，如果该侧骶髂关节疼痛或运动受限，则为此征阳性，多提示有骶髂关节炎症。

（七）Goldthwait 试验

患者仰卧，两腿伸直，检查者一手放在患者的下腰部做触诊，另一手作直腿抬高试验，此时骨盆起杠杆作用。在抬腿过程中，腘绳肌被拉紧，随之骨盆和腰椎相继发生运动。在腰椎尚未触知运动时下腰部已经疼痛，提示骶髂关节有损伤，如在触知下腰部运动之后才发生疼痛，提示腰骶关节可能有病变。

（八）Mennell 征

检查者拇指从患者髂后上棘向外侧推压后，再逐渐反向内侧推移加压，如在髂后上棘外侧有明显疼痛时，则臀部有知觉过敏点；如髂后上棘内侧有压痛时，则骶髂关节上方的韧带有知觉过敏。在髂前上棘向后方推移加压疼痛增剧，而在髂后上棘向前推移加压疼痛减轻时，说明韧带有知觉过敏点，即此征阳性。对骶髂关节及其所属韧带的病变有诊断价值。

（杨世忠）

第二节 上肢检查

一、肩关节检查

(一) 肩关节正常体征

1. 肩上举 当肩关节外展超过90°时，须有肱骨和肩胛骨的外旋才能完成。如肩关节不能上举时，多为肩周炎、肩关节僵硬或臂丛神经损伤。

2. 肩三角 喙突尖在锁骨中外1/3的下方，肱骨头的内侧，与肩峰和肱骨大结节构成等腰三角形。当三角形发生形变时，多为肩关节脱位或锁骨骨折。

(二) 肩关节畸形

1. 方肩畸形 肩正常外形呈弧形，由肩胛骨肩峰和肱骨大结节构成。肩关节脱位后，肱骨头脱位至锁骨及喙突下方，关节盂空虚，肩峰下肱骨大结节消失，出现方肩畸形。

2. 搭肩（Dugas）试验 患侧肘关节紧贴胸壁时，手掌不能搭到对侧肩部，或手掌抬到对侧肩部后，肘关节不能贴近胸壁为阳性。

3. 直尺试验（Hamilton试验） 正常情况下，将直尺紧贴上臂时，不能同时与肩峰和肱骨外上髁接触，若能同时与两者接触，则有肩关节脱位或关节盂骨折。

4. 腋周测量（Callaway试验） 用皮尺从患侧肩峰量起，绕过腋下一圈测得其周径，若它比健侧长，则说明患侧有肩关节脱位。

5. 肩Bryant征 肩关节脱位时，患侧腋皱襞与健侧比较明显下移。

6. 肩Codman征 在上肢被动外展后，将手移开使上肢失去支托，此时冈上肌迅速收缩，如产生疼痛，则为冈上肌断裂。

7. Comolli征 俗称椅垫式肿胀，若肩胛区出现与肩胛骨体部形状相似的三角形肿胀，可持续数日之久，多有肩胛骨骨折。

二、上臂检查

(一) Dawbarn征

当肩关节外展30°~70°时无疼痛，超过70°时疼痛突然出现，继续外展至120°以上时疼痛又消失，此多为冈上肌肌腱炎、肩峰下滑囊炎、冈上肌不全断裂，冈上肌钙化或肱骨大结节撕脱骨折等。

(二) 屈肘（Hueter）试验

将前臂旋后并屈曲肘关节时肩部疼痛，多为肱二头肌损伤。

(三) 肱二头肌抗阻力（Yergason）试验

让患者在抗阻力的情况下屈曲肘关节，同时前臂抗阻力旋后，此时肱二头肌处于紧张状态，在肱二头肌腱鞘炎时，肩部前内侧即肱二头肌腱路径感疼痛，即为阳性。

三、肘关节检查

1. 肘后三角（Hueter三角） 肘关节伸直时，肱骨内外上髁与尺骨鹰嘴成一直线，屈肘90°时，尺骨鹰嘴与肱骨内外上髁之间形成等腰三角形，若此三角形变形或消失，则有肘关节脱位、肱骨内外髁骨折或尺骨鹰嘴骨折。

2. 提携角 又称携带角。前臂旋前时上肢纵轴成一直线，前臂旋后时与上臂之间可有10°~20°的外翻角，即提携角。当其<10°时为肘内翻，>20°时为肘外翻。

3. 肘后轴线（Mapkc线） 肱骨纵轴线与肱骨内外上髁的连线成直角。若此直角关系发生改变，多为肱骨髁上骨折。

四、前臂检查

（一）前臂畸形

1. 马德隆（Madelung's）畸形　为先天性疾病，尺桡骨远端间隙增宽，桡骨短，尺骨远端向背侧移位。
2. 枪刺样畸形　当发生桡骨远端伸直型骨折（Colles骨折）时，远骨折段及手向桡侧移位，从腕部正面观其像插在枪上的刺刀，骨折近端部分像枪筒。
3. 餐叉畸形　当发生桡骨远端Colles骨折时，远骨折段及手向背侧移位，从腕部侧面观像餐叉形状。

（二）前臂检查

1. 屈腕试验（Leris征）　偏瘫侧手及腕被动屈曲时，肘部无正常屈曲运动。
2. 若利试验（Jollys征）　前臂屈曲、肩关节外展时，上臂不能内收，见于脊髓第7颈椎节段病灶。
3. 克-弗氏试验（Klippel-Weil征）　牵伸挛缩的手指时，拇指屈曲与内收，为椎体束疾患的指征。
4. 洛日试验（Laugier征）　见于桡骨下端塌陷骨折。正常情况下，桡骨茎突较尺骨茎突长1~1.5cm，桡骨下端关节面向尺侧倾斜20°~25°。当桡骨出现塌陷骨折时，桡骨茎突向近端移位，与尺骨茎突处于同一水平面。
5. 桡神经（Radialis）征　患侧腕关节不能过度背伸，该侧手不能握拳。
6. 梅宗纳夫试验（Maisonneuve征）　桡骨远端骨折时，手呈高度的伸展状态即为阳性。
7. 直尺试验　沿肱骨外髁至小指紧贴一直尺，正常情况下尺骨茎突不与直尺接触，如发现尺骨茎突与直尺产生接触时，桡骨远端多有骨折。

五、腕关节检查

（一）腕关节正常体征

1. 鼻咽窝　又称鼻咽壶，位于腕部桡侧背面，为拇长伸肌、拇长展肌与拇短伸肌腱之间的一个三角形浅窝，在腕关节中立位、拇指外展时明显可见，其深部是腕舟骨。如此窝饱满或肿胀，则多有腕舟骨骨折。
2. 握拳（Finkelstein）试验　正常情况下握拳时，第2~第5掌骨平行排列，其中第5掌骨最短，第3掌骨最长，其远端较第2、第4掌骨突出约2mm，如第3掌骨远端不突出或有少许回缩，多为月骨脱位或月骨软骨病。
3. 伸肌腱牵拉（Mill）征　在肘关节伸直、腕关节掌屈并握拳状态下，将前臂旋前，如果出现肘关节外侧剧痛，多为肱骨外上髁炎（俗称网球肘）。
4. 改良Mill征　肘关节伸直、握拳、前臂旋后，腕关节用力背伸并桡偏，检查者一手托住患者前臂，一手握住其手背部向掌尺侧按压，出现疼痛为阳性。
5. 腕背伸抵抗试验　肘关节伸直、握拳、前臂中立位，腕关节背伸，检查者一手托住患者前臂，一手置于患者手背，用力向掌侧按压，出现肱骨外上髁疼痛即为阳性，多为肱骨外上髁炎。
6. 中指背伸抵抗试验　肘关节伸直，前臂及腕置于中立位，诸手指伸直，检查者一手托住患者前臂，另一手中指置于患者中指末节背侧用力向掌侧按压，出现肱骨外上髁疼痛即为阳性，多为肱骨外上髁炎。
7. 墨氏（Murphy）征　将手向桡侧偏斜握拳，由远侧叩击第3掌骨头部，如果出现疼痛，多为腕舟骨骨折或腕舟骨缺血坏死。将手向尺侧偏斜握拳时，如果出现第3掌骨头部叩击痛，则多为腕月骨脱位、骨折或腕月骨缺血坏死。

8. 伸指试验　正常时中指掌指关节完全伸直为中立位。如果中指掌指关节不能完全伸直，且叩击中指近节指骨远端出现疼痛，多为腕舟骨骨折或腕舟骨缺血坏死，如果无叩击痛则多为腕月骨脱位。

9. 施特吕姆佩耳（Strumpell）征　腕不过度背屈则不能握拳，或被动屈曲肘关节时前臂自动旋前，多见于偏瘫。

10. 手镯（Bracelet）试验　轻压桡尺骨下端侧面引起疼痛者，多患有风湿性关节炎或类风湿关节炎。

11. 腕部阻断血供（Allen）试验　让一名助手用双手握紧患者双拳，驱出患者手部血液，检查者用双手紧压患者双侧腕部桡动脉，使其血流阻断后，再让患者松拳伸手，对比观察两侧手指及手掌的血供恢复速度，以检查尺动脉通畅情况。同法按压尺动脉，可检查桡动脉通畅情况。

12. 握拳尺偏（Finkelstein）试验　让患者取拇指内收握拳姿势，检查者用力将患者腕部向尺侧偏屈，如果引起桡骨茎突部剧痛，多为桡骨茎突狭窄性腱鞘炎，或称de Quervain病。因此试验常常牵拉桡神经浅支引起轻度不适，但并非剧痛，应注意鉴别。

13. 卡内韦尔（Kanavel）征　当有腕部尺侧滑囊炎时，在小鱼际上方腕横纹近侧2cm处有一明显压痛点。

14. 蒂内尔（Tinel）征　用手指自肢体远端向病变区轻叩神经干，如果该神经分布区有放射性刺痛或蚁走样感觉，多为该神经有部分损害或为神经中断后的再生和功能恢复，多见于腕部正中神经卡压综合征或各种神经的损伤以及损伤后的神经再生。

15. 屈腕试验　患者双肘关节置于桌面上，前臂与桌面垂直，双腕自然掌屈下垂。正常情况下，要经过一定时间后才会出现正中神经分布区的麻木和刺痛感。当患有腕部正中神经卡压综合征时，疼痛迅速出现并加重。

（二）手部检查

1. 手的休息位和功能位　手的休息位置是腕关节背伸10°，第2～第5指呈半握拳状，拇指外展45°，其远端指腹在示指远侧指间关节水平。手的功能位为腕关节背伸30°。

2. 锤状指　伸指肌腱在末节指骨的肌止处撕脱时，远侧的指间关节不能主动伸直而呈现锤状。

3. 爪形手　为前臂屈肌群发生缺血性挛缩后所特有，腕关节轻度掌屈，掌指关节过伸，指间关节屈曲。

4. 爪形指　小指与环指掌指关节过伸，指间关节屈曲。此畸形为正中神经正常而仅尺神经损伤所特有，由于环指、小指屈指深肌也产生了麻痹，神经损伤的部位越高，此畸形越不明显。

5. 拇指内收旋后畸形　手休息位时，拇指指腹与示指远节指间关节的桡侧相接触或靠近，即拇指腕掌关节呈轻度外展及旋前，多为正中神经损伤后，外展拇短肌及对掌拇指肌麻痹所致。上述二肌萎缩后，大鱼际部正常丰满的外形消失，并出现明显凹陷。

6. 鹅颈畸形　与爪形手畸形恰好相反，拇指表现为指间关节屈曲，掌指关节过伸。其余4指或各手指的掌指关节和远侧指间关节屈曲，近侧指间关节过伸，其畸形犹如鹅颈屈曲位。

7. 垂腕畸形　当腕部向上前臂直立时，腕关节以外的手及掌部不能直立，向下垂落，多为桡神经损伤所致的典型畸形。

8. 夹纸（Froment）试验　当尺神经损伤时，患手拇指与示指要夹紧纸片需屈曲拇指关节末节，由于拇内收肌麻痹，拇长屈肌发挥替代作用所致。

9. 手内在肌阳性征　将患手掌指关节伸直或过伸，使骨间肌和蚓状肌处于紧张位，再将指间关节被动屈曲，此时指间关节不易屈曲而弹回至伸直位称为阳性。

10. 赫伯登（Heberden）征　指关节风湿性关节炎、类风湿关节炎或痛风时，在远侧指间关节处可发现或触及骨性结节。

11. 风湿性（Aschoff）小结节　即皮下圆形或卵圆形之小结节，是风湿病诊断依据之一。

12. 弹响拇　伸展拇指时出现弹响且有疼痛，多见于拇长伸肌、拇短伸肌或拇长展肌腱腱鞘炎。正常人偶尔在伸展拇指时也会出现弹响,并非经常出现且无疼痛,应注意鉴别。

13. 弹响指　当伸展掌指和指间关节时出现弹响,且伴有疼痛,多为伸肌或屈肌腱腱鞘炎,常为单发,如果同时出现多个手指弹响指时,应考虑类风湿关节炎的可能。

14. 扳机指畸形　手指屈肌腱腱鞘炎伴有腱鞘狭窄时,屈指后往往不能伸直,手指屈曲呈扳枪机状,当用健手将其伸直时出现响声,也称弹响指。

15. 握手（Ochsner）试验　将两手手指放开,并相互穿插合抱,所有手指均能屈曲,而只有患侧示指不能屈曲者,为正中神经损伤。

16. Pinch-grip 征　拇指与示指做对掌功能时,拇指末节过伸而掌指关节屈曲,示指末节过伸,近侧指间关节屈曲呈方形畸形即为阳性,多为骨间前神经综合征所致的拇长屈肌和示指深屈肌腱麻痹。

17. 卡内韦尔（Kanavel）征　在手部尺侧滑液囊或腱鞘受到感染后,手掌尺侧部及小指根处有明显压痛,即此征阳性。

（杨世忠）

第三节　下肢检查

一、髋关节检查

（一）库柏内耳（Coopernail）征
骨盆骨折时,会阴部、阴囊或阴唇等处出现瘀血斑块者为阳性。

（二）屈展旋伸（fabere）征
将髋关节屈曲、外展、外旋或伸展时,如引起疼痛则表明有髋关节炎症。

（三）托马斯（Thomas）征
患者仰卧,检查方法有3种。

（1）髋、膝关节伸直平卧,正常情况下,腰部紧贴床面。如果腰部处于反弓状态,腰部与床面之间可由一只手通过则为阳性。

（2）患者健侧髋、膝关节完全屈曲,双手抱住膝关节,使腰部平贴床面,正常情况下,对侧膝关节不会屈曲。如果对侧髋、膝关节出现屈曲,多为髋关节及其周围软组织有病变,如髋关节结核、化脓性髋关节炎和髂窝脓肿等。如果是髋关节屈曲畸形,此时髋关节屈曲的角度即为髋关节屈曲畸形角度。

（3）检查者一手置于患者腰后,另一手尽量屈曲患侧髋、膝关节,正常情况下,髋关节屈曲至80°~90°时才感到骨盆开始活动。如果髋关节有病变而活动受限,则屈髋尚不到70°时即可感到骨盆活动。此时患侧股骨与床面之间的角度即髋关节屈曲畸形角度。

（四）"4"字（Patrick）试验
将患侧髋、膝关节屈曲,大腿外展、外旋,将小腿横置于健侧大腿前面,形似阿拉伯数字"4"。正常情况下,受检侧大腿可以贴近床面,若髋关节有病变时,膝关节则上翘不能靠近床面。

（五）詹森（Jansen）试验
患者坐位,患侧踝部不能置于健侧膝上为该试验阳性,多见于髋关节变形性骨关节炎。

（六）滚动试验
患者仰卧,双髋、双膝关节伸直,检查者一手横放于患侧大腿前面,轻轻内外方向反复滚动,如果出现疼痛,则多为畸形化脓性髋关节炎。

（七）髋关节脱位的体征
1. 屈髋屈膝外展试验　又称蛙式征。出生后9个月以内的婴儿屈髋和屈膝后,双侧可外展至70°~80°。如髋关节脱位时,外展角度<60°,或听到弹响后才外展至80°为阳性。

2. 杜普伊特伦（Dupuytren）征 有两种不同意义：如在骨肉瘤的病变上加压时，产生一种破裂样感觉为此征阳性；若在先天性髋关节脱位时，患儿仰卧位，髋关节屈曲45°，检查者一手固定骨盆，一手握住膝关节反复向前下拉和向后上推大腿，如果感觉到大转子上下明显移动，股骨头像"打气筒"样可上下活动而无疼痛，即此征阳性，又称"打气筒"症、"望远镜"征或套叠症。

3. 奥尔托拉尼（Ortolani）试验 此试验用于检查1岁以内的婴儿有无先天性髋关节脱位。检查者一手按住会阴部的耻骨联合以固定骨盆，另一手将膝关节置于屈曲90°位，将髋关节屈曲、外展及外旋，引起髋部弹响者为阳性，多见于先天性髋关节脱位。

4. 巴洛（Barlow）试验 此试验用于1岁以内的婴儿。患儿平卧，先使髋关节屈曲，检查者双手握住两下肢，中指放在大转子部位，拇指放在大腿内侧部分对着小转子，轻柔地外展髋关节并在大转子部位施加压力，如果感觉到股骨头向前滑入髋臼内的弹响声，则提示有髋关节脱位。再在小转子部位施加压力，如果感觉到股骨头向后滑出髋臼，说明髋关节囊松弛，关节不稳定，容易发生关节脱位。

5. 艾利森（Allis）征 患儿仰卧，双髋双膝关节并拢屈曲，双足底平置床面，双足尖足跟并齐，观察双膝关节顶部高度。正常情况下，双膝关节顶部等高，有髋关节脱位时，患侧膝关节顶部偏低。但双侧髋关节同时脱位时，双膝关节顶部可等高，此征阴性，应注意鉴别。此征的另一意义为股骨颈骨折时阔筋膜松弛，股骨上移所致。

6. 休梅克（Shoemaker's）征 从大转子顶部向同侧髂前上棘作一连线，并向腹壁延长（即Shoemaker线），正常情况下，此延长线在脐或脐以上与腹中线相交。当有股骨颈骨折或髋关节脱位时，大转子上移，则此延长线在脐以下与腹中线相交，为此征阳性。

7. 卡普兰（Kaplan's）交点 分别从双侧大转子顶部，经同侧髂前上棘向腹部引出Shoemaker线，此两线的交叉点即Kaplan交点，其意义与Shoemaker征相同。

8. 内拉通（Nelaton）线 患者仰卧位，屈髋45°，在髂前上棘和坐骨结节之间作一连线。正常时，此线通过大转子顶端；当股骨颈骨折或髋关节脱位时，大转子顶端即高出此线。

9. 布莱恩特（Bryant）三角 患者仰卧，髋关节呈中立位，从髂前上棘画一垂线，从大转子顶部画一水平线，从髂前上棘至大转子顶部作一连线，形成一三角形，其底线正常约为5cm，也可与健侧对比。如大转子向上移位，则此底线<5cm或较健侧为短。

（八）单腿独立（Trendelenburg）试验

用一侧肢体站立时，因臀中、小肌拉紧，对侧骨盆抬起，臀纹上升以保持身体平衡，此为正常。当有脊髓灰质炎后遗症、髋关节脱位或股骨颈骨折，下肢站立时因臀中、小肌松弛，对侧骨盆不能抬起、反而下沉，臀纹下降即为阳性。步行时为了保持平衡，骨盆必须过度倾向患侧，故呈鸭步行走。

（九）克累曼（Cleeman）征

股骨骨折伴有下肢短缩时，膝关节上方的肌腱松弛，皮肤出现较多的皱纹，即此征阳性。

（十）戴佐（Desault）征

正常的股骨大转子能完成大半个圆形的回转活动，如果不能按正常范围回转时即为此征阳性。见于髋关节损伤，多发生于股骨颈囊内骨折。

（十一）兰戈里阿（Langoria）征

当股骨颈囊内骨折或髋关节脱位时，因股骨近端上移而造成髋关节周围肌肉松弛，表现为大腿伸肌呈迟缓状态，即此征阳性。

（十二）路德洛夫（Ludloff）征

当股骨小转子骨折时，由于附着于小转子的髂腰肌收缩无力，让患者端坐于椅子上抬举大腿时，不能完成此动作，即为阳性。

（十三）髂胫束、臀肌挛缩的体征

1. 奥伯（Ober）试验 患者取健侧在下、屈髋、屈膝侧卧位，患肢在上，屈膝90°。检查者一手固定骨盆，另一手握住患侧踝关节，在髋关节外展情况下，尽量将髋关节过伸，然后松开踝关节，患侧下肢不能下落即为阳性。是因髂胫束挛缩引起髋关节屈曲外展畸形所致，多见于先天性髂胫束挛缩和臀肌挛缩症。

2. 髋内收试验　患者健侧卧位，上方健侧肢体屈膝90°，在尽量内收髋关节的同时屈曲髋关节，在屈髋行程中，膝关节若在其中任何一点不能触及下方肢体或床面，即为阳性。主要是阔筋膜张肌和臀肌挛缩所致，多见于臀肌挛缩症。

3. 弹响试验（弹响髋）

（1）患者仰卧，双髋、双膝关节中立位并拢，检查者双手握住患者小腿，在双下肢靠拢的情况下，屈曲患者膝、髋关节，当股骨大转子部出现弹响时，即为此征阳性。

（2）患者侧卧位，将上方肢体尽量内收，并屈膝、屈髋时，大转子部位出现弹拨响声即为阳性。

以上是因为大转子后缘挛缩的臀大肌束在屈髋时，滑动弹向大转子前方所致，多见于臀肌挛缩症。

4. "二郎腿"征　受检者坐位，正常情况下一侧膝关节可交叉放在另一侧膝关节上，这种姿势被称为"二郎腿"。如果一侧膝关节不能交叉放在另一侧膝关节上，即称此征阳性。多见于髂胫束挛缩和臀肌挛缩症。

5. 双膝交叉试验　受检者仰卧，双髋、双膝关节中立位。正常时双下肢可内收至双小腿交叉，双膝关节重叠，当双小腿不能内收至相互交叉即为阳性。多见于臀肌挛缩症。

6. 并膝下蹲试验　受检者双足和双膝并拢站立，屈膝下蹲，正常时可屈膝150°达到完全下蹲，小腿后侧能触及大腿后侧；而臀肌挛缩症患者并膝时不能下蹲，只能屈膝45°~100°不等，而在双膝分开后方可完全下蹲，此即阳性。多见于臀肌挛缩症。

（十四）屈髋试验（Fajerztain征）

坐骨神经痛时，屈小腿后仍可屈髋，但伸直小腿则不能屈髋，患侧小腿伸直时，屈曲健侧髋关节也可引起患侧疼痛。

二、膝关节检查

（一）膝关节畸形

1. 膝反屈　正常膝关节可过伸5°~10°，如超过此限度即为膝反屈。多见于先天性畸形和脊髓灰质炎后遗症。

2. 膝关节外翻　正常情况下，双髋双膝伸直，双膝关节内髁靠拢时，双侧内踝也相互接触。如果两侧内踝不能靠拢，即出现了踝间距，称膝关节外翻，简称膝外翻。

3. "X"形腿　如果双侧膝关节均出现了膝外翻，则称为"X"形腿。

4. "K"形腿　如果单侧膝关节出现了膝外翻，则称为"K"形腿。

5. 膝关节内翻　正常情况下，双髋双膝伸直，双侧内踝靠拢时，双膝关节内髁也相互接触。如果两膝关节内髁不能靠拢，即出现了膝间距称膝关节内翻，简称膝内翻。

6. "O"形腿　如果双侧膝关节均出现了膝内翻，则称为"O"形腿。

7. "D"形腿　如果单侧膝关节出现了膝内翻，则称为"D"形腿。

8. "S"形腿　此畸形多为"O"形腿未能得到及时治疗，畸形进一步加重演变而来。其胫骨多表现为"O"形腿，而股骨下段则表现为相反方向的"C"形腿，形成"S"形态，故称"S"形腿。

（二）膝关节专用检查

1. 股四头肌抗阻试验　患者仰卧或端坐，膝关节伸直，检查者将患侧髌骨向远侧推挤，让患者进行股四头肌收缩动作，如果出现剧痛则为此试验阳性，提示该侧髌骨患有髌骨软骨软化症。

2. 半蹲试验　患者屈膝90°呈半蹲位，然后将健侧下肢提起，如果患侧膝关节出现疼痛，不能继续维持半蹲位，则为此试验阳性。多为髌骨软骨软化症。

3. 半月板损伤的体征　如下所述。

（1）蹲走试验：让患者蹲下并行走，或左或右不断变换方向，如果因为疼痛不能充分屈曲膝关节，蹲走时出现响声及膝关节疼痛为阳性。多为半月板后角损伤。

(2) 特林布尔-费歇尔（Trimbell-Fisher）试验：患者屈膝仰卧，检查者一手以拇指紧压于患侧膝关节间隙处触诊，另一手握住患侧小腿作内旋和外旋活动，若拇指触及活动性物体，且能在胫骨髁上滑动即为阳性，提示为半月板损伤。

(3) 富歇（Fouche）试验：患者屈髋、屈膝仰卧，检查者一手握住患侧踝部转动小腿，如果出现疼痛为阳性，多为半月板损伤。向内旋转试验阳性时，多为内侧半月板损伤；向外旋转试验阳性时，多为外侧半月板损伤。

(4) 凯洛格（Kellogg-Speed）征：是专门检查半月板前角损伤的一种方法。检查者一手握住患侧小腿对膝关节进行被动的伸直与屈曲活动，另一手拇指尖在内侧或外侧半月板的前角处触诊按压，如触及局限的压痛点，则多为内侧或外侧半月板前角损伤。

(5) 回旋挤压（Mc Murray）征：患者仰卧，检查者一手按住完全屈曲的患侧膝关节进行触诊，另一手握住同侧踝关节，使足跟紧靠臀部，在将小腿极度外旋外展的同时，逐渐伸直膝关节，如出现弹响或疼痛即为阳性，多为内侧半月板破裂。在将小腿极度内旋内收的同时，逐渐伸直膝关节，如出现弹响或疼痛也为阳性，多为外侧半月板破裂。

(6) 膝关节过伸试验：检查者一手握住小腿，一手按压髌骨使膝关节过伸，如果出现疼痛即为此征阳性。多为半月板前角损伤或关节游离体卡夹于关节内。

(7) 膝关节过屈试验：患者仰卧，检查者一手握住患侧小腿，尽量使足跟紧靠臀部以尽量屈膝关节，如果出现疼痛即为此征阳性。多见于半月板后角损伤。

(8) 研磨（Apley）试验：患者俯卧、屈膝90°。检查者一手握住患足，边用力向下加压，边转动足跟及小腿，使膝关节产生研磨，出现疼痛即为阳性，多见于半月板损伤。

(9) 半月板重力试验：患侧卧位，臀部垫高，使下肢离开床面，让患者自己做膝关节的屈伸运动。这时由于肢体重力的作用，内侧关节间隙开大，外侧关节间隙缩小，如果出现疼痛或响声则为阳性，提示为盘状软骨。

(10) 第1斯坦曼（Steinmann）征：在不同角度屈曲膝关节并向内或向外旋转小腿时，如果出现疼痛即为此征阳性，可根据疼痛部位确定半月板损伤部位。

(11) 第2斯坦曼（Steinmann）征：在伸膝时，膝关节间隙前方有压痛，并随着膝关节的屈曲而压痛点向后移动，多提示有半月板前角损伤。

(12) 特纳（Turner）征：由于内侧半月板损伤刺激隐神经的髌下支，在膝关节内下方产生皮肤感觉过敏区或痛觉减退。

(13) 布拉加尔（Bragard）征：半屈膝时，膝关节间隙有压痛，旋转小腿时压痛加重。

(14) 查克林（Caklin）征：伸膝关节收缩股四头肌时，可见股内侧肌萎缩及肌肉松弛，多见于半月板损伤后，患肢跛行导致的股四头肌萎缩。

4. 膝关节韧带损伤的体征　如下所述。

(1) 抽屉试验：端坐或仰卧，屈膝90°。检查者双手握住小腿上段，将其向后推压，如果胫骨能向后推动则为此试验阳性，多为后交叉韧带断裂；再将小腿上段向前牵拉，如果胫骨能向前拉动也为此试验阳性，多为前交叉韧带断裂。

(2) 拉赫曼（Lachman）试验：仰卧位，屈膝20°～30°。检查者一手握住股骨下端，另一手握住胫骨上端作方向相反的前后推动，如果前交叉韧带有缺陷可出现胫骨过度地向前异常活动（注意与健侧对比），正常的髌韧带向下凹陷的形态消失而变成向前突出。胫骨前移可分为三度，Ⅰ度前移<5mm、Ⅱ度移动5～10mm、Ⅲ度移动>10mm。

(3) 侧方应力试验：先将膝关节完全伸直位，然后屈曲至30°位，分别作膝关节的被动外翻和内翻检查，与健侧对比。如超出正常外翻或内翻范围，则为阳性。外翻应力试验阳性者为内侧直向不稳定，反之则为外侧直向不稳定。

(4) 膝内侧副韧带牵拉试验：膝关节伸直位。检查者一手置于膝关节外侧，将膝关节向内侧推压，一手握住同侧下肢踝关节向外侧牵拉，如果膝关节内侧疼痛，则为此征阳性，提示有膝内侧副韧带损伤。

（5）膝外侧副韧带牵拉试验：膝关节伸直位。检查者一手置于膝关节内侧，将膝关节向外侧推压，一手握住同侧下肢踝关节向内侧牵拉，如果膝关节外侧疼痛，则为此征阳性，提示有膝外侧副韧带损伤。当膝外侧半月板损伤时多合并有膝外侧副韧带损伤，应进行此项检查予以证实。

（6）轴移试验：仰卧，膝关节伸直位。检查者一手握住患侧足部轻微内旋，另一手置于患侧膝关节外侧，使膝关节在轻度外翻力作用下逐渐屈曲，若在屈曲大约30°时，出现胫骨的突然向后移位，胫骨由向前的半脱位状态突然复位则为阳性，常提示前交叉韧带损伤。

（7）旋转试验：将膝关节分别置于90°、45°和0°位，作内、外旋活动并与健侧对比。如果一侧旋转范围增加，并非旋转不稳定，则表明韧带的断裂或松弛。

（8）伸膝试验（Pisani征）：如膝关节间隙前部的包块在伸膝时消失，多为半月板囊肿。

（9）浮髌试验：端坐或仰卧位，膝关节伸直位。检查者一手按压在髌骨近侧的髌上囊上，将髌上囊中的液体挤压至关节腔内；另一手的示指和中指将髌骨快速下压，如果感到髌骨碰击股骨髁，即浮髌试验阳性，提示膝关节内至少有50mL的积液或积血。

（10）斯氏（Strunsky's）征：检查者一手握住患侧小腿，一手握住患足并突然将其弯曲，正常情况下无疼痛。如果足前弓有炎症或损伤，则引起剧烈疼痛，为此征阳性。

（11）普拉特（Pratt）征：肢体在挫伤或挤压伤后，受伤肌肉将出现坏疽时，其最初表现为局部的肌肉变为僵直，即为Pratt征阳性。

（12）西蒙兹、汤普森（Simmonds、Thompsons）试验：俯卧，双足下垂于检查床缘。挤压腓肠肌，正常情况下足可跖屈，如不能跖屈则多为跟腱断裂。

（13）奥布来达（O'Brien）试验：将一针头自跟腱处皮肤插入跟腱内，将足跖屈，正常情况下针头与跟腱移动方向相反，如果针头与跟腱移动方向一致，多为跟腱断裂。

（14）福尔克曼（Volkmann）：指一种先天性胫距关节（踝关节）脱位畸形。

（15）基恩（Keen）征：腓骨Pott骨折时，踝部直径变粗大，即为此征阳性。

（16）特劳特（Traut）征：患风湿性疾病的闭经期妇女，其胫骨下1/3前面有压痛者为此征阳性。在月经正常妇女以及月经不调的非闭经妇女，无此表现。

三、踝关节检查

1. 平底足　正常人站立时，足内侧呈弓形，也即足的内侧纵弓下方可插入一个手指，轻度平底足则足弓下降，手指不能插入，但足弓尚未着地。较重的平底足则足内缘着地，舟状骨明显向内隆起甚至接触地面，足呈外翻和外展姿态，跟腱向外偏斜。平底足的特点是足的纵弓低平或消失，足底扁平无弹性，有疼痛症状者称之为平足症，检查其鞋底则内侧磨损较多。柔软性的平底足在不负重的情况下足弓外观和弓部的各方向活动均正常，但站立时足弓即塌陷；痉挛性平底足则活动受限，不负重的情况下也有明显畸形，应检查腓骨肌有无痉挛及拍摄足部X线片以了解有无跟距和跟舟骨桥。

2. 马蹄足　站立时仅以前足掌着地，后跟高高抬起不能落地，跟腱有明显挛缩畸形。

3. 钩状足　多见于胫神经麻痹、腓肠肌瘫痪、跟腱松弛、足不能跖屈及内翻力弱等，足前部仰起背伸并外翻呈钩状畸形。

4. 内翻足　站立或行走时，仅以足外侧或外侧足背负重，跟腱向内偏斜。马蹄足多与内翻足合并存在，并称为马蹄内翻足。

5. 外翻足　畸形与内翻足相反，足内侧纵弓塌陷，足跟向外偏斜。

6. 仰趾足　站立时，负重以足跟为主，有时前足掌不着地，这一畸形多由腓肠肌及比目鱼肌瘫痪引起。

7. 高弓足　足弓较正常人高，前足下垂，但仅少数患者出现疼痛症状。

8. 踇外翻　踇趾向外侧偏斜>25°，较重者位于第2、第3趾下面将二趾顶起。此时可并发第2、第3趾的锤状趾畸形。足横弓变宽低平，因而在足底掌部可产生胼胝。第1跖骨内翻，跖骨头明显向内侧突出，严重者可有骨赘和滑囊形成，摩擦发炎后则形成滑囊炎肿。一般正常人均有轻微的踇趾外翻，但无任何症状。

9. 锤状趾　表现为跖趾关节背伸，近侧趾间关节屈曲，且在趾背常有胼胝形成，常见于第2趾。

（杨世忠）

第四节　骨关节与神经损伤的特有体征

骨折、关节脱位及各种神经损伤有其特殊的体征。

一、骨折的特有体征

（1）异常活动。
（2）骨擦音。
（3）许氏（Hueter's）征。

长骨骨折后，骨折处由纤维性组织连接，或骨折断片间有软组织嵌入，用听诊器检查骨传导，传导震动出现中断现象即为阳性。

二、关节脱位的特有体征

（1）弹性固定。
（2）关节盂空虚。

三、桡神经损伤的体征

（1）掌指关节不能伸直。
（2）拇指不能背伸和外展。

四、尺神经损伤的体征

（1）爪形指畸形。
（2）拇指不能内收。
（3）第2~第5指不能外展和内收。
（4）小鱼际肌萎缩。

五、正中神经损伤体征

（1）第1~第3指间关节不能屈曲。
（2）拇指不能对掌。
（3）大鱼际肌萎缩。

六、腓总神经损伤的体征

（1）足下垂畸形。
（2）足背感觉麻木。
（3）足不能背伸。

七、胫神经损伤的体征

（1）足不能跖屈。
（2）足底感觉麻木。

（杨世忠）

第二章

脊柱损伤的早期评估与急症处理

第一节 基础研究

一、发生率、病因与统计数字

脊柱损伤可能具有相当的破坏性。在所有节段的脊柱损伤患者中，10%~25%会发生不同程度的脊髓神经损伤，其中发生于颈椎者神经损伤可达40%，发生于胸腰椎者为15%~20%。尽管已建立了专业化的脊柱创伤治疗中心，但每个患者给社会带来的负担依然是惊人的。该问题的根本解决有赖于对损伤的预防，而与此同时，在早期转运和治疗过程中应用合理的技术手段来处理那些脊柱损伤患者，可使其发生远期损害的风险降到最低。全面认识脊髓损伤的发生率、解剖和病生理，遵循合理的步骤进行早期评估和治疗，以及充分了解潜在的并发症，对于这个特殊的患者群来说都是获得最优治疗效果的关键。

由于以往在脊柱损伤发生率的研究中遇到了大量问题和困难，促使美国疾病防控中心建立起了脊髓损伤监控系统。过去的发生率统计为4.0/10万人~5.3/10万人，最近的多数统计基本上没有改变。这一数字表示每年有12 000例新发的脊髓损伤患者可能获得治疗，另外还有4 800例遭受脊髓损伤的患者在到达医院前已死亡。

造成脊柱和脊髓损伤的病因如图2-1所示。脊柱损伤的最主要的原因为交通伤（45%），其次为摔伤（20%）、运动损伤（15%）、暴力打击（15%）以及其他原因（5%）。在年龄组别的两极，摔伤的比例由0~15岁年龄组的9%增长为75岁以上年龄组的60%。男：女比例为4：1。当脊柱损伤伴发脊髓神经损伤时，各损伤节段的全部10年存活率为86%。若患者年龄超过29岁，则该10年存活率下降至大约50%。在55岁以上患者、非白种人以及四肢瘫患者中，首要的死因都是肺炎。意外伤害和自杀多见于55岁以下、非白种人以及截瘫的患者中。

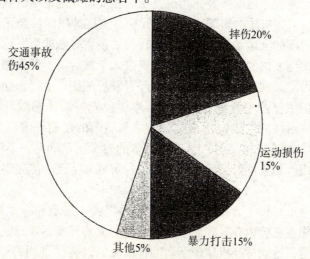

图2-1 脊柱与脊髓损伤的原因

尽管预防和治疗水平提高得缓慢，但仍能从官方统计结果中得到清晰体现。据（美国）国家脊髓损伤资料库报告，1985年与1973年相比，完全性脊髓损伤有所减少，而不完全性脊髓损伤的百分率相对提高，这种改变正是早期治疗水平提高的结果。1966年（美国）国家科学院休克与创伤研究委员会提交了一份经典报告，当时报告称，急诊医疗存在严重匮乏，由此才发生了上述改变。而国家橄榄球运动头颈损伤记录的14年报告反映了在预防工作方面的进展，报告指出，1976—1984年因橄榄球运动导致的永久性四肢瘫和颈椎骨折病例数均有所下降，1976年分别为34例和110例，而1984年分别为5例和42例。这个数字的降低归功于1975年出台的一些规则，禁止了故意"刺拦"以及用头盔顶部首先接触对方。

脊髓损伤治疗中心的建立以及患者院前处理水平的提高，对于这些患者的综合预后具有重大意义。作为一种独立单位，脊髓损伤治疗中心的概念始于1943年Ludwig Guttman爵士所管理的英国斯托克曼德维尔的Ministry of Pensions医院。随之，加拿大多伦多于1945年建立了该机构，此后又有8所这样的机构在美国的一些退伍军人医院中建立。与其他一些治疗中心相比，在美国的这些专业机构中，患者的住院时程较短，并发症（如尿路感染、肺部并发症、压疮）发生率较低，从而总体治疗花费较少。此外，据调查显示，这些治疗中心已经使完全性脊髓损伤与不完全性损伤的比例由65%下降至46%，还有调查称由20%下降至9%。

二、解剖与病生理

对脊髓损伤患者进行早期物理检查并得出结论，需要掌握脊柱骨骼与神经结构的基本知识。了解了骨折类型，检查者便能够评价损伤的相对稳定程度、发生神经损伤的风险度以及治疗的指征。

（一）脊髓解剖

在寰椎水平脊髓约占据椎管容积的35%，而在颈段和胸腰段约为50%。椎管内的其他部分容纳着脑脊液、硬膜外脂肪和硬膜囊。脊髓的直径是上下不等的，在颈椎和腰椎部分膨大，其间存在有神经根丛。在颈椎和上胸椎，神经根所发出的脊髓节比同序号椎体高1个节段。比如，T_7脊髓节位于T_6椎体水平。腰骶脊髓节则集中于T_{11}至L_1椎体处。脊髓的末端（即脊髓圆锥）通常位于$L_1 \sim L_2$椎间盘水平。脊髓圆锥是由5个骶髓节构成的。

灰质与白质的位置关系恒定并贯穿整个脊髓全长，但其比例随着节段不同而有所变化。由于白质含有从骶、腰、胸到颈的长纤维束，因而在颈髓的断面上含量多于骶髓。灰质内汇集着下运动神经元，在颈膨大与腰膨大处最为集中，并发出轴突分布于上下肢。要做到对脊髓损伤患者准确查体，就需要充分理解反射弧及运动和感觉成分的构成。

图2-2示出颈段脊髓的横切面。上运动神经元起自大脑皮层，于中脑内交叉到对侧，经皮质脊髓侧束下降，在灰质前角内与相应下运动神经元构成突触。在皮质脊髓束中骶髓纤维在最外侧，而颈髓的纤维最靠近中央（图2-2）。在灰质内的下运动神经元中，支配伸肌的神经元位于支配屈肌的神经元前方。那些未经中脑交叉到对侧的上运动神经元，则经较细的皮质脊髓前束下行。上行的感觉传入支来自于椎间孔处背根神经节内细胞发出的轴突。感觉传入支进入灰质后角，并根据感觉类型不同而有不同的上行方式。痛温觉纤维立即交叉到同节段脊髓对侧，经脊髓丘脑侧束上行。触觉纤维有的立即交叉到对侧，也有的呈分散上行，但主要位于脊髓丘脑前束。本体位置与震动感觉纤维经后柱（楔束、薄束）上行并在脑干内高位交叉。后柱的组成包括相对最外层和后侧的骶髓纤维，及依次的腰、胸和颈段纤维。反射弧（图2-3，例如球海绵体反射）是一种简单的感觉运动通路，不需要借助白质内上行或下行的长束轴突即可发挥作用。如果反射弧所在的脊髓节段解剖和生理功能完整，即使高位脊髓节段被破坏，也可以完成反射活动。

在脊髓圆锥水平（$L_1 \sim L_2$）以下，椎管内容纳的是马尾囊，运动和感觉神经根由此经各自的椎间孔向远端发出。这些神经根在椎管内有较多的空间，并且被束缚程度不像脊髓那样大，因此它们不大容易受到损伤。此外我们知道，运动神经根属于下运动神经元的轴突（外周神经），因此在遭受创伤时比中枢神经组织耐受性更强。

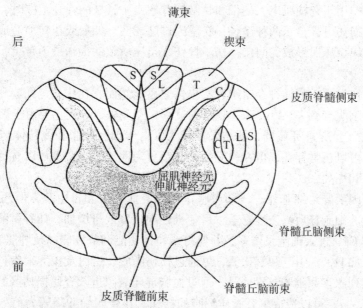

图2-2 颈段脊髓横断面观。注意骶髓结构（S）在后柱和皮质脊髓侧束中都是最靠近外周。在灰质内，支配伸肌的神经元比支配屈肌的神经元更靠外。缩写：C，颈髓结构；L，腰髓结构；T，胸髓结构

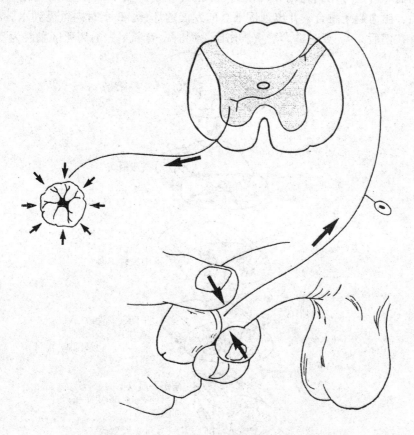

图2-3 球海绵体反射，其反射弧是一种简单的感觉运动通路，不需要借助白质内上行或下行的长束轴突即可发挥作用

（二）脊髓损伤的病生理

脊髓损伤的病生理改变包括两方面——原发性和继发性。原发性损伤发生于脊柱受到撞击的一瞬

间。当传递来的能量作用于脊柱肌肉、韧带和骨结构并超出了脊柱的弹性范围时，脊柱和脊髓就会受到损伤。脊髓的原发性损伤可来自于两种途径：脊髓因过度屈曲、伸展或扭转而造成的直接损伤；以及受脱位的骨或椎间盘组织挤压而形成的间接损伤。挫伤或挤压所致的损伤最为常见，且比脊髓物理性横断更易引起生理功能障碍。

脊髓的继发性损伤发生于早期神经组织直接损伤之后。然而，在化学、细胞和组织水平发生的诸多复杂变化尚未能完全阐明（图 2-4）。这些复杂的过程相互关联，最终主要由于细胞的死亡而形成空洞（图 2-5）。细胞死亡可能是坏死或凋亡的结果。坏死可由于细胞肿胀和线粒体与细胞膜损伤引起。凋亡在细胞死亡进程中可以正常存在，但在脊髓损伤时会更为明显。电镜下可以看到染色质聚集和细胞器完整，用以区分凋亡和坏死。

目前公认有三个因素导致细胞死亡，即出胞作用、炎症介质和自由基，但还可能包括一些其他因素。损伤或过度活跃的细胞释放兴奋性毒素，可使神经递质释放量增加，如谷氨酸和天冬氨酸。这些过量的神经递质可引起 Ca^{2+} 进入细胞量增多，并使得线粒体功能调节失衡以及肿胀，最终导致细胞死亡。已知的某些自由基，如 O_2^-、OH^- 和氧化氮，可通过损伤脂质、蛋白及核酸来参与细胞损伤过程。

炎症介质，如前列腺素和细胞毒素，是由通过血脑屏障裂隙进入脊髓损伤区的炎细胞产生。细胞因子，如肿瘤坏死因子-α，可以造成少突胶质细胞的损伤。花生四烯酸降解为前列腺素，而这些类花生酸可引起自由基释放量增多、血管通透性增加、血流改变以及细胞肿胀。

目前在脊髓损伤后解剖和形态学方面的变化已有详细的阐述。在损伤后的 30 分钟内，脊髓中央灰质内可见到多发出血点。还可见到髓鞘和轴浆的直接崩解。约 1 小时后，上述变化渐渐累及到脊髓后部。损伤几小时后，出血趋于融合，并出现逐渐纵向发展的坏死。6 小时内可见到水肿特有的组织学和超微结构改变，并在伤后 2~3 天时最为严重。伤后 1 周时，脊髓早先的坏死区发展为囊性变。

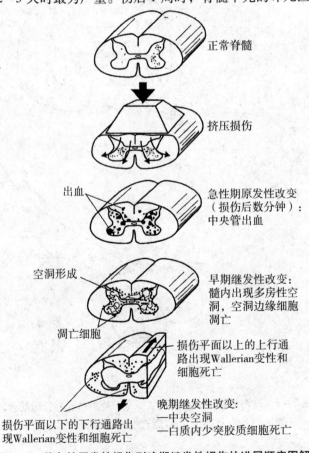

图 2-4　从急性原发性损伤到晚期继发性损伤的进展顺序图解

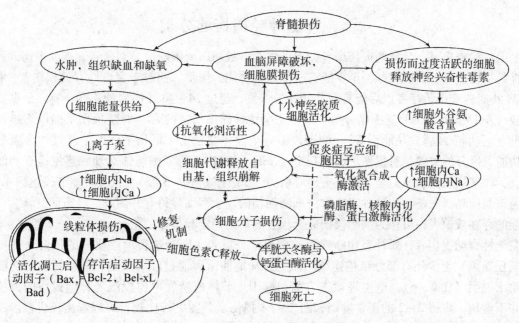

图 2-5 脊髓损伤后细胞死亡的途径

临床上,脊髓早期损伤后进行性的神经功能衰退并不常见。从损伤的解剖学机制上很难解释继发性损伤因素从何时起开始变得重要,但近来,根据继发性损伤机制进行的药物研究取得成功,意味着在一定程度上对继发性损伤进行干预是可能的。

早期机械性损伤通过多种方式破坏神经元的活性。微血管内皮损伤及血栓形成可严重地降低中央灰质的局部血流使之无法再灌注。这种效应与伤后 15 分钟左右外周白质内常见的再灌注现象截然相反,后者可能由于血管痉挛引起。原发损伤还可以引起全身血管运动改变和低血压,这使得或许尚能逆转的白质低灌注状态变得更加严重。

脊髓的相对缺血在神经组织的继发性代谢紊乱中起重要作用。膜限制性钠钾三磷腺苷酶(Na^+, K^+-ATPase)的减少,引起高能磷酸化产物发生显著变化,并继发乳酸性酸中毒。一般认为,电解质浓度的异常与轴突的传导异常有关。细胞膜的破坏及细胞器的直接损伤可造成严重的钙平衡失调。钙离子(Ca^{2+})的大量内流进一步导致线粒体功能障碍,能量生成减少,最终导致细胞死亡。Ca^{2+} 内流如未能控制,则会活化磷脂酶 A_2 和磷脂酶 C,从而加速细胞膜的崩解,并产生花生四烯酸和自由基。近来,在脊髓损伤的治疗中,针对继发性损伤这一环节的不同层面已出现了许多新的进展,并在不同程度上取得了成功。

(三)脊髓的再生

促使损伤后的脊髓神经轴突能够再生,以使脊髓重新恢复功能,可称得上一项巨大的挑战,为此人们已用很多方法进行了探索。应用神经营养因子,如神经生长因子、脑源性神经营养因子、神经营养因子 3 以及睫状神经营养因子,在体外试验中已被认为有利于轴突的再生。当人为使某些细胞具有分泌这种神经营养因子的作用时,它们便可长久地释放营养因子并直接作用于中枢神经系统(CNS),且不必通过血脑屏障。现已证实,生长抑制因子可抑制 CNS 内轴突的再生。而这些抑制因子的抗体可增加轴突的再生。还有研究表明,电刺激也可影响轴突的生长,但其确切机制尚未明了。

研究显示,周围神经与神经膜细胞移植具有诱导运动神经传导通路再生的能力。目前将胎儿脊髓组织移植到新生儿已经获得成功。人们已能观察到,伴随着细胞生长和再生而出现的重要功能恢复。而对于成人,该移植尚未获得类似的成功。嗅鞘神经胶质细胞可在成年期继续分裂,有报道称该细胞移植可使成年大鼠的皮质脊髓束获得再生。

三、脊髓神经损伤的分类

医生通过检查来对一名脊髓损伤患者做出评估时，最初所要做的便是判断脊髓神经损伤的程度。不完全性脊髓损伤患者的预后较好，至少能有一些运动功能的恢复。而对于完全性脊髓损伤者，仅有3%在伤后24小时内获得治疗者以后能有运动功能的恢复，超过24~48小时者便不会再有。根据美国脊柱损伤协会（ASIA）制定的脊髓损伤分类标准，完全性脊髓损伤指的是"脊髓损伤平面以下超过3个以上节段没有运动和/或感觉功能存留"。同理，不完全性脊髓损伤指损伤平面以下超过3个以上节段存在脊髓功能。区分的关键是对损伤平面的判定。ASIA将其定义为双侧躯体运动和感觉检查功能完整的最远节段。如果某块肌肉的肌力至少能对抗地心引力（5级评分中的3级），且其近端节段达到4或5级，便可认为该肌肉功能完整。按这种定义方法判断损伤的完全程度显得有些困难。已有研究认为，单纯骶神经功能的存在或缺失，可作为判断损伤完全程度的更为稳定和可靠的指标。

不完全性脊髓损伤者，骶神经功能残留的概念十分重要，因为这表示白质内的长束（即皮质脊髓束和脊髓丘脑束）至少还有部分结构连续。骶神经功能残留可通过肛周感觉、直肠括约肌功能和蹈长屈肌活动来说明（图2-6）。电生理检查方面，应用皮节体感诱发电位检测骶神经残留的方法已有报道，但并不常用。将图2-2的正常解剖和图2-7A损伤示意图进行比较，可以看出仅仅骶区白质功能残留是有可能的。骶神经功能残留指的是脊髓圆锥内骶髓下运动神经元及其经过脊髓到达大脑皮层的连接结构具有连续的功能。因而，存在骶神经功能残留，表明脊髓损伤为不完全性，在脊髓休克恢复后还有可能恢复更多的功能。在急诊室内进行物理检查时，骶神经功能残留可能是表示损伤为不完全性的唯一体征；对其有无进行记录是非常重要的。Waters及其同事发现，肛门外括约肌肌力或屈蹈肌力的存在，或肛周感觉的存在，能够准确地预测脊髓损伤的完全程度，在445例连续性病例中占97%。另外，从预后上看，早先存在骶神经残留的患者后来证实均不属于完全性损伤。

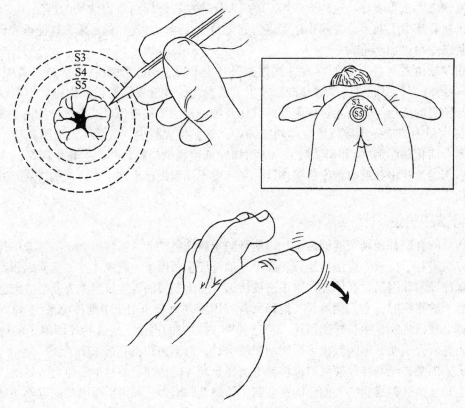

图2-6 骶神经功能残留可包括肛周感觉、直肠括约肌功能和蹈长屈肌活动

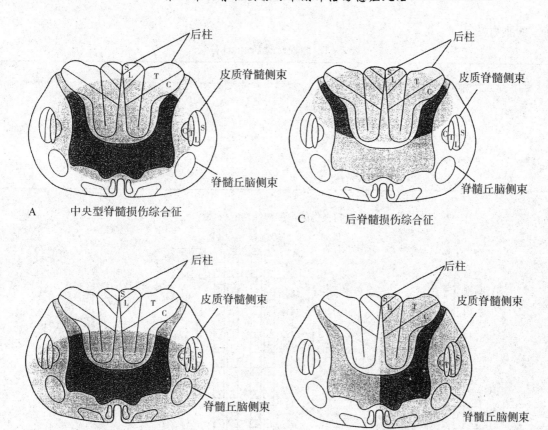

图2-7 A，本图示出中央型脊髓损伤综合征，可与图2-2对比，以理解脊髓的异常。不完全性脊髓损伤更多地影响中央管而非外周纤维，因而保全了骶髓所在的白质部分。缩写：C，颈髓结构；L，腰髓结构；S，骶髓结构；T，胸髓结构。B，前脊髓损伤综合征。后柱结构未受损，因此患者在骶区和下肢可保留一些深触觉和本体感觉。C，后脊髓损伤综合征，是一种罕见的损伤类型，临床特点类似于脊髓痨。D，Brown-Sequard综合征，也称为半切综合征。患者脊髓损伤平面以远有同侧的运动麻痹和对侧的感觉障碍

脊髓严重损伤后，可出现一个脊髓反射完全消失期，并持续不同的时间。该时期通常称为"脊髓休克"，一般通过球海绵体反射检查可以识别，后者是一种由圆锥内 $S_3 \sim S_4$ 区所支配的脊髓反射（见图2-3）。该反射通常在伤后4~6小时内消失，而在24小时内多可恢复。如果损伤平面以下脊髓功能消失，包括骶区也没有残留功能，而球海绵体反射尚未恢复，则不能就此做出完全性损伤的论断。24小时后，99%的患者可有骶髓反射恢复，表明脊髓休克的结束。若此时骶髓功能仍不存在，则可认为脊髓损伤为"完全性"，而99%的完全性损伤患者日后将无法恢复功能。该判断方法有一点例外，即脊髓远端本身的损伤。脊髓圆锥的直接损伤可破坏球海绵体反射弧，使得脊髓休克的判断缺少可靠的指标。

（一）分类系统

了解了脊髓损伤是否为完全性后，需要根据瘫痪的严重程度对损伤进一步分类。建立一个分类系统是有用的，因为这可在临床研究中对患者的预后进行纵向或横向的比较。最常用的分类系统是由Frankel及其同事制定的，将脊髓损伤分为5个等级（表2-1）。ASIA制定了一套运动指数评分系统，应用6级评分标准对上下肢10个关键肌的自主肌力或功能进行测量（图2-8）。包括左右两侧的所有独立的肌群均被测量，最大分值为100。Frankel评分方法的不足在于将损伤严重程度的无限连续性划分为5个独立的等级。但是，由于神经组织的修复和症状的恢复必定表现为由损伤时的等级向高一级别发展，那么Frankel分级改善一级，尤其改善两级，在功能上将是很有意义的。另一方面，ASIA运动指数评分反映了损伤后进展的连续性，但评分的改善并不一定代表损伤节段脊髓的恢复。相反，评分的改善可能代表了完全性损伤者最远节段功能有了恢复，也可能表示以往肌力下降但功能尚存的肌肉出现了一

般意义上的肌力恢复。

表 2-1 髓损伤的 Frankel 分级

级别	特点
A	运动和感觉功能丧失
B	感觉存在，而运动功能丧失
C	感觉存在，存在无功用的主动运动（肌力 2/5~3/5 级）
D	感觉存在，存在有功用的主动运动（肌力 4/5 级）
E	运动和感觉功能正常

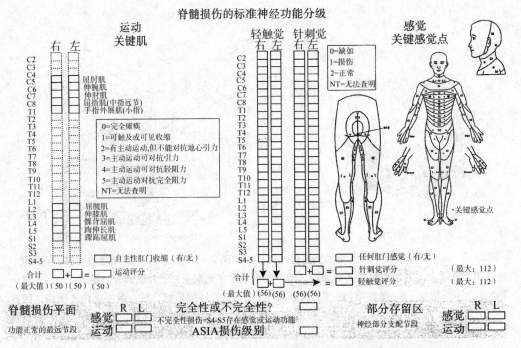

图 2-8 美国脊柱损伤协会（ASIA）运动指数评分表格。表上左侧按 10 组肌群将肌力分为 0~5 级。将所有得分相加，最大分值为 100

（二）不完全性脊髓损伤综合征

按照前面所讨论的，当诊断为不完全性脊髓损伤时，通常可用若干种综合征中的一种对其进行描述（表 2-2）。一般来说，损伤平面以远功能存留越多，恢复起来越快，预后也越好。

（1）中央型脊髓损伤综合征：中央型脊髓损伤综合征是最常见的损伤类型，表示中央管灰质破坏，仅有脊髓外周结构完好，包括骶区脊髓丘脑束和皮质脊髓束的完整（图 2-7A）。患者通常表现为四肢瘫，但肛周感觉存在，二便控制能力能够很早恢复。运动功能的恢复一般开始于骶髓所支配的肌肉（𧿹屈肌，然后为𧿹伸肌），以后逐渐为腰髓所支配的踝、膝和髋部肌肉。上肢功能的恢复通常较差，且受中央管灰质损伤程度的影响。据文献报道，肌力恢复达到功能要求的概率约为 75%。

（2）前脊髓损伤综合征：前脊髓损伤综合征患者肌力和浅感觉完全丧失，仅有躯干和下肢的压力感觉和本体感觉存留。该类患者功能预后最差，文献报道其肌力恢复达到功能要求的概率仅为 10%（图 2-7B）。

（3）后脊髓损伤综合征：后脊髓损伤综合征少见，表现为深触觉、痛觉和本体感觉的丧失，而脊髓其他功能正常。此类患者行走时步态不稳，类似于脊髓痨患者的步态（见图 2-7C）。

（4）Brown-Sequard 综合征：Brown-Sequard 综合征从解剖上看是单侧脊髓损伤，例如火器伤所致（图 2-7D）。其临床特点为脊髓损伤同侧的运动障碍，伴有对侧的痛温觉麻痹。此类患者几乎均能获得部分恢复，且大多可恢复二便控制功能和行走功能。

表2-2 不完全脊髓损伤综合征

综合征	发生机会	描述	功能恢复率（%）
中央型脊髓损伤	最常见	通常为四肢瘫，有骶神经功能残留；上肢重于下肢	75
前脊髓损伤	常见	肌力完全丧失；躯干和下肢的压力感觉和本体感觉存留	10
后脊髓损伤	罕见	深触觉、痛觉和本体感觉丧失	
Brown-Séquard	不常见	同侧运动障碍；对侧痛温觉障碍	>90
神经根损伤	常见	节段分布区内运动和感觉障碍	30~100

（5）神经根损伤：脊神经根可以在脊髓损伤平面上同时被损伤，当然也可单独发生神经根损伤。其运动功能的预后通常较好，将近75%的完全性脊髓损伤患者在损伤平面上并不表现根性损伤症状，或即使有根性损伤也能够获得恢复。在上颈椎单一神经根损伤者中30%可得到恢复，在中颈段为60%，而在下颈段骨折患者中，几乎所有根性损伤（即使超过1个节段）都可获得恢复。

（杨世忠）

第二节 治 疗

一、受伤现场的处理

对各种创伤患者进行早期评估应从受伤现场即开始进行。ABC复苏程序的应用由来已久，比如美国外科医师学会所描述的高级创伤生命支持（ATLS）方法。ABC（气道，呼吸，及循环）方法还可更确切地描述为A（气道）、B（呼吸）及C（循环和颈椎）。所有可能存在脊柱损伤的患者来急诊室过程中都应该借助担架并使颈椎固定。所有多发伤患者都应考虑到有脊柱损伤的可能，尤其那些神志不清或醉酒者，或那些头颈外伤患者。在受伤现场处理时必须考虑到脊柱损伤的可能，这样才能通过有组织的救助和转运，减少对神经组织进一步损伤。

不论现场发现时患者体位如何，搬运时都应使患者脊柱处于沿躯体长轴的中立位。这就要求搬运时一只手小心托住颈后，另一只手扶住下颌，并给予非常轻柔的稳定牵引。使用急救用的双片式颈托，然后离开受伤现场。对于受伤时戴头盔的患者，除非面罩无法拆除影响了通气，或头盔太松难以对颈椎做有效固定，或者随行医务人员接受过拆除头盔的训练，否则来急诊室过程中应始终使头盔保持原位。转运时建议使用平铲式担架；以前有人建议的一些方法如四人搬抬法或滚木法，可导致胸腰段骨折处活动过度。随后尽快将伤员从担架移到长度足够的硬质躺板上，头部和颈部两侧放置沙袋保护，并将前额用绷带固定于躺板。采用何种转运方式及选择目的地需要考虑多种因素，至少包括：患者病情是否稳定，到急救中心的距离，天气状况，以及有多少人力物力等。Vale及其同事认为，使平均血压保持在85mmHg以上，对脊髓损伤的预后更为有利。

二、复 苏

脊柱损伤患者往往是受了重伤，因而存在多发伤的可能性较大。经验表明，这样的患者在头面部外伤与颈椎损伤之间、特殊的胸腹外伤与胸腰椎骨折之间均存在一定关联。对于这些多发伤患者的低血压现象在评估和处理上存在较多争议。尽管出血和低血容量是形成低血压的重要原因，但必须要注意到颈椎或上胸椎脊髓损伤者有神经源性休克综合征的可能。神经源性休克是指脊髓损伤后引起的血管张力过低和心动过缓。在脊髓损伤的最初几分钟内，因肾上腺髓质激活引起全身增压反应。此期间存在血压升高、脉压增大及心动过速，但随后即转变为血压和脉搏的下降。由于创伤所致的交感输出信号阻断（T_1~L_2）和迷走神经活动失调，在低血压和心动过缓的综合作用下，即可发生神经源性休克。

低血压伴心动过速并非神经源性休克所致，因而需要考虑另外一个原因。一项对228例颈椎损伤的研究显示，58例收缩压低于100mmHg的患者中有40例（69%）存在神经源性休克。另外18例低血压是由于伴发其他严重损伤。还有研究表明，遭受钝性创伤而出现颈脊髓损伤的患者，极少数合并有腹部闭合伤（2.6%）。但是，如果存在血流动力学不稳定，则强烈提示存在隐匿性腹部闭合伤。低血压和心动过缓的程度及发生心脏停搏的概率均与Frankel分级直接相关。例如，一项对45例急性颈脊髓损伤的研究中发现，Frankel A级患者中，87%的患者每日平均心律低于55次/分，21%者发生过心脏停搏，还有39%的患者需要阿托品或血管升压药治疗。而在Frankel B级患者中，平均心律低于55次份的患者为62%，无发生心脏停搏或需要血管升压药者。

新近有研究表明，穿透伤所致的脊髓损伤与钝性创伤相比，在造成低血压的原因方面存在明显不同。穿透伤很少引起神经源性休克。75例穿透性脊髓损伤者中，仅有5例（7%）表现出典型的神经源性休克体征，而在那些发生低血压者中，仅有22%能找出发生休克的神经性原因。对于所有严重创伤的患者，尤其那些穿透性损伤者，出现低血压时更应该考虑是由于大量失血等损伤引起。

无论造成低血压是何种原因，脊髓损伤后的最初数小时内控制血压都是至关重要的。如前所述，局部脊髓缺血是导致晚期神经功能障碍的重要原因。由于脊髓损伤后丧失了自主调节局部血流的能力，必须依靠全身动脉压的维持。出现低血压后，需要积极输血和补充血容量，必要时需对威胁生命的出血进行急诊手术，针对神经源性休克采取适当的处理。早期处理神经源性休克的方法主要是补充血容量。当血容量扩充后仍有持续低血压而不伴心动过速时，使用血管升压药物。将患者双腿抬高，以减轻下肢的静脉充盈。脊髓损伤者低血压时若液体量灌注过多，可发生致命的肺水肿。气管内吸痰可能刺激迷走神经，导致严重的心动过缓，甚至诱发心脏停搏。重复使用阿托品来维持心率，以及使用血管升压药来维持血压都是必要的。使用作用温和的拟交感神经药物（如新福林）也可能有所帮助。

三、评估

按照ATLS程序的要求，当患者达到急诊室后，应立即开始对有无致命伤情做出迅速评估，并进行急症处置，做到按部就班而有条不紊。首要的检查内容包括评估患者的气道、呼吸、循环、功能障碍情况（神经系统状况），以及皮肤显露（脱掉患者衣物）（ABCDE）。在进行复苏抢救（如前述）的同时，即开始下一步检查，包括对脊柱和脊髓功能的判定。通常先进行物理检查，然后详细询问病史。急诊行颈椎侧位拍片（从枕部到T_1上终板范围）是脊柱损伤早期评估中必不可少的一项内容，以便采取最为安全的方式维持气道通畅。对可疑脊柱损伤的患者，在行气管插管前，宜先采用抬高下颌的手法来维持气道通畅，比将头部倾斜更为有利。

对昏迷或醉酒患者，很难从疼痛和肌力感觉功能方面进行评估。关于其脊髓功能如何，也许仅能通过仔细观察肢体自主活动来获取信息，详细检查只能等到患者能够合作时再进行。从昏迷患者对刺激的反应、各种反射情况以及肛门括约肌功能上能够获得一些关于脊髓状况的信息。同样，自主呼吸过程中吸气时出现肋弓抬高和张开，可提示胸段神经和肋间肌功能正常。对昏迷患者，应在颈椎维持固定下使其从全长的平板上翻身侧卧，检查脊柱全长，观察有无畸形、擦伤和淤斑。还应触诊脊柱，观察有无台阶征或棘间韧带增宽。

头部皮裂伤和擦伤的位置对于分析颈椎损伤是非常重要的。枕部有皮裂伤提示为屈曲型损伤，而前额或头顶的损伤则分别提示为伸展型或轴向压缩型损伤。发现一处脊柱损伤后，不能放弃对其余部分脊柱的继续检查。

所有头颈部外伤者均应高度怀疑颈椎损伤，而所有胸部或腹部外伤者（例如肩部或大腿存在安全带勒痕）应高度怀疑胸腰椎损伤。还应充分认识到联合性损伤的一些常见类型。例如，除了头外伤与颈椎损伤有关外，多发肋骨骨折与胸外伤提示可能有胸椎损伤。严重的骨盆损伤常常伴有腰椎屈曲牵张型骨折。此外，高处坠落所致的跟骨或胫骨平台骨折常常伴有腰椎损伤。

如患者血流动力学稳定且能够应答，则可进行更详细的检查。如前所述的处理昏迷患者那样，对脊柱全长进行视诊和触诊。询问患者所有的疼痛部位，并活动其上下肢，以便对脊髓损伤的总体情况进行定位。如果可能，还要询问患者损伤的机制，有何短暂的神经症状与体征，以及曾经有过何种神经症状体征。根据神经节段检查上肢（图2-9）和下肢（图2-10）的运动功能。运动功能检查包括直肠指诊，以及检查肛门括约肌自主性或反射性（球海绵体肌）收缩。

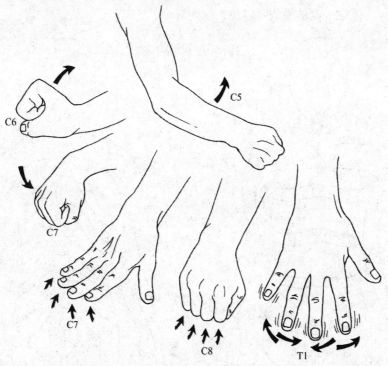

图2-9 上肢检查中所必须涉及的肌肉群，它们分别由不同的神经根支配。分别为：C_5，屈肘；C_6，伸腕；C_7，伸指；C_8，屈指；及T_1，手指外展。应在流动记录单上记录其肌力情况（0~5级）

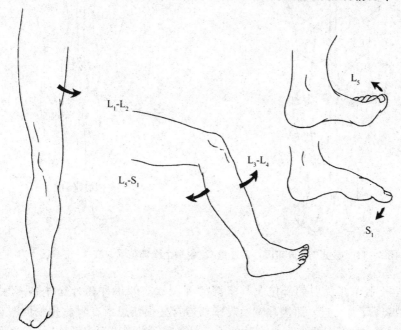

图2-10 下肢检查中所必须涉及的肌肉群，它们分别由不同的神经根支配：L_1~L_2，髋外展；L_3~L_4，伸膝；L_5~S_1，屈膝；L_5，踇趾背伸；及S_1，踇趾跖屈

感觉检查的内容包括本体感觉和痛温觉神经的皮节分布情况，如前所述（图2-11）。对针尖的尖锐或迟钝感受反映的为痛觉传导路（脊髓丘脑侧束），对肛周也应测试该感觉。肛门及会阴区存在针刺感觉可能是不完全损伤的唯一证据。检查本体感觉（脊髓后柱）比较容易，检查者只需触动患者足趾，令其回答足趾是朝上、朝下还是中立位。温度觉（脊髓丘脑侧束）的检查在嘈杂的急诊室内比较难以

完成，往往需迟些时候才能实施。对感觉障碍区应在病程志或脊髓损伤流动记录单上准确地记录，并注明日期和时间。此外，建议在患者皮肤上用笔标出感觉障碍的平面，也写上日期时间。当存在多名检查者时，在患者皮肤标注感觉平面的做法可以免去很多麻烦。

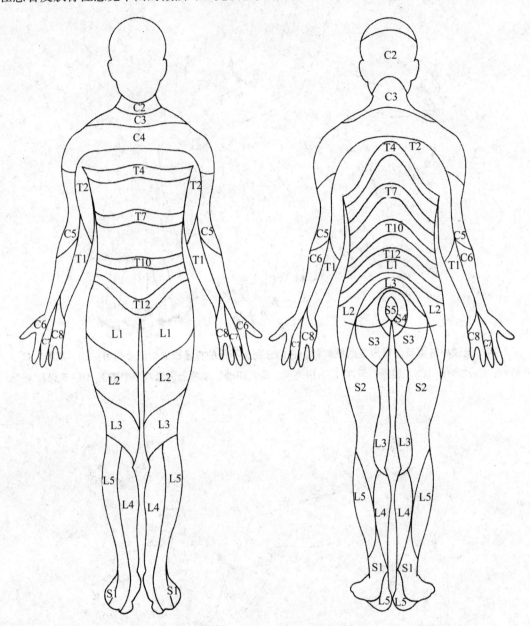

图2-11 感觉皮节分布图。请注意 C_4 包括上胸部范围，在 T_2 皮节区上方

图2-12示出上下肢牵张反射的部位及其来源的神经根。如果存在脊髓休克，所有反射将消失达24小时，以后才能出现反射亢进、肌肉痉挛及震挛。若脊柱损伤患者在脊髓损伤同时还合并有头外伤，那么辨别是颅脑的上运动神经元损伤还是脊髓的下运动神经元损伤是很重要的。如患者存在肢体牵张反射，而肢体无自主活动或对刺激无反应，则提示为上运动神经元损伤。同样情况下若这些反射消失，则提示为脊髓的下运动神经元损伤。

以尖锐物体稍用力划足底可引出下肢的跖反射，观察的是足趾运动的方向。正常的跖反射为足趾跖屈。跖反射异常（Babinski征）表现为第一足趾背伸而其他足趾展开，提示上运动神经元损伤。同样，用手指沿胫骨嵴用力向下推，也能出现反常的第一足趾背伸和其余足趾展开（Oppenheim征），可作为上运动神经元损伤的依据。

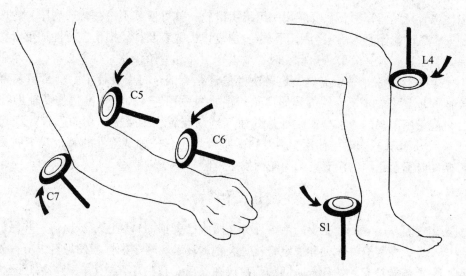

图 2-12 牵张反射及各自的神经根来源

其他重要的反射还包括提睾反射、肛反射及球海绵体反射。提睾反射（$T_{12} \sim L_1$）的做法是用锐物轻划大腿内侧近端，观察阴囊的反应。正常者表现为提睾肌收缩，阴囊有向上收缩运动，而异常者阴囊无活动。肛反射（S_2，S_3，S_4）做法为轻划肛括约肌周围皮肤，观察肛门，如果有收缩即为正常，而无收缩者为异常。球海绵体反射（S_3，S_4）（见图 2-3）检查方法为，挤压阴茎头部（男性）或按压阴蒂（女性），同时戴手套的另一手指感觉肛门括约肌是否有收缩。该试验还可有更简单的方法，即轻拉弗雷导尿管的气囊以刺激膀胱壁，同时感觉肛门的收缩。对带尿管的女性行球海绵体反射检查时可能会出现误导；当牵拉弗雷导尿管时，气囊向外压迫膀胱壁，被处于肛门处的手指感知，可能误以为是肛门括约肌的收缩。

很多时候，只能等患者血流动力学指标稳定下来后才能更详细地询问病史，并分析总体神经功能状态。除了常规的系统检查外，还要特别询问患者有无既往脊柱损伤或神经功能障碍，及具体的受伤机制。如果患者不能回答，应亲自或电话询问患者家属。

进行物理检查时，早期行颈椎侧位 X 线拍片是很容易做到的。首先即应该检查该项，并确认从枕部到 T_1 上终板范围能显示清楚。如果侧位像表现正常，再投照颈椎其他角度。除非颈椎和胸腰椎经过拍片都排除了可疑损伤，否则始终不能放松警惕。对多发伤患者进行评估时，必须清楚胸腰椎骨折与其他高能量内脏损伤（即主动脉和空腔脏器损伤）的关系。此类患者由于胸腰椎损伤从临床角度无法明辨，必须常规行胸椎和腰椎的正侧位拍片。另外还应知道，多发伤患者有 10% 存在跳跃性骨折。比如，当任何胸腰椎爆裂骨折患者在物理检查中不能充分配合或不能准确描述疼痛时，就需要对其行颈、胸、腰椎的全套 X 线片检查。

四、特殊检查

早期行颈椎侧位 X 线拍片后，应继续投照其他角度。多项研究显示，包括侧位、正位和齿状突开口位在内的一组平片，对于诊断颈椎损伤从技术上讲已经足够，敏感度接近 100%。创伤情况下，由于寰枢关节和颈胸交界处难以显示，因而可能需做进一步检查。对 $C_7 \sim T_1$ 节段做局部 CT 平扫可排除明显的颈胸段损伤；但多数研究认为该方法的准确度并不高。另外，$C_1 \sim C_2$ 节段在平片上表现可疑时需要行 CT 检查。若患者清醒而能够交流，可根据物理检查情况决定如何进一步行影像学检查。已有诸多文献指出脊柱骨折可为多发性。因而如果患者已诊断出有颈椎骨折，特别是有脊髓损伤，则仍需行全套胸腰椎 X 线检查。

核磁共振成像（MRI）在脊柱损伤的评估中起到越来越大的作用。如果患者临床上具有脊髓损伤表现，而在其他影像学检查中未见骨质或韧带损伤，就可以用 MRI 来辨认软组织（韧带或椎间盘）的损伤情况，同样也可观察受损的脊髓。研究显示，MRI 所见对于脊髓损伤的严重程度和脊髓功能恢复具有一定的预见意义。对于儿童无影像学异常的脊髓损伤（SCIWORA），以往仅从症状上进行过描述，而近年来 MRI 的应用对予准确定义该损伤起了很大作用。在颈椎脱位病例中 MRI 对于分析椎间盘损伤也具有重要作用。

对颈椎损伤患者行颅骨牵引，只要应用一组牵引滑轮，就可使其不论在普通病床、轮床还是翻身床上都可以做到安全搬动。翻身床一般会用于颈椎脱位复位失败者及神经损伤进行性加重者，尤其那些合并腰椎损伤患者。当患者躺在放射科诊台上时，放松牵引绳和滑轮，此时可不必牵引。牵引装置的铁部件会干扰MRI磁场，这就带来一个问题，但解决办法还是有的。有人设计了一套牵引装置，将水牵引袋用尼龙绳拴在halo环上，用不含铁的锌质滑轮与铝质绳弓相连。高位颈椎损伤需辅助呼吸的患者行MRI检查时，只能使用手动的或不含铁质部件的通气辅助装置。胸腰椎损伤的患者处理起来就容易一些，在行普通X线及MRI检查时可使用塑料结构的躺板。还有一种试验性的躺板式牵引装置，可使颈脊髓损伤患者搬动时不至于因为没有带牵引砣而发生危险。

五、治疗

当脊柱损伤患者复苏满意后，主要的治疗任务是防止已受损的脊髓进一步损伤，并保护正常的脊髓组织。要做到这一点，恢复脊柱序列和稳定脊柱是关键的环节。对多发性损伤患者，应首先处理其他危及生命的情况，而把与脊柱有关的耗费时间的治疗放在其后。在治疗方法上，药物治疗恐怕是对降低脊髓损害程度最为快捷的。

（一）药物治疗

静脉应用大剂量甲基强的松龙（MPS）是目前脊髓损伤的药物治疗中研究最多、临床应用最广泛的治疗方法。对糖皮质激素作用的研究始于20世纪60年代中期。在动物试验中，脊髓损伤后静脉应用大剂量MPS可降低创伤后脂质过氧化和局部缺血的程度，预防神经元崩解，从而促进神经功能的恢复。第一期全国急性脊髓损伤研究计划（NASCIS Ⅰ）曾尝试制定一份MPS的最佳使用剂量方案，分别比较每天滴注100mg共10天和每天1 000mg共10天的两组患者的预后，但因没有发现明显差异而未能成功。实际上，大剂量用药会增加出现并发症的风险。

第二次多中心的随机实验用MPS、纳洛酮和安慰剂进行了比较。于1990年完成的NASCIS Ⅱ研究结果显示，不论完全性脊髓损伤还是不完全性损伤，损伤后8小时以内应用MPS治疗过的患者在1年后都获得了一些神经功能的恢复。而用纳洛酮治疗效果并不比对照组更好。与安慰剂对照组相比，在损伤8小时以后使用MPS的患者功能恢复较差。在使用皮质激素患者组中有并发症增多的趋势，其中伤口感染的发生率成倍增高；但经统计学分析，该差异无显著性。由于研究中所使用的脊髓损伤分级系统并不能反应患者神经功能的真实水平，因而有人对该治疗改善的显著意义怀有疑问。尽管如此，该研究结果还是使应用MPS的急性期治疗成为脊髓损伤的标准治疗方案。NASCIS Ⅱ实验制定出了MPS的用量方案，即先按30mg/kg静脉快速滴注，再按5.4mg/(kg·h)持续滴注，并持续23小时。目前，许多治疗中心在救护车上或受伤现场就会对患者行2g MPS快速滴注，他们认为伤后使用激素越早，预后效果就越好。

第三次多中心随机实验NASCIS Ⅲ现已完成。在该研究中，第一种治疗方案为标准的MPS冲击量结合23小时持续滴注；第二种方案将持续滴注再延长24小时。第三种方案为先用MPS冲击量，再以10mg/(kg·d)剂量的替拉扎特甲磺酸酯（敏使朗）滴注48小时。替拉扎特甲磺酸酯是一种21-氨基类固醇复合物，与MPS结构类似，只是缺少糖皮质激素受体结合所需的羟基功能。理论上讲，该药物不具备糖皮质激素活性，但却是脂质过氧化的有效抑制剂。因而可显著降低因长时间大量使用MPS所致的全身不良反应。研究显示，只有在伤后8小时以内使用大剂量激素才是有效的。如果在伤后1~3小时以内使用所推荐的冲击量，此后需持续滴注24小时。而如果在伤后3~8小时内用冲击量，则应继续滴注至48小时，而不是24小时。此要求虽然可能有增加并发症的风险，但同时对神经功能预后更好。综合分析NASCIS Ⅱ和Ⅲ的研究结论，从统计学角度尚不能证明这些方法是完全有效的。而其他能够有效防治继发性损伤的药物还没有找到。文献中对上述研究结果引发了热烈的讨论。

神经节苷脂是存在于中枢神经系统细胞膜内的一类高浓度的复合酸性糖脂。有实验证据表明，此类复合物在离体实验中可促进神经元的再生和出芽，而在体内可使损伤后的神经功能得到恢复。在一项前瞻性随机实验中，以安慰剂作为对照，将GM_1神经节苷脂用于脊髓损伤患者，结果显示，与安慰剂对照组相比，GM_1 增强了肌力的恢复。然而，仅有 16 例患者是每天接受 GM_1 治疗，持续了 18~32 天，且首次用药是在伤后 72 小时以内。所有病例均接受了早期激素治疗，用量远小于目前的标准剂量。实验结果分析显示，肌力评分在 Frankel 分级和 ASIA 分级系统上都有所提高，主要原因是由于原先瘫痪的肌肉出现了肌力恢复，而不在于原先力量弱的肌肉出现的力量增强。医者认为，GM_1 有助于恢复和提高外周白质中运动信号反馈的生成作用。目前有实验正在尝试将 GM_1 和 MPS 相结合进行治疗。将运用大剂量 MPS 冲击疗法获得的早期抗氧化作用与使用 GM_1 获得的晚期神经元恢复作用相结合，可能得到比二者简单相加更大的功效。

如何阻断阿片受体一直是脊髓损伤药物治疗中引人关注的研究课题。理论上讲，内源性阿片的释放可引起全身低血压和脊髓血供的减少。纳洛酮和促甲状腺激素释放激素（TRH）在动物实验中已被进行了广泛的研究，并在促进神经功能恢复方面取得了不同程度的成功。但在 NASCIS 的研究结论中，由于纳洛酮没有表现出优于对照组，因而不建议将其用于人体。目前进行的临床实验正在寻找一种更为稳定的 TRH 替代物（半衰期更长）。

还有其他一些实验室研究认为有发展前景的药物，尚未得到临床试验的肯定。维生素 E 已被证明具有抗氧化作用，但由于需要在损伤前给药，从而使其应用受到了限制。钙道阻滞剂已被尝试用于减少继发性损伤反应中钙调节单位的数量，但已有的报道反响不一，临床上也存在诸多争议。还有研究显示，内皮受体拮抗剂可预防和延缓大鼠脊髓损伤后轴突的变性。在颅脑损伤中常用的渗透性利尿剂（甘露醇、低分子右旋糖酐），对于脊髓损伤而言还无法证明其临床有效性。表 2-3 概述了目前人类脊髓损伤治疗中研究最多的几种药物。

表 2-3　脊髓损伤的治疗药物

药物	作用机制
甲基强的松龙（MPS）	通过降低脂质过氧化而稳定细胞膜，防止一系列炎性反应
替拉扎特甲磺酸酯	同 MPS，但不具备糖皮质激素活性
CM_1 神经节苷脂	促进神经元再生
纳洛酮	阻断由内源性阿片引起的局部及全身低血压和脊髓制备作用
促甲状腺激素释放激素	同纳洛酮

（二）物理治疗

按照 NASCIS 标准的大剂量激素方案给药后，即需对脊柱（以及脊髓）的整体序列进行评估分析。应注意到所有可导致神经结构严重受压的序列紊乱或脱位。虽然治疗脊髓损伤并不能改变原始创伤，但实验证明即刻固定可对脊髓起到保护作用。另有实验证明，持续性压迫可造成损害作用的累积，导致受损的脊髓出现缺血和电生理改变。极度不稳定状态可能使已经严重受损的脊髓在最轻微的活动下出现反复损伤。检查患者背部时可能会发现后凸畸形处有中断，此时即需紧急复位。如果业已诊断为完全性脊髓损伤（球海绵体反射完好），对复位的要求便不必过于紧急。但对颈椎是例外，紧急复位能够提高"幸存神经根"恢复的概率。对于不完全性损伤者，应当尽可能快地进行复位和固定，以减少持续性脊髓损伤。在颈椎，上述处理通常包括应用颅骨牵引。对胸腰椎牵引不容易成功，因而若通过复位没能恢复解剖序列，需行急症手术复位治疗。

Eismont 及其同事报告了一组颈椎脱位患者，在牵引和复位之后出现了脊髓功能恶化，从而提出牵引前的 MRI 检查作用，这在此后其他作者的研究中成为争论的焦点。由于小关节脱位时发生椎间盘突出的概率较大，因此这些作者建议在准备对颈椎行闭合复位之前先行 MRI 检查。但很多大型研究驳斥了上述观点，他们对清醒、合作的患者行闭合牵引复位后并未出现神经功能变差。尽管如此，对于不完全性脊髓损伤患者的复位而言，能方便实施是最重要的。如果 MRI 能够很快进行，不会令不稳定损伤患者在搬运过程中有很大风险，牵引前检查就是合理的。在很多治疗中心，这样的检查很难在几小时内完成。若患者不能配合，或闭合复位失败，或由于各种原因需要在麻醉下进行复位，则不得不需要 MRI 检查。如果 MRI 证实有椎间盘突出，应先行前路椎间盘切除加融合，然后再考虑其他手术。如果是准备行胸腰椎骨折脱位的切开复位，则需行 MRI 检查并据此制定手术计划。

充分复位和固定后，在病情相对平稳时，行进一步检查以完善诊断，如 CT（或 MRI，如果此前没有做的话）。尽快行神经系统查体，尤其是在患者接受完诊断性检查回来后，查体最好由同一名医生实施，并在病历上记录。如病历上表现为神经功能障碍进行性加重，则具有急症手术减压的指征。对于脊髓损伤情况稳定或正在逐渐好转但仍需要行稳定性手术的患者，在手术时机的选择上目前尚存争议。有研究认为，对于多发性损伤病例早期恢复其稳定性，不论是通过 Halo 架固定还是手术治疗，都可改善其整体预后，并缩短住院时间。

图 2-13 总结了适用于脊柱损伤患者处理的流程图。虽然这一流程图可能将确定治疗方案所经历的复杂过程过于简单化，但坚持这个处理原则，可在处理这些复杂的、往往为多发性损伤的患者时形成一个基本的工作思路。

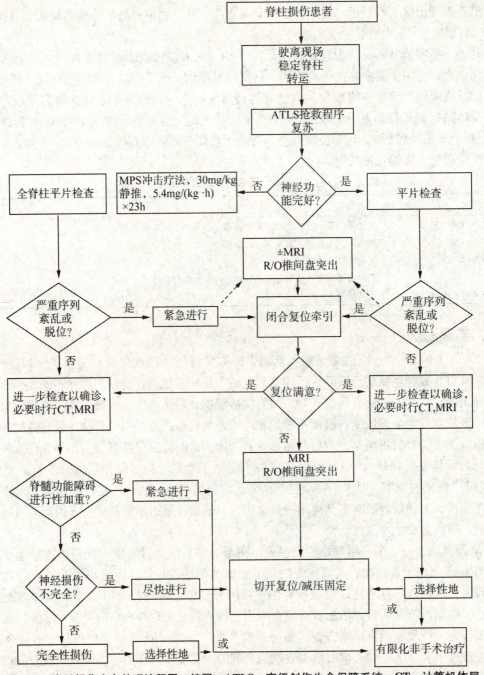

图 2-13 脊髓损伤患者处理流程图。缩写：**ATLS**，高级创伤生命保障系统；**CT**，计算机体层摄影；**MPS**，甲基强的松龙；**MRI**，核磁共振；**R/O**，排除

对于单发性损伤以及那些复杂多发性损伤患者，都需要一种简单而可靠的方法对颈椎或胸腰椎进行固定，这是为了安全实施所有检查所必需的。早期颈椎固定最有效的方法，是在颈部两侧放置沙袋，将患者前额用绷带固定在躺板上，同时使用费城围领（可限制伸展）。在颈椎，软围领、急救围领、硬围领或费城围领恐怕单独任何一种对固定而言都是不充分的。柱式颈椎外固定架（如四柱式固定架）或颈胸支架（SOMI 架）在急救环境中是不实用的。标准的长脊柱躺板对胸腰椎脊柱能充分起到固定和帮助翻身的作用。只有当摄片显示为正常时才能去除这些固定装置。

当颈椎存在不稳定或序列紊乱时，除了更稳定的固定外，尚须轴向牵引以获得复位。颅骨牵引的概念是由 Crutchfield 于 1933 年提出的，但 Crutchfield 颅骨牵引已被 Gardner - Wells 和 Halo 固定装置所替代。Gardner - Wells 颅骨牵引简单有效，可在复位时提供轴向牵引，但在患者不配合时无法充分限制其自主的扭转和屈伸活动。在安装 Gardner - Wells 牵引时，仅需最简单的备皮，且不需要助手。halo 头环可为复位提供轴向牵引，结合固定背心后可达到非常稳定的固定，但在伤员很多的忙乱环境中，安装 halo 环需要有助手，且比使用 Gardner - Wells 牵引操作时间长。

1. Gardner - Wells 牵引　只有当以后准备行 halo 架或支具固定时，才会在颈椎损伤的早期固定时使用 halo 头环。如果准备短时间牵引后行手术固定，或不打算行 halo 外固定，则更宜使用 Gardner - Wells 牵引。Gardner - Wells 牵引只需一个人即可方便地完成，且无须在前额置牵引钉。

Gardner - Wells 颅骨牵引（图 2 - 14）使用起来快速简单，不需要助手。牵引架上一般都会附有使用说明。固定钉的位置应在颞嵴以下，耳郭上方 2cm 处，并处于颞肌上方（图 2 - 15）。先备除毛发，局部消毒，然后对皮肤行局部麻醉浸润。必须将螺钉对称地旋紧。在金属压力栓突起 1mm 时牵引是安全的。尸体研究表明，压力指示栓突起 1mm 时，形成的抗拔出力可达 137 磅 ± 34 磅。即便压力指示栓只突起 0.25mm 那么小，也可对抗高达 60 磅的拔出力。建议在牵引后第二天将螺钉再紧 1mm，而以后便不必再紧。

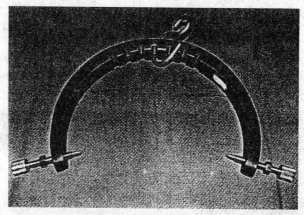

图 2 - 14　兼容 MRI 的碳素材质 Gardner - Wells 牵引弓

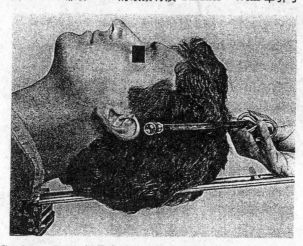

图 2 - 15　Gardner - Wells 颅骨牵引的正确位置为耳郭上方 1~2cm 处、颞嵴以下

牵引最初可以用 10 磅重量，此后可增加 5~10 磅。复位时应使患者清醒，必要时静脉应用咪达唑仑（镇静剂）。应行 C 形臂透视或动态 X 线检查，同时对神经体征进行动态观察，以免造成损伤。如果患者出现新的神经症状或体征，或椎间隙加大达 1cm，即应停止闭合复位，并进一步拍片检查。

有报道指出，Gardner-Wells 颅骨牵引经反复使用后可出现牵引钉和弹簧的磨损。因此应仔细检查螺钉和牵引弓，必要时进行更换，或者将压力栓的指示标调低，以免发生螺钉拔出。Blumberg 及其同事报道称，兼容 MRI 的钛合金 Gardner-Wells 颅骨牵引弓比不锈钢牵引弓容易发生塑性形变和滑脱。他们严重反对使用兼容 MRI 的牵引弓来做复位，尤其牵引重量需超过 50 磅时。如必须行 MRI 检查，可在复位后更换牵引，使用较轻的重量。需要 MRI 检查时，另一种选择也可以用兼容 MRI 的 Halo 头环。

2. halo 头环的使用　对那些预计其后续治疗需在 halo 牵引下操作者，或对不准备行 Gardner-Wells 颅骨牵引的患者，halo 头环的安装可在急诊部进行。将患者搬到病床上时，可提前将 halo 背心放置在其身体下方，以便牵引复位后头环与背心能方便地连接。半圈开口式头环比以往的整圈式头环操作起来更方便，不必再将患者头部从担架抬到头架上。头环尺寸根据头的周径来准确选择。安装时先将头环套在头部，依环上的钉孔确定后外侧两个进钉点位置，剃除该处毛发。可以利用 3 枚塑料削子使头环暂时维持原位。然后备皮消毒，通过环上钉孔做局麻浸润。

如将 halo 骨钉打得过高而位于颅骨凸面上，尤其在施加牵引时，可能会造成头环的滑脱。根据颅骨解剖和眶上神经的解剖特点，前方螺钉的置入最好位于前额中外 1/3、眉弓上方（图 2-16）。有报道指出，即便没有按照颅骨解剖的要求，而是基于美观的考虑将前方螺钉打得偏外，进入侧方发迹线，也能获得满意的临床效果。我们的一位作者（Benson）也使用过这样的偏外置钉方法，临床效果同样良好。如果用这种偏外置钉方法，一定需谨慎触摸，防止穿透两侧的颞肌和颞动脉。后方螺钉安装在 halo 环后外侧的位置，须小心不要使头环接触皮肤，否则可能造成压疮。

首先用手将各螺钉拧紧。在拧紧螺钉时，应令患者两眼闭紧，以免因皮肤受牵拉而造成患者闭目困难。当用手拧紧后，仔细检查头环确保对称。然后将螺钉按照对角线方式相对地依次拧紧（即右前连同左后，左前连同右后），力矩从 2 英寸·磅到 4 英寸·磅，对成人最终达到 8 英寸·磅，对 5 岁以下儿童达到 4~6 英寸·磅。24 小时内（以及此后）当螺钉有松动且旋紧时有力，可再次紧固。若螺钉松动而旋紧无力，则须更换颅骨固定位置。随后可连接牵引架进行牵引。使用固定背心时，背心尺寸须与剑突水平的胸径相等。常规使用的为兼容 MRI 的 halo 背心和碳素头环，如图 2-17 所示。

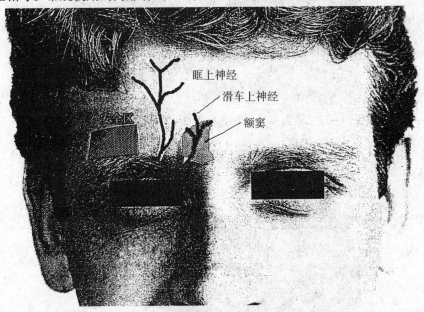

图 2-16　前方螺钉位置应在眉弓上方中外 1/3，避开眶上神经

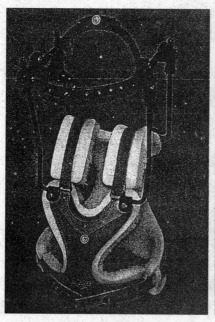
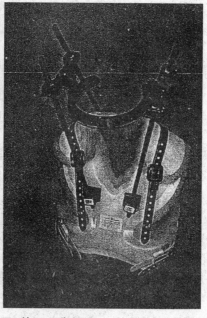

图 2-17 兼容 MRI 的 halo 支架

Fleming 及其同事设计了一种带压力计的 halo 背心固定装置，可测量螺钉的压力。测量显示，在通常的 3 个月 halo 架固定期内，螺钉压力下降了大约 83%。所有患者均出现了因螺钉压力下降带来的一些症状，意味着存在一定松动。骨质承受的高应力可造成骨质吸收，这可能是松动的原因之一。这是一种潜在的并发症，这提醒我们在对 halo 固定患者的治疗中保持警惕是很必要的。在一些细节上多加留意是很重要的，如钉孔的护理，以及在治疗期间警惕松动症状或其他并发症。

关于使用 halo 头环和背心方面并发症的报告反映了其并发症还是较多的，包括：螺钉松动（36%），钉孔感染（20%），支具背心下压疮（11%），神经损伤（2%），穿破硬脑膜（1%），瘢痕致容貌损毁（9%），以及严重的螺钉不适感（18%）。甚至还有颅骨骨髓炎和硬膜下脓肿的报道。有报告称在成人，初始力矩为 8 英寸·磅者比 6 英寸·磅者螺钉松动和感染的发生率要低。但一项前瞻性随机研究显示，6 或 8 英寸·磅的力矩对于发生螺钉松动而言并没有明显差异。

对儿童使用 halo 头环需要格外谨慎，因为此人群中并发症发生率很高。颅盖的形成随着年龄增长分为三个重要阶段：①1~2 岁，完成颅缝接合；②2~5 岁，头颅径线的快速增长期；③5~12 岁，达到颅骨生长停止。总体而言，12 岁及以下的儿童其颅盖比成人要薄，且缺少中央松植骨层。CT 研究表明，与标准成人的前外侧和后外侧进钉点相对应的是儿童的骨质最厚处，建议以此作为 halo 置钉部位。对 3 岁以下小儿，建议使用多枚螺钉和低力矩技术。对该年龄组，halo 头环和背心一般需要定制。可以使用 10~12 枚标准 halo 钉。螺钉置入压力力矩为 2 英寸·磅，环行分布于颞区与额窦区。在 2 岁以下小儿，因颅缝接合尚不完全而存在囟门开放，halo 头环的安装更为复杂。

（杨世忠）

第三节　特殊考虑

一、儿科患者

目前认为，8~10 岁时的脊柱即可具有与成人脊柱相同的生物力学特性。在此年龄之前，脊柱损伤是不常见的，且往往会累及软组织，因而在急诊室无法从平片上发现。在 10 岁以下儿童，损伤最常发生于枕骨到 C_3 范围。这些损伤可造成各种类型的神经受累，包括颅神经损伤以及椎基底血管征，如呕吐和眩晕。SCIWORA 在 10 岁以下儿童最为常见。行颈椎屈曲、伸展和牵引位投照及 MRI 扫描可有助于判断损伤位置，但必须加以格外的保护，以免进一步损伤。在10岁以后，除了腰椎的屈曲牵张型损伤外，其他损伤类型基本和成人相当。当发生安全带型损伤时，儿童患者可表现为腰椎骨折合并近端胸段水平的截瘫。

对儿童患者做早期固定时，须了解一种叫作仰卧后凸前滑移（SKAT）的现象。由于正常情况下小儿的头部与躯干比例特殊，显得头部较大而躯干较小，因而当平卧于躺板上时，头部受力而形成后凸。有人报道过，在小儿原本不稳的颈椎因被动后凸而导致向前移位。在儿童正常发育过程中，头径尺寸以对数级数增长，于18个月龄时达到成人的50%，而胸径以算术级数增长，于8岁时才能达到成人的50%。避免该问题的方法，可用折叠的床单垫在躺板上将小儿胸部抬高，使肩部与耳平齐，或使用儿童型躺板，板上有凹空部分可适应小儿凸起的枕部。

二、老年患者

习惯上认为脊柱创伤和脊髓损伤往往发生于年轻患者，但所有脊髓损伤患者中有20%发生于65岁以上。有些特殊的损伤特点和损伤类型是老年患者所特有的。例如，老年脊髓损伤者多见于女性。与年轻人脊柱损伤所不同，前者常与高能量创伤有关，而单纯摔倒是65岁以上患者最常见的损伤机制。颈椎损伤在老年脊柱创伤中占绝大多数，可达80%甚至更多。$C_1 \sim C_2$联合的损伤在老年患者中相当常见，在全部脊柱损伤中占很高的比例，其中齿状突骨折是这些患者脊柱损伤中最常见的一类损伤。

老年患者多表现为不完全性脊髓损伤。因该人群中脊柱关节病很多见，因而易于发生中央型脊髓损伤综合征。更重要的是，有报道称，65岁以上患者首次住院期间的总体死亡率要比40岁以下患者高60倍。致死原因主要与治疗有关（固定、卧床），而不是损伤本身。

对该患者群的治疗上尚有很多问题难以解决。总体上治疗的首要任务应是使患者能早期活动，避免肺部及其他系统并发症。尽管以往报道认为老年人对Halo架固定的耐受能力差，但这些患者往往更不适合作为手术的对象。对出现颈痛的老年患者，即使仅受了很轻微的创伤，分析时也应保持高度的警惕。

三、多发伤患者

对于多发伤合并脊柱创伤的患者，有许多问题需要注意。对脊柱损伤的诊断延误是可能影响创伤患者治疗的一个大问题。脊柱创伤延误诊断的发生率，在颈椎为23%~33%，胸腰椎为5%。在所有延误诊断的一组病例中有高达22%者发生于到达三级治疗中心之后。主要原因为警惕性不高，典型表现为：①没有行X线检查；②平片上漏诊了骨折，或许不常见；③患者没有引起医生足够的重视。与那些早期评估即确诊脊柱损伤的患者相比，诊断延误者继发性神经损伤的发生率为10%，而前者仅为1.5%，但尚未发现在确诊后神经损伤仍继续进展者。其他与延误诊断有关的因素还包括醉酒、多发伤、意识差，以及跳跃性脊柱骨折。充分认识特殊创伤类型与脊柱损伤之间的关系，有助于降低对脊柱损伤严重漏诊的概率。严重头外伤者，表现为意识下降或合并头皮撕裂伤者，很有可能会有颈椎损伤，而这从临床角度是很难诊断的。跳跃性脊柱骨折的发生率在所有脊柱骨折中占4%~5%，而在上颈段发生率更高。因此，诊断脊柱骨折的过程本身就要求不断进行深入检查，以排除跳跃性骨折等其他问题。

相反，存在脊柱骨折时应高度警惕有严重而隐匿性内脏损伤的可能性。胸椎骨折导致截瘫时，很可能合并有多发肋骨骨折和肺挫伤。该水平的平移剪力损伤与大动脉损伤密切相关。脊柱损伤患者中内脏损伤的诊断延误率可高达50%。人们现已充分认识了使用搭扣式安全带与胸腰椎Chance型屈曲牵张骨折之间的关系。将近2/3的安全带引起的屈曲牵张骨折患者会合并有空腔脏器的损伤。总之，有50%~60%的脊柱损伤患者可合并脊柱以外的损伤，从简单的肢体闭合性骨折，直到危及生命的胸腹部损伤。

（杨世忠）

第三章

骨与关节损伤的急症处理

第一节 急症处理原则

骨与关节损伤的急症处理应从现场急救开始。现场急救情况紧急，刻不容缓，必须对明显威胁生命的严重创伤立即采取针对而有效的生命支持疗法，为进一步救治争取时间。现场急救的重点为：①维持呼吸道的通畅；②心跳、呼吸骤停的复苏；③活动性大出血的止血；④伤肢外固定。骨与关节损伤急救的目的，是在于用简单而又有效的方法抢救患者生命，保护患肢避免进一步受到损伤，使能安全而迅速地被运送至附近医院，以便获得妥善的治疗。

一、抢救生命

根据患者受伤过程，通过简单观察和重点检查，即可迅速了解病情。一切动作要谨慎、轻柔、稳妥。

首先抢救生命，如果患者处于休克状态，则应以抗休克为首要任务，注意保温，有条件时应即时给予输血、输液。对合并有颅脑等复合伤而处于昏迷的患者，应注意保证呼吸道畅通。

二、创口包扎

有创口的患者，应及时而妥善地包扎，能达到压迫止血、减少感染、保护伤口的目的。包扎动作要轻巧、迅速、准确，要严密牢固、松紧适宜包住伤口。大血管出血，可采用止血带，应记录开始用止血带的时间。若骨折端已戳出伤口但未压迫血管、神经时，不应立即复位，以免将污物带进创口深处，可待清创时将骨折端清理后，再行复位。若在包扎创口时骨折端已自行滑回创口内，则到医院后务须向接诊医师说明，使其注意。

三、现场固定

在骨折急救处理时，将患者骨折、脱位的肢体妥善地固定起来，这是最重要的一项。目的是防止骨折断端或脱位的关节面活动而造成新的损伤，减轻疼痛，预防休克，这对骨折与关节损伤的治疗有重要作用。凡有可疑骨折者，均应按骨折处理。不必脱去闭合性骨折患者的衣服、鞋袜等，以免过多搬动患肢，增加疼痛，若患肢肿胀较剧，可剪下衣袖或裤管。闭合性骨折有穿破皮肤，损伤血管、神经的危险时，应尽量消除显著的移位，然后用夹板固定。但不可在现场试行复位，因此时不具备复位所需的条件。固定的材料应就地取材，可选用绷带、棉垫、木夹板、树枝、竹竿、木棍、木板等。固定时应防止皮肤受压损伤，四肢固定要露出指、趾尖，便于观察血运循环。固定完成后，如出现指、趾苍白、青紫、肢体发凉、疼痛或麻木、肢体远端动脉搏动消失时，表明血循环不良应立即检查原因，如为缚扎过紧，需放松缚带或重新固定。

四、迅速运送

经妥善固定后，应即迅速运往医院。

（杨世忠）

第二节 骨折与关节脱位的复位

治疗骨折时，必须在继承中医丰富的传统理论和经验的基础上，结合现代自然科学（如生物力学和放射学等）的成就，贯彻固定与活动统一（动静结合）、骨与软组织并重（筋骨并重）、局部与整体兼顾（内外兼治）、医疗措施与患者的主观能动性密切配合（医患合作）的治疗原则，辩证地处理好骨折治疗中的复位、固定、练功活动、内外用药的关系，尽可能做到骨折复位不增加局部组织损伤，固定骨折而不妨碍肢体活动，因而可以促进全身气血循环，增强新陈代谢，骨折愈合和功能恢复齐头并进。并可使患者痛苦轻、骨折愈合快。

复位是将移位的骨折段恢复正常或近乎正常的解剖关系，重建骨骼的支架作用。在全身情况许可下，复位越早越好。复位的方法有两类，即闭合复位法和切开复位法。闭合复位通常又可以分为手法复位和持续牵引。持续牵引既有复位作用，又有固定作用。

手法复位：应用手法使骨折复位，称手法复位。手法复位的要求是及时、稳妥、准确、轻巧而不增加损伤，力争一次手法整复成功。

1. 复位标准　如下所述。

（1）解剖复位：骨折之畸形和移位完全纠正，恢复了骨的正常解剖关系，对位（指两骨骨折端的接触面）和对线（指两骨骨折段在轴线上的关系）完全良好，称为解剖复位。

（2）功能复位：骨折复位虽尽了最大努力，某些移位仍未完全纠正，但骨折在此位置愈合后，对肢体功能无明显妨碍者，称之为功能复位。对不能到达解剖复位者，应尽力达到功能复位。但滥用粗暴方法反复多次手法复位，或轻率采用切开复位，却又会增加软组织损伤，影响骨折愈合，并可引起并发症。功能复位的要求按患者的年龄、职业和骨折部位的不同而有所区别。例如，治疗老年人骨折，首要任务是保存其生命，对骨折复位要求较低。然而，对于年轻的舞蹈演员、体育运动员，骨折的功能复位则要求很高，对位不良则影响其功能。关节内骨折，对位要求也较高。

对线：骨折部的旋转移位必须完全矫正。成角移位若与关节活动方向一致，日后可在骨痂改造塑形有一定的矫正和适应，但成年不宜超过10°，儿童不宜超过15°。成角若与关节活动方向垂直，日后不能矫正和适应，故必须完全复位。膝关节的关节面应与地面完全平行，否则，关节内、外两侧在负重时所受压力不均，日后可以继发损伤性关节炎，引起疼痛及关节畸形。上肢骨折在不同部位，要求亦不同，肱骨干骨折一定程度成角对功能影响不大；前臂双骨折若有成角畸形将影响前臂旋转功能。

对位：长骨干骨折，对位至少应达1/3以上，干骺端骨折对位至少应达3/4左右。

长度：儿童处于发育时期，下肢骨折缩短2cm以内，若无骨骺损伤，可在生长发育过程中自行矫正，成人则要求缩短移位不超过1cm。

2. 复位前准备　如下所述。

（1）麻醉：骨折复位应采用麻醉止痛，便于复位操作。《三国志·魏书方技传》记载了汉·华佗运用麻沸散内服麻醉施行手术的实例。晋·葛洪运用羊踯躅（即闹羊花）、草乌等作麻醉药物。唐·蔺道人《仙授理伤续断秘方》认为凡整骨都要先服麻醉药。元·危亦林《世医得效方》指出："草乌散治损伤骨节不归窠者，用此麻之，然后用手整顿"，"擦扑损伤，骨肉疼痛，整顿不得，先用麻药服，待其不识痛处，方可下手"。说明了麻醉整复骨折、脱位的方法。近代随着科学的发展，临床中可选用针刺麻醉、中药麻醉、局部麻醉、神经阻滞麻醉、硬膜外麻醉等，还可，配合应用肌肉松弛剂，对儿童必要时可采用氯胺酮麻醉或全身麻醉。但对简单骨折，完全有把握在极短时间内获得满意复位者，也可以不用麻醉。

麻醉特别是全麻前，对全身情况应有足够估计。局部麻醉是较安全实用的麻醉方法，常用于新鲜闭合性骨折的复位。局部麻醉时，无菌操作必须严格，以防骨折部感染。在骨折局部皮肤上先作少量皮内注射，将注射针逐步刺入深处，当注射针进入骨折部的血肿后，可抽出暗红色的陈旧血液，然后缓慢注入麻醉剂。四肢骨折用普鲁卡因或利多卡因注射液 10~15mL。麻醉剂注入血肿后，即可均匀地分布于骨折部。裂缝骨折无明显血肿时，可在骨折部四周浸润。通常在注射后 10 分钟，即可产生麻醉作用。

（2）摸诊：《医宗金鉴·正骨心法要旨》云："摸者，用手细细摸其所伤之处，或骨断、骨碎、骨歪、骨整、骨软、骨硬，筋强、筋软、筋歪、筋正、筋断、筋走、筋粗、筋翻、筋寒、筋热以及表里虚实，并所患之新旧也。先摸其或为跌仆，或为错闪，或为打撞，然后依法治之。"

在麻醉显效后、使用手法复位前，要根据肢体畸形和 X 线照片的图像，先用手细摸其骨折部，手法宜先轻后重，从上到下，从近端到远端，要了解骨折移位情况，做到心中有数，胸有成竹，以便进行复位。

3. 复位基本手法　四肢各部分都有彼此要相互拮抗的肌肉及肌群。在复位时，应先将患肢所有关节放在肌肉松弛的位置，以利于复位。

（杨世忠）

第四章

手部与腕部创伤

第一节 拇指腕掌关节脱位

（一）应用解剖及发病机制

拇指腕掌关节位于第1掌骨基底和大多角骨之间，由两个相互对应的鞍状关节面所组成。冠状面观，第1掌骨基底关节面隆凸；矢状面观凹陷。大多角骨远侧关节面的形状则与之相反，但曲率稍有减少。拇指腕掌关节的关节囊和韧带厚而松弛，关节面并不贴合，故关节的活动范围较大，除屈－伸、内收－外展、回旋外，还有轴向旋转运动，即第1掌骨随着关节屈－伸而呈现旋前－旋后运动。

关节周围的韧带共有4条：外侧韧带较宽，起、止于大多角骨和第1掌骨基底的外侧部。掌侧韧带起自大多角骨结节，然后向远侧斜行止于第1掌骨基底的掌尺侧结节。桡背侧韧带也为斜行韧带，起自大多角骨背侧部，止在第1掌骨基底掌尺侧结节。第1掌骨间韧带很短，起自第2掌骨基底桡背侧部，呈扇面状，有纤维与掌、背侧韧带汇合，止在第1掌骨基底掌尺侧结节，此韧带有制约第1掌骨基底向桡侧脱位的作用。但也有人认为，掌侧韧带对第1腕掌关节的稳定更重要。根据 Strauch、Behrman 和 Rosenwasser 的尸体研究结果，桡背侧韧带和掌侧韧带是防止脱位的最重要韧带。

单纯的腕掌关节脱位较少见，临床上见到的多为半脱位。当第1掌骨处于轻度屈曲位时，作用其上的纵向暴力可使掌骨基底向桡背侧脱位。有时，可并发掌侧基底撕脱骨折。但是由于有掌侧韧带和第1掌骨间韧带的附着和牵拉，基底掌侧部相对稳定，这一纵向暴力更易导致掌侧基底骨折，即 Bennett 骨折－脱位。

（二）临床表现及诊断

由于导致腕掌关节脱位的暴力常较强大，容易合并掌骨骨折，因此容易漏诊腕掌关节脱位，应予以注意。其诊断依据如下：

（1）腕部有受伤史，拇指背侧肿胀明显，活动受限。

（2）拇指背侧有明显的压痛点。

（3）X线检查需要进行后前位、侧位及斜位摄片。摄片常可发现脱位、半脱位、骨折等表现。

拇指腕掌关节由于退行性改变，可发生半脱位。检查可发现腕掌关节异常活动，X线摄片可发现骨关节炎表现。

（三）治疗

急性单纯性脱位，予以纵向牵引和掌向推挤掌骨基底，可以很容易地复位，然后经皮穿针将关节固定于充分旋前位，再用拇"人"字管形石膏作制动。6周后，去石膏、拔针，开始主动活动。但拔针后仍有个别患者会再次发生脱位或半脱位。因此，拔针后还应佩戴保护性石膏4~6周，活动锻炼也应循序渐进，不可操之过急。

陈旧性半脱位，应做切开复位和韧带重建。在第1掌骨近端1/2沿大鱼际肌桡侧缘作纵形切口，在腕远侧横纹处弯向尺侧，然后再沿桡侧腕屈肌腱向前臂延伸，止于腕上2~3cm处。从骨膜下显露第1

掌骨基底侧面、骨膜外显露大多角骨掌侧部，显露和游离桡侧腕屈肌腱，在前臂远端将肌腱的桡侧半切断并向远侧劈裂，使其成为远端附着在第2掌骨基底、近侧端游离、长约6cm的腱条。将脱位的掌骨复位，然后用细克氏针将拇指固定于功能位，但要注意针的位置对后面所要进行的钻孔不要有妨碍。用直径2.5mm的钻头由第1掌骨基底背侧（拇短伸肌腱止点尺侧）向掌侧钻孔，将预制好的腱条由背侧口引出，经拇长展肌腱的深面绕到腕关节掌侧并抽紧，然后将腱条与出口处的骨膜、拇短伸肌腱止点缝合在一起。在接近止点处将腱条绕经桡侧腕屈肌腱的尺侧半，抽紧后折回，与第1掌骨基底骨膜、韧带缝合在一起。术后，予以石膏托外固定。4周后，去除固定物，开始进行主动活动。并发创伤性或退行性关节炎的脱位，可做关节成形或融合术。

（杨世忠）

第二节　拇指掌骨骨折

（一）应用解剖及发病机制

第1掌骨是掌骨中最短、最粗的掌骨，分头、颈、干和基底四部分。但与其他掌骨比，头的曲率小，关节面宽阔，横径大于前后径。掌骨干短而粗，内、外侧面分别有第1背侧骨间肌、拇对掌肌附着。基底粗糙宽大，与大多角骨构成第1腕掌关节。其桡侧有拇长展肌腱附着，尺侧有拇短屈肌腱和第1背侧骨间肌附着。四面还有韧带加强。

第1掌骨的次级骨化中心位于掌骨近端，而其他掌骨则是位于远端。它与初级骨化中心愈合的时间也较其他掌骨晚1年左右。

第1掌骨骨折多发生于掌骨的近端，分关节内与关节外2种。前者包括有Bennett骨折和Rolando骨折。

1. Bennett骨折　又称Bennett骨折－脱位，因为同时合并腕掌关节脱位。Bennett于1882年最先描述。当第1掌骨处于轻度屈位时，作用其上的纵向暴力可使基底向近、背侧移动并与大多角骨撞击，由此可导致基底骨折。骨折线偏于掌侧，断面近乎与掌骨纵轴附着，留在原位不动或有轻微的旋转。而背侧骨折块，即第1掌骨，则在拇长展肌腱和拇收肌的协同作用下向桡背移位，第1腕掌关节呈现背侧脱位。掌侧骨折块通常小于基底关节面1/3。

2. Rolando骨折　有别于Bennett骨折－脱位，较少见，为Rolando在1910年最先描述。骨折线呈"T"或"Y"形，基底碎成3块或多块，预后较差。从形态上看，Rolando骨折更像是粉碎型的Bennett骨折，除了掌侧基底与骨干分离之外，背侧基底也与掌骨干分离。

3. 关节外骨折　关节外骨折较常见，治疗也相对简单。骨折线有横形和斜形之分，但均不与关节相通。后者需注意与Bennett骨折相区别。远侧骨折段在拇长屈肌腱和拇收肌的牵拉下向掌尺侧倾斜，近侧段由拇长展肌腱牵向桡骨侧，致使骨折呈现向桡骨成角移位。

（二）临床表现及诊断

临床上常表现拇指活动受限、疼痛以及手的捏、抓无力。检查可见局部肿胀、疼痛和压痛，拇指内收－外展和对掌运动受限。通过X线平片检查可明确骨折类型。

（三）治疗

1. Bennett骨折　治疗Bennett骨折－脱位的方法有20余种，绝大多数为非手术疗法。

牵引和外展第1掌骨，同时向掌侧按压掌骨基底背侧，骨折及脱位极易复位，但放松牵引后也极易再脱位。因此，应先在掌骨基底背侧置放一个软垫，然后做短臂拇"人"字管形石膏，在石膏硬化前予以闭合复位，同时塑形石膏使其与肢体均匀贴合，将第1掌骨固定在外展位，利用突出的软垫抵住脱位趋势、维持复位到愈合。也有些学者设计了各种各样的支具，通过皮牵引或骨牵引来防止掌骨基底背向滑脱，同时维持第1掌骨于外展位。还有些学者认为，将第1掌骨固定在内收位不是外展位，会有利于骨折复位的维持。

闭合复位虽然容易，但要使关节面对合平整无台阶并靠外固定物维持这一位置到骨折愈合却非易事。因此，在闭合复位成功之后穿针做内固定，不失为一种值得推荐的治疗方法。具体步骤是牵引、外展掌骨做闭合复位，如果关节面光滑平整、无明显的台阶，可在影像增强器监视下经皮穿1根或2根针将两骨折块固定在一起。若掌侧骨块较小，可穿针至大多角骨，维持复位到愈合。术后，用短臂拇"人"字管形石膏做外固定，4~6周后拔针、开始功能锻炼。如果闭合复位后关节面仍有明显的台阶，则需行切开复位内固定：在第1掌骨桡背侧面沿大鱼际肌桡侧和近侧边缘做"L"形切口，从骨膜外显露骨折及第1腕掌关节，切开桡侧关节囊，在直视下复位直至关节面光滑平整无台阶，并用布巾钳做暂时固定，然后钻入加压螺丝钉。如果掌侧骨折块较小，可使用克氏针做固定，并将其中1根穿至大多角骨或小多角骨，以增加固定的稳定度。关闭切口前，应仔细修复关节囊。使用加压螺丝钉做内固定，次日即可开始进行适量的主动活动，但应佩戴保护性的外固定物至骨折愈合。用克氏针固定，还需用拇"人"字管形石膏做加强。4~6周后拔针、开始主动活动。

有文献报道，Bennett骨折-脱位即使复位不良，畸形愈合后拇指功能障碍也并不十分严重。但解剖位愈合可减少创伤性关节炎发生的机会，有利于关节运动功能的恢复，因此在条件允许的情况下还应以此为治疗标准。

2. Rolando骨折　治疗主要是依据骨折块的粉碎程度和移位幅度而定。骨折块较多，无法使用内固定，可行闭合复位外固定。单纯的拇"人"字管形石膏固定或皮牵引治疗，难以获得满意效果，尽可能不用，而用骨牵引或外固定架来维持复位。如果骨折块小而多，可在牵引一段时间之后待局部肿、痛消退，早期开始主动活动，以便能利用关节囊、大多角骨关节面引导及模板作用，使破损的基底关节面重新塑形。如果骨折块较大，可行切开复位，用螺丝钉、钢板或克氏针做固定，入路同Bennett骨折。

3. 关节外骨折　外展和背伸远侧骨折段通常可使横形骨折闭合复位，然后用短臂拇"人"字管形石膏固定4周。固定时应避免掌指关节过伸，不然会导致远侧骨折段屈曲。如果骨折相互嵌插，成角移位难于矫正，或解剖复位后难于维持，不要急于手术治疗。因为第1掌骨即便有20°~30°成角畸形，除外观局部隆起外，多无明显的运动功能障碍。

斜形骨折的稳定性较差，闭合复位之后如果用短臂拇"人"字管形石膏不能维持位置，可经皮穿针做内固定。

（杨世忠）

第三节　掌腕关节脱位

（一）应用解剖及发病机制

腕掌关节由第1~5掌骨基底与远侧列腕骨构成。由于掌骨是5个，远侧列腕骨是4块，因此腕掌关节的构成不像掌指关节那样是一对一的结构。第1掌骨底为前后凹面的关节面，在桡侧方向是一个凸面。与其相对应的大多角骨关节面为前后凸的关节面，而桡侧方向为凹面，形成鞍状关节。第二腕掌关节由第2掌骨底与相对应的大、小多角骨构成，第2掌骨底尺侧还与第3掌骨桡侧相关节。第三腕掌关节由第3掌骨底与相对应的头状骨构成。第四腕掌关节由第4掌骨底与相对应的头状骨尺侧及钩骨桡侧构成。第五腕掌关节由第5掌骨底与钩骨桡侧构成，亦为鞍状关节。

第一腕掌关节囊肥厚，较松弛，包绕关节骨结构周围。关节周围有韧带附着，以增加关节的稳定性。位于关节前、后方有掌、背侧韧带；位于桡侧方有桡侧腕掌韧带；位于第1、第2掌骨间有骨间前、后韧带。有松弛的关节囊及坚强的韧带保证了第一腕掌关节的灵活性及稳定性。

第二至第四腕掌关节囊较紧张，第五腕掌关节囊较松弛。各腕掌关节均有腕掌侧及背侧韧带增强。掌骨间有骨间韧带连接，使各腕掌关节稳定。

第一腕掌关节为鞍状关节，可做屈、伸、收、展及旋转运动。第二至第四腕掌关节为微动关节。第五腕掌关节为鞍状关节，关节囊较为松弛，可有25°~30°的屈伸活动范围。

由于腕掌关节较为稳定，所以只有较强大的暴力才能使其发生脱位及韧带损伤。腕掌关节处的直接暴力损伤常导致关节外的骨折，较少出现关节囊破裂，且关节稳定。间接暴力可引起关节内骨折脱位，且关节不稳定。沿第五掌骨纵轴的纵向暴力，可导致第五腕掌关节的不稳定骨折脱位，可发生第二至第五单个腕掌关节脱位，也可发生 4 个关节同时脱位，还可同时发生多处骨折及手部软组织损伤。

（二）临床表现及诊断

由于导致腕掌关节脱位的暴力常较强大，经常合并多处骨折，从而容易遗漏腕掌关节脱位的诊断，应引起广大骨科医生的注意。

临床上常有外伤病史，表现为腕部肿胀明显，而手的畸形不明显。腕背有明确的局限性的压痛点。X 线检查有助诊断，后前位片上腕掌关节面平行排列关系的丧失提示存在这种损伤。必要时行 CT 检查。

腕掌关节脱位可合并指伸肌腱损伤、正中神经损伤，第五腕掌关节脱位可合并尺神经损伤，并有可能出现血循环障碍，在进行诊断时应特别注意。

（三）治疗

腕掌关节脱位如能早期发现，手法复位比较容易；为防止出现再脱位，常需要克氏针固定。对闭合复位失败者，Lawlis 与 Gunther 提倡的切开复位与克氏针固定十分有用，他们报道了 15 例切开复位内固定的患者，平均随访 6.5 年，13 例疗效佳；他们认为这种方法优于闭合复位和经皮穿针固定，因为它既可以获得较好的复位，又避免了钉住肌腱。如脱位发现较晚，则需要切开复位，有时必须切除掌骨近端，融合腕掌关节。

（杨世忠）

第四节　掌骨骨折

（一）应用解剖及发病机制

掌骨为小管状骨，有 5 块，每块分底、体、头 3 部分。

（1）底：为近侧端的膨大，其近侧面与远侧列腕骨相关节，构成腕掌关节，但关节面不相一致，第 1、第 3、第 5 掌骨仅与一个腕骨相接，第 2 掌骨与大、小多角骨和头状骨相接，第 4 掌骨与头状骨和钩骨相接，因此，头状骨有与 2~4 掌骨相接的关节面。第 1 掌骨底呈鞍状，与大多角骨形成拇指腕掌关节。掌骨底两侧则与相邻掌骨底相接，形成掌骨间关节，但第 1 掌骨除外。

（2）体：横断面呈三角形，前缘分前内侧面和前外侧面，第 2、第 4、第 5 掌骨前缘有骨间掌侧肌附着，第 3 掌骨前缘有拇收肌横头附着，5 个掌骨体的毗邻缘有骨间背侧肌附着。掌骨体较细，受到剧烈冲击后有时可引起骨折，由于屈肌力量强大，骨折片常向背侧成角。

（3）头：圆形，其球形关节面与近节指骨底相接，成掌指关节。关节面大部分位于掌侧，小部分位于背侧，关节面前后方向的凸度较横向方向凸度为大。当掌指关节屈曲时，近节指骨底滑向前方，掌骨头则露于外方，于体表可触及。

5 个掌骨形状大小稍有差异。第 1 掌骨最短最粗，掌面凹陷，由一嵴分内外两面。外侧面较大，有拇指对掌肌附着；内侧面较小，可见滋养孔。背面宽广平滑。底为鞍状关节，外侧有小结节，有拇长展肌附着，内侧粗糙，有拇短屈肌附着。头的曲度较其他掌骨小，但横径最大，头掌面两侧，各有一隆起的关节面，与拇指的 2 个籽骨相接。

第 2 掌骨最长，底有 3 个关节面，分别与大、小多角骨和头状骨相接。底背侧面粗糙，有桡侧腕长、短伸肌附着；掌侧面有结节或嵴，有桡侧腕屈肌附着。体呈三棱柱状，稍弯向背侧。第 3 掌骨稍短于第 2 掌骨，底与头状骨相接，掌侧面粗糙，有拇收肌斜头和桡侧腕屈肌附着，背侧面有桡侧腕短伸肌附着。第 4 掌骨较短而细，底较窄，有二关节面与头状骨和钩骨相接。体较细，有 3 个骨间肌附着，外侧面有滋养孔。第 5 掌骨细而短，底关节面呈鞍状，与钩骨相接，掌面粗糙，有豆掌韧带附着，底的内面有一结节，有尺侧腕伸肌附着。

手的活动，作用力多集中在第1~3掌骨，第2掌骨的力量可经大多角骨、舟骨传递至桡骨，第3掌骨的力量可经头状骨、月骨传递至桡骨，而第4、第5掌骨的力量仅借头状骨经月骨间接传递至桡骨。掌骨的发育与上述功能有关。

掌骨骨折，可分掌骨头骨折、掌骨颈骨折、掌骨干骨折和基底骨折。其中，掌骨颈、掌骨干骨折最多见。

1. 掌骨头骨折　多为直接暴力所致，如握掌时掌骨头与物体的直接撞击等。但也有一部分骨折源于挤压伤、切割伤和扭转暴力。第2、第5掌骨头骨折发生率远远高于第3、第4掌骨，原因可能是它们位于手的边缘更容易遭受暴力作用。

2. 掌骨颈骨折　多发生在第5掌骨，其次是第2掌骨。多为作用于掌骨头的纵向暴力所致。掌骨头通常有近节指骨遮掩和保护，很少承受纵向暴力，但在手指屈曲呈握拳状后掌骨头凸出成为手的最远端，则易于遭受纵向暴力，导致颈部骨折。掌骨颈骨折很少出现侧方移位，但多有背向成角移位－掌侧皮质嵌插，远侧骨折段向掌侧弯曲。背向成角移位，若未矫正，凸向掌侧的掌骨头日后会在手握物时产生明显的不适感，握拳时手背侧掌骨头的隆凸也会因此而减小或消失。成角移位越大，不适症状越突出。

3. 掌骨干骨折　多发生于第3、第4掌骨，有横形、斜形、螺旋和粉碎骨折之分，可呈现短缩、背向成角和旋转移位。严重的短缩畸形可使手指屈、伸肌和骨间肌张力失调，影响手指伸直。背向成角畸形虽然对手功能影响不大，但有碍手背外观，有时也可引发肌腱自发性断裂，往往需要二次手术修整。旋转畸形可变更手指运动方向，妨碍手指屈曲握拳。

横形骨折：多为直接暴力所致。因骨间肌作用，骨折通常呈现背向成角移位；斜形、螺旋形骨折：多为扭转暴力所致。短缩、旋转与成角移位并存，但前二种移位更显著。第3、第4掌骨干的斜形骨折，由于掌骨头深横韧带的牵制，短缩移位相对较轻。而第2、第5掌骨的短缩则相对较重，并常有明显的旋转移位。粉碎性骨折：常发生于挤压伤或贯通伤之后，多并发严重的软组织损伤。

4. 掌骨基底骨折　多由挤压等直接暴力所致。很少有侧方和短缩移位，但可有旋转移位发生。

（二）临床表现及诊断

局部可有肿胀、疼痛、压痛或畸形，关节运动受限。正、侧、斜位平片摄影检查通常可显示骨折线的走行，但对于隐匿性骨折还需行体层摄影或CT检查。

（三）治疗

第4、第5掌骨与头状骨、钩骨的连接较松弛，腕掌关节屈－伸运动幅度可达15°~30°，对颈部背向成角畸形所造成的手握物功能障碍有缓解作用。所以，小于40°的第5、第4掌骨颈背向成角对手握物功能常无明显妨碍。骨折如果稳定，可无须复位，仅予以无名指、小指及腕掌侧石膏托固定：取腕关节功能位、掌指关节50°~60°屈曲位、指间关节功能位即可。4周后，去除外固定物开始功能锻炼。第2、第3掌骨颈的背向成角移位应及时矫正，因为它们与远排腕骨连接紧密、彼此间无运动存在，无法缓解由成角畸形所引发的不适症状。

掌骨干骨折通常最好采用闭合方法治疗，如有多个掌骨骨折且伴有开放性软组织创伤时，则有内固定指征。复位时，矫正旋转移位最为重要。在骨折处穿入克氏针，从掌骨底的皮肤钻出；钻孔时将克氏针压成凸向掌侧的弓形，保持腕关节屈曲位，以便克氏针从腕背侧穿出。然后，将骨折复位，克氏针逆向钻入骨折远侧段，针尖在掌指关节近端停止。在皮下剪断克氏针近端。用夹板将腕关节固定于伸直位。掌骨颈骨折如果需要切开复位，也可采用类似的治疗方法。

适用于少数掌骨干骨折的另一个方法是经皮穿针。将掌指关节极度屈曲，用一根1.5mm克氏针穿入掌骨头，达到骨折处。在C形臂机的协助下，通过手压和手法调整克氏针，将骨折复位，如刚才所述将克氏针从腕背侧穿出。回抽克氏针，使其远端恰好位于掌指关节近侧。

掌骨干斜行骨折，如果骨折长度相对于掌骨干直径的2倍，可采用骨折块间螺钉固定。其优点包括剥离骨膜少和内固定凸起减少。建议保护骨折处6周。由于骨折达到解剖复位，X线片上通常看不到骨折愈合的征象。

许多掌骨头关节内骨折需要切开复位与内固定，特别是在关节面移位、产生关节不匹配时。这些情况应该采用克氏针固定。有时，这些骨折可导致移位骨折块的缺血性坏死。在急性掌骨骨折中，钢板与螺丝钉的使用虽然有限，为了对每个具体患者的治疗作出合理的判断，医生应熟悉该项技术，并有相应的器械。然而，据报道这种治疗方法的并发症发生率高达42%。

1. 切开复位与钢板固定　根据Hastings的观点，掌骨钢板固定的指征为：①多发性骨折，可见到明显移位或伴有软组织损伤。②移位的横形、短斜形或短螺旋形骨折。③关节内和关节周围粉碎性骨折。④粉碎性骨折伴有缩短和（或）旋转畸形。⑤伴有骨质丢失或节段性骨缺损的骨折。

钢板固定需要复位，用克氏针或复位钳临时固定后，再使用钢板。暴露骨折面，以便解剖复位。与较易显露边缘的第2、第5掌骨相比，在第3、第4掌骨用复位钳临时固定则比较困难。在大多数情况下，现有的复位钳不适合将钢板夹持至骨折近端与远端进行临时固定。可由一位助手维持复位，选好的钢板根据掌骨背侧塑型。通过靠近骨折部的一个螺丝孔固定钢板，维持复位，再在骨折对侧第一个螺丝孔固定。

对横形骨折来说，当掌侧皮质支撑恢复后，将钢板用作背侧张力带钢板较为理想。采用2.7mm的动力性加压钢板（DCP）可达到良好的跨骨折线的加压效果；在稳定性骨折中，常用不太大的1/4管状钢板，也可通过偏心放置螺丝钉获得一定的加压。用3个手指的力量转动螺丝刀，最终拧紧这2个螺丝钉。拧入剩余的螺丝钉。

若要发挥张力带的作用，钢板必须准确地与掌骨背侧弓相匹配，或者稍超过，以便恢复前皮质支撑。如果没有前部皮质的支撑，钢板将会变弯和疲劳。有效地恢复前皮质支撑后，可保护钢板避免承受弯应力，而主要承受拉应力。短斜形和螺旋形骨折可使用骨折断端间的螺丝钉予以稳定，然后使用一个背侧钢板中和旋转应力。在使用"T"形或斜"L"形钢板时，应先固定钢板的侧臂或双臂，因为在侧臂（或双臂）中的螺丝钉将其下的骨折片向上牵拉至钢板时，可出现旋转畸形。对于关节内骨折，用1枚与钢板分开且垂直于骨折面的螺丝钉把2个关节骨折块拉到一起。可替代的方法是，在钢板的"T"形或"L"形部分的2枚螺钉可远离骨折部偏心置入，通过最终拧紧螺丝钉令两个骨折端加压。对于掌骨远端干骺端骨折，背侧钢板可能影响伸肌装置，使用2mm髁钢板，放置于桡背侧或尺背侧，穿过副韧带起点的背侧结节，可有效地避免这种影响。

使用钢板固定掌骨骨折时，在骨折的远侧和近侧，螺丝钉都应至少穿过4层骨皮质。钢板的选择必须根据具体情况而定。需要使用中和钢板固定的短斜形或螺旋形骨折，可用1个1/4管状钢板和2.7mm动力性加压钢板或1个1/3管状钢板固定，后者需要使用3.5mm螺丝钉，这种支撑钢板需要避免载荷并进行早期骨移植。

2. 切开复位与螺丝钉固定　在长斜形或螺旋形骨折以及移位的关节内骨折累及25%以上关节面者，可行单纯螺丝钉固定。

在局部血肿和软组织清创后，进行骨折复位。局限性骨膜剥离1mm或2mm，足以保证解剖复位。用复位钳或克氏针临时固定，根据骨折的解剖特点决定螺丝钉放置的位置。只有当螺丝钉与骨长轴成90°时才能最好地对抗使掌骨变形和缩短的轴向压力。与骨折面成90°置放的螺丝钉可良好地对抗扭应力。抵抗轴向及扭转载荷的最佳折中方法是将螺丝钉置于一个角的平分线上，该角的一条边与骨折面成90°，另一条边与骨长轴成90°。骨折尖端附近的螺丝钉放置必须准确，以确保螺纹固定于皮质并避免皮质裂开。

2mm螺丝钉适用于掌骨干骨折，而2.7mm螺丝钉对干骺端骨折更好。将螺丝钉头沉入骨质不仅能更好地分布载荷，还可消除螺丝钉头的突起。利用螺纹合适地抓持住远侧骨皮质，并可在近侧骨皮质的扩大钻孔内滑动，螺丝钉的扭转载荷可转化成轴向载荷，从而将2个骨折面加压在一起。掌骨头骨折通常可用1枚螺丝钉固定，而干骺端和骨干的骨折至少需要2枚螺丝钉固定。当骨折线长度是骨干直径的2倍时，单纯使用2枚或多枚螺丝钉即可达到稳固的固定。由于单纯螺丝钉固定不能提供足够的跨过短骨折线的旋转稳定性，所以应加用中和钢板或外固定。

3. 微型髁钢板固定　Buchler 与 Fischer 建议采用微型髁钢板治疗掌骨和指骨的关节周围损伤。手术指征有 5 个：①急性骨折伴有部分或完全性屈肌腱断裂，需要一期肌腱缝合和术后早期活动者；伴有部分或完全性伸肌腱损伤，这些肌腱的功能尚好或需要修复，以承受早期张力性载荷者；伴有关节周围的损伤，由于其伴随软组织损伤的严重性和损伤部位，很可能发生关节僵硬者。②断指再植。③指骨或掌骨的干骺端截骨，特别是伴有关节囊切开或肌腱松解术时。④手指重建（骨成形、带蒂移植、游离复合组织转移）需要稳定的骨骼固定时。⑤关节融合术。禁忌证有 3 个：①未闭合的骺板附近。②关节骨折块窄于 6mm 时禁用 2mm 钢板，窄于 5mm 时禁用 1.5mm 钢板。③髁刃及螺丝钉将进入关节内，但进入掌骨头的背侧隐窝除外。

（杨世忠）

第五节　腕关节软组织急性损伤

一、腕关节韧带损伤

腕部韧带损伤较常见，其损伤程度取决于以下几种情况：①腕部三个活动组链主要部位的负荷情况；②负荷量的大小及时间，长时间过伸位易使舟、月骨韧带损伤；③腕部每个韧带的固有性能。从生物力学及解剖学来看，腕部活动范围广，该部位的韧带易受损伤，如大鱼际常为跌落时负荷部位，所以桡腕韧带先受损伤，后波及尺侧桡腕韧带。从其性质看，是外力使舟骨及远排腕骨渐从月骨脱离而向尺侧移动。腕部韧带损伤后，可发生不同程度的腕部不稳。

（一）临床表现

局部肿胀、压痛，腕活动受限。或为慢性韧带损伤时，局部有广泛疼痛及放散痛，握力减弱，腕活动时可有响声，有时出现关节积液。

（二）治疗原则

急性腕部韧带损伤，如无腕部骨折或脱位，用石膏固定 10 天，然后配合理疗，练习腕关节活动。慢性期除做理疗外，要用护腕，并减轻手的工作量。有腕部不稳感觉，可做腕骨局部融合术。

二、腕关节不稳

（一）病因

主因腕骨间、腕骨与尺桡骨间的韧带遭受强大过伸外力，韧带受损伤所致。

（二）分类

腕关节不稳的分类。目前仍沿用 Linscheid（1972）及 Dobyns（1975）的分类。将腕关节不稳分为 4 种类型：①背伸型不稳（dosalflexion instability，DISI）；②掌握型不稳（volarflexion instability，VISI）；③尺侧移位；④背侧半脱位。

在 DISI 中，侧位看近排腕骨向桡骨方向背伸。而在 VISI 中，近排腕骨向桡骨方向屈曲。在以上类型中又可视腕骨间有无分离分成分离型腕关节不稳和非分离型腕关节不稳。根据解剖柱分类为：①外侧不稳；②内侧不稳；③中间不稳；④近侧不稳等。

1. 背侧间骨块不稳（dorsal intercalated segment instability）　跌下时腕伸位外展，大鱼际先着地，旋后力加重腕伸及压缩力，腕骨桡侧韧带严重受损。舟骨及月骨倒塌变位。

2. 掌侧间骨块不稳（volar intercalated segment instability）　跌下时，小鱼际先着地，旋前力使背侧尺、三角骨韧带断裂，三角骨、月骨间韧带及腕关节前侧关节囊撕裂，头状骨过伸，月骨掌屈。X 线片可见腕中关节半脱位。

3. 尺侧移位（ulnar translation）　为腕骨自桡侧尺侧滑动。常见于类风湿性关节炎。外伤性者做桡、月骨融合术治疗。

4. 背侧脱位（dorsal sublaxation） 腕骨向背侧移动，见于桡骨远侧骨折畸形愈合。

1985年Taleisnik又提出腕骨静态不稳（static instability）和动态不稳（dynamic instability）的概念。静态不稳为腕骨损伤的最终结果，舟、月骨显著分离，舟骨固定在屈位，月骨固定在伸位，动态不稳是指腕部韧带损伤后，X线片上看不到腕骨间关系的变化或仅有轻微改变，活动腕部照X线片或做关节镜检查来诊断。

1990年Dobyns又提出腕骨分离性不稳（carpal instability dislocation）、腕骨无分离性不稳（carpal instability non-dislocation）和综合性的腕部不稳（carpal instability complex）等看法。

（三）辅助检查

在前后位X线片，舟、月骨间隙不能大于月、三角骨间隙。舟、月骨角正常45°若其角度>80°，为背侧间的骨块不稳。在电视X线下，活动腕部，可看到腕部不稳所在。CT、MRI、超声及关节造影术阳性率不大。关节镜检查是诊断关节不稳的最好方法。

摄腕关节中位、尺偏，桡偏时的正位与侧位片，同时与对侧作比较。

1. 正常腕部X线测量 如下所述。

（1）腕部高度比：第3掌骨基部到桡骨关节缘高度与第3掌骨高度比。正常为0.54 ± 0.02，腕关节不稳时该值减小。

（2）舟月角：舟骨纵轴线与月骨关节面中央垂直线间夹角。正常为45°～60°角。舟骨、月骨分离时该角>60°，月骨、三角骨分离时，该角<30°。

（3）头月角：理论上该角为0°，但有±15°正常活动范围。

（4）桡月角：桡骨轴线与月骨关节面中点垂线间夹角>15°为异常。

2. 常见腕关节不稳时X线改变 如下所述。

（1）舟骨-月骨分离：侧位片示舟月角>60°。月骨与三角骨之间背侧成角，头月角>15°，中立位和尺偏正位片示舟骨和月骨间隙增加>4mm，与对侧相比形成戒指圈。在这种情况下，同时伴有腕骨的高度降低。

（2）三角骨-月骨间不稳：在分离型三角骨、月骨间不稳，正片示（舟状骨）"戒指圈"，月骨背侧柱变锐重叠于头状骨。除此而外，在尺偏时三角骨近侧，桡偏时三角骨远端相对于月骨分别形成台阶。侧位片示舟月角<30°，舟骨和月骨呈掌屈位。在非分离型三角骨、月骨间不稳时，正位片示近排腕骨屈曲，月骨与头状骨重叠。但舟月间隙消失，或无三角骨、月骨间的台阶。侧位片示月骨掌屈，舟月角正常或减小，头月角<15°。

另外，在关节镜下，舟月不稳可见舟月韧带撕裂，舟骨远侧的相邻关节软骨软化；三角骨月骨不稳可见三角骨月骨间韧带撕裂，并可见月骨的钩骨面软骨软化。

（四）诊断

除注意患者腕部损伤时的姿势、疼痛位置、肿胀情况、压痛部位、手部动度及握力外，在伤后2～3周可做以下试验，判断有无腕部不稳。

1. 腕部前侧滑动试验 试者一手握患者的手及腕部，另手握住患者前臂远侧，将腕部做前侧滑动活动，腕部不稳时，由于肌肉痉挛的保护作用，腕部向前滑动的动度丧失。

2. 沃森试验（Watson test） 为检查舟、月骨分离方法。试者一手固定患者前臂下份，另手拇指紧压舟状骨结节，将腕尺侧屈，并使其向桡侧旋转，使舟骨抗外力向下屈，如舟、月骨有分离，舟骨向背侧半脱位，出现响声及疼痛。

（1）舟骨-月骨分离：是腕关节不稳中最常见的一种类型。急性期患者常有明确的外伤史，腕关节背伸着力，在舟、月间隙处有明显疼痛及压痛，腕关节活动明显受限。Watson试验阳性。

（2）三角骨-月骨分离：属中腕关节不稳的一种，发生在三角骨和月骨之间。多数患者有明确外伤史。常见于腕背伸时受伤所致。主要症状是腕尺侧压痛，伴关节内响声。最重要的体征是三角骨、月骨间有一压痛点。

(3) 三角骨-钩骨分离：当维持中腕关节的主要韧带即头-三角分离。临床特点为患侧腕部主动活动时反复出现弹响，伴有疼痛。当检查者将腕关节被动桡偏和尺偏时可诱发出弹响声。

（五）治疗原则

1. 舟骨-月骨分离（scapho-lunate dissociation）　早期病例即手法复位，石膏固定。伤后4周，在X线控制下手法复位，用两枚克氏针固定复位的舟、月骨，用石膏固定8周。伤后3个月或更晚病例，用韧带修复法治疗。将舟、月骨复位后，用桡侧伸腕肌的一部分或游离肌腱穿过舟、月骨固定、术后石膏固定。无骨性关节炎时，可直接修复舟、月韧带，同时做桡、舟关节囊固定术，治疗舟骨半脱位，防止向掌侧屈曲。舟、月骨或舟、大小多角骨间的腕骨融合术减少腕部活动，尤以桡侧屈为著，但握力好。

少数患者由于舟骨及桡骨舟状骨凹背侧过分受力而发生骨性关节炎。

2. 月骨-三角骨分离（luno-triquetral dislocation）　急性患者，手法复位石膏固定4周。晚期病例需做关节囊固定及肌腱固定术；关节融合术以做三角、钩及头状骨融合术为佳。

3. 三角骨-钩状骨不稳　三角、钩及头状骨融合术，通称为十字路口融合术（four-corner-fusion）。

4. 桡骨远侧骨折畸形愈合　所致腕部不稳，做桡骨远侧截骨术纠正畸形后，效果满意。

5. 腕中关节不稳（midcarpal instability）　因远、近排腕骨分离所致。检查时使腕尺侧屈并压之旋前，如远、近排腕骨有分离，则出现疼痛的响声，X线平片看不到异常，连续透视法（cinefluo-roscopy）可看到远、近排腕骨有分离，并向掌侧倒塌。实验研究发现，腕中关节不稳时，头、钩状骨自月及三角骨向掌侧半脱位。如修复腕骨间韧带效果不满意，可做三角、钩状骨融合术。

6. 继发性骨性关节炎（secondary osteoarthritis）　视情况做舟切除及腕骨"十"字切口融合术。

7. 晚期创伤后腕关节不稳　手术方法分为二大类，一是韧带修复或重建术，另一类属关节固定术。

（1）背侧关节囊固定术：背侧纵向切口显露桡舟关节，切取宽为1.0cm的关节囊、韧带组织瓣，向近端掀起到桡骨附丽处，将舟骨复位后，确认舟骨与大、小多角骨关系正常后用一枚克氏针从舟骨结节穿入固定到头状骨，然后在舟骨远端背侧凿成一骨槽深达松质骨，将关节囊韧带组织瓣采用拉出钢丝法固定于骨槽内。术后石膏固定8周。

（2）肌腱移植韧带重建术：主要适用于重建背侧舟月韧带和掌侧的桡舟月韧带。由于手术时显露范围大而且需在舟骨和月骨上钻足够大的孔，因此，可能带来的问题是：①钻孔处易发生骨折；②骨的血运受到影响；③术后瘢痕可能带来腕关节僵硬。故以下情况不宜行此手术；④伴有创伤性关节；⑤无症状的舟月分离和背侧不稳。

（3）舟月韧带重建术：用掌、背侧切口，便于复位，应使舟骨、月骨、头状骨三者完全恢复正常解剖关系。往往因舟月间隙内有瘢痕，复位比较困难，因此应彻底切除间隙内瘢痕组织。复位后可先用2枚克氏针分别经舟骨固定在月骨和头状骨上。用手钻在舟骨与月骨上分别钻一小孔备用。显露桡侧腕长或腕短伸肌，自近端将尺侧半切断向远端游离直至止点。将肌腱穿过骨洞并缝合固定于关节囊上。术中要点：①钻洞形成骨隧道时应仔细，防止隧道顶部骨折；②移植肌腱质量要好；③准确、完全复位；④延长术后固定时间，术后行长臂石膏固定，6~8周后拔除克氏针，并继续石膏固定6周，康复治疗需要6~12个月。

（4）桡舟月韧带重建术：掌背侧联合切口，将桡侧腕屈肌腱尺侧半自止点切下，分别在舟骨、月骨及桡骨远端掌侧缘各钻一骨洞，将游离的肌腱先由掌侧到背侧穿过月骨骨洞，再从舟骨骨洞穿至掌侧，最后穿过桡骨远端掌侧骨洞缘骨洞后将肌腱缝合固定在桡骨骨膜上。为维持舟月关节复位后稳定性，也可用克氏针先固定舟月关节。然后患者肢制动6~8周。

（5）腕骨间关节融合术：对晚期外伤后腕关节不稳的治疗采用腕骨间关节融合术能够取得好的疗效，常用的方法有：

1）舟骨-大多角骨-小多角骨融合术：是治疗舟月分离的常用方法，手术要点是要保证三骨融合后的正常解剖位置；另外三骨融合后作为一个整体，其外形上的大小应与正常三骨外形及大小一致。因此在关节软骨切除后留下的腔隙必须靠松质骨植骨来堵塞。

2）舟骨－月骨融合术：是治疗晚期舟月分离的一种理想办法，但常发生两骨间不连接。但也有作者认为二骨间的纤维连接可明显减轻症状。

3）舟骨－月骨－头状骨融合术：晚期舟月分离的患者大部分都同时伴有背侧不稳（DISI）。由于头状骨亦被融合，中腕关节活动必将受到影响，术后腕关节活动丧失50%。因此该手术适用于严重的腕背侧不稳（DISI）且舟骨近端及桡骨关节面无退变及破坏的患者。

（杨世忠）

第六节 腕关节脱位

月状骨周围脱位及月骨脱位占腕骨损伤的10%。发生的机制是使腕过伸、尺偏及腕中部旋转的暴力所致，主要表现为局部轻度或中度肿胀，压痛较广泛，月骨及舟状骨处压痛明显，腕关节活动受限，大小鱼际处可有皮肤擦伤，韧带有松弛感。月骨压迫正中神经，手部功能出现障碍。

一、背侧月骨周围脱位

较常见，侧位X线像易看出，头状骨在月状骨背侧，月状骨多无变化，舟状骨近端向背侧旋转。正位X线征，近、远排腕骨有重叠，舟、月骨之间可有间隙，同时舟状骨变短，骨皮质呈环影像（图4-1）。

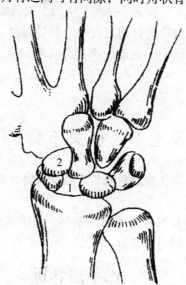

图4-1 背侧月骨周围脱位

二、月骨前脱位

如跌倒时腕呈极度背屈位，预感被头状骨和桡骨挤向掌侧脱位，侧位X线像，头骨和桡骨关节面接触，月骨到桡骨关节面前缘呈倾倒的茶杯状。桡骨与月状骨掌侧连线不呈C状面呈V形。如头状骨向背侧轻度脱位，月骨部分前倾，正位X线像中头、月骨有重叠，月骨呈三角形。除观察X线片的表现外，要注意有无正中神经及血管压迫症状。

急性期及伤后数日内者均易于复位，用臂丛麻醉，持续牵引5～10min，在电视X线机透视下先使腕背屈，续而渐掌屈，同时固定住月骨，使头骨回到月骨窝内，持续牵引，手旋前。如月骨向掌侧脱位术者用拇指向后用力推月骨即复位，但不可是腕背伸，防止头骨向背侧脱位，如无舟状骨脱位，在腕中位或微屈腕位用石膏托固定3～4周并每周X线复查一次，必要时固定8周。手法复位后发现腕部不稳定，则从鼻烟壶处用细克氏针在X线机控制下经皮肤固定舟、头骨及月骨。然后摄X线片，位置良好，用石膏托固定，7d～10d后肿消，光用管型石膏，然后换石膏托固定4周。

手法复位不成功时，则施行手术复位，从掌侧或背侧切口，复位视情况而定，复位要完善。

三、掌侧型月骨周围脱位

即月骨向背侧脱位，此种病少见。在腕过伸位前臂旋后手部猛着地可发生，易漏诊。X线片可看到月骨掌屈，头状骨向背侧移位。

手法复位一般可成功，如手法复位失败就要手术复位。

（一）经舟状骨骨折背侧型月状骨周围脱位

经舟状骨骨折背侧型月状骨周围脱位是舟状骨腰部骨折后，远端随同头状骨向背侧移位。近端和月骨相连与桡骨保持正常关系。

在麻醉完善手术下复位，2周以内均可成功。复位完善后，连同拇指用短臂石膏微屈位固定8周，受伤3周后，手法复位困难需要手术复位，固定需要8～12周。

（二）舟状骨脱位

单纯舟状骨脱位甚罕见。单纯舟状骨旋转半脱位也少见，为背侧型月骨周围脱位的第一阶段，早期诊断很重要，临床表现为月骨周围脱位。X线正位像可看到舟、月骨间隙变宽，侧位像 taleisnick 征阳性。

完善麻醉下，腕微桡偏及背伸牵引可复位但用石膏固定不能保持复位，要用细克氏针经桡骨茎突固定舟骨，同时固定舟、月骨，共固定8周，如手法复位失败，尤其晚期病例，即使开放复位也困难。做腕骨背侧切口，手术复位舟状骨，用细克氏针固定舟、月状骨及舟、头状骨，仔细修复腕部背侧韧带。石膏固定手腕微屈位（0°～15°），8周去除克氏针再用石膏固定4周，行理疗及体育锻炼以恢复腕部功能。

（杨世忠）

第七节　腕关节骨折

腕部骨折以柯力氏骨折最常见，次为舟状骨骨折，其他腕骨骨折则少见，单独尺骨茎突或桡骨茎突骨折也少见。

桡骨端骨折，常合并有桡腕关节及下尺桡关节的损坏，关节同时有损伤的从60%～87%不等，直接压力所造成的桡骨下端骨折，也可同时有肌腱神经伤。

一、巴尔通骨折

巴尔通骨折为桡骨下端涉及桡骨关节面的骨折，同时有桡腕关节脱位，为1839年巴尔通所叙述，多见骨折线为斜行，达桡骨关节面，掌侧的骨折块相近侧移位，手部也向近侧移位。有时为背侧片状骨折。

手法复位不易保持对位，需要手术复位，用钢板螺钉内固定，术后用短臂石膏固定6周，然后练习手及腕部活动。

二、桡骨茎突骨折

在跌落时，手部着地，将腕部极力桡偏所致。骨折线为横行，从外侧斜向关节面，很少有移位。有移位时，要复位完善，避免以后发生创伤性关节炎。用短臂石膏托固定4周即可，固定时保持桡侧偏。如复位不易，则开放复位，用克氏针内固定，石膏托固定四周。

三、儿童桡骨下端骨折

桡骨下端骨折及骺线分离，骨骺向背侧移位并倾斜，或同时向桡侧倾斜，与骨骺移位的同时，常有一块三角形桡骨一同移位,桡骨下端骨折骨骺分离,不影响骨的成长,但骺线轻度的压缩虽无移位也可影响骨的成长,发生骨骺早融合,致尺骨继续生长发生尺桡关节脱位治疗方法同成年人柯氏骨折。

四、舟状骨骨折

舟状骨骨折占腕骨骨折的71.2%,多在舟状骨腰部发生,占舟状骨的70%,舟骨结节及舟骨近端骨折各占10%~15%,骨折线先自掌、尺侧开始,后达背外侧。多见于年轻人,儿童罕见。舟状骨骨折同时有其他腕骨骨折及脱位时,预后不佳。

(一)发生机制

非生理性的腕过伸及桡偏,使舟状骨发生旋转,舟、月骨韧带渐近断裂,为舟骨腰部骨折的主要因素。在此位置,舟状骨背侧嵌在桡骨边缘,加上桡骨茎突及大多角骨的嵌压作用,遂在其腰部发生骨折。舟状骨半脱位时可发生其近端骨折。舟状骨结节骨折,系直接受压所致。

(二)临床表现

患者腕背伸,手掌着地,跌伤后,感伸屈腕时疼痛,鼻烟壶肿胀,背伸腕部时疼痛加重,被动伸拇、食指时引起患部疼痛。

(三)分类

1. 第1型　为稳定型,骨折无移位,韧带无明显损伤,不因伸腕、腕骨中部旋后尺偏或牵引而移位。掌屈位可保持骨折稳定。无移位的舟状骨腰部骨折(占3%~5%),表示韧带无损伤,骨膜完整,平均时间为9.5周。

2. 第2型及第3型　均为不稳定型;韧带有中度或重度的损伤及月骨周围不稳定。因韧带损伤,屈腕位不能保持骨折位置的稳定。

不稳定骨折固定时间不少于16周。移位骨折固定时间为15~40周,而愈合率只有65%。

(四)诊断

鼻烟壶肿胀并有明显压痛,不愿用力握拳,背伸时疼痛加重,握拳叩2、3掌骨远侧时感腕部疼痛。X线拍片,无移位的骨折,斜位片易看出舟状骨腰部线,如骨折线不易看清,可用CT扫描法显示骨折线,同时可看出有无腕骨不稳定现象。舟状骨骨折有移位,正位像即可看出,侧位像呈台阶状,同时其桡侧的脂肪阴影带消失。

舟状骨腰部骨折的骨折线有横行(与舟状骨长轴垂直)水平及斜行三种。部分患者早期X线可无明显骨折征象,伤后2~3周骨折断端吸收,方可见无明显骨折线。因此对早期可疑有舟骨骨折而X线片无证据者,也可采用核素扫描的方法。如阴性可排除舟状骨骨折,如阳性结合受伤史可考虑为舟骨骨折。

断层X线片对诊断舟状骨骨折很有价值。

(五)治疗方案

处理舟状骨骨折的方法不一,但总的方针是根据临床制定的治疗方法。在一处骨折中可贯穿早期与晚期治疗两个方面,应注意,舟状骨骨折后,腕部及不稳定,舟状骨常向背侧屈,使桡、头、月骨的直线对位丧失,轴线呈之字形,治疗时需要纠正。

从生物试验力学上看到,保持腕部的桡偏及掌屈,可以保持良好的对位。尺偏及背伸使靠近头状骨处的骨折线分离,无移位时,用包括拇指近节的短臂石膏固定,一般固定8~12周。有移位的复位后,在桡偏掌屈位用长臂石膏固定12~16周。

疑有舟状骨骨折的病例,应在石膏夹板固定2~3周后再摄X线片。以免漏诊。如有骨折,此时可见清楚的骨折线。然后再延伸固定时间。舟状骨骨折不愈合率高。

舟状骨中1/3为舟骨腰部骨折,为舟状骨骨折最常见的部位。Bunnell认为比柯力骨折多,骨折延迟愈合及不愈合率高,多因固定时间不够,或忽略未及时治疗所致。横行及斜行骨折比较稳定,固定

6~12周可望愈合，而垂直的斜行骨折比较不稳定，固定时间要长。固定拇指近节的目的，在于解除拇展短肌的不利作用，用长臂石膏在于限制旋前及旋后活动，不使桡腕韧带影响舟状骨。6周后可改用短臂石膏。只用短臂固定，骨折愈合率达到95%。舟状骨骨折不稳定，在牵引下手法复位，连同中、食指屈曲掌指关节固定。在固定期间，要定期检查，到骨性愈合为止。必要时做断层扫描，核实骨折的愈合的真实性。新鲜骨折，有明显移位及腕部不稳定，非手术治疗3~4个月后无愈合迹象，有症状的或伤后3~4个月的治疗仍有明显症状的，均应手术治疗。但有骨折不愈合，而无症状及腕骨的高度无改变，可不手术，仍继续非手术治疗。

手术方法：

1. 植骨术　为1928年Adzms所介绍，Murry及Burnertt用胫骨骨栓治疗舟状骨骨折不愈合的经验，1937年Matti用骨松质植骨法治疗舟状骨骨折不愈合。1960年Russe报道了改进植骨的方法，治愈率高，现已被广泛应用为治疗舟状骨不愈合的有效方法。但关节面有创伤性改变时，不能应用此法，舟状骨有无菌坏死或有囊性变时，成功率低用带旋前方肌桡骨瓣植骨法优于一般植骨法。

2. 桡骨茎突切除术　Bentzon在1939年使用此法，切除桡骨茎突后，使有疼痛的舟状骨骨折不连接转为无痛的不连接。

在鼻烟壶处骨膜下切除桡骨茎突，可用做植骨，有创伤性关节炎改变时，单做切除桡骨茎突效果不佳。不可过分切除桡骨茎突，否则会引起腕关节不稳定。

3. 克氏针固定术　舟状骨骨折同时有腕部不稳定及腕骨脱位时，可用克氏针固定骨折，同时复位腕骨脱位。术后用石膏托固定腕中位及桡侧屈位。定期检查，直到骨折愈合为止。也可在电视X线机透视下，经皮下用细克氏针，于不同方向固定骨折，愈合率达83%~88%。出有报道开始应用中孔螺丝钉内固定，术中首先用导针打入，用X线透视位置良好后，再用中孔螺丝钉拧入并加压固定。

4. 近排腕骨切除术　也为治疗舟状骨骨折不愈合的一种方法，老年及青壮年的舟状骨骨折不愈合，都可采用，但由于效果不满意，已不常使用。

5. 加压螺钉固定术　用于移位的新鲜骨折及不愈合骨折均可，Hebert用此法治疗舟状骨骨折，成功率达97%（图4-2）。

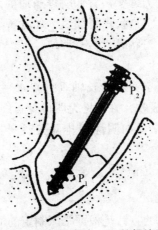

图4-2　Herbert螺钉固定法，P_1处螺纹距大于P_2处

舟状骨近侧1/3骨折，舟状骨1/3的血液供给系由远侧经舟状骨腰部而来，但30%腰部供血液很差，因而舟状骨近侧1/3骨折愈合差，此部骨折愈合期，要比中1/3骨折晚6~11周，有14%~29%不愈合。治疗可用Russe植骨法治疗，骨折块很小，可将其切除，塞入卷曲的掌长肌或小的硅胶体以保持骨的稳定性。如骨折伴有骨折不稳定，则做腕骨局部融合术。

舟状骨远侧1/3骨折临床少见。舟状骨结节在腕关节外，骨折后稳定，血液供给丰富，用短臂石膏托固定3~4周。垂直性骨折，用立体断层法才能发现，石膏托固定4~8周。

五、三角骨骨折

三角骨骨折发生率仅次于舟状骨骨折，占腕骨骨折的20.4%，可与舟状骨同时存在。

1. 背侧撕脱骨折 跌倒时腕过伸尺偏收不着地，迫使钩状骨碰撞三角骨的桡侧背侧部分，发生片状骨折，也可使桡腕韧带将三角骨撕脱一块，易在斜位或侧位X线片看出。

2. 三角骨体部骨折 比撕脱骨折少见，常因骨折直接撞击或韧带牵拉所致，后者成为张力性骨折。腕尺侧肿痛及压痛，活动受限。

3. X线片 斜位易看到骨折线。

4. 治疗 单纯三角骨骨折体部骨折，石膏固定3~6周，预后好，撕脱骨折常有不愈合，需要手术去除骨折片同时修复有关韧带，疑有掌侧韧带伤，要仔细检查。

六、豆状骨骨折

常因直接暴力发生的豆状骨骨折可为现状或粉碎状骨折，局部肿疼及压痛，用力屈腕，疼痛加重，X线摄片可明确骨折情况，用石膏托固定腕中位3~4周，因豆状骨是手做精细动作的稳定点，有时需将小碎骨块切除，改善手部功能。因骨折发生豆、三角骨关节变，或不稳时，则将豆状骨切除，这种情况与腕部其他情况损伤同时发生。

七、钩状骨骨折

钩状骨骨折较少见，易被忽略。多为直接暴力所致。

1. 临床表现 腕尺侧手掌侧肿胀，疼痛，用力握拳疼痛加重，以致握力减弱，不用力握拳时疼痛不明显，压痛明显。钩骨钩部骨折局部压痛，小指抗阻力外展疼痛加重，有时Guyon管中的尺神经运动支受压，指内收、外展力弱。

2. 治疗原则 钩骨体部骨折用石膏托固定3~4周即可。有时需要克氏针内固定，钩部骨折外固定或内固定均有不愈合，手术切除可获满意效果。钩骨的钩部骨折不愈合，可引起屈指肌腱磨损和断裂或肌腱炎，也可引起尺神经深支受压。需将钩部切除，修复屈指肌腱，或减压松解神经。

八、头状骨骨折

头状骨是最大的腕骨，是腕部活动的轴心。因为直接暴力或极度腕背屈时而发生头状骨骨折。同时可有其他腕骨骨折，产生头状骨综合征，骨折的近端可旋转90°~180°，诊断时要注意。手法复位后，石膏固定6周，不愈合时做植骨术，如骨块过大，行开放复位内固定，石膏固定5~8周。

九、大多角骨骨折

单纯大多角骨骨折不常见，多半有其他骨折，最常见的是第1掌骨和桡骨骨折。很少发生脱位。

1. 损伤机制 损伤机制不清，但有学者认为既可由损伤直接引起，又可续发于第一掌骨骨折。特别在拇指外展、过伸位时，大多角骨受舟状骨或桡骨茎突尖端作用，而易发生骨折，一般分为体部骨折，撕脱骨折和掌侧缘骨折三种类型。

2. 临床表现 腕关节桡侧部肿胀、压痛、活动受限。舟骨结节常有压痛，疼痛可延拇指展长肌腱放散。拇指活动可不受限，但拇指与其他的指捏力减弱，极少数掌侧缘骨折者可引起正中神经压迫症状，Bett法X线片可清楚显示骨折的部位，即拇指外展、伸直位，手旋前，大鱼肌松弛放在诊察台上。自背侧向掌侧，直接投照舟大多角小多角骨关节。

3. 治疗原则 稳定型和撕脱骨可行石膏固定四周后，该用石膏夹板保护下功能锻炼，对不稳定的骨折，骨折线穿过大多角骨与掌骨之间关节的骨折，需要开放复位、螺丝钉和克氏针固定，如掌侧缘骨折不连接，也可经掌侧入路切除骨折片。

（杨世忠）

第五章

前臂损伤

第一节 前臂双骨折

一、损伤机制

引起桡骨和尺骨骨折的机制很多。可分为以下几种类型：

1. **直接暴力** 打击、碰撞等直接暴力作用在前臂上，能引起尺桡骨双骨折，其骨折线常在同一水平，骨折多为横行、蝶形或粉碎形。见图 5-1。

2. **间接暴力** 暴力间接作用在前臂上，多系跌倒，手着地，暴力传导至桡骨，并经骨间膜传导至尺骨，造成尺桡骨骨折。骨折线常为斜形、短斜形，短缩重叠移位严重，骨间膜损伤较重。骨折水平常为桡骨高于尺骨。见图 5-2。

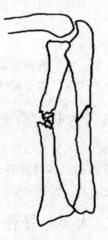

图 5-1 直接暴力引起的尺桡骨双骨折

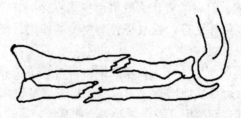

图 5-2 传导暴力造成的尺桡骨双骨折

3. **机器绞伤** 骨折为多段粉碎。常合并肘、腕、肱骨骨折及肋骨骨折，并有严重软组织损伤包括皮肤肌肉肌腱及神经血管损伤。见图 5-3。

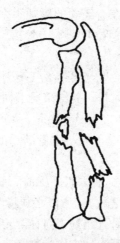

图 5-3 绞轧暴力造成的尺桡骨双骨折

二、临床症状

外伤后前臂肿胀，疼痛，活动受限，可出现成角畸形。前臂局部有压痛感，骨折有移位时，可触及骨折端，并可感知骨擦音和骨折处的异常活动。骨擦音和异常活动并无必要特意检查，因其有可能造成附加损伤。

尺桡骨骨折的诊断多可依靠以上的临床体征而确定。但骨折的详细特点必须依靠X线片来了解。所拍X线应包括腕关节及肘关节，并须拍摄正、侧2个位置的X线片。X线片包括腕及肘关节，既可避免遗漏上下尺桡关节的合并损伤，又可判断桡骨近折段的旋转位置，以利整复。

临床检查中容易遗漏对上下尺桡关节的检查和对手部血运、神经功能的检查。成人无移位的前臂双骨干骨折少见。患者常有疼痛、畸形及前臂和手的功能丧失。在骨折处可局部肿胀，引出触痛。

体格检查应该包括详细的桡神经，正中神经及尺神经运动和感觉功能的神经学评价。在闭合骨折中神经损伤不常见。检查时除肿胀情况之外也应该检查前臂的血管状态。如前臂肿胀且张力较大时，筋膜间室综合征可能发生或正在发生。一旦诊断筋膜间室综合征，应立即行筋膜切开减压治疗。

前臂X线片应包括肘和腕以确定是否合并脱位或关节面骨折。造影对于确定是否存在关节脱位或半脱位可能是需要的。在前臂双骨折患者中对上述两关节的造影检查可发现共存的上、下尺桡关节损伤。任何肘部X线片上，经过桡骨干、颈、桡骨头画一直线应该通过肱骨小头中心。这对于合并桡尺关节损伤的诊断是重要的，因为它严重地影响预后和治疗。通常，在正位和侧位X线中确定前臂旋转的排列是困难的。肱二头肌桡骨止点影像可能对此有帮助。

下尺桡关节脱位或半脱位的程度最好由CT评估。进行下尺桡关节CT检查时，应包括双腕对比确定前臂位置。

三、分类

前臂双骨折通常依照骨折水平、方式、移位程度、是否有粉碎或多节段骨缺损，以及是否开放或闭合进行分类。每一因素都可能产生一不同类型的骨折。明确是否有上或下尺桡关节损伤对治疗和预后有重要意义。确定骨折是否合并关节损伤是必要的，因为有效的治疗要求骨折和关节损伤是作为一个整体被治疗的。

四、治疗

前臂主司旋转功能，其对手部功能的发挥至关重要。因此对前臂骨折的治疗不应该作为一般骨干骨折来处理，而应像对待关节内骨折一样来加以处理。这样才能最大限度地恢复前臂的功能。

1. 闭合复位外固定　在内固定物出现之前，闭合复位外固定是治疗的主要方法。时至今日，一些移位不显著,或较为稳定的尺桡骨骨折,在有经验的医师手中也仍然可以采用闭合复位外固定(夹板或石膏)的方法治疗而获得较好的结果。但桡骨上1/3骨折、不稳定骨折以闭合复位外固定方法来治疗则常会遇到困难,失败率较高。

强求闭合复位,反复多次的整复,常会事与愿违,甚至创伤加重,肿胀严重,出现水疱。既未能达到闭合复位的目的,又失去了早期手术的时机。其结果反不如早期手术者。

正确的闭合复位应注意以下各点:

(1) 良好的麻醉:使患者在无痛的情况下能与术者满意的配合,并使肌肉松弛,减少整复时的困难,以臂丛阻滞为最常用。

(2) 纠正旋转畸形:由于前臂存在着旋前方肌、旋前圆肌、旋后肌等,故不同水平的骨折,两骨折端所处的旋转方位不同(受旋转肌牵拉之故),所以必须将前臂远折端置于与近骨折段相同的旋转位置上,再开始复位,为此必须首先判明桡骨近端处于何种旋转位置。Evans(1945年)采用以肘关节正位片上桡骨上端在不同旋转位置上的不同形态,来作为判断旋转位置的依据,曾在临床上广泛应用。更为准确的判断方法:根据肘关节的侧位片和腕关节的正侧位片上桡骨结节、尺骨茎突的形态,下尺桡关节的形态不同来判断尺桡骨所处的旋转方位。

(3) 牵引纠正短缩、重叠、成角畸形:牵引应由2名助手进行(1名牵引,1名做反牵引)。远骨折段仍应保持在与近骨折段相同的旋转方位上。

(4) 分骨并纠正侧方移位:分骨是在远、近骨折端,尺桡骨之间的掌背侧以手指捏压,其目的是使尺桡骨之间距离加大,使骨间膜紧张,利用骨间膜对尺桡骨骨间距离的限制作用,使远近骨折端的尺桡骨骨间距离相等,旋转方位一致。在此基础上,纠正侧方移位,方能达到满意的复位。

(5) 外固定:在复位满意的基础上,应用石膏外固定,前臂中段以下的骨折可使用"U"形石膏夹,前臂中段以上的骨折,可使用长臂石膏前后托。在石膏凝固之前,尺桡骨骨间掌背侧以手指指腹塑形,使之呈双凹状,起到分骨的作用。复位后的前臂应尽量固定于中立位,以利旋转功能的恢复。特殊情况下,必须置于非功能位时,应待骨折端初步粘连后更换中立位石膏。应用小夹板固定时,应密切观察、随诊、及时调整松紧度。密切注意压力垫、分骨垫的位置及是否造成了压疮。

闭合复位、石膏固定治疗前臂双骨折,其愈合情况不理想。Knight和Purvis(1949年)报告的41例保守治疗者,不满意率高达74%,功能优良者仅3例;Bolton及Quinlou(1952年)报告的90例中结果有功能障碍者37例(41%),不愈合为4.4%,迟缓愈合为4.4%。Bohler(1951年)报告的15个前臂骨折中6%不愈合。De Buren(1962年)报告的131个前臂骨折中6.3%不愈合。

闭合复位外固定治疗前臂骨折,其后果不理想,除方法本身所固有弊病外,与对前臂功能的认识不深,可接受的整复标准过低也有密切关系(特别是对尺骨的成角畸形、旋转畸形的忽视)。

我们通过新鲜尸体实验,制定了更为严格的复位标准。这个标准是:桡骨近端的旋后畸形不得大于30°;尺骨远端的旋转畸形不得大于10°;尺桡骨的成角畸形不得大于10°;桡骨的旋转弓应予恢复。低于此标准,将会造成明显的功能障碍。

总之,保守疗法治疗成人前臂骨折,充满了困难,其结果并不理想。因此,多数人的观点是:对成人前臂骨折的治疗应持积极手术的态度。我们认为保守治疗应仅限于移位不著或稳定型的前臂双骨折,应该避免反复多次的闭合复位。

2. 髓内固定　Rush(1937年)和Lambrinudi(1939年)首先使用克氏针做前臂骨折的髓内固定以治疗Monteggia骨折。1940年以后,骨折的髓内固定流行起来,各种尺桡骨髓内固定物相继出现。1957年Smith和Sage收集了555例前臂骨折髓内固定病例,使用的内固定物包括克氏针、Rush针、史氏针、"V"形针。其总的不愈合率为20%(克氏针不愈合率高达38%,而其他更坚固的髓内固定物的不愈合率为14%)。

1959年Sage基于尺桡骨解剖的认识,介绍了三角形剖面的Sage前臂髓内钉,尺骨者为直钉,桡骨者为弯钉以保持骨弓的存在。其不愈合率为6.2%,迟缓愈合率4.9%。唯其穿入技术较为复杂困难。

1961年Marek使用方形髓内钉,但仍使用石膏外固定。所报告的32例虽全部愈合,但4例发生交叉愈合，功能结果差者达16%。

3. 钢板螺钉内固定　由于钢板质量问题，早年应用的钢板螺钉内固定治疗前臂骨折，其结果并不理想。后来钢板的质量和设计逐渐改进，治疗结果的满意率也逐渐提高。近二十年期间，研究结果表明：内固定物越坚强，不愈合率越低。因而采用了坚强内固定、双钢板、加压钢板等。由于内固定物坚固可靠，术后不使用外固定物，获得了很好的功能结果。使用钢板固定，近年来在观点上有较大变化，强调了生物学固定的原则。

关于手术时机，Smith（1961年）建议：成人前臂骨折应于伤后1周进行。他比较了两组患者，其愈合情况有明显的不同。伤后7日内手术者78例中17例不愈合，而伤后7～14日手术者，52例全部愈合。

五、预后

成人前臂双骨折的预后与许多因素有关：骨折是否开放性；损伤程度如何；骨折移位多少；是否为粉碎性；治疗是否及时，适当；是否发生合并症。

成人有移位的前臂骨折闭合复位方法治疗，通常结果并不理想，功能不满意率甚高；而切开复位，坚强内固定治疗者愈合率可达90%以上，功能结果的优良率亦达90%以上。开放骨折，合并严重软组织伤，情况更复杂，如果发生感染则预后不良。有时严重感染可导致截肢的恶果。

（杨世忠）

第二节　尺桡骨干骨折

一、损伤机制

直接暴力，传导暴力均可引起桡骨干骨折，骨折多为横形、短斜形。因有尺骨的支撑，桡骨骨折的短缩、重叠移位甚少，但常有桡骨骨折端之间的旋转畸形存在。

由于桡骨各部附着的肌肉不同，因此，不同部位的桡骨骨折将出现不同的旋转畸形。成人桡骨干上1/3骨折时，骨折线于肱二头肌、旋后肌以远、旋前圆肌近端、附着于桡骨结节的肱二头肌及附着于桡骨上1/3的旋后肌，牵拉骨折近段向后旋转移位，使之位于旋后位；而附着于桡骨中部及下端的旋前圆肌和旋前方肌，牵拉骨折远段向前旋转移位，使之位于旋前位。桡骨干中段或中下1/3段骨折时，骨折线位于旋前圆肌抵止点以下，由于肱二头肌与旋后肌的旋后倾向被旋前圆肌的旋前力量相抵消，骨折近段处于中立位，而远段受附着于桡骨下端旋前方肌的影响，位于旋前位。

二、临床症状

临床检查时，局部肿胀，骨折端压痛，旋转功能障碍。可闻及骨擦音。摄X线片时，应包括腕关节，注意有无下尺桡关节脱位。

三、治疗

1. 桡骨单骨折　多可闭合复位，夹板或石膏固定。桡骨干中段或中下1/3段骨折，因其周围软组织相对较薄，多可通过闭合复位治疗。若移位较多，不能复位者可考虑切开整复内固定。而桡骨近1/3骨折，由于周围软组织丰富，闭合复位如有困难，应考虑行切开复位钢板固定。如钢板固定可靠，术后不用外固定，早期进行功能锻炼。

桡骨中下1/3处掌面较平坦，此部位的桡骨骨折行切开复位内固定术时，切口可选择掌侧或背侧切口。桡骨近侧骨折时掌侧切口对桡神经损伤的概率要小于背侧切口，所以选择掌侧切口可能更为妥当。

2. 尺骨干骨折　无桡骨头脱位的尺骨单骨折是常见损伤。它们通常是对前臂直接打击的结果并且时常是无移位的或仅有少量移位。

Dymond 将在任何平面成角超过 10°或者移位超过骨干直径 50% 的尺骨骨干骨折称为移位骨折。这些移位骨折比无移位骨折更不可预知，而且应该注意下述情况：①移位的尺骨骨折可能伴有桡骨头不稳定。②移位的尺骨骨折有成角倾向，或许因为骨间膜支撑稳定性的损失所引起。③远端尺骨骨折可能出现短缩畸形并引起下尺桡关节的症状。

尺骨全长处于皮下，浅在，闭合复位多能成功。不稳定性骨折，经皮穿入克氏针是个简便有效的办法，但仍需应用石膏外固定。使用加压钢板可免去外固定，且有利于愈合和功能恢复。多节段骨折应用 1 个长钢板在尺骨表面固定或髓内钉固定。对所有开放移位的尺骨干骨折在伤口冲洗和清创之后使用钢板固定。尺骨下 1/4 移位骨折，因旋前方肌的牵拉，可造成远骨折段的旋后畸形，整复时将前臂旋前，放松旋前方肌，可以纠正远折段的旋后畸形，以利复位。

（杨世忠）

第三节　孟氏骨折

伴有桡骨头脱位的尺骨骨折在所有前臂骨折里是少见的，发生率小于 5%。1814 年，Monteggia 描述了这种尺骨近 1/3 骨折合并桡骨头前脱位的损伤（即孟氏骨折）。在 1967 年，Bado 建议称之为 Monteggia 损伤，指出 Monteggia 的最初描述是尺骨近 1/3 到鹰嘴之间骨折伴有桡骨头前脱位。

大多数类型的 Monteggia 骨折包括成人和儿童，根据文献报告对成人每个类型的发病率做出估定是困难的。Speed 和 Boyd 在 1940 年报道了当时最常见的桡骨头前脱位。Jupiter 等强调后方的损伤比原先的更常见，而且如果损伤机制和治疗的潜在并发症未引起足够重视，治疗将出现问题。

一、损伤机制

Evans 认为 Ⅰ 型损伤的损伤机制是前臂被迫旋前造成。在他的 Ⅰ 型损伤病例中既没有显示在尺骨皮下的挫伤也没有显示任何在直接打击损伤中看到的骨折碎块，所以他假定了这一机制。Evans 更进一步用实验研究支持他的理论。他通过用钳固定尸体肱骨并且慢慢旋前臂产生了伴有桡骨头前脱位的尺骨骨折。尺骨骨折而外力继续存在前臂继续旋前，桡骨头被迫从稳定的肘关节囊里向前脱出。

Ⅱ 型损伤在 1951 年被 Penrose 所描述。在观察骨折这一变化后，他将一个带有弯曲肘的尸体肱骨固定，并且施加力量到远端桡骨，引起肘的后脱位。然后他通过在尺骨近侧钻孔使尺骨强度变弱，并再一次在远端桡骨上直接加力，随后引出了 Bado Ⅱ 型损伤。即产生前面带有粉碎块向后成角的尺骨骨折和带有桡骨近端关节面边缘骨折的桡骨头后脱位。他从这些结果得出结论，Ⅱ 型损伤是在肘内侧韧带破裂之前尺骨骨干变弱后肘脱位的一种变化。

Ⅲ 型损伤被 Mullick 描述，他假定作用在肘上的主要力量是外展力。假如前臂旋前，则桡骨头向后外侧脱位。

Bado 认为 Ⅳ 型损伤是 Ⅰ 型损伤伴有桡骨干骨折。

二、影像学表现

移位的尺骨骨折及任何上肢损伤一定要包括肘部真实正位和侧位的 X 片。肘部真实正位只有肱骨和前臂平放在 X 线片夹上时才可获得；肱骨和前臂横置于 X 线片夹上屈曲近 90°，无论前臂是否旋前、旋后或中立位，都可获得真实肘的侧位 X 片。

桡骨头脱位和尺骨骨折在 X 线片上极易判断，但孟氏骨折的漏诊率却出乎意外的高。其原因首先是 X 线片未包括肘关节；其二是 X 线机球管未以肘关节为中心，以致于桡骨头脱位变得不明显；其三是体检时忽略了桡骨头脱位的发生，以致读片时亦未注意此种情况；其四是患者伤后曾做过牵拉制动，使脱位的桡骨头复了位，以致来院检查时未发现脱位，但固定中可复发脱位。

三、分类

1967年Bado将其归纳为4型：

Ⅰ型：约占60%，为尺骨任何水平的骨折，向前侧成角，并合并桡骨头前脱位。
Ⅱ型：约占15%，为尺骨干骨折，向后侧（背侧）成角，并合并桡骨头后脱位。
Ⅲ型：约占20%，为尺骨近侧干骺端骨折，合并桡骨头的外侧或前侧脱位，仅见于儿童。
Ⅳ型：约占5%，为桡骨头前脱位，桡骨近1/3骨折，尺骨任何水平的骨折。
见图5-4。

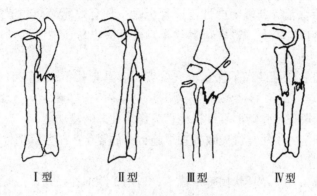

图5-4 Monteggia骨折的分型

四、临床症状

症状和体位与骨折类型有关，第Ⅰ型可于肘前窝触到桡骨头，前臂短缩，尺骨向前成角。第Ⅱ型可于肘后触及桡骨头，尺骨向后成角。第Ⅲ型可于肘外侧触及桡骨头和尺骨近端向外侧成角。第Ⅳ型桡骨头处于肘前，尺桡骨骨折处有畸形及异常活动。所有4型骨折，肘关节及前臂均有明显肿胀、疼痛、压痛。患者不能活动肘关节和旋转前臂。桡神经深支损伤为最常见的并发症，应检查相应的神经功能。

五、治疗

儿童Monteggia骨折，闭合复位治疗是满意的，但如何治疗成人孟氏骨折，存在着争论。Speed（1940年）发现大多数人孟氏骨折经闭合复位治疗，其结果并不满意，因而主张切开复位并内固定尺骨，同时重建环状韧带（以筋膜条为主）。Evans（1949年）则主张旋后位复位并维持6~8周。Bado（1967年）同意Evans观点，认为保守治疗是新鲜的成人Monteggia骨折的最好治疗办法。Boyd和Boals（1969年）建议以加压钢板或髓内针做尺骨的坚强内固定，但桡骨头应闭合复位，除非闭合复位失败，否则并无切开复位的指征。当桡骨头有明显骨折时他们建议切除桡骨头，他们治疗的病例优良率达77%。经过多年的争论，趋于一致的意见是桡骨头脱位并无手术的必要。如尺骨内固定坚强，亦无必要重建环状韧带。

对Ⅰ型、Ⅱ型、Ⅲ型骨折过去习惯于采取闭合复位的治疗方法。近年来随着对前臂旋转功能认识的深化，对尺骨复位要求严格。凡闭合复位不能达到要求时应切开复位，坚强内固定，以期获得更好的治疗结果。对Ⅳ型骨折，无疑更应早期切开复位，尺桡骨骨折均行坚强内固定。

闭合复位需于臂丛阻滞下进行，牵引该患肢，并于脱位的桡骨头处加压（Ⅰ型向后，Ⅱ型向前）即可整复桡骨头脱位，此时尺骨骨折多已复位，如仍有成角及侧方移位应加以纠正。整复完成后以长臂前后石膏托固定。Ⅰ型固定于前臂旋后，屈肘110°位；Ⅱ型固定于前臂旋后，屈肘70°（半伸直位）。直至尺骨愈合后，去除石膏，进行功能锻炼。

早期未治疗，或治疗不当而致畸形愈合或不愈合者，应视情况分别加以处理。如果仅是轻度尺骨成角畸形愈合、桡骨头脱位，而仅切除桡骨头。如为中度的尺骨成角畸形、桡骨头脱位，行桡骨头切除，尺骨骨突切除及骨间膜松解术，当可改善前臂的旋转功能。如为严重的尺骨成角畸形愈合、桡骨头脱位，应做尺骨的截骨复位内固定术及桡骨头切除术，术中同时松解骨间膜。当尺骨不愈合，桡骨头脱位或半脱位，应行尺骨内固定植骨术，桡骨头同时切除。

桡骨头虽能复位，而尺骨骨折位置不良时应切开复位，钢板或髓内针内固定。有时破裂的环状韧带妨碍桡骨头的复位，或桡骨头的脱位是自近端穿过环状韧带，交锁于肱骨外上髁处，此时切开复位宜采用 Boyd 切口，可以兼顾两者。手术内固定治疗者，术后应用长臂石膏托制动 4~6 周。Ⅰ、Ⅲ、Ⅳ型骨折固定于前臂旋转中立位，屈肘 110°位；Ⅱ型骨折固定于屈肘 70°位。

并发桡神经深支损伤为一常见并发症，桡骨头复位后几乎都能自行恢复，不需要手术探查。

1. 手法复位　应用手法治疗新鲜闭合性孟氏骨折是一种有效而简便的治疗措施。尤其小儿肌肉组织较纤弱，韧带和关节囊弹性较大，容易牵引分开，桡骨头也易还纳。尺骨近端无移位者，复位更加容易。

2. 手术治疗　适应证：①某些经手法复位失败者，多系青壮年；②陈旧性损伤，肘关节伸屈功能受限及前臂旋转障碍。

手术治疗的目的在于矫正尺骨畸形及维持桡骨头稳定性并恢复功能。

开放复位和骨折内固定：手法复位失败者宜早施行开放复位，某些陈旧性损伤，但时间尚短，桡骨小头尚可复位者（3~6 周内）。

尺骨畸形矫正，桡骨头复位及环状韧带重建术，适用于陈旧性损伤，尺骨骨折愈合畸形严重及桡骨头脱位者。以成人多见。

3. 特殊治疗　如下所述。

（1）不能复位的桡骨头：假如对桡骨头闭合复位不成功，将行切开复位。可通过 Boyd 切口显露肘关节。复位常见的障碍物是桡骨头前方的关节囊或环状韧带。桡骨头复位后，可考虑修复关节囊或环状韧带。

（2）桡骨头骨折：如伴有桡骨头的严重骨折，可先行桡骨头切开复位内固定，假如骨折不能修复重建则行桡骨头切除术。假如桡骨头切除危害肘关节稳定性时，应考虑行人工桡骨头假体置换。

（3）术前桡神经损伤：对于损伤时伴有桡神经或骨间背侧神经瘫痪且桡骨头很容易复位的患者，不推荐这次手术时探查桡神经或骨间背神经。通常这只是神经失用，对于大多数患者来讲，其功能将在损伤后 6~12 周恢复。假如神经在 3 个月后仍无恢复，应进行诊断检查，根据结果决定是否行神经探查术。

（4）开放骨折：开放骨折作为急性损伤，假如伤口允许，应早期切开复位和钢板固定。一期可不关闭皮肤，但应彻底清创。外固定仅用于严重污染不能钢板固定的骨折。

累及到鹰嘴的尺骨干广泛粉碎骨折可能存在恢复尺骨解剖长度的问题。假如桡骨头复位后稳定，将促进尺骨长度的复原以便它可在正常解剖长度被钢板固定。假如桡骨头不稳定，则应打开肘关节，确保在直视下将桡骨头复位。尺骨长度是重要的，应以 1 或 2 个被塑形的 3.5mm 有限一接触动力加压钢板固定近端粉碎的尺骨骨折，使之与鹰嘴外形相符。假如需要，一条经过鹰嘴顶端的张力带金属丝经过钢板的一个孔，与之绑成一体，有助于进一步稳定骨折。

对于 Bado Ⅳ型损害（桡骨和尺骨的双骨折），宜首先固定尺骨，在桡骨骨干骨折切开复位前复位桡骨头，如果桡骨头复位困难，既可通过桡骨进路也可通过尺骨进路打开肘关节。但两个骨干应分别应用两个切口进入。

4. 治疗结果　Anderson 等对前臂骨折的治疗评估标准如下：

优秀：骨愈合伴有肘和腕屈曲/伸展小于 10°的损失。

良好：骨愈合伴有肘和腕屈曲/伸展小于 20°的损失；和前臂旋转小于 50%的损失。

不满意：骨愈合伴有肘和腕屈曲/伸展大于 30°的损失；和前臂旋转大于 50%的损失。

失败：畸形愈合，不愈合或无法解决的慢性骨髓炎。

应用这些标准，Anderson 等和 Chapman 等报告超过 90%的被调查者获得满意结果。不满意的结果归因于冠状突畸形愈合、近端桡尺骨骨性连接、尺骨畸形愈合和疼痛性近侧桡尺关节病。对 Monteggia 损伤治疗的最具挑战性的问题是有关冠状突和桡骨头的处理。

5. 手术后的处理　术后应用长臂石膏托固定 4~6 周，Ⅰ、Ⅲ、Ⅳ型骨折固定于前臂中立位，屈肘 110°位，Ⅱ型骨折固定于屈肘 70°位。石膏去除后行功能锻炼。Robin 认为包扎和石膏在 5~7 天去除并以长臂支具代替较好。根据在手术时稳定性的评估，如果患者合作且手术中骨折经完整范围的运动仍稳定，则 7~10 天后可允许患者去除后侧支具，并在医师指导下做增加肘关节主动活动度训练。

如手术时骨折处稳定性或桡骨头稳定性有问题，当患者仍处于麻醉时，应确定稳定范围。术后应用长石膏，在 7~10 天后使用支具，在先前确定的稳定范围内允许运动。在最初 3 周内每周拍 X 线片，然后每月拍摄直到尺骨骨折愈合。

六、预后

如果早期正确诊断，正确处理，其预后是良好的，近年来文献报道使用手术治疗坚固内固定者优良率甚高。如为严重开放损伤，或并发感染，则预后较差。

（杨世忠）

第四节　盖氏骨折

盖氏骨折指桡骨中下 1/3 骨折，合并下尺桡关节脱位或半脱位，并不常见，占前臂骨折 3%~6%。Galeazzi 在 1934 年描述了这一桡骨骨折合并下尺桡关节脱位或半脱位的损伤。

一、损伤机制

Galeazzi 骨折可因直接打击桡骨远 1/3 段的桡背侧而成；亦可因跌倒，手掌着地的传递应力而造成；还可因机器绞扎而造成。受伤机制不同，其骨折也有不同特点。

二、影像学表现

通常骨折部位在桡骨中下 1/3 交界处，为横形或短斜形，多无严重粉碎。如桡骨骨折移位显著，下尺桡关节将完全脱位。于前后位 X 线片上，桡骨表现为短缩，远侧尺桡骨间距减少，桡骨向尺骨靠拢。侧位 X 线片上，桡骨通常向掌侧成角，尺骨头向背侧突出。

三、分类

（1）桡骨远端青枝骨折合并尺骨小头骨骺分离，均为儿童，此型损伤轻，易于整复。

（2）桡骨远 1/3 骨折：骨折可为横形、短斜形、斜形。短缩移位明显，下尺桡关节脱位明显。多为跌倒手撑地致伤。前臂旋前位致伤时桡骨远折段向背侧移位；前臂旋后位致伤时桡骨远折段向掌侧移位。临床上掌侧移位者多见。此型损伤较重，下尺桡关节掌背韧带、三角纤维软骨盘已断裂（三角纤维软骨盘无断裂时多有尺骨茎突骨折）。骨间膜亦有一定的损伤。

（3）桡骨远 1/3 骨折，下尺桡关节脱位，合并尺骨干骨折或尺骨干外伤性弯曲。多为机器绞轧伤所致，损伤重，可能造成开放伤口，此时除下尺桡关节掌、背侧韧带，三角纤维软骨盘破裂外，骨间膜多有严重损伤。

四、临床症状

对于无移位或相对无移位的骨折，唯一症状可能是肿胀和骨折附近的触痛。如果移位较大，将有桡骨短缩和后外侧成角。下尺桡关节脱位或半脱位可引起尺骨头突起和在关节上的明显压痛。桡骨头脱位很少出现在桡骨干骨折中。大部分骨折是闭合骨折，开放骨折通常由近端骨块末端刺破皮肤所致。神经和血管损伤比较少见。

发生于桡骨中下1/3交界处的骨折，通常有一横形或短斜形骨折线。大部分为非粉碎性骨折。假如骨折移位很大，则下尺桡关节将出现脱位或半脱位。在正位X线片上，由于下尺桡关节间隙增大，桡骨相对缩短。在侧位X线片中，骨折通常向背侧成角，而尺骨头向背侧突出。下尺桡关节损伤可能是单纯韧带损伤，或韧带保持完整但尺骨茎突可被撕脱。

五、治疗

Hughston指出，闭合复位和固定后骨折位置难于维持，4个主要变形因素可能导致复位失败：①手的重量及地心引力作用，容易引起下尺桡关节半脱位和桡骨骨折向背侧成角；②在桡骨骨折远端掌侧面上旋前方肌嵌入，使它转向尺骨而且牵拉它向近端和掌侧移位；③肱桡肌容易使桡骨远端的碎片以下尺桡关节为轴产生旋转移位同时引起短缩；④拇外展肌和伸拇肌引起侧韧带短缩和松弛，使腕处尺偏位。

由于上述因素，即使最初骨折无移位，或通过闭合复位术获得良好位置，但在石膏管形内移位是常见的。应用手法整复、夹板固定能够克服上述部分因素，因此对于一型及部分二型横断骨折，可行夹板固定，对于不稳定二型及三型骨折，应行切开复位内固定以获得良好的旋前和旋后功能和避免下尺桡关节紊乱和关节炎变化。

为了获得良好的前臂旋转功能；避免下尺桡关节紊乱，桡骨骨折必须解剖复位。因此，切开复位内固定术几乎是必选的方法。髓内针于此处宽大的髓腔内难于提供坚固的固定作用，较难防止骨折端间的旋转。

采用掌侧Henry进路。应用止血带，做一纵形切口，以骨折为中心在桡侧腕屈肌和肱桡肌之间进入。骨折几乎总是位于旋前方肌近侧缘上方，将嵌入的旋前方肌从桡骨分离显露远端骨块掌面以放置钢板。

治疗中下段和下1/3桡骨骨折应用加压钢板固定，钢板应置于桡骨掌面，术后中立位石膏固定4~6周。对于可复位但不稳定的下尺桡关节应用一尺桡针固定。尺桡针3周之后拔除。

钢板螺钉固定显然是最好的方法，但要获得好的结果，钢板要有足够的长度及强度，且螺丝钉在碎片近端和远端有良好的固定。术后用前臂石膏前后托，前臂旋转中立位制动4~6周，以使下尺桡关节周围被损伤的组织获得愈合。去除石膏后，积极进行功能锻炼。

六、预后

闭合复位或内固定不当而失效者，预后不良。如内固定坚固，下尺桡关节及桡骨骨折解剖复位者预后良好。

（杨世忠）

第五节 前臂开放性骨折

前臂开放骨折发病率较高，处理困难，若处理不当，常引起不良后果。

随着内固定技术水平的提高及人们对开放骨折的进一步认识，对开放骨折通常不做内固定的观点逐渐改变，治疗方法应根据损伤机制，软组织及骨损伤的程度。

我们的临床实践经验是：在认清伤口特点的基础上彻底清创；使用坚强的内固定；无张力的闭合伤口；合理的使用抗生素。

由于受伤机制不同，前臂开放骨折的软组织损伤特点也不相同。前臂开放骨折以内源性开放骨折为多见，伤口较小，伤口为骨折远端移出而造成。此种伤口污染较轻，清创后多能一期闭合伤口。外源性前臂开放骨折如系锐器砍伤，其伤口较清洁整齐，易于清创缝合；如系绞压致伤，多有严重的皮肤捻挫、撕脱，甚至脱套，骨折亦较为严重，常为粉碎性或多段骨折。此类损伤要慎重对待，清创不易充分。清创不足的结果是无生机组织坏死、液化，细菌繁殖而致感染。

伤口的闭合方法，视清创后的情况而定。直接缝合当然是最简便的方法，但必须没有张力。在张力很大情况下，勉强闭合伤口，等于没有闭合伤口，因为张力下缝合的皮肤边缘将发生坏死，继而绽开。前臂肌肉组织丰富，不能直接缝合的伤口多能二期以游离植皮覆盖。大面积皮肤脱套伤者，可利用脱套的皮肤将脂肪层切除后游离植皮。

开放性前臂骨折是否应用内固定，是有争论的。Cameron 等提出开放骨折时不应用内固定物；而内源性前臂开放骨折时先行清创闭合伤口，2~3 周伤口愈合后再行手术切开复位内固定。Farragos 等报告的 28 例患者 38 个前臂骨折（开放性）均采用此种延迟内固定方法，结果无 1 例感染。他对严重的前臂开放骨折，采取在清创的同时使用内固定于尺骨，他认为这样便于软组织损伤的修复，待伤口愈合后再处理桡骨。我们主张清创同时使用坚强内固定。实践证明，开放骨折时使用坚强内固定不是增加了感染率而是降低了感染率。开放骨折时使用内固定物有以下好处：①稳定骨折端，消除了骨折再移位对伤口的内源性压迫的可能性，利于伤口愈合；②减少或不用外固定，便于对伤肢的观察处理。特别是一旦感染发生，伤口引流、换药无法应用外固定时，有个坚固的内固定物维持骨折的良好位置，更属必要；③严重开放骨折时使用内固定物，利于软组织损伤的修复（进行植皮、皮瓣等处理）。

（杨世忠）

第六章

肘部损伤

第一节 肘部脱位及韧带损伤

一、关节脱位

(一) 肘关节脱位

肘关节脱位（elbow dislocation）是最常见的关节脱位，占全身大关节脱位的首位，多发生于青少年，常合并肘部其他结构损伤。

1. 致伤机制及类型 肘关节脱位主要由间接暴力所致（图6-1）。

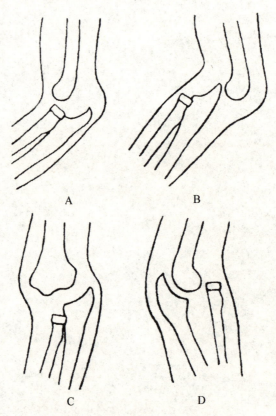

图6-1 肘关节脱位及分型示意图
A. 前脱位；B. 后脱位；C. 侧方脱位；D. 分离脱位

(1) 肘关节后脱位：最多见，青少年是主要发病对象。当跌倒时，肘关节过伸，前臂旋后，由于人体重力和地面反作用力作用引起脱位。如有侧方暴力存在引起侧后方脱位，则易发生内、外髁撕脱骨折。

（2）肘关节前脱位：较少见，多由直接暴力作用于肘后方所致。常合并有尺骨鹰嘴骨折，软组织损伤常较严重。

（3）肘关节侧方脱位：由肘内翻或肘外翻应力引起侧副韧带及关节囊损伤所致，有时可合并内外髁骨折。

（4）尺桡骨分离性肘关节脱位：极少见。由于前臂过度旋前，传导暴力作用集中于肘关节，至环状韧带和尺桡骨近侧骨间膜劈裂，引起桡骨头向前方脱位或外侧脱位，而尺骨近端向后侧脱位或内侧脱位。

2. 临床表现及诊断　有明显外伤史，肘关节肿痛，半屈曲位畸形；后脱位时则肘后方空虚，鹰嘴向后突出；侧方脱位则有肘内、外翻畸形；肘窝饱满；肘后三角关系改变。X线片检查可明确诊断，判别关节脱位类型，以及是否合并骨折及移位情况。

3. 合并血管神经伤　诊疗时必须考虑到脱位有可能伤及肘部的血管及神经。若合并肱动脉损伤，急诊手术予以修复。肘部周围的正中神经、尺神经、桡神经及骨间掌侧神经均可受损，以正中神经及尺神经多见，复位时上述二者也有嵌夹于关节内可能。复位前应仔细检查，以免漏诊。

4. 治疗　如下所述。

（1）手法复位：对新鲜肘关节脱位应以手法治疗为主；如有侧方移位者应先矫正；对伴有肱骨内上髁骨折者，一般肘关节复位同时，内上髁通常可以复位；如有骨折片夹在关节内时，外翻肘关节牵引可使其复位。复位后石膏固定3周。

（2）开放复位：对以下几种情况可选择手术开放复位。

1）闭合复位失败。

2）肘关节脱位合并内上髁或外髁骨折，手法不能复位。

3）陈旧性肘关节脱位（脱位超过3周）。

4）不适合于闭合复位。

5）习惯性肘关节脱位。

（二）桡骨头半脱位

桡骨头半脱位（radial head subluxation，RHS），又称牵拉肘。多发生在4岁以下的幼儿；多由于手腕和前臂被牵拉所致。

1. 致伤机制　幼儿期桡骨头较小，与桡骨颈直径基本相同，环状韧带相对较松弛，当肘关节伸直、前臂旋前时，手腕或前臂突然受到纵向牵拉，桡骨头即可自环状韧带内向下滑出而发生半脱位。

2. 临床表现及诊断　桡骨头半脱位后，患儿哭闹不止，拒绝伤肢的活动和使用，前臂旋前位，肘关节伸直或略屈。X线片检查常无异常发现。有明确的牵拉伤史，加上上述表现，诊断较容易。

3. 治疗　手法复位效果满意。复位方法：一手握住患儿前臂及腕部轻屈肘，另一手握位肱骨下端及肘关节，拇指压住桡骨头，将前臂迅速旋至旋后位，即可感觉到桡骨头复位的弹响。此时患儿马上停止哭闹，并开始使用患肢接拿东西。复位后用三角巾悬吊上肢1周。

（三）桡骨头脱位

单纯桡骨头脱位（radial head dislocation）罕见，较多见的是尺骨近1/3骨折并桡骨头脱位（Monteggia骨折）。

1. 单纯桡骨头脱位机制　可能是因为桡骨头短小，环状韧带松弛，在前臂过度旋前或过度旋后时，强力肘内翻至桡骨头脱出环状韧带，环状韧带可因此撕裂。脱位方向多在前外侧。

2. 临床表现及诊断　有外伤史，多数前臂旋前位，肘前可触及隆起脱位的桡骨头，部分病例有桡神经损伤表现。

3. 治疗　如下所述。

（1）手法复位：多数新鲜桡骨头脱位手法复位能成功。

（2）切开复位：适用于手法复位失败者和陈旧性脱位者；对于环状韧带撕裂严重，或桡骨头骨折者，也常需手术修复环状韧带或行环状韧带重建术，必要时可切除桡骨头。

二、肌腱韧带损伤

（一）肱二头肌腱断裂

肱二头肌腱断裂（biceps tendon rupture）可发生在肩胛骨盂上粗隆的长头腱起始部，肌腱上端的长短头，肌腹肌腱联合部，其中以肱二头肌长头腱的结节间沟部断裂最常见，占50%以上。

1. 致伤机制　急性损伤多因屈肘位突然急剧收缩，或同时有暴力突然作用于前臂所致，多为拉断伤或撕脱伤。之所以在结节间沟部位或关节囊内易发生肱二头肌长头腱断裂，是因为该处肌腱经常受到磨损及挤压，逐渐发生退行性病变及瘢痕化，加速了肌张力的减退。

2. 临床表现及诊断　如下所述。

（1）发病年龄：急性断裂多见于青壮年，慢性磨损所致断裂多好发于中老年及运动员。

（2）病史：多数有急性外伤史，突感上臂部剧痛并闻及肌腱断裂声。

（3）症状：臂前侧疼痛，屈肘力减弱。

（4）体征：肩前侧肿胀、压痛，屈肘肌力明显下降，屈肘时可见上臂中下段有向远端退缩的二头肌肌腹隆起的包块，能左右推动，有压痛，包块近侧出现凹陷。

根据典型病史、症状及体征，急性断裂的早期诊断并不困难。但对慢性磨损所致的断裂，由于其他肌肉的代偿仍有一定屈肘力，容易漏诊或误诊。

3. 治疗　一般采用手术治疗，效果良好。对长头肌腱断裂，由于肌腱本身多已有病变，常不能直接缝合，可根据情况将其固定在肩胛骨喙突，肱骨结节间沟下方，肩胛下肌、肱二头肌短头或三角肌止点处等。固定时应有适当张力。术后屈肘90°固定，4~6周后逐渐进行肘关节功能锻炼。对年老体弱或皮肤病损不宜手术者，可行非手术治疗。

（二）肘关节内侧副韧带损伤

1. 致伤机制　一般情况下，肘关节屈曲时内侧副韧带后束呈紧张状态，此时做肘外翻，应力不易集中于内侧副韧带，常分散至肱骨下端和尺骨上端；肘关节完全伸直时，内侧副韧带前束紧张，此时做肘外翻，应力常集中于内侧副韧带，易引起肘关节内侧副韧带损伤（elbow medial collateral ligament injuries）；若内侧副韧带不断裂，则外翻应力转化为对肱桡关节的纵向压缩力而导致肱骨外髁骨折或桡骨头、颈骨折。

2. 临床表现及诊断　如下所述。

（1）病史：多有明确外伤史。

（2）症状：肘部疼痛，活动时加重。

（3）体征：肘关节周围压痛，以内侧关节间隙压痛最明显，并明显肿胀、淤斑；肘关节活动受限，难以完全伸直或屈曲；被动活动肘关节可致剧烈疼痛和异常外翻活动；一般外翻角达30°以上时表示肘关节内侧副韧带断裂；结合X线片检查，诊断不困难。

3. X线片检查　正常情况下肘关节内侧关节间隙无增宽，若外翻应力位X线片显示内侧关节间隙明显增宽，则表明有肘内侧副韧带断裂。同时X线片也可明确是否有骨折等并发症。

4. 治疗　如下所述。

（1）保守治疗：对内侧副韧带损伤较轻、症状轻、被动外翻畸形较轻者，可屈肘位70°~90°石膏固定3周后进行主动功能锻炼。

（2）手术治疗：对韧带损伤严重，症状明显，明显被动外翻畸形者，宜手术治疗。在修复内侧副韧带同时修复撕裂的关节囊前部和前臂屈肌群起点。若合并桡骨头骨折，应在修复内侧副韧带的同时行桡骨头骨折的复位固定（图6-2）。术后屈肘90°石膏固定2~3周后进行主动功能锻炼。

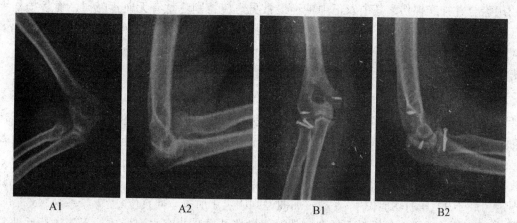

图6-2 肘关节脱位合并内外侧副韧带损伤及桡骨头骨折行桡骨头切开复位空心钉内固定，同时予铆钉修复内外侧副韧带

A. 术前；B. 术后

（李明东）

第二节 肘关节骨折

一、肱骨髁上骨折

肱骨髁上骨折（supracondylar fracture of the humerus）常发生于5～12岁儿童，占儿童肘部骨折中的50%～60%。骨折后预后较好，但容易合并血管神经损伤及肘内翻畸形，诊治时应注意。

（一）致伤机制和骨折类型

1. 伸展型 占肱骨髁上骨折的95%。跌倒时肘关节呈半屈状手掌着地，间接暴力作用于肘关节，引起肱骨髁上部骨折，骨折近侧端向前下移位，远折端向后上移位，骨折线由后上方至前下方（图6-3），严重时可压迫或损伤正中神经和肱动脉。按骨折的侧方移位情况，又可分为伸展尺偏型和伸展桡偏型骨折；其中伸展尺偏型骨折易引起肘内翻畸形，可高达74%。

2. 屈曲型 约占肱骨髁上骨折的5%。由于跌倒时肘关节屈曲，肘后着地所致，骨折远侧段向前移位，近侧段向后移位，骨折线从前上方斜向后下方（图6-3）。

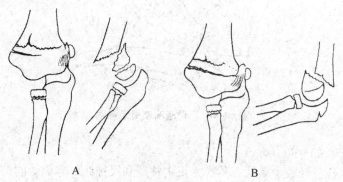

图6-3 肱骨髁上骨折分型示意图
A. 伸直型正侧位；B. 屈曲型正侧位

（二）临床表现及诊断

肘关节肿胀、压痛、功能障碍，有向后突出及半屈位畸形，与肘关节后脱位相似，但可从骨擦音、反常活动、触及骨折端及正常的肘后三角等体征与脱位鉴别。检查患者应注意有无合并神经血管损伤。

约15%的患者合并神经损伤，其中以正中神经最常见。应特别注意有无血运障碍，血管损伤大多是损伤或压迫后发生血管痉挛。血管损伤的早期症状为剧痛（pain）、桡动脉搏动消失（pulselessness）、皮肤苍白（pallor）、麻木（paralysis）及感觉异常（paraesthesia）等5"P"征，若处理不及时，可发生前臂肌肉缺血性坏死，致晚期缺血性肌挛缩，造成严重残疾。

（三）治疗

1. **手法复位外固定** 绝大部分肱骨髁上骨折手法复位均可成功，据统计达90%以上。手法复位应有良好麻醉，力争伤后4~6小时进行早期手法复位，以免肿胀严重，甚至发生水泡。复位时对桡侧移位可不必完全复位，对尺侧方向的移位要矫枉过正，以避免发生肘内翻畸形。二次手法复位不成功者则改行开放复位，因反复多次手法复位可加重损伤和出血，诱发骨化性肌炎。伸直型骨折复位后用小夹板或石膏固定患肢于90°屈肘功能位4~6周；屈曲型则固定于肘关节伸直位。

2. **骨牵引复位** 适用于骨折时间较久、软组织肿胀严重，或有水泡形成，不能进行手法复位或不稳定性骨折患者。采用上肢悬吊牵引（图6-4），牵引重量1~3kg，牵引5~7天后再手法复位，必要时可牵引2周。

3. **手术治疗** 如下所述。

（1）血管损伤探查：合并血管损伤必须早期探查。探查的指征是骨折复位解除压迫因素后仍有5"P"征。探查血管的同时可行骨折复位及内固定。

（2）经皮穿针固定：用于儿童不稳定型骨折，可从内外上髁分别穿入克氏针或肘外侧钻入2枚克氏针固定。

（3）开放复位内固定：适用于手法复位失败者。儿童用克氏针固定，成人用钢板螺钉内固定。

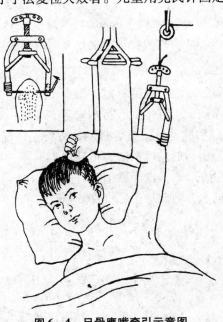

图6-4 尺骨鹰嘴牵引示意图

4. **肱骨髁上骨折并发症** 如下所述。

（1）神经损伤：以桡神经最为多见，其次为正中神经和尺神经，掌侧骨间神经损伤症状易被忽视。

（2）肱动脉损伤：由骨折断端刺伤所致，严重者可致完全断裂。典型的有5"P"征。可发生前臂肌肉缺血性坏死，至晚期缺血性肌挛缩，最严重的会发生坏疽而截肢。确诊有血管损伤，必须立即行血管探查术。血管连续性存在但表现为痉挛者，可行星状神经节阻滞，也可局部应用罂粟碱或局麻药解除痉挛；若上述处理无效或血管断裂，切除损伤节段行静脉移植术，恢复肢体远端血供。若存在前臂骨筋膜间室综合征，必须行前臂筋膜间室切开减压术。

（3）前臂骨筋膜间室综合征：发生于儿童肱骨髁上者多因肱动脉损伤、血管痉挛或破裂，也有部分为前臂严重肿胀时不适当的外固定引起前臂骨筋膜间室压力升高所致。临床上必须予以高度重视,处理不当可形成 Volkmann 缺血性挛缩(Volkmann ischemic contracture)。除5"P"征外,前臂骨筋膜间室压力测压大于30mmHg(1mmHg = 0.133kPa)可作为诊断依据。一旦确诊,必须行前臂筋膜间室切开减压术,同时探查修复肱动脉,部分病例需掌侧和背侧两处减压。对筋膜间室切开减压术,须牢记"宁可操之过早,不可失之过晚"。对于肿胀重、移位明显的肱骨髁上骨折,上肢过头悬吊牵引是最好的预防方法。

(4)肘关节畸形:可出现肘内翻及肘外翻,并以内翻常见。畸形原因为复位不良导致骨折远端成角和旋转,并非骨骺因素。可行肱骨髁上截骨矫正。

(5)骨化性肌炎:多为粗暴复位和手术所致。

二、肱骨髁间骨折

肱骨髁间骨折是青壮年严重的肘部损伤,常呈粉碎状,复位较困难,固定后容易发生再移位及关节粘连,影响肘关节功能。该骨折较少见。

(一)致伤机制及分类

肱骨髁间骨折是尺骨滑车切迹撞击肱骨髁所致,也可分为屈曲型和伸直型两类;按骨折线可分为"T"形和"Y"形;有时肱骨髁部可分裂成3块以上,即属粉碎性骨折。

Riseborough 根据骨折的移位程度,将其分为4度(图6-5)。

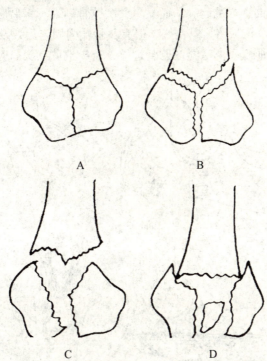

图6-5 肱骨髁间骨折 Riseborough 分度示意图
A. Ⅰ度,无移位;B. Ⅱ度,有移位无旋转;C. Ⅲ度,有移位和旋转;D. Ⅳ度,粉碎性骨折

1. Ⅰ度 骨折无移位或轻度移位,关节面平整。
2. Ⅱ度 骨折块有移位,但两髁无分离及旋转。
3. Ⅲ度 骨折块有分离,内外髁有旋转,关节面破坏。
4. Ⅳ度 肱骨髁部粉碎成3块以上,关节面严重破坏。

(二)临床表现及诊断

外伤后肘关节明显肿胀,疼痛剧烈,肘关节位于半屈位,各方向活动受限。检查时注意有无血管神经损伤。

X线片不仅可明确诊断，而且对骨折类型及移位程度的判断有重要意义。

(三) 治疗

治疗的原则是良好的骨折复位和早期功能锻炼，促进功能恢复。目前尚无统一的治疗方法。

1. **手法复位外固定** 麻醉后先行牵引，再于内外两侧加压，整复分离及旋转移位，用石膏屈肘90°位固定5周。

2. **尺骨鹰嘴牵引** 适用于骨折端明显重叠，骨折分离、旋转移位，关节面不平，开放性或严重粉碎性骨折，手法复位失败或骨折不稳定者；牵引重量1.5~2.5kg，时间为3周，再改用石膏或小夹板外固定2~3周（图6-4）。

3. **钢针经皮撬拨复位和克氏针经皮内固定** 在X线片透视下进行，对组织的损伤小。

4. **开放复位固定** 如下所述。

（1）手术适应证：适用于以下几种情况。

1）青壮年不稳定型骨折，手法复位失败者。

2）髁间粉碎性骨折，不宜手法复位及骨牵引者。

3）开放性骨折患者。

（2）手术入路：采用肘后侧切口手术，以鹰嘴截骨入路最为常用（图6-6），采用标准肘关节后侧入路，绕尺骨鹰嘴桡侧使其稍有弯曲，掀起皮瓣，游离及妥善保护尺神经。为显露滑车和肱骨小头，行尺骨鹰嘴截骨。将肱三头肌向上方翻起，从而显露整个肱骨远端。术后鹰嘴截骨块复位，以张力带和（或）6.5mm松质骨螺钉固定。该入路显露良好，但有截骨端内固定失效及骨不愈合的风险。其他尚有肱三头肌腱舌形瓣法和肱三头肌腱剥离法显露肱骨远端，有导致肱三头肌腱撕脱的危险，已较少使用。

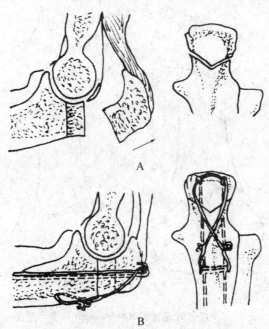

图6-6 肱骨远端骨折尺骨鹰嘴截骨入路及内固定示意图

A. 鹰嘴部楔形截骨，连带肱三头肌向上方翻起；B. 术后鹰嘴骨折块复位，用克氏针张力带固定

（3）内固定种类：用克氏针张力带、重建钢板和"Y"形解剖钢板等内固定（图6-7）。最近开始应用AO设计的分别固定内外侧柱的锁定加压钢板（图6-8），双侧接骨板设计使骨折固定更为牢固；后外侧接骨板在肘关节屈曲时起张力带作用，内侧接骨板对肱骨远端内侧提供良好的支撑。强调术后早期能锻炼，防止关节僵硬。

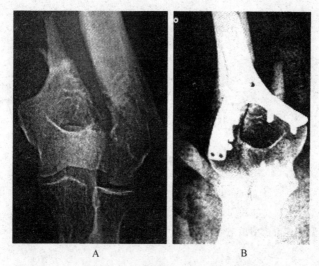

图 6-7 肱骨髁间粉碎性骨折 "Y" 形解剖钢板内固定
A. 术前；B. 术后

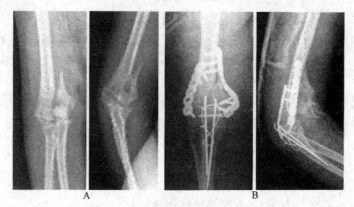

图 6-8 肱骨远端骨折锁定加压钢板内固定
A. 术前；B. 术后，双钢板分别位于肱骨远端的后外侧和内侧

三、肱骨外髁骨折

肱骨外髁骨折是常见的儿童肘部骨折之一，约占儿童肘部骨折的 6.7%，其发生率仅次于肱骨髁上骨折，常见于 5~10 岁儿童。骨折块常包括外上髁、肱骨小头骨骺，部分滑车骨骺及干骺端骨质，属于 Salter - Harris 骨骺损伤的第Ⅳ型。

（一）致伤机制及分类

引起肱骨外髁骨折的暴力，与引起肱骨髁上骨折的暴力相似，再加上肘内翻暴力共同所致。根据骨折块移位程度，分为 4 型（图 6-9）。

1. Ⅰ型 外髁骨骺骨折无移位。
2. Ⅱ型 骨折块向外后侧移位，但不旋转。
3. Ⅲ型 骨折块向外侧移位，同时向后下翻转，严重时可翻转 90°~100°，但肱尺关节无变化。
4. Ⅳ型 骨折块移位伴肘关节脱位。

（二）临床表现及诊断

骨折后肘关节明显肿胀，以肘外侧明显，肘部疼痛，肘关节呈半屈状，有移位骨折可扪及骨折块活动感或骨擦感，肘后三角关系改变。

其 X 线片表现为成人可清楚显示骨折线，但对儿童可仅显示外髁骨化中心移位，必须加以注意，必要时可照对侧肘关节 X 线片对照。

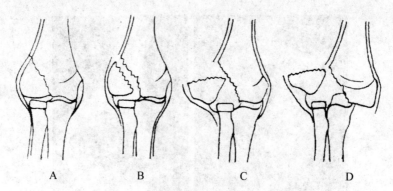

图6-9 肱骨外髁骨折及分型示意图
A. Ⅰ型，无移位；B. Ⅱ型，后外侧移位；C. Ⅲ型，外侧移位加翻转；
D. Ⅳ型，移位伴肘关节脱位

（三）治疗

肱骨外髁骨折属关节内骨折，治疗上要求解剖复位。

1. 手法复位　多数病例手法复位可获得成功。对Ⅰ型骨折，用石膏屈肘90°位固定患肢4周。对Ⅱ型骨折，宜首选手法复位，复位时不能牵引，以防骨折块翻转；前臂旋前屈曲肘关节，用拇指将骨折块向内上方推按、复位。对Ⅲ型骨折可试行手法复位，不成功则改为开放复位。对Ⅳ型骨折则应先推压肱骨端复位肘关节脱位，一般骨折块也随之复位，但禁止牵引以防止骨折块旋转。

2. 撬拨复位　在透视条件下用克氏针撬骨折块。结合X线片显示，不难诊断。拨骨折复位，术中可将肘关节置于微屈内翻位以利操作。此法操作简单，损伤小，但应熟悉解剖结构，避免损伤重要的血管神经。

3. 开放复位　适用于：
（1）严重的Ⅲ型骨折移位或旋转移位。
（2）肿胀明显的移位骨折，手法复位失败。
（3）某些陈旧性移位骨折。复位后儿童可用丝线或克氏针内固定，成人可用克氏针及螺钉固定，术后石膏托固定3~4周。

四、肱骨外上髁骨折

肱骨外上髁骨折（fractures of the lateral epicondyle of the humerus）多发于成年男性患者，约占肱骨远端骨折的7%。

（一）致伤机制

多由于患者前臂过度旋前内收时跌倒，伸肌剧烈收缩而造成撕脱骨折。骨折片可仅有轻度移位或发生60°~180°旋转移位（图6-10）。

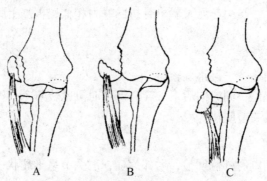

图6-10 肱骨外上髁骨折的移位示意图
A. 轻度移位；B. 60°旋转移位；C. 180°旋转移位

（二）临床表现及诊断

有跌倒外伤史；肘关节半屈位，伸肘活动受限；肱骨外上髁部肿胀、压痛；有时可扪及骨折块。结合 X 线片显示，不难诊断。

（三）治疗

1. **手法复位** 肘关节屈曲 60°~90°并旋后，挤压骨折片复位，术后石膏外固定 3 周。
2. **撬拨复位** 适用于手法复位困难者或骨折后时间较长、手法复位困难者。
3. **开放复位** 适用于上述方法复位失败和陈旧性骨折病例，复位后用克氏钢针内固定，术后长臂石膏托屈肘 90°固定 3~4 周。

五、肱骨内髁骨折

肱骨内髁骨折（fractures of the medial condyle of the humerus），是指累及肱骨内髁包括肱骨滑车及内上髁的一种少见损伤，好发于儿童。

（一）致伤机制及分类

多是间接暴力所致，摔倒后手掌着地，外力传到肘部，尺骨鹰嘴关节面与滑车撞击可导致骨折，而骨折块的移位与屈肌牵拉有关。由于肱骨内髁后方是尺神经，所以肱骨内髁骨折可引起尺神经损伤。

根据骨折块移位情况，可将骨折分为 3 型（图 6-11）。

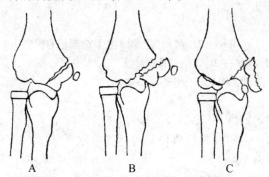

图 6-11 肱骨内髁骨折及分型示意图
A. Ⅰ型，无移位；B. Ⅱ型，向尺侧移位；C. Ⅲ型，旋转移位

1. **Ⅰ型** 骨折无移位，骨折线从内上髁上方斜向外下达滑车关节面。
2. **Ⅱ型** 骨折块向尺侧移位。
3. **Ⅲ型** 骨折块有明显旋转移位，最常见为冠状面上的旋转，有时可达 180°。

（二）临床表现及诊断

肘关节疼痛，肿胀；压痛，以肘内侧明显；活动受限；肘关节呈半屈状；有时可触及骨折块。

X 线片对肱骨内髁骨折有诊断意义。但对儿童肱骨内髁骨化中心未出现前则较难由 X 线片辨别，必要时应拍健侧 X 线片对比。

（三）治疗

1. **手法复位** 一般手法复位可成功。复位后前臂旋前，屈肘 90°石膏外固定 3~5 周。
2. **开放复位** 适用于：
(1) 旋转移位的Ⅲ型骨折。
(2) 手法复位失败的有移位骨折。
(3) 肘部肿胀明显，手法复位困难的Ⅱ型骨折。
(4) 有明显尺神经损伤者，复位后用克氏针交叉固定，尺神经前移至内上髁前方，术后石膏外固定 4~5 周。

六、肱骨内上髁骨折

肱骨内上髁骨折（fractures of the medial epicondyle of the humerus）仅次于肱骨髁上骨折和肱骨外髁骨折，发病率约为10%，占肘关节骨折的第三位。多见于儿童，因儿童内上髁属骨骺，故又称为肱骨内上髁骨骺撕脱骨折。

（一）致伤机制及类型

跌倒时前臂过度外展，屈肌猛烈收缩将肱骨内上髁撕脱，骨折块被拉向前下方。与此同时，维持肘关节稳定的内侧副韧带丧失正常张力，使得内侧关节间隙被拉开或发生肘关节后脱位，撕脱的内上髁被夹在关节内侧或嵌入关节内。尺神经受到骨折块的牵拉和挤压，严重者甚至和骨折块一起嵌入关节，引起损伤。根据骨折块移位及肘关节的变化，可将骨折分为4型（图6-12）。

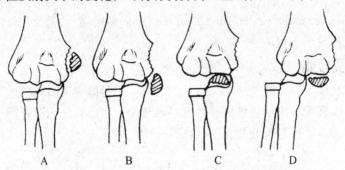

图6-12 肱骨内上髁骨折及分型示意图
A. Ⅰ型，轻度移位；B. Ⅱ型，移位达关节面水平；C. Ⅲ型，骨折片嵌于关节内；D. Ⅳ型，明显移位伴肘关节脱位

1. Ⅰ型 肱骨内上髁骨折，轻度移位。
2. Ⅱ型 撕脱的内上髁向下、向前旋转移位，可达关节水平。
3. Ⅲ型 骨折块嵌于关节内。
4. Ⅳ型 骨折块明显移位伴肘关节脱位，该型为内上髁最严重的损伤。

（二）临床表现及诊断

该骨折易漏诊。肘关节内侧肿胀、疼痛，皮下瘀血及局限性压痛，有时可触及骨折块，X线片检查可确定诊断，有时需与健侧片对比。合并肘关节脱位时，复位前后一定要仔细阅片，确定骨折块是嵌夹于关节间隙内。但对6岁以下儿童骨骺未出现，要靠临床检查才能诊断。合并尺神经损伤并非少见，必须仔细检查手部功能，以免漏诊。

（三）治疗

1. 手法复位 无移位的肱骨内上髁骨折，不需特殊治疗，直接外固定；有移位的骨折，包括轻度旋转移位和Ⅳ型骨折，均宜首选手法复位；但复位后骨折对位不稳定，容易再移位，因此石膏外固定时，内上髁部要加压塑形，固定4~5周。合并肘关节脱位者，在肘关节复位时内上髁骨折块常可随之复位。骨折块嵌夹于关节内者，复位时肘外翻，紧张前臂屈肌可将骨折块拉出。

2. 开放复位 适用于：
(1) 旋转移位的Ⅲ型骨折，估计手法复位难成功的。
(2) 闭合复位失败（图6-13）。
(3) 合并尺神经损伤者，对儿童肱骨内上髁骨骺，可用粗丝线缝合或细克氏针交叉固定，术后上肢功能位石膏外固定4~6周。

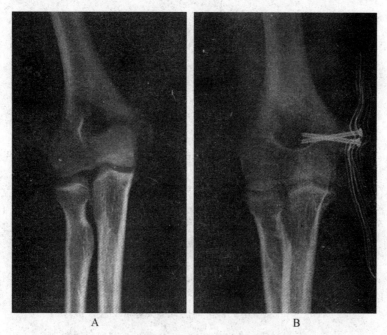

图6-13 肱骨内上髁骨折手术前后X线正位观
A. 术前骨折块侧向移位明显；B. 术后采用中空螺钉内固定

七、肱骨小头骨折

肱骨小头骨折（capitellum fracture）是少见的肘部损伤，占肘部骨折的0.5%~1%。成人多发生单纯肱骨小头骨折，儿童则发生有部分外髁的肱骨小头骨折。易被误诊为肱骨外髁或外上髁骨折（图6-14）。

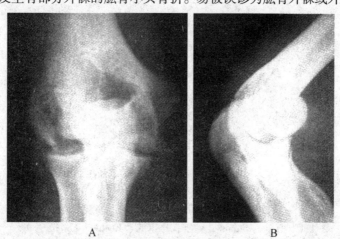

图6-14 肱骨小头骨折伴外上髁骨折X线片观
A. 正位片；B. 侧位片

（一）致伤机制及分型

间接暴力经桡骨传至肘部，桡骨头成锐角撞击肱骨小头造成骨折，所以桡骨头骨折病例均应考虑肱骨小头骨折的可能（图6-15）。可分为Ⅳ型（图6-16）。

1. Ⅰ型 完全性骨折（Hahn-Steinthal骨折），骨折块包括肱骨小头及部分滑车。
2. Ⅱ型 单纯肱骨小头完全骨折（Kocher-Lorenz骨折），有时因骨折片小而在X线片上很难发现。
3. Ⅲ型 粉碎性骨折，或肱骨小头与滑车均骨折且二者分离。
4. Ⅳ型 肱骨小头关节软骨挫伤。

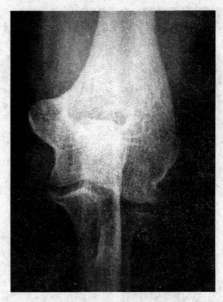

图 6-15 肱骨小头骨折伴桡骨小头骨折正位 X 线片

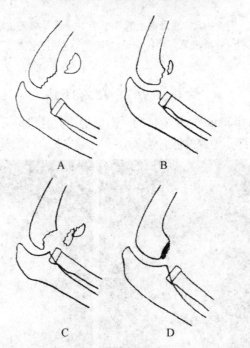

图 6-16 肱骨小头骨折分型示意图
A. Ⅰ型，Hahn-Steinthal 骨折；B. Ⅱ型，Kocher-Lorenz 骨折；
C. Ⅲ型，粉碎性骨折；D. Ⅳ型，关节软骨损伤

（二）临床表现及诊断

肘关节外侧和肘窝部可明显肿胀和疼痛，肘关节活动受限。X 线片检查可确定诊断。

（三）治疗

治疗上要求解剖复位。多数学者主张先试行闭合复位外固定。

1. 手法复位　牵引肘关节成完全伸直内翻位，术者用两拇指向下按压骨折片，常可复位。复位后用石膏固定肘关节于 90°屈曲位。

2. 开放复位内固定术　适用于骨折手法复位失败者。可采用肘前侧、外侧及肘后外侧手术入路，术中注意防止桡神经深支损伤。可用克氏针、可吸收螺钉、松质骨螺钉固定；选用中空微型螺钉固定

时，螺钉头埋于软骨面下。

3. 肱骨小头骨折片切除　适用于骨折片小而游离，肱骨小头粉碎性骨折（Ⅲ型）及老年人肱骨小头移位的Ⅱ型骨折。

八、肱骨远端全骨骺分离

肱骨远端全骨骺分离（separation of the distal humeral epiphysis）较少见，其临床特点与肱骨髁上骨折相似。由于幼儿肘部骨骺的骨化中心未出现之前发生骨骺分离，易与肱骨外髁骨折和肘关节脱位相混淆，而骨骺骨化中心出现后的全骨骺分离易诊断为经髁骨折，再加上骨骺的骨折线不能X线片显影，肘部损伤时的X线片表现相似，所以极易误诊。治疗不当易引起肘关节畸形。

（一）致伤机制

肱骨远端骨骺包括肱骨小头、滑车、内上髁及外上髁，其分离部位在肱骨远端骨骺线上，分离多属Salter - Harris Ⅱ型骨骺损伤，多由间接暴力所致。损伤时肘关节伸直或微屈手掌着地，肘部承受强大的内旋、内翻与过伸应力，引起全骨骺分离（图6-17）。

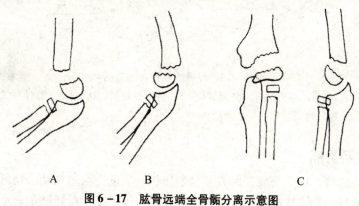

图6-17　肱骨远端全骨骺分离示意图
A. 后移位；B. 前移位；C. 前外侧移位

（二）临床表现及诊断

患肘肿胀，活动障碍。诊断主要依靠X线片检查。其典型表现为分离的肱骨远端骨骺连同尺骨、桡骨一并向后、内侧移位，而外髁骨骺与桡骨近端始终保持正常的对位关系。读X线片时应注意外髁骨骺与肱骨干及桡骨近端的对位关系，有无旋转移位，以及肱骨干与尺桡骨长轴的对位关系，必要时可加拍对侧肘关节照片进行对比。

（三）治疗

治疗原则为闭合复位外固定。

1. 手法复位　整复方法同肱骨髁上骨折。对尺侧方向移位必须完全矫正，以免发生肘内翻畸形。伤后肘部肿胀明显者，可复位后作尺骨鹰嘴骨牵引，3~5天肿胀消退后再固定，外固定采用屈肘90°位石膏固定2~3周。

2. 开放复位　适用于手法复位失败的严重分离移位者。复位后用细克氏针内固定，术后屈肘90°石膏固定3周。

九、尺骨鹰嘴骨折

尺骨鹰嘴骨折（olecranon fracture）常发于成人，较常见。绝大部分骨折波及半月状关节面，属关节内骨折。骨折移位与肌肉收缩有关。治疗上要求解剖复位、牢固固定及早期功能锻炼。

（一）致伤机制

直接暴力与间接暴力均可导致鹰嘴骨折。直接暴力导致粉碎性骨折，间接暴力引起撕脱骨折。骨折移位与肌肉收缩有关。由于肱肌和肱三头肌分别止于尺骨的喙突和鹰嘴，二者分别为屈伸肘关节的动力，故鹰嘴的关节面侧为压力侧，鹰嘴背侧为张力侧，骨折时以肱骨滑车为支点，骨折背侧张开或分离。骨折可分为5种类型（图6-18）。

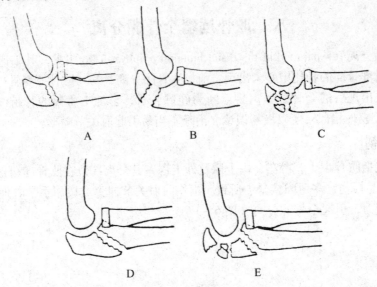

图6-18　尺骨鹰嘴骨折示意图

A. 斜形骨折；B. 横形骨折，分离移位；C. 粉碎性骨折；D. 斜形骨折伴肘关节前脱位；E. 粉碎性骨折伴肘关节前脱位

（二）临床表现及诊断

肘后侧明显肿胀，压痛，皮下瘀血；肘关节呈半屈状，活动受限；被动活动可有骨擦感，可扪及骨折线；肘后三角关系破坏。X线片检查可明确诊断及骨折移位程度。对怀疑儿童骨折及骨骺分离的，可拍健侧肘关节X线片对照。

（三）治疗

1. 手法复位　无移位骨折用石膏外固定肘关节于功能位3~4周，或先固定肘关节于伸直位1~2周，再屈肘功能位固定1~2周。轻度移位者则置肘关节伸直位骨折片按压复位。复位后伸直位固定2~3周，再改为屈肘位固定3周。

2. 开放复位　如下所述。

（1）手术适应证：适用于以下几种情况。

1）手法复位后关节面仍不平滑。

2）复位后骨折裂隙仍大于3mm。

3）开放性骨折患者。

4）合并有肌腱、神经损伤者。

5）陈旧性骨折有功能障碍。

（2）手术入路：采用肘后侧切口。

（3）内固定种类及方法：内固定需遵循张力带原则。对简单横形或斜形骨折，用克氏针张力带固定（图6-19）。某些斜形骨折，尚需附加螺钉内固定。对于粉碎性骨折和累及冠状突远端的骨折，应用后方钢板固定，包括1/3管型钢板、重建钢板或最新设计的3.5mm尺骨鹰嘴解剖型锁定加压钢板固定（图6-20）。必要时辅用外固定，提倡术后早期活动，防止关节僵硬。

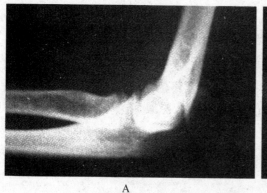
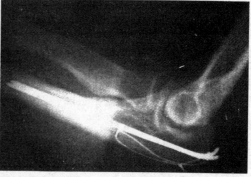

图 6-19　尺骨鹰嘴骨折克氏针张力带固定 X 线片侧位观
A. 术前；B. 术后

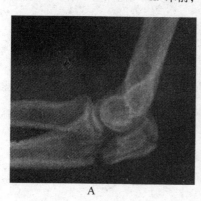
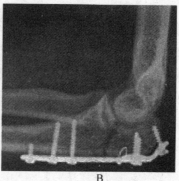

图 6-20　尺骨鹰嘴粉碎性骨折解剖钛板内固定 X 线片侧位观
A. 术前；B. 术后

十、尺骨冠状突骨折

尺骨冠状突主要的作用是稳定肘关节，阻止尺骨后脱位，防止肘关节过度屈曲。冠状突骨折（coronoid fracture）可单独发生，也可并发肘关节后脱位，骨折后易发生移位。

（一）致伤机制及分类

该骨折多为间接暴力所致：可分为 3 型（图 6-21）。

1. Ⅰ型　撕脱骨折。
2. Ⅱ型　骨折块小于关节面 50%。
3. Ⅲ型　骨折块大于关节面 50%。

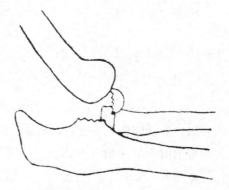

图 6-21　尺骨冠状突骨折并肘关节后脱位示意图

（二）临床表现

肘关节肿胀；疼痛、活动受限。X线片检查能确定诊断。

（三）治疗包括

1. 保守治疗　多数冠状突骨折仅为小片骨折（Ⅰ型）和无移位的骨折一样，仅需屈肘位90°石膏外固定5~7天后，即改用前臂悬吊2周，同时开始主动肘关节功能锻炼；对分离较明显或Ⅱ型骨折可试行手法复位。也有学者主张牵引。

2. 手术治疗　对Ⅲ型骨折可行开放复位内固定；对骨折片分离大，骨折块游离于关节腔的，也可考虑手术切除骨折块。

十一、桡骨头骨折

桡骨头骨折（radial head fracture）多见于青壮年，发病率较高，治疗不及时可造成前臂旋转功能障碍。

（一）致伤机制及类型

跌倒时肩关节外展，肘关节伸直并外翻，桡骨头撞击肱骨小头，引起桡骨头颈部骨折；这种骨折常合并肱骨小头骨折或肘内侧损伤。由于桡骨头与其颈干不在一直线上，而是偏向桡侧，故外伤时桡骨头外1/3易骨折。按Mason和Johnston分类法可分为4型（图6-22）。

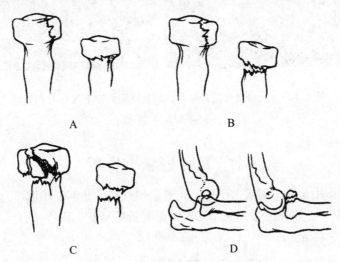

图6-22　桡骨头骨折分型示意图
A. Ⅰ型，骨折无移位；B. Ⅱ型，骨折有分离移位；C. Ⅲ型，粉碎性骨折；
D. Ⅳ型，合并肘关节脱位

1. Ⅰ型　骨折无移位。
2. Ⅱ型　骨折有分离移位。
3. Ⅲ型　粉碎性骨折。
4. Ⅳ型　合并肘关节脱位。

（二）临床表现及诊断

肘关节外侧肿胀，压痛，肘关节屈、伸及旋转活动受限，旋后功能受限更加明显。X线片可明确损伤的类型和移位程度，必要时可加拍对侧肘关节X线片对比。

（三）治疗

1. 保守治疗　对Ⅰ型、Ⅲ型骨折无移位者，用石膏固定肘关节于功能位；对Ⅱ型骨折则采用手法复位，牵引后前臂旋前内翻，挤压桡骨头骨折复位，复位后石膏外固定3~4周。

2. 手术治疗 包括以下3种术式。

(1) 开放复位：适用于关节面损伤较轻，估计复位后仍可保持良好功能的Ⅱ、Ⅲ型骨折，可用微型螺钉（图6-23）、微型钢板及克氏针等行内固定，也可在肘关节镜下行骨折内固定术。采用微型螺钉内固定时，螺钉头必须埋于环状关节软骨面下，以免影响上尺桡关节旋转。微型钢板应置于桡骨头的前外1/3安全区内，安全区为桡骨头环状关节面上约1/3（不参与关节构成的区域），简单的临床定位为桡骨头上相当于桡骨茎突与Lister结节间的部分，在该处放置钢板可避免前臂旋转时撞击尺骨关节面，致关节疼痛及旋转受限。

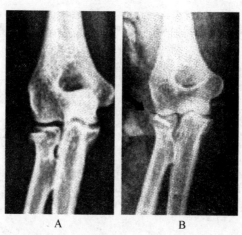

图6-23 桡骨头骨折微型空心螺钉固定手术前后X线正位片
A. 术前示Ⅱ型骨折分离移位；B. 术后示微型空心螺钉内固定

(2) 桡骨头切除：适用于Ⅱ型骨折超过关节面1/3、对合不良，Ⅲ型骨折分离移位，合并肱骨小头关节面损伤及陈旧性骨折影响功能者。切除范围为桡骨头颈1~1.5cm。但对儿童则不宜行桡骨头切除。由于其有下尺桡关节半脱位、肘外翻、骨化性肌炎、创伤性关节炎等诸多并发症，已基本被内固定重建术和人工桡骨头置换术所取代。

(3) 人工桡骨头置换术：适用于无法进行内固定重建的Ⅲ型、Ⅳ型骨折，内固定失败，合并有肘内侧损伤或尺骨上端骨折者，因为行人工桡骨头置换可保证肘关节的稳定性，有利于关节功能恢复。

十二、桡骨头骨骺分离

桡骨头骨骺分离（epiphyseal injury of the radial head）在儿童肘部骨关节损伤中常见。

（一）致伤机制及类型

桡骨头骨骺分离的致伤机制与桡骨头骨折相似。多属Salter-Harris Ⅱ型和Ⅰ型损伤。可分为4型（图6-24）。

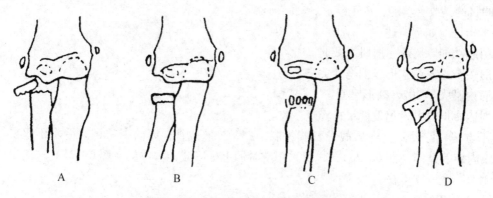

图6-24 桡骨头骨骺分离分型示意图
A. Ⅰ型，歪戴帽型；B. Ⅱ型，压缩型；C. Ⅲ型，碎裂型；D. Ⅳ型，压缩骨折型

1. Ⅰ型 歪戴帽型，约占50%。
2. Ⅱ型 压缩型。
3. Ⅲ型 碎裂型。
4. Ⅳ型 压缩骨折型。

(二) 临床表现及诊断

凡肘部受伤后出现肘外侧肿胀、疼痛、压痛及功能障碍者，均应X线片检查以明确诊断。

(三) 治疗

1. 手法复位 多数病例效果良好，伸肘旋前、内翻肘关节，按压桡骨头可复位，复位后屈肘90°石膏外固定3周。
2. 撬拨复位 适用于手法复位无效的歪戴帽压缩骨折且分离者。
3. 开放复位 适用于上述方法复位不满意者，一般复位后不需钢针固定，仅陈旧性骨折复位后要克氏针内固定，以免术后移位。

骨骺融合前的桡骨头骨骺分离不宜切除桡骨头，否则可明显影响前臂发育。

(李明东)

第三节 肘关节损伤后遗症

一、肘内翻畸形

(一) 病因及机制

1. 肱骨髁上骨折 是肘内翻 (cubitus varus) 最常见的原因，约占整个肘内翻的80%。有报道称肱骨髁上骨折并发肘内翻的发病率可达30%~57%。多数学者认为，发生原因是骨折远端向内侧倾斜。研究表明骨折后复位不良、内侧骨质压缩嵌插、骨折外侧端分开及骨折远端内旋扭转是引起骨折远端内侧倾斜的主要原因。
2. 肱骨远端全骨骺分离和内髁骨骺损伤 该损伤易引起骨骺早闭或肱骨内髁缺血坏死，使得内髁生长缓慢或停止，导致肘内翻。
3. 其他 肱骨内髁骨折复位不良和陈旧性肘关节脱位。

(二) 临床表现及诊断

肘关节伸直位内翻角明显增大，可达15°~35° (图6-25)，肘后三角关系改变，外髁与鹰嘴距离加宽；一般肘关节活动正常，但均有不同程度肌力减弱。从X线片上可测量出肘内翻角度。

(三) 治疗

治疗的目的是改善功能，矫正畸形。

1. 手术指征 如下所述。
(1) 引起功能障碍或屈肘肌力减弱。
(2) 肘关节疼痛尚未形成创伤性关节炎。
(3) 肘内翻大于20°，畸形已固定 (伤后1~2年)。
(4) 肘内翻同时并发迟发性尺神经炎。
2. 手术方法 肱骨髁上楔形截骨及肱骨髁上"V"形截骨，以前者常用。手术不仅要矫正内翻，同时须矫正内旋、过伸 (图6-26)，也可采用肱骨髁上杵臼截骨术矫正 (图6-27)。

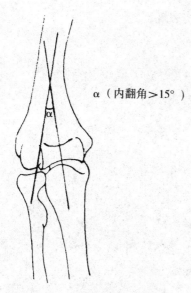

图6-25 肘内翻畸形示意图

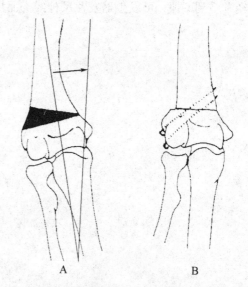

图6-26 肘内翻畸形楔形截骨矫正术示意图
A. 肘内翻畸形截骨部位；B. 截骨后克氏针固定

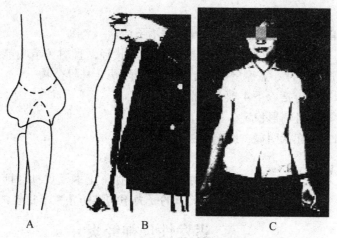

图6-27 肘内翻畸形杵臼截骨术
A. 手术示意图；B. 术前外观；C. 术后外观

二、肘外翻畸形

（一）病因及机制

（1）未经复位或复位不良的儿童肱骨髁上骨折和肱骨远端骨折是肘外翻（cubitus valgus）畸形发生的最常见原因。其原因是肱骨远端内外侧生长的不均衡。

（2）儿童肱骨内外髁骨折未能及时复位或复位不良，肱骨外髁骨骺早闭或缺血性坏死可致肘外翻；肱骨内髁骨折引起肘外翻则是由于肱骨内髁过度生长所致。

（3）未经复位或复位不良的肘关节脱位。

（4）桡骨头切除后，其发生肘外翻的原因是由于切除桡骨头后桡骨近端重要的机械阻挡作用消失，使肘关节和前臂生物力学发生异常。

（二）临床表现及诊断

肘关节伸直位时肘部外翻角增大，可达30°以上（图6-28）；肘关节活动一般无明显障碍；晚期肘关节的关节面损伤可引起疼痛。对严重外翻患者，由于尺神经处于高张力牵拉状态，或外伤后因尺神经粘连而经常受到摩擦，可发生迟发性尺神经炎而出现尺神经损伤表现。

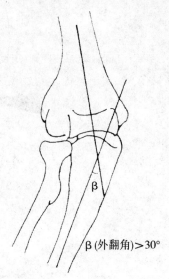

图6-28 肘外翻角示意图

（三）治疗

一般对无肘关节功能障碍和疼痛症状的肘外翻可不予治疗。

1. 保守治疗　适用于早期肘关节骨性关节炎而临床症状轻，且肘关节功能障碍不明显的患者。疼痛是最常见的症状，可进行理疗、按摩等物理治疗或服用阿司匹林等药物。

2. 手术治疗　手术指征包括以下4项。

（1）严重肘外翻畸形，且畸形稳定2年以上。

（2）关节的疼痛和无力症状明显，影响肘关节功能。

（3）伴有创伤性关节炎。

（4）伴有迟发性尺神经炎者。手术方式为肱骨髁上截骨矫正术及尺神经前移术，截骨矫形的目的主要为矫正畸形、稳定关节、减轻疼痛和改变关节的受力不均，防止关节退变的加重。

三、迟发性尺神经炎

尺神经与肱骨内上髁关系密切，肘部损伤及其后遗症很容易波及尺神经。

（一）病因

产生尺神经炎的原因多与肘部骨折及其后遗畸形或骨质异常增生有关，如肱骨外髁骨折后的肘外翻畸形、内上髁骨折后复位不佳或瘢痕增生、肘关节骨化性肌炎等均可使尺神经受到牵拉或压迫而引起损伤。

（二）临床表现及诊断

迟发性尺神经炎（delayed ulnar neuritis）引起尺神经麻痹症状，发病缓慢，开始出现手尺侧部麻木、疼痛，病程较久者则可感觉完全丧失；受尺神经支配肌肉肌力减弱，晚期出现爪形手畸形，小鱼际肌及骨间肌萎缩。可扪及肘部粗大的尺神经，Tinel征阳性。

（三）治疗

一旦出现尺神经麻痹症状，应尽早手术治疗。治疗越早，疗效越好。手术方式为尺神经前移及神经内松解术。

四、肘关节骨化性肌炎

肘关节骨化性肌炎（myositis ossificans traumatica of the elbow）是肘部创伤严重和较常见的并发症，

约占肘部骨折与脱位的3%。

（一）病因及机制

肘部骨折、脱位等严重损伤后，骨膜被剥离、破裂，血肿形成，或局部受到被动牵拉、手术刺激，形成血肿，这些可引起血肿骨化为主的骨化过程；血肿吸收后则逐渐向骨膜下骨化发展。目前对其机制并不十分清楚，可归纳为骨膜生骨学说和纤维组织转化生骨学说。

（二）与骨化性肌炎发生有关的因素

（1）反复强力被动活动。

（2）治疗时间：早期治疗可得到良好的复位，减少血肿形成，利于软组织修复。

（3）年龄：儿童发生骨化肌炎的概率低于青壮年。

（三）临床表现及诊断

有明确外伤史；伤后反复被动屈伸关节；关节肿胀、疼痛持续不消伴局部温度升高；关节活动范围逐渐变小；X线片早期无特殊异常，3~4周后关节周围发现云雾状的骨化团，晚期骨化范围缩小，密度增高，界限清楚。一般伤后3~6周内有增大趋势，6~8周后趋于稳定。

（四）治疗

1. 一般治疗　骨化性肌炎诊断确立后，肘关节应妥善加以保护，是否行主动关节活动锻炼要视情况而定，如局部有肿胀、压痛及温度增高，活动时疼痛加重，则不应过度活动；如上述症状不明显，则应在疼痛可忍受情况下锻炼，以保留一定程度的关节活动和功能。

2. 放射治疗　有学者认为放射治疗能影响炎性反应过程，可防止骨化性肌炎发生。每周2次，4周1个疗程，每次200伦琴。

3. 手术治疗　凡影响肘关节屈伸功能，而骨化性肌炎处于静止的，即异位骨化致密硬化，界限清楚的，才可考虑手术切除。切除的目的是不使任何与骨化块有关的肌、骨组织残留，以防止复发；切除时宜切除骨化块连同一薄层正常肌肉，彻底止血。术后石膏固定1~3周。

五、肘关节强直

各种原因造成肘关节活动丧失，固定于某一特定位置，称为肘关节强直（elbow ankylosis），常可分为纤维性僵硬和骨性强直两种。

（一）病因

（1）肘关节骨折，特别是关节内骨折后，复位不当。

（2）骨化性肌炎。

（3）肌肉、肌腱、韧带、关节囊等损伤引起广泛严重粘连。

（4）肘关节创伤后治疗不当，如长期固定，强力活动，按摩治疗等。

（5）肘关节感染。

（二）临床表现及诊断

肘关节可强直于任何位置，以屈曲位最多，约占2/3；伸直位约1/3。无论强直于何种体位，均造成肘关节严重功能障碍，X线片检查可帮助分析肘关节强直的原因。

（三）治疗

1. 保守治疗　对纤维性强直可试行体疗，主动锻炼，配合理疗，这对早期关节内粘连者有效。切忌强力被动伸屈。

2. 手术治疗　手术是治疗肘关节强直的可靠方法。一般伤后4~6个月进行。过早手术因骨化性肌炎未静止，易再强直；过晚手术则关节周围软组织挛缩、粘连，失去弹性，效果欠佳。手术方法包括：

（1）肘关节松解术+可活动外固定支架。

（2）肘关节成形术，如筋膜成形术、肘关节切除成形术。

(3) 肘关节融合术等。

六、创伤性肘关节炎

创伤性肘关节炎（post-traumatic arthritis of the elbow）是肘关节创伤后的继发性病变，主要表现为肘关节疼痛和活动受限，其改变主要表现在关节软骨软化、脱落，软骨下骨质增生、硬化，最后关节面大部分消失，关节间隙变狭窄。

（一）病因

创伤性肘关节炎主要发生在肘关节骨折、脱位，特别是关节面的损伤后。关节软骨损伤后复位不佳；或粗暴手法加重其损伤；或骨折畸形愈合，关节负重不均，最终都可致创伤性肘关节炎。

（二）临床表现及诊断

肘关节损伤后功能基本恢复患者，又重新出现肘关节疼痛和不同程度活动障碍，并逐渐加重，伸屈活动范围越来越小，疼痛也越来越明显。X线片早期表现不明显，晚期可出现软骨下骨质硬化，关节边缘骨质增生或关节间隙变窄。

（三）治疗

1. 保守治疗　对轻型患者，可做主动肘关节功能锻炼。
2. 手术治疗　适用于重型创伤性关节炎患者。手术方法包括肘关节松解，肘关节成形或肘关节融合。

（李明东）

第七章

上臂骨折

第一节 概 述

一、肱骨干骨折的概述

（一）解剖特点

肱骨干上方为圆柱状，中段以下则近似三角形；近髁上部又呈扁形。于肱骨中上1/3、三角肌附着点以下，为桡神经沟部位，有桡神经和肱深动脉绕过该沟向下走行（图7-1）。

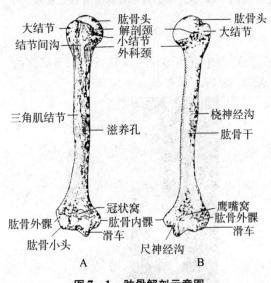

图7-1 肱骨解剖示意图
A. 前面观；B. 后面观

肱骨干骨折（humeral shaft fracture）时与骨折端移位有关的肌群主要有胸大肌、三角肌、肱二头肌、肱三头肌、背阔肌、大圆肌和喙肱肌等。因此，在主要肌群附着点的上或下的骨折，其移位方向可以截然不同，对手法复位的成败至关重要。

（二）发病率

肱骨干骨折多见于青壮年患者，发病率占全身骨折的1%~1.5%。除交通、工矿事故外，以运动训练伤多见。

（三）骨折范围

肱骨干的解剖范围指肱骨外科颈远端1cm以下，相当于胸大肌起点上方，下端至肱骨髁部上方2cm以上的骨干。

二、致伤机制

主要由以下3种暴力所致。

（一）直接暴力

常发生于交通、工矿或工伤事故。由外来暴力直接作用于肱骨干局部，包括重物撞击、压砸等，以致在受力处常有1个三角形骨块（底部在受力侧，尖部在对应处）（图7-2）。在战争情况下则以火器伤所致的开放性骨折多见，骨折多呈粉碎状。

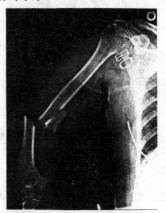

图7-2　直接暴力致肱骨骨折X线正位观

（二）间接暴力

跌倒时因手掌或肘部着地导致。由于身体多伴有旋转或因附着肌肉的不对称收缩，骨折线多呈螺旋形或斜形（图7-3）。多是生活伤，家庭、学校是多发场所。

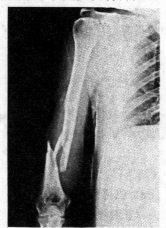

图7-3　间接暴力致肱骨骨折X线正位观

（三）旋转暴力

主要因为肌肉收缩所致，又称为肌肉收缩暴力，以军事或体育训练的投掷骨折及掰手腕所引起的骨折最为典型。发于肱骨干的中下1/3处，其主要由于肌肉突然收缩，引起肱骨轴向受力，骨折线多呈螺旋形，并伴有不同程度的移位。

三、骨折断端的移位

除取决于暴力的方向及骨骼本身的重力外，肌肉的收缩更具有直接关系。因此，在骨折复位前必须全面了解，并注意有无桡神经的损伤。

（一）骨折线位于三角肌附着点以上

近侧端受胸大肌、背阔肌及大圆肌作用而向内移位，呈内收状；远端则因三角肌收缩而向外上方移位，并同时受纵向肌群的作用而出现短缩。

（二）骨折线位于三角肌肱骨附着点以下

骨折近端受三角肌及喙肱肌的作用而向前、向外移位，远侧端因纵向肌群作用而产生向上的移位。

（三）骨折线位于肱骨干下 1/3

两端肌肉拉力基本平衡，其移位方向及程度主要取决于外力方向、强度、肢体所处位置及骨骼的重力等。此处骨折易合并桡神经损伤，尤其是投掷骨折，桡神经有可能被嵌挟于骨折断端的间，加上受伤时的肢体向远端牵拉，从而加重桡神经损伤的程度；但完全断裂者十分少见。

以上是典型移位情况，但大型机器损伤所引起的碾轧伤，由于肌肉组织的毁灭、断裂，其骨折端移位多不典型，甚至可无移位。

四、骨折的分类及分型

根据分类要求不同，可有多种分类及分型。

1. 按骨折部位分类　一般分为肱骨干上 1/3 骨折、中上 1/3 骨折、中 1/3 骨折、中下 1/3 骨折及下 1/3 骨折 5 种。
2. 按骨折部位是否与外界交通　可分为开放性骨折及闭合性骨折两大类。
3. 按骨折线状态　一般分为横形、斜形、螺旋形及粉碎形 4 种。
4. Muller 分类　属 AO 治疗方法选择的分类标准，一般将其分为 A、B、C 三种类型（图 7-4）。

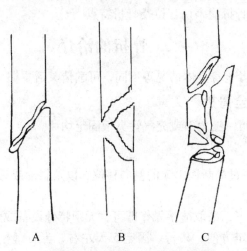

图 7-4　肱骨骨折 Muller 分类
A. 简单骨折；B. 楔形骨折；C. 复杂骨折

A. 简单骨折：包括螺旋形、斜形和横形 3 种亚型。
B. 楔形骨折：包括螺旋楔形骨折、斜形楔形骨折和横形/碎裂楔形骨折 3 种亚型。
C. 复杂骨折：有螺旋粉碎性骨折、多段骨折及不规则骨折 3 种。

这种分类便于 AO 钢板内固定的选择。但作者认为，对肱骨干骨折髓内钉更为适用。因此，此种分型仅有相对意义。

（王炳海）

第二节 肱骨干骨折

一、骨折的诊断

肱骨干骨折的诊断一般均无困难,主要依据:

(一) 外伤史
均较明确。

(二) 临床表现
1. 疼痛　表现为局部疼痛、环状压痛及传导叩痛等,一般均较明显。
2. 肿胀　完全骨折、尤以粉碎型者局部出血可多达 200mL 以上,并因创伤性反应,局部肿胀明显。
3. 畸形　在创伤后,患者多先发现上臂出现成角及短缩畸形,除不完全骨折外,一般多较明显。
4. 异常活动　在伤后立即出现,患者可听到骨摩擦音,就诊检查时无须重复检查,以免增加患者痛苦。
5. 功能受限　较明显,且患者多采取用健手扶托患肢的被迫体位。
6. 并发症　骨折线多波及桡神经沟,桡神经干紧贴骨面走行,甚易被挤压或刺伤;周围血管也有可能被损伤。因此在临床检查及诊断时务必对肢体远端的感觉、运动及桡动脉搏动等加以检查,并与对侧对比观察;凡有此并发症时,应在诊断时注明。

(三) 影像学检查
正侧位 X 线片可明确显示骨折的确切部位及骨折特点。

二、骨折的治疗

根据骨折部位、类型及患者全身具体情况等不同,可酌情灵活掌握。

(一) 青枝骨折及不完全骨折
仅用上肢石膏托、中医夹板+三角巾或充气性夹板固定均可。

(二) 一般移位的骨折
指小于 30°成角移位,不超过横断面 1/3 的侧向移位,以及斜形或螺旋形骨折、短缩移位在 2cm 以内者,可按以下程序处理。
1. 复位　局麻或臂丛麻醉下,采取徒手操作即可,无须特殊设备或骨牵引。
2. 固定　上肢悬垂石膏固定方便、易行。固定 5 天左右、当石膏松动时,可更换石膏,而后持续 4～6 周后酌情拆除。
3. 功能锻炼　在石膏固定期间即开始做肩及手部的功能活动,拆除石膏后应加强肘部的功能锻炼,以防僵硬。

(三) 明显移位的骨折
指骨折端移位程度超过前者,骨折大多发生在肱骨中上 1/3 者,可酌情选择以下疗法。
1. 尺骨鹰嘴牵引+外固定　对移位明显的年迈者,可通过尺骨鹰嘴克氏针,患肢 0°外展位持续骨牵引,使骨折端达到复位。持续 2～3 周,局部较为稳定后再更换上肢悬吊石膏固定,并开始肩、手部早期功能活动。
2. 手法复位+外展架固定　对青壮年,尤其是骨折线位于三角肌附着点以下的,可利用上肢螺旋牵引架及尺骨鹰嘴骨牵引施以手法复位,并以上肢石膏加压塑形,经 X 线片检查对位满意后行上肢外展架固定。4～5 周后酌情拆除上肢石膏,先在外展架上活动,1～2 周后再拆除外展架。复位失败者,可行开放复位+内固定术,术后也可在外展架上持续牵引。

3. 骨外固定架复位及固定　多用于开放性骨折伴有明显移位者，可于清创术后采用 Hoffmann 架或其他形式的外固定架进行复位及固定。在穿针时应避开神经及血管，一般多在上臂的前外侧处进针，以免误伤。

4. 开放复位+内固定　对闭合复位失败的，原则上均应考虑开放复位及内固定术，尤其是年龄较小及伴有桡神经受压症状需做神经探查术者。复位后可根据骨折端的形态、部位及术者的习惯等来选用相应的内固定物。目前以交锁髓内钉最为常用，"V"形钉及 Ender 钉等髓内固定方式已较少使用（术式见后）；也可用钢板固定，但有骨折愈合不良，术中有时需显露桡神经，二次手术取出内固定时易损伤桡神经。

(1) 手术适应证

1) 绝对适应证：包括开放性骨折、漂浮肩或漂浮肘、血管损伤、双侧肱骨骨折及继发性桡神经损伤。

2) 相对适应证：包括节段骨折、保守治疗失败、横形骨折、肥胖、病理性骨折、骨折不愈合、神经系统功能障碍（帕金森病）、臂丛损伤及原发性桡神经损伤。

(2) 内固定选择

1) 髓内钉：肱骨干骨折一般首选髓内钉固定，包括交锁髓内钉和普通髓内钉。交锁髓内钉目前应用最为广泛，有助于避免术后继发骨折端旋转移位；普通髓内钉临床应用逐渐减少，如"V"形钉、Ender 钉和膨胀钉。

A. 术前准备：除常规准备外，主要是根据肱骨髓腔的粗细，选择及准备相应规格的髓内钉或其他内固定物。根据患者健侧肱骨正侧位摄片，选择相应直径和长度的髓内钉。

B. 麻醉：臂丛较为多见，也可选用全麻。

C. 体位：仰卧位，将患肢置于胸前即可。

D. 肩部切口：将上臂内收内旋、在肩峰下缘肱骨大结节部的皮肤上做一个纵形小切口，分开三角肌，显露大结节，并在大结节部凿 1 个小骨孔。

E. 复位：复位技术包括闭合复位和切开复位，闭合复位优势在于保护骨折端血运，应优先予以考虑。但当骨折复位不充分，尤其对于斜形或螺旋形骨折，髓内钉固定可能导致骨折端接触减少或骨缺损，增加骨不连风险。一般以骨折部位为中心做上臂前外侧切口，长度 6~8cm。沿肱二头肌与肱三头肌间隙纵形分开即显露骨折断端，保护桡神经干，清除局部凝血块及嵌压坏死的软组织，将骨折复位（或试复位）。

F. 顺行髓内钉内固定术：酌情选用相应的内固定物。

a. 一般髓内钉：多选用"V"形钉或 Ender 钉，其操作步骤如下：①肩部切口，将上臂内收内旋、在肩峰下缘肱骨大结节部的皮肤上做一个纵形小切口，分开三角肌，显露大结节，并在大结节部凿一个小骨孔。②打入髓内钉，将选好的髓内钉沿肱骨干的纵轴方向，从骨孔打入近侧骨折端，使露出骨折端外的钉尖不超过 0.5cm，以利于复位。③将髓内钉穿过骨折端、固定，在前者基础上，用手法或用持骨器使骨折端准确对位，继续将髓内钉逐渐打入远侧骨折端内，直到仅有钉眼部分露在骨孔外为止。髓内钉固定后必须使骨折端紧密接触，以利于愈合。

b. 交锁髓内钉：可按前法相似操作。但闭合操作要求在 C 形臂 X 线机透视下，直接从肩峰切口，通过大结节插入。目前所用为 RT（Russel-Taylor）型肱骨髓内钉，其直径分为 7mm、8mm 和 9mm，近端直径为 9mm；其中 7mm 直径的为实心髓内钉，另两种为空心髓内钉。髓内钉的近端和远端均使用 4mm 全螺纹自攻型螺钉交锁；要求螺钉穿透对侧皮质，以防止髓内钉旋转；此外，RT 肱骨交锁髓内钉配有一独特的近端交锁螺钉导向器（近端瞄准器及引导器），使得近端交锁螺钉能够准确锁定髓内钉。由于具备以上设计特点，RT 肱骨髓内钉可适用于肱骨干横形或粉碎形骨折、骨不连及病理性骨折。操作步骤包括：①插入髓内钉，以大结节顶部内侧为髓内钉插入口，将曲柄锥准确插入至肱骨外科颈内，并经透视根据定位证实。②导针的插入，拔出曲柄锥，插入直径 2.0mm 球型髓腔锉导针，使导针通过骨折近、远端髓腔直至鹰嘴窝上 1~2cm，经透视证实导针位于肱骨髓腔内。③扩髓，沿导针插入球型髓腔锉，其直径为6~11mm。首先采用直径6.0mm球型髓腔锉开始扩髓，每次递增直径0.5mm，扩髓至理想直径，即大于所选髓内钉直径0.5~1.0mm，切忌将大于髓腔锉直径的髓内钉插入髓腔内。④髓内钉插入，将近端瞄准器及引导器连接于髓内钉近端，在引导器近端套入髓内钉敲打器。沿导针缓慢插入直径8mm或9mm髓内钉（直径7mm髓内钉系实心髓内钉，需拔出导针后方可插入）。术中应注意保持髓内钉近端弧朝向外侧，髓内钉远端位于鹰嘴窝上方1.5~2cm，髓内钉近端置于大结节皮质下0.5mm。⑤近端交锁，髓内钉近端椭圆形槽孔呈内外方向，通常使用直径4.0mm自攻型交锁螺钉，2.7mm钻头，8.0mm钻头套筒，钻头经近端瞄准器及椭圆形槽孔穿透至对侧皮质，可在20°范围内调整钻头方向，沿钻孔攻入交锁螺钉。⑥远端交锁，髓内钉远端椭圆形槽孔呈前后方向，需在透视下寻找髓内钉远端椭圆形槽孔，使用2.7mm钻头经远端椭圆形槽孔穿透至对侧皮质，沿钻孔攻入交锁螺钉（图7-5）。

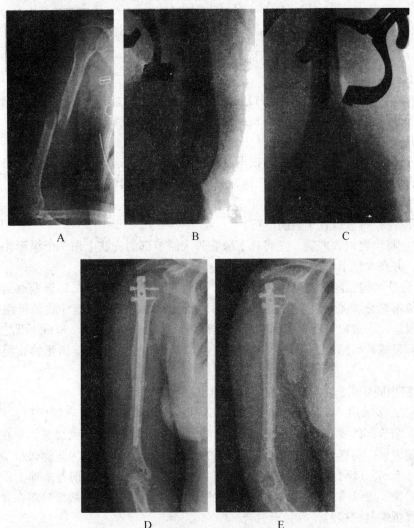

图7-5 使用交锁髓内钉治疗肱骨中段骨折
A. X线正位片示肱骨中段骨折；B、C. 交锁髓内钉固定术中透视肱骨正侧位，证实远端锁钉到位；D、E. 术后X线片示骨折复位满意，内固定稳妥

G. 逆行交锁髓内钉固定术：采用逆行交锁髓内钉固定时，患者取俯卧位，在肱骨远端背侧自鹰嘴尖起向上做1个长约8cm的切口，肱骨髁上区域的背侧皮质可以通过劈肱三头肌入路显露。进针点位于鹰嘴窝附近，并依次使用3.2cm与4.5cm的钻头进行开孔，然后用逐渐加粗的扩髓钻进行扩髓，避免发生髁上骨折。应轻柔插入髓内钉，并保证钉头少许插入肱骨头。

（3）钢板：应用钢板对医师的技术及经验要求较高。使用钢板可以降低肩、肘关节僵硬的发病率。

钢板仍是肱骨骨折畸形矫正及骨折不愈合治疗的理想方法:

1) 钢板种类: 目前多应用各型 AO 钢板。限制接触型动力加压钢板多用于中段骨折。重建钢板可以塑形，应用于肱骨远侧 1/3 骨折。锁定加压钢板因有独特锁钉设计和良好的稳定性，适用于粉碎性骨折及骨质疏松骨折。

2) 手术入路: ①前外侧入路，可显露肱骨全长，显露中 1/3 骨折时劈开肱肌以保护桡神经，延伸到下段时必须于肱肌和肱桡肌间显露桡神经，钢板置于前方（图 7-6）或外侧（图 7-7）; ②后侧入路，多用于肱骨远端 1/3 骨折显露，切口起自鹰嘴，沿后正中线向近端延伸，在肱三头肌外侧头和长头分离显露骨折和桡神经，钢板置于肱骨背侧面（图 7-8、图 7-9）。

3) 手术需注意问题: 骨折两端必须各用 3~4 枚螺钉固定，确实加压固定骨折端，尽量不剥离骨膜; 最重要的是保护桡神经，做到不损伤或被压于钢板下。

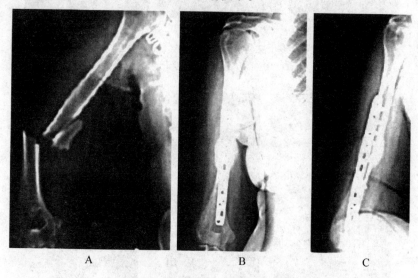

图 7-6 钢板置于肱骨前方固定骨折
A. 术前 X 线正位片; B、C. 术后 X 线正侧位片

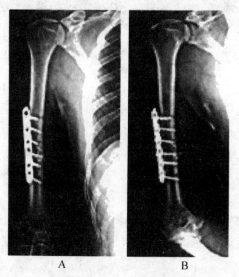

图 7-7 钢板置于肱骨外侧固定骨折正侧位 X 线片
A. 正位片; B. 侧位片

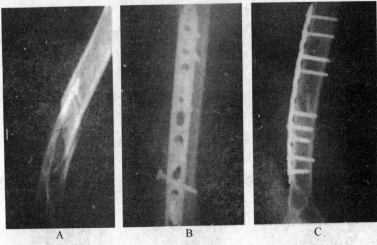

图7-8 钢板置于肱骨背侧面治疗肱骨中段骨折X线片观
A. 术前；B. 术后正位观；C. 术后正侧位观

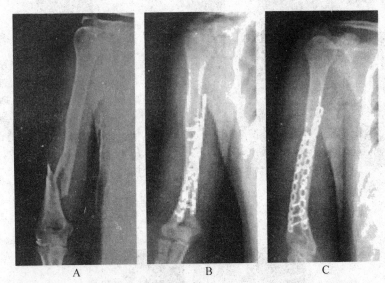

图7-9 双重建钢板置于肱骨背侧面治疗肱骨中下段骨折X线片观
A. 术前；B、C. 术后正侧位片

4）微创经皮内固定技术（minimally invasive percutaneous osteosynthesis，MIPO）：锁定加压钢板经肱骨前侧入路MIPO技术，经皮肌肉隧道插入锁定加压钢板，通过间接复位并对骨折端进行桥接固定，适用于粉碎性、多段或骨质较差的骨折，可保护骨折端血运，骨折断端稳定性好，可提高骨折愈合率。但应注意肱骨中下段处桡神经卡压风险。

（四）并发症及其治疗

1. 桡神经损伤　约占肱骨干骨折的8%，以肱骨中下1/3为多发，处理原则如下。

（1）仅有一般桡神经刺激症状：依据骨折移位情况按前述的原则进行处理，对桡神经症状进行观察，大多可自行恢复。

（2）有桡神经损伤症状：应及早行手术探查术中显示断裂者，予以吻合，包括鞘内断裂的病例；有神经干挫伤的，可酌情切开外膜及束膜进行减压。

（3）疑有桡神经嵌于骨折端：在手技复位时必须小心，应尽量利用牵引使骨折复位，桡神经也随之回归原位；因骨折端十分锐利，易加重桡神经损伤，因此切忌粗暴手法。

（4）陈旧性桡神经损伤：对完全性损伤应行探查+松解吻合术。失败者可行腕部肌肉转移术来改善手腕部功能，效果也多满意。不完全性损伤者，可行探查+松解性手术，术中显示部分断裂者，也应行吻合术。

2. **血管损伤** 骨折合并血管损伤是创伤外科的一种紧急情况，必须进行急救，以便迅速恢复血液供应，在止血的同时应准备手术。对开放骨折应行内固定后对血管损伤予以修复。

血管造影对于判断肱骨骨折损伤血管的部位及程度是一种有价值的辅助诊断手段。动脉损伤修复的方法可根据损伤的部位和类型而异。动脉壁裂伤、洁净而裂口较小者可行侧壁缝合术，完全断裂者则需吻合或行血管移植。

3. **延迟愈合或不愈合** 肱骨干骨折的正常修复过程因各种因素受到影响时，骨折正常的愈合时间则被延长，甚至完全停止，从而引起骨折延迟愈合或不愈合。时间上二者难以绝对界定，一般认为超过4个月为延迟愈合，超过8个月为不愈合。导致骨不连的有以下因素：

（1）局部因素

1）骨折节段的血供：肱骨干骨折以中段最多，又以中下1/3骨折不愈合率为最高。主要是由于肱骨中下1/3交界处骨折时易导致骨营养动脉的损伤。该动脉大多数只有一支，直接由肱动脉分出，通常在肱骨中下1/3交界处或中点附近的前内侧进入骨内，并在骨皮质内下行，至髓腔内分出上行支和下行支；一旦损伤易导致延迟愈合或不愈合。

2）骨折类型：粉碎性骨折易于发生迟延愈合和不愈合，也因碎骨块缺乏血供所致。

3）开放骨折：除骨折断端由内刺出者外，开放骨折多为直接暴力致伤，软组织损伤严重，骨折类型也多为粉碎型，易发生感染而影响骨折的正常愈合。

4）骨缺损及感染：也是造成骨不连的重要原因。

（2）医源性因素

1）反复多次或粗暴的手法复位：不仅可以加重软组织损伤及血管损伤，还会加重骨折端血供障碍，影响骨折正常愈合。

2）外固定不确实：包括外固定时间不足、范围不够、不能维持骨折端稳定，过度牵引造成断端分离等。

3）手术治疗的干扰：骨折本身有损伤骨营养动脉的可能性，而手术切开复位又进一步增加了可能损伤的机会。术中骨膜剥离使本来已缺血的骨端又失去了由骨膜而来的血运。手术内固定使骨端达到良好的复位及稳定的作用，同时破坏了骨端的正常血液循环而影响愈合。未植骨修复内固定术中残留的骨缺损也是重要原因之一。

4）内固定不确实：包括内固定器材选用不当及固定技术不合理。内固定器材都必须确实稳定骨折断端，如内固定后骨折端不稳定，易发生骨不连。使用钢板螺丝钉内固定时，骨折两端各至少固定3枚螺钉，方能起到稳固固定。过细的髓内钉与髓腔接触面较少，内固定术后骨折端不稳定，易发生骨不连。

5）过度运动：过早恢复工作对于重体力劳动者，容易导致骨不连，可致内固定疲劳断裂，在残留骨缺损情况更易发生。

（3）肱骨骨不连：分为肥大性骨不连和萎缩性骨不连两大类。前者血供较好，为断端不稳定所致；后者血供差，往往有骨缺损。对骨不连及延迟愈合的病例，如非手术疗法无效，则应从病因角度酌情选择相应的术式治疗的。

1）手术基本原则：①稳定的内固定；②保证骨折端良好的血运；③清除骨不连处硬化骨及瘢痕组织；④有效植骨。

2）具体术式：①交锁髓内钉；②加压钢板+植骨（图7-10）；③锁定加压钢板+植骨。该钢板稳定性好，并可保护骨折端血运，应优先选择的对于内固定术后的骨不连，需考虑更换内固定种类，使骨折端达到确实稳定，促进骨折愈合。

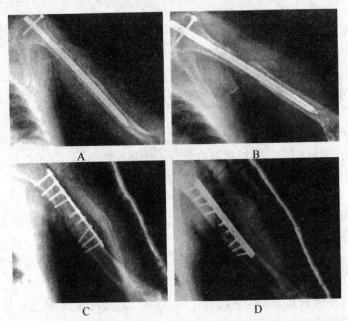

图 7-10　肱骨髓内钉固定后骨不连，二期加压钢板+植骨手术治疗
A、B. 肱骨髓内钉固定后骨不连 X 线片观；C、D. 加压钛板、植骨固定术后 X 线片观

4. 晚期并发症　主要包括肩、肘关节僵硬，活动受限，老年患者发病率更高。合并肘部损伤情况下可发生骨化肌炎。应在医师指导下进行早期的功能锻炼，改善肩、肘关节功能。

（王炳海）

第八章

肩部损伤

第一节 肩胛骨骨折

肩胛骨是一扁而宽的不规则骨，周围有较厚的肌肉包裹而不易骨折，肩胛骨骨折（scapular fracture）发病率约占全身骨折的0.2%。若其一旦发生骨折，易同时伴发肋骨骨折，甚至血气胸等严重损伤，在诊治时需注意，并按病情的轻重缓急进行处理。25%的肩胛骨骨折合并同侧锁骨骨折或肩锁关节脱位，称为浮肩损伤。

按骨折部位不同，一般分为以下类型（图8-1）。

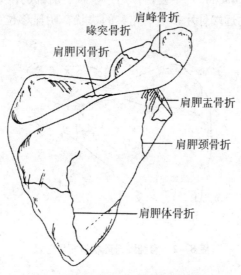

图8-1 肩胛骨骨折分类示意图

一、肩胛体骨折

（一）致伤机制

肩胛体骨折（scapular body fracture）多由仰位跌倒或来自侧后方的直接暴力所致。暴力多较强，以肩胛体下部多见，可合并有肋骨骨折，甚至伴有胸部并发症。

（二）临床表现

1. 疼痛 限于肩胛部，肩关节活动时尤为明显，其压痛部位与骨折线多相一致。
2. 肿胀 需要双侧对比才能发现，程度根据骨折类型而定。粉碎性骨折者因出血多，肿胀明显易见，甚至皮下可有淤斑出现。而一般的裂缝骨折则多无肿胀。
3. 关节活动受限 患侧肩关节活动范围受限，并伴有剧痛而拒绝活动，尤其是外展时。
4. 肌肉痉挛 包括冈上肌、冈下肌及肩胛下肌等因骨折及血肿刺激而出现持续性收缩样改变，甚至可出现假性肩袖损伤的症状。

(三) 诊断

1. 外伤史　主要了解暴力的方向及强度。
2. X线片　一般拍摄前后位、侧位及切线位。拍片时将患肢外展，可获得更清晰的影像。
3. 其他　诊断困难者可借助于CT扫描，并注意有无胸部损伤。

(四) 治疗

1. 无移位　一般采用非手术疗法，包括患侧上肢吊带固定，早期冷敷或冰敷，后期热敷、理疗等。制动时间以3周为宜，可较早地开始肩部功能活动。
2. 有移位　利用上肢的外展或内收来观察骨折端的对位情况，多采用外展架或卧床牵引将肢体置于理想对位状态固定。需要手术复位及固定者仅为个别病例。

(五) 预后

肩胛骨骨折一般预后良好，即使骨块有明显移位而畸形愈合的，也多无影响。除非错位骨压迫胸廓引起症状时才考虑手术治疗。

二、肩胛颈骨折

(一) 致伤机制

肩胛颈骨折（scapular neck fracture）主要由作用于手掌、肘部的传导暴力所引起，但也见于外力撞击肩部的直接暴力所致。前者的远端骨片多呈一完整的块状，明显移位少见；后者多伴有肩胛盂骨折，且骨折块可呈粉碎状（图8-2）。

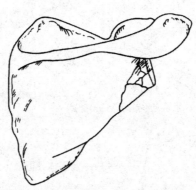

图8-2　肩胛颈粉碎状骨折示意图

(二) 临床表现

1. 疼痛　局限于肩部，肩关节活动时疼痛加重。压痛点多呈环状，并与骨折线相一致。
2. 肿胀　见于有移位骨折，显示"方肩"样外形，锁骨下窝可完全消失，无移位骨折则变形不明显。
3. 活动受限　一般均较明显，尤其是有移位骨折活动受限更严重。如将肩胛骨下角固定活动肩关节时除剧痛外，还可闻及骨擦音；对一般病例无须此种检查。

(三) 诊断

1. 外伤史　一般均较明确。
2. 临床症状特点　以肩部症状为主。
3. X线片　能够较容易地显示骨折线及其移位情况。伴有胸部伤，或X线片显示不清的，可行CT扫描检查。

（四）治疗

1. 无移位　上肢悬吊固定3~5周。X线片证明骨折已临床愈合时，可逐渐开始功能锻炼。
2. 有移位　闭合复位后行外展架固定。年龄超过55岁者，可卧床牵引以维持骨折对位，一般无须手术治疗。对于移位超过1cm及旋转超过40°者，保守治疗效果较差，可通过后方Judet入路行切开复位重建钢板内固定术。术中可在冈下肌和小圆肌间进入，显露肩胛骨外侧缘、肩胛颈及肩关节后方。术中需防止肩胛上神经损伤。

（五）预后

肩胛颈骨折患者预后一般均良好。

三、肩胛盂骨折

（一）致伤机制及分型

肩胛盂骨折（fractures of the glenoid）多由来自肩部的直接传导暴力，通过肱骨头作用于肩胛盂引起。视暴力强度与方向的不同，骨折片的形态及移位程度可有显著性差异，可能伴有肩关节脱位（多为一过性）及肱骨颈骨折等。骨折形态以盂缘撕脱及压缩性骨折为多见，也可遇到粉碎性骨折（图8-3）。

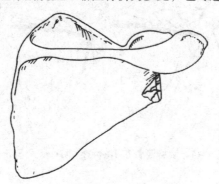

图8-3　肩胛盂粉碎性骨折示意图

常采用Ideberg-Gross分型（图8-4）：
1. Ⅰ型　关节盂缘骨折，又分为ⅠA型：前方关节盂缘骨折；ⅠB型：后方关节盂缘骨折。
2. Ⅱ型　关节盂横断骨折，骨折线分为横形或斜形，累及关节盂下方。
3. Ⅲ型　关节盂上方骨折，骨折线向内上达到喙突基底，常合并肩峰骨折、锁骨骨折及肩锁关节脱位等肩关节上方悬吊复合体（superior shoulder suspensory complex，SSSC）的损伤。
4. Ⅳ型　关节盂横断骨折，骨折线向内到达肩胛骨内缘。
5. Ⅴ型　Ⅳ型伴Ⅱ、Ⅲ型或同时伴Ⅱ和Ⅲ型。
6. Ⅵ型　整个关节盂的粉碎性骨折，伴或不伴肱骨头半脱位。

（二）临床表现

由于骨折的程度及类型不同，症状差别也较大，基本症状与肩胛颈骨折相似。

（三）诊断

除外伤史及临床症状外，主要依据X线片进行诊断及鉴别诊断。X线投照方向除常规的前后位及侧位外，应加拍腋窝位，以判定肩盂的前缘、后缘有无撕脱性骨折。CT平扫或三维重建有助于判断骨折的移位程度。

（四）治疗

肩胛盂骨折是肩胛骨骨折中在处理上最为复杂的一种。依据骨折类型的不同，治疗方法有明显的差异。

1. 非手术治疗　适用于高龄患者，可行牵引疗法，并在牵引下进行关节活动。牵引持续时间一般为3~5周，不宜超过6周。Ⅵ型骨折应采用非手术治疗。

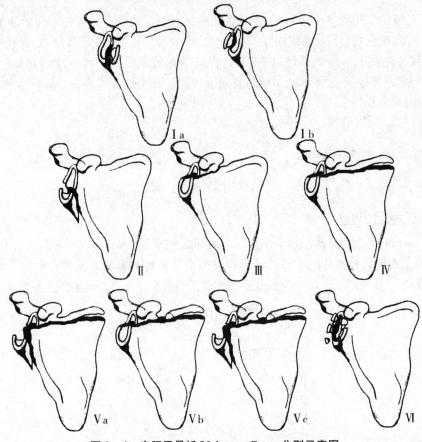

图8-4 肩胛盂骨折Ideberg-Gross分型示意图

2. 手术治疗 手术治疗目的在于恢复关节面平整，避免创伤性关节炎，防止肩关节不稳定。对关节盂移位大于2mm、肱骨头存在持续半脱位或不稳定者，合并SSSC损伤者可行手术切开复位内固定术。根据不同的骨折类型，选择前方及后方入路，用拉力螺钉固定骨折。关节内不可遗留任何骨片，以防继发损伤性关节炎。关节囊撕裂者应进行修复。术后患肢以外展架固定。

3. 畸形愈合 以功能锻炼疗法为主。畸形严重已影响关节功能及疼痛明显的，可行关节盂修整术或假体置换术。

（五）预后

肩胛盂骨折患者一般预后较佳，只有关节面恢复不良而影响肩关节活动的，多需采取手术等补救性措施。

四、肩峰骨折

因该骨块坚硬且骨突短而不易骨折，故肩峰骨折（acromion fracture）较少见。

（一）致伤机制

主要有以下两种机制：

1. 直接暴力 即来自肩峰上方垂直向下的外力，骨折线多位于肩锁关节外侧。

2. 间接传导暴力 当肩外展或内收位时跌倒，因肱骨大结节的杠杆顶撬作用而引起骨折，骨折线多位于肩峰基底部。

（二）临床表现

1. 疼痛 局部疼痛明显。

2. 肿胀　其解剖部位浅表，故局部肿胀显而易见，多伴有皮下瘀血或血肿形成。
3. 活动受限　外展及上举动作受限，无移位骨折者较轻，合并肩锁关节脱位或锁骨骨折者较明显。
4. 其他　除注意有无伴发骨折外，应注意有无臂丛神经损伤。

(三) 诊断依据

1. 外伤史　注意外力的方向。
2. 临床表现　以肩峰局部为明显。
3. X 线片　均应拍摄前后位、斜位及腋窝位，可较全面地了解骨折的类型及特点；在阅片时应注意与不闭合的肩峰骨骺相鉴别：

(四) 治疗

视骨折类型及并发伤的不同而酌情采取相应的措施。
1. 无移位　将患肢用三角巾或一般吊带制动即可。
2. 手法复位　指通过将患肢屈肘、贴胸后，由肘部向上加压可达复位目的，可采用肩－肘－胸石膏固定；一般持续固定 4~6 周。
3. 开放复位内固定术　手法复位失败的，可行开放复位张力带固定；一般情况下不宜采用单纯克氏针固定，以防其滑动移位至其他部位。

(五) 预后

肩峰骨折患者一般预后良好。如复位不良可引起肩关节外展受限及肩关节周围炎等后果。

五、喙突骨折

喙突骨折（coracoid fracture）相当少见，主因其位置深在，且易漏诊。

(一) 致伤机制

1. 直接暴力　多因严重暴力所致，一般与其他损伤伴发。
2. 间接暴力　当肩关节前脱位时，因肱骨头撞击及杠杆作用所致。
3. 肌肉韧带撕脱暴力　肩锁关节脱位时，喙肱肌和肱二头肌短头猛烈收缩或喙锁韧带牵拉，可引起喙突撕脱性骨折，此时骨折片多伴有明显移位。

(二) 临床表现

因解剖部位深在，主要表现为局部疼痛和屈肘、肩内收及深呼吸时肌肉收缩的牵拉痛。个别病例可合并臂丛神经受压症状。

(三) 诊断

除外伤史及临床表现外，主要依据 X 线片检查，拍摄前后位、斜位及腋窝位。

(四) 治疗

无移位及可复位者，可行非手术疗法；移位明显或伴有臂丛神经症状者，宜行探查术、开放复位及内固定术；晚期病例有症状者，也可行喙突切除及联合肌腱固定术。

六、肩胛冈骨折

肩胛冈骨折多与肩胛体部骨折同时发生，少有单发。诊断及治疗与体部骨折相似。

七、浮肩

25% 的肩胛骨骨折合并同侧锁骨骨折或肩锁关节脱位，称为浮肩损伤（floating shoulderinjury, FSI）。如治疗不当，可致肩关节功能障碍。

(一) 致伤机制

Gross 提出了肩关节上方悬吊复合体（SSSC）的概念，指出其是维持肩关节稳定的重要结构，并解释了其病理意义。SSSC 由锁骨外侧端、肩锁关节及其韧带、肩峰、肩胛盂、喙突及喙锁韧带所组成的环形结构。上方支柱为锁骨中段,下方支柱为肩胛体外侧部和肩胛冈。SSSC 一处骨折或韧带损伤时,对其稳定性影响较小,不发生明显的骨折移位或脱位;有 2 处或 2 处以上部位损伤时,才会造成不稳定,形成浮肩,并有手术指征。了解 SSSC 的构成有助于浮肩治疗方案的选择。浮肩中肩胛带由于失去锁骨的骨性支撑悬吊作用,使得肩胛颈骨折移位和不稳定,其移位程度主要取决于同侧锁骨骨折或肩锁关节脱位。当肩关节悬吊的稳定性受到严重破坏时,局部肌肉的拉力和患肢重量将使骨折远端向前、下、内侧旋转移位。这种三维方向的移位可使肩峰及盂肱关节周围肌群的起止关系和结构长度发生改变,造成肩胛带严重短缩,从而导致肩关节外展乏力、活动度下降等功能障碍。

(二)诊断

通过 X 线片,诊断一般并不困难。为了判断损伤程度,除常规前后位外,还应通过肩胛骨外侧穿胸投照侧位。如怀疑肩锁关节损伤,有时还须加拍 45°斜位片。CT 扫描对准确判断损伤的程度很有价值。

(三)治疗

为恢复肩关节的动力平衡,首先需恢复锁骨的完整性和稳定性。

1. 非手术治疗 适用于肩胛颈骨折移位小于 5mm 者,非手术治疗疗效等于或优于手术治疗,且无并发症的风险。患肢制动,8 周后开始功能锻炼。

2. 切开复位内固定术 适用于肩胛颈骨折移位大于 5mm 或非手术治疗中继发骨折移位者。通常对锁骨进行切开复位内固定术即可。通过完整的喙锁韧带和喙肩韧带的牵拉来达到肩胛颈骨折复位,也可同时进行肩胛颈和锁骨骨折钢板内固定术。肩胛颈部切开复位钢板内固定须防止伤及肩关节囊、旋肩胛肌,特别是小圆肌,以免削弱肩关节的活动范围,尤其是外旋功能。术后患者早期行功能锻炼,最大限度地避免创伤及手术后"冻结肩"的发生。

(周万里)

第二节 锁骨骨折

锁骨为长管状骨,呈"S"形架于胸骨柄与肩胛骨之间,成为连接上肢与躯干之间唯一的骨性支架。因其较细及其所处解剖地位特殊,易受外力作用而引起骨折,属于门急诊常见的损伤之一,约占全身骨折的 5%;幼儿更为多见。通常将锁骨骨折(clavicle fracture)分为远端(外侧端)、中段及内侧端骨折。因锁骨远端和内侧端骨折的治疗有其特殊性,以下将进行分述。

一、致伤机制

多见于平地跌倒手掌或肩肘部着地的间接传导暴力所致,直接撞击等暴力则较少见(图 8-5A)。骨折部位好发于锁骨的中外 1/3 处,斜形多见。直接暴力所致者,多属粉碎性骨折,其部位偏中段。幼儿骨折时,因暴力多较轻、小儿骨膜较厚,常以无移位或轻度成角畸形多见。产伤所致锁骨骨折也可遇到,多无明显移位。成人锁骨骨折的典型移位(图 8-5B)所示:内侧断端因受胸锁乳突肌作用向上后方移位,外侧端则因骨折断端本身的重力影响而向下移位。由于胸大肌的收缩,断端同时出现短缩重叠移位。个别病例骨折端可刺破皮肤形成开放性骨折,并有可能伴有血管神经损伤(图 8-5C),主要是下方的臂丛神经及锁骨下动、静脉,应注意检查,以防引起严重后果。直接暴力所致者还应注意有无肋骨骨折及其他胸部损伤。

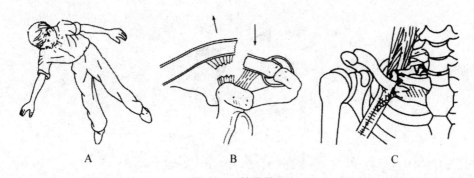

图 8-5 锁骨骨折
A. 致伤机制；B. 典型移位；C. 易引起血管神经损伤

二、临床表现

1. 疼痛　多较明显，幼儿跌倒后啼哭不止，患肢拒动。切勿忘记脱衣检查肩部，否则易漏诊，年轻医师在冬夜值班时尤应注意。
2. 肿胀与畸形　除不完全骨折外，畸形及肿胀多较明显。因其浅在，易于检查发现及判断。
3. 压痛及传导叩痛　对小儿青枝骨折，可以通过对锁骨触诊压痛的部位来判断，并结合传导叩痛的部位加以对照。
4. 功能受限　骨折后患侧上肢运动明显受限，特别是上举及外展时因骨折端的疼痛而中止。
5. 其他　注意上肢神经功能及桡动脉搏动，异常者应与健侧对比观察，以判定有无神经血管损伤；对直接暴力所致者，应对胸部认真检查，以除外肋骨骨折及胸腔损伤。

三、诊断

1. 外伤史　多较明确。
2. 临床表现　如前所述，应注意明确有无伴发伤。
3. X 线片　不仅可明确诊断，还有利于对骨折类型及移位程度的判断；有伴发伤者，可酌情行 CT 或 MR 检查。

四、治疗

根据骨折类型、移位程度酌情选择相应疗法。

（一）青枝骨折

无移位者以"8"字绷带固定即可，有成角畸形的，复位后仍以"8"字绷带维持对位。有再移位倾向较大的儿童，则以"8"字石膏为宜。

（二）成年人无移位骨折

以"8"字石膏绷带固定 6~8 周，并注意对石膏塑形以防止发生移位。

（三）有移位骨折

均应在局麻下先行手法复位，之后再施以"8"字石膏固定，操作要领如下：患者端坐、双手叉腰挺胸、仰首及双肩后伸。术者立于患者后方，双手持住患者双肩前外侧处（或双肘外侧）朝后上方用力，使其仰伸挺胸；同时用膝前部抵于患者下胸段后方形成支点（图 8-6），这样可使骨折获得较理想的复位。在此基础上再行"8"字石膏绷带固定。为避免腋部血管及神经受压，在绕缠石膏绷带全过程中，助手应在蹲位状态下用双手中、食指呈交叉状置于患者双侧腋窝处。石膏绷带通过助手双手中、食指绕缠，并持续至石膏绷带成形为止。在一般情况下，锁骨骨折并不要求完全达到解剖对位，只要不是非常严重的移位，骨折愈合后均可获得良好的功能。

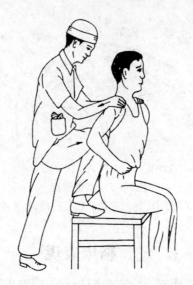

图8-6 锁骨骨折手法复位示意图

（四）开放复位及内固定

1. 手术适应证　主要用于以下几种病例。

（1）有神经血管受压症状，经一般处理无明显改善或加重。

（2）手法复位失败的严重畸形。

（3）因职业关系，如演员、模特儿及其他舞台表演者，需双肩外形对称美观者，可放宽手术标准。

（4）其他：包括合并胸部损伤、骨折端不愈合或晚期畸形影响功能或职业者等。

2. 手术病例选择　如下所述。

（1）中段骨折钢板固定：目前应用最广泛，适用于中段各类型骨折，可选用锁骨重建钢板或锁定钢板内固定（图8-7），钢板置于锁骨上方或前方。钢板置于锁骨上方时钻孔及拧入螺钉时应小心，防止过深伤及锁骨下静脉及胸腔内容物。

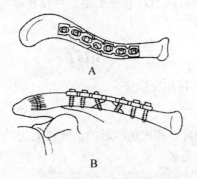

图8-7 锁骨中段骨折钢板螺钉内固定示意图
A. 上方观；B. 前方观

（2）髓内固定：适用于中段横断骨折，多用带螺纹钢针或尾端带加压螺纹帽的钛弹性髓内钉经皮固定骨折，以防术后钢针滑移，半数患者可闭合复位内固定。现已较少用克氏针固定锁骨中段骨折（图8-8），因为其易滑移，向外侧移位可致骨折端松动、皮下滑囊形成。文献曾有克氏针术后移位刺伤脊髓神经、滑入胸腔的报道。

（3）MIPO技术：即经皮微创接骨术（minimal invasive percutaneous osteosynthesis，MIPO），考虑肩颈部美观因素，通过小切口经皮下插入锁定钢板进行内固定。

3. 术后处理　患肩以三角巾或外展架（用于固定时间长者）制动，并加强功能锻炼。

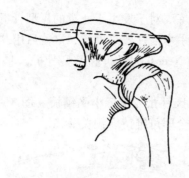

图8-8 锁骨骨折克氏针内固定示意图

五、预后

除波及肩锁或胸锁关节及神经血管或胸腔受损外,绝大多数锁骨骨折患者预后均佳。一般畸形及新生的骨痂多可自行改造。

(周万里)

第三节 锁骨两端骨折

一、锁骨远端骨折

锁骨远端骨折(distal clavicle fracture)与锁骨中段骨折不同,由于涉及肩锁关节,治疗有其特殊性。

(一)分类及病理

最常用为 Neer 分型:

1. Neer Ⅰ型 附着于骨折近端的喙锁韧带保持完整。
2. Neer Ⅱ型 附着于骨折远端的喙锁韧带与近折端断裂分离,又分为两个亚型:

(1)ⅡA型:锥状韧带和斜方韧带都保持完整,且两者均位于远端骨折块,骨折常在锁骨中远1/3交界处产生一短斜形骨折线。

(2)ⅡB型:锥状韧带断裂,斜方韧带附着于远端骨折块保持完整,骨折线常在锥状韧带断裂和斜方韧带附着之间,较ⅡA型更垂直锁骨,也位于锁骨更远端。

3. Neer Ⅲ型 骨折累及肩锁关节面。

由于喙锁韧带无损伤,Neer Ⅰ型和Ⅲ型属稳定型骨折。Ⅱ型骨折由于失去喙锁韧带对骨折近端的牵拉,骨折不稳定,易移位,非手术治疗不愈合率为30%,需二期切除锁骨远端以解除疼痛。

4. Ⅳ型 Craig 在此基础上又增加了Ⅳ型——儿童远端骨折伴骨膜脱套伤,骨折内侧端从骨膜袖脱出并骑跨重叠,骨膜袖中会填充新骨,锁骨重塑形。

5. Ⅴ型 锁骨远端粉碎性骨折,喙锁韧带与远、近骨折端均不相连,而与粉碎性骨折块相连,较Ⅱ型更不稳定、不愈合率更高。

(二)诊断

除常规前后位及侧位X线片外,还需要判断有无合并韧带损伤。Neer建议在摄前后位片时必须包括双侧肩关节,每侧腕关节悬吊5kg重物,如锁骨近端与喙突间距增大,提示有附着于骨折近端的韧带损伤。X线片不能确诊断时,可用CT扫描进一步明确诊断。

(三)治疗

根据骨折类型选用相应的治疗方案:

1. 非手术治疗 适用于稳定的 Neer Ⅰ型和Ⅲ型骨折,包括手法复位、肩肘吊带或肩胸石膏固定6

周。去除固定后行肩部理疗及功能锻炼。对于发生于儿童的Ⅳ型骨折，因儿童锁骨外侧端骨膜鞘大多完整，具有很强的愈合和塑形能力，非手术治疗效果满意，复位后用"8"字带固定3~4周。

2. 手术治疗　主要用于不稳定的Neer Ⅱ型骨折和Ⅴ型骨折，非手术治疗后出现肩锁关节创伤性关节炎的Ⅲ型骨折。手术技术分为四大类：

（1）单纯骨折固定技术：采用克氏针张力带、小T钢板（图8-9）及锁骨钩钢板固定骨折。术中一般不修复或重建喙锁韧带，骨折愈合即可维持肩锁关节稳定。

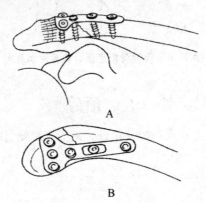

图8-9　锁骨外1/3骨折钢板内固定术示意图
A. 前方观；B. 上方观

（2）喙突锁骨间固定：将骨折近端与喙突坚固固定，从而起到骨折复位作用，可用螺钉、钢丝张力带、微型骨锚等固定，一般不修复或重建喙锁韧带。

（3）喙锁韧带动力性重建：行喙突尖移位重建喙锁韧带（Dewar手术），或术中发现锁骨远端骨折块较小且粉碎严重而无法保留时，可一期行Weaver-Dunn手术，即切除锁骨远端并将联合腱外侧1/2部分进行喙锁韧带重建。

（4）锁骨外端切除术：多用于骨不连或后期合并创伤性关节炎的Ⅲ型骨折。切除锁骨远端1.5cm以内对肩锁关节的稳定性无明显影响。

（四）预后

手术和非手术效果均较好，但非手术治疗所致骨折畸形愈合及不愈合率较高。

二、锁骨内侧端骨折

锁骨内侧骨折是由间接暴力作用于锁骨外侧而导致的内侧骨折。如肋锁韧带完整并与锁骨骨折外端相连，骨折移位程度轻或无移位。在常规X线前后位片上，锁骨内侧与肋骨、椎体及纵隔影重叠，常与胸锁关节相混淆。锁骨内侧端骨折易漏诊，尤其是儿童锁骨内侧骨骺损伤，CT扫描有助于诊断。多数患者进行上肢悬吊即可，若合并血管神经损伤行探查时，骨折处应行内固定，以解除血管神经压迫。对锁骨内侧端骨折多数不建议用金属针固定，因若针游走，可出现严重后果。

（周万里）

第四节　肱骨近端骨折

肱骨近端骨折（proximal humerus fracture）多发于老年患者，骨质疏松是骨折多发的主要原因。年轻患者多因高能量创伤所致。

目前最为常用的为Neer分型，将肱骨近端骨折分为4个主要骨折块：关节部或解剖颈、大结节、小结节、骨干或外科颈。并据此将移位的骨折分为2部分、3部分及4部分骨折（图8-10）。此外，常用的还有AO分类，基于损伤和肱骨头缺血坏死的危险性，将骨折分为A（关节外1处骨折）、B（关节外2处骨折）及C（关节内骨折）三大类，每类有3个亚型，分类较为复杂。以下仍结合传统分类进行分述。

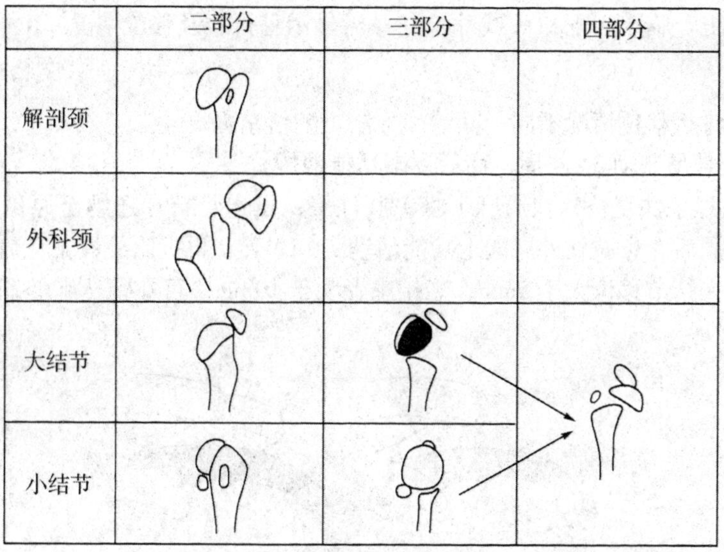

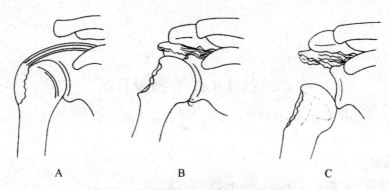

图8-10 肱骨近端骨折Neer分型示意图

一、肱骨大结节骨折

根据骨折的移位情况，肱骨大结节骨折（greater tuberosity fracture of the humerus）可分3种类型（图8-11），少数为单独发生，大多系肩关节前脱位时并发，因此，对其诊断应从关节脱位角度加以注意。

图8-11 肱骨大结节骨折分型示意图
A. 无移位型；B. 移位型；C. 伴有肩关节脱位的大结节骨折

（一）致伤机制

1. 直接暴力　指平地跌倒肩部着地、重物直接撞击，或肩关节前脱位时大结节碰击肩峰等。骨折以粉碎型居多，但少有移位者。

2. 间接暴力　跌倒时由于上肢处于外展外旋位，致使冈上肌和冈下肌突然收缩，以致大结节被撕脱形成伴有移位，和暴力较小相比，骨折可无明显移位。

（二）临床表现

如伴有肩关节脱位、还未复位的，则主要表现为肩关节脱位的症状与体征，可参见有关章节。已复位或未发生肩关节脱位的，则主要有以下几种表现。

1. 疼痛　于肩峰下方有痛感及压痛，但无明显传导叩痛。
2. 肿胀　由于骨折局部出血及创伤性反应，显示肩峰下方肿胀。

3. 活动受限　肩关节活动受限，尤以外展外旋时最为明显。

（三）诊断

主要依据：外伤史、临床表现和 X 线片检查（可显示骨折线及移位情况）。

（四）治疗

根据损伤机制及骨折移位情况不同，其治疗方法可酌情掌握。

1. 无移位　上肢悬吊制动 3~4 周，而后逐渐功能锻炼。

2. 有移位　先施以手法复位，在局麻下将患肢外展，压迫骨折片还纳至原位，之后在外展位上用外展架固定。固定 4 周后，患肢在外展架上功能活动 7~10 天，再拆除外展架让肩关节充分活动。手法复位失败的年轻患者大结节移位大于 5mm，老年患者大于 10mm，可在臂丛麻醉下行开放复位及内固定术（图 8-12）。

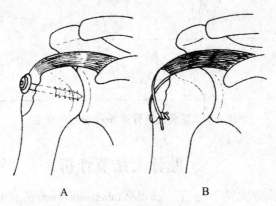

图 8-12　肱骨大结节骨折常用的固定方法示意图
A. 螺丝钉内固定；B 张力带固定

（五）预后

肱骨近端骨折患者预后一般良好。

二、肱骨小结节撕脱骨折

除与肩关节脱位及肱骨近端粉碎性骨折伴发外，单独发生肱骨小结节骨折（lesser tuberosity fracture of the humerus）者罕见。

（一）发生机制

由肩胛下肌突然猛烈收缩牵拉所致，并向喙突下方移位。

（二）临床表现

主要表现为局部疼痛、压痛、肿胀及上肢外旋活动受限等，移位明显的可于喙突下方触及骨折片。

（三）诊断

除外伤史及临床症状外，主要依据 X 线片进行诊断。

（四）治疗

1. 无移位　上肢悬吊固定 3~4 周后即开始功能锻炼。

2. 有移位　将上肢内收、内旋位制动多可自行复位，然后用三角巾及绷带固定 4 周左右，复位失败且移位严重者，可行开放复位及内固定术。

3. 合并其他骨折及脱位　将原骨折或脱位复位后，多可随之自行复位。

三、肱骨头骨折

临床上肱骨头骨折（humeral head fracture）较为少见，但其治疗甚为复杂。

(一) 致伤机制

与直接暴力所致的肱骨大结节骨折发生机制相似，即来自侧方的暴力太猛，可同时引起大结节及肱骨头骨折；或是此暴力未造成大结节骨折，而是继续向内传导以致引起肱骨头骨折。前者骨折多属粉碎状，而后者则以嵌压型多见。

(二) 临床表现

因属于关节内骨折，临床症状与前两者略有不同。

1. 肿胀　肩关节弥漫性肿胀，范围较大，主要由于局部创伤反应及骨折端出血积于肩关节腔内所致，嵌入型则出血少，因而局部肿胀也轻。
2. 疼痛及传导叩痛　除局部疼痛及压痛外，叩击肘部可出现肩部的传导痛。
3. 活动受限　活动范围明显受限，粉碎性骨折患者受限更严重，骨折嵌入较多、骨折端相对较为稳定的，受限则较轻。

(三) 诊断

依据外伤史、临床症状及 X 线片诊断多无困难，X 线片应包括正侧位，用来判定骨折端的移位情况。

(四) 治疗

根据骨折类型及年龄等因素不同，对其治疗要求也有所差异。

1. 嵌入型　无移位的仅以三角巾悬吊固定 4 周左右。有成角移位的应先行复位，青壮年患者以固定于外展架上为宜。
2. 粉碎型　手法复位后外展架固定 4～5 周。手法复位失败时可将患肢置于外展位牵引 3～4 周，并及早开始功能活动。也可行开放复位及内固定术，内固定物切勿突出到关节腔内，以防继发创伤性关节炎（图 8-13）。开放复位后仍无法维持对位或关节面严重缺损（缺损面积超过 50%）的，可采取人工肱骨头置换术，更加适用于年龄 60 岁以上的老年患者。

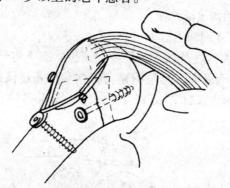

图 8-13　肱骨头骨折开放复位内固定示意图

3. 游离骨片者　手法复位一般难以还纳，可行开放复位；对难以还纳者，可将其摘除。
4. 晚期病例　对于晚期病例应以补救性手术为主，包括关节面修整术、肱二头肌腱的腱沟修整术、关节内游离体摘除术、肩关节成形术及人工肩关节置换术等。

四、肱骨近端骨骺分离

肱骨近端骨骺分离（separation of the proximal humeral epiphysis）在骨骺闭合前均可发生，但以 10～14 岁学龄儿童多见，易影响到肱骨的发育，应引起重视。

(一) 致伤机制

肱骨近端骨骺一般于 18 岁前后闭合，在闭合前该处解剖学结构较为薄弱，可因作用于肩部的直接暴力，或通过肘、手部向上传导的间接暴力而使骨骺分离。外力作用较小时，仅使骨骺线损伤，断端并无移位;作用力大时,则骨骺呈分离状,且常有1个三角形骨片撕下。根据骨骺端的错位情况可分为稳定型与不稳定型,前者则指骨骺端无移位或移位程度较轻者;后者指向前成角大于30°,且前后移位超过横断面1/4者,此多见于年龄较大的青少年(图8-14)。

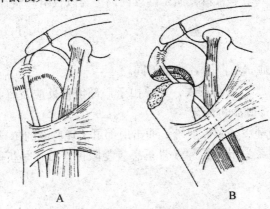

图8-14 肱骨上端骨骺分离示意图
A. 正常状态;B. 骨骺分离

(二)临床表现

肱骨近端骨骺分离与一般肱骨外科颈骨折相似,患者年龄多在18岁以下,为骨骺发育期,个别病例可达20岁。

(三)诊断

主要根据外伤史、患者年龄、临床症状及X线片所见等进行诊断。无移位的则依据于骨骺线处的环状压痛、传导叩痛及软组织肿胀阴影等。

(四)治疗

根据骨骺移位及复位情况而酌情灵活掌握。

1. 无移位 一般悬吊固定3~4周即可。
2. 有移位 先行手法复位。多需在外展、外旋及前屈位状态下将骨骺远折端还纳原位,之后以外展架固定4~6周。手法复位失败而骨骺端移位明显(横向移位超过该处直径1/4时),且不稳定型者则需开放复位,之后用损伤较小的克氏针2~3根交叉固定(图8-15),并辅助上肢外展架固定,术后3周拔除。

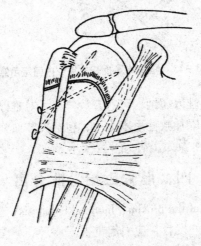

图8-15 骨骺分离用克氏针交叉固定示意图

（五）预后

肱骨近端骨骺分离患者一般预后良好。错位明显，或外伤时骨骺损伤严重的，则有可能出现骨骺发育性畸形，主要表现为上臂缩短（多在3cm以内）及肱骨内翻畸形，但在发育成人后大多被塑形改造而消失。

五、肱骨外科颈骨折

肱骨外科颈骨折（surgical neck fracture of the humerus）较为多见，占全身骨折的1%左右，多发于中老年患者。该年龄的患者此处骨质大多较为疏松、脆弱，易因轻微外力而引起骨折。

（一）致伤机制及分型

因肱骨骨质较薄，较易发生骨折。根据外伤时机制不同，所造成的骨折类型各异；临床上多将其分为外展型及内收型两类，实际上还有其他类型，如粉碎型等。Neer分型也较为常用。

1. 外展型 跌倒时患肢呈外展状着地，由于应力作用于骨质较疏松的外科颈部而引起骨折。骨折远侧端全部、大部或部分骨质嵌插于骨折的近侧端内（图8-16）。多伴有骨折端向内成角畸形，临床上最为多见。

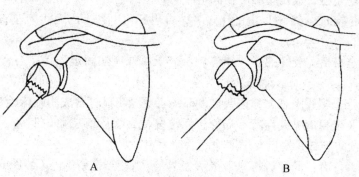

图8-16 肱骨外科颈骨折外展型示意图
A. 嵌入型；B. 部分嵌入型

2. 内收型 指跌倒时上肢在内收位着地时所发生的骨折，在日常生活中此种现象较少遇到。在发生机制上，患者多处于前进状态下跌倒，以致手掌或肘部由开始的外展变成内收状着地，且身体多向患侧倾斜，患侧肩部随之着地。因此，其在手掌及肘部着地，或肩部着地的任何一种外伤机制中发生骨折。此时骨折远端呈内收状，而肱骨近端则呈外展外旋状，以致形成向前、向外的成角畸形（图8-17）。了解这一特点，将有助于骨折的复位。

3. 粉碎型 更为少见，由外来暴力直接打击所致，移位方向主要取决于暴力方向及肌肉的牵拉力。此型在治疗上多较复杂，且预后不如前两者为佳。

（二）临床表现

肱骨外科颈骨折与其他肩部骨折的临床表现大致相似，但其症状多较严重。

1. 肿胀 因骨折位于关节外，局部肿胀较为明显，内收型及粉碎性骨折患者更为严重。可有皮下瘀血等。

2. 疼痛 外展型者较轻，其余二型多较明显，活动上肢时更为严重，同时伴有环状压痛及传导叩痛。

3. 活动受限 内收型和粉碎型患者最为严重。

4. 其他 应注意有无神经血管受压或受刺激症状；错位明显者患肢可出现短缩及成角畸形。

（三）诊断

1. 外伤史 多较明确，且好发于老年患者。

2. 临床表现 均较明显，易于检查。

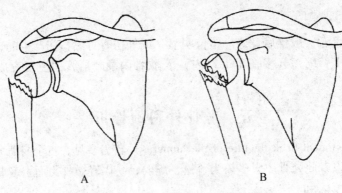

图 8-17 肱骨外科颈骨折内收型示意图
A. 轻度；B. 中度

3. X 线片检查　需拍摄正位及侧位片，并以此决定分型及治疗方法的选择。

（四）治疗

1. 外展型　多属稳定型，成角畸形可在固定的同时予以矫正，一般多不用另行复位。

（1）中老年患者：指 60～65 岁以上的年迈者，可用三角巾悬吊固定 4 周左右，等到骨折端临床愈合后，早期功能活动。

（2）青壮年：指全身情况较好的青壮年患者，应予以外展架固定，并在石膏塑形时注意纠正其成角畸形。

2. 内收型　在治疗上多较困难，移位明显的高龄者更为明显，常成为临床治疗中的难题。

（1）年迈、体弱及全身情况欠佳者：局麻下手法复位，之后以三角巾制动，或对肩部宽胶布及绷带固定。这类病例以预防肺部并发症及早期功能活动为主。

（2）骨折端轻度移位者：局麻后将患肢外展、外旋位置于外展架上（外展 60°～90°，前屈 45°），在给上肢石膏塑形时或塑形前施以手法复位，主要纠正向外及向前的成角畸形。操作时可让助手稍许牵引患肢，术者一手在骨折端的前上方向后下方加压，另一手掌置于肘后部向前加压，这样多可获得较理想的复位。X 线片或透视证实对位满意后，将患肢再固定于外展架上。

（3）骨折端明显移位者：需将患肢置于上肢螺旋牵引架上，一般多采取尺骨鹰嘴骨牵引，或牵引带牵引，在臂丛麻醉或全麻下先行手法复位，即将上肢外展、外旋（图 8-18）。并用上肢过肩石膏固定，方法与前述相似。X 线片证明对位满意后再以外展架固定，并注意石膏塑形。

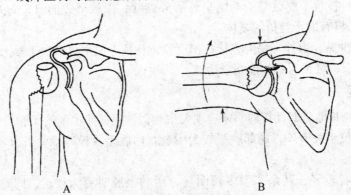

图 8-18 对肱骨外科颈骨折移位明显者，可将远端外展外旋对合示意图
A. 移位状态；B. 上肢外展对位状

（4）手法复位失败者

1）牵引疗法：即尺骨鹰嘴克氏针牵引，患肢置于外展 60°～90°，前屈 30°～45°位持续牵引 3～5 天。拍片显示已复位者，按 2 法处理。复位欠佳者，应按 3 法再次手法复位及外展架固定。此时因局部

肿胀已消退，复位一般较为容易。对位仍不佳者，则行开放复位和内固定术。

2）开放复位和内固定术：用于复位不佳的青壮年及对上肢功能要求较高者，可行切开复位及内固定术，目前多选用肱骨近端锁定钢板（图8-19）或支撑钢板内固定，以往多选用多根克氏针交叉内固定、骑缝钉及螺纹钉内固定术等（图8-20）。操作时不能让内固定物进入关节，内固定不确实者应加用外展架外固定。

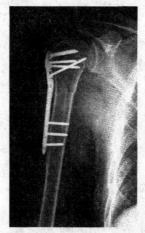

图8-19 肱骨近段骨折锁定钛板固定

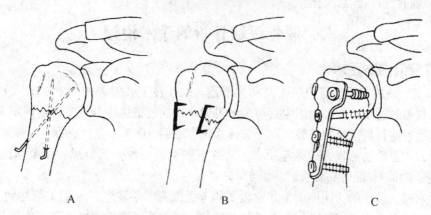

图8-20 以往肱骨外科颈骨折常用内固定方法示意图

3）肱骨颈粉碎性骨折：由于复位及内固定均较困难，非手术治疗时宜行牵引疗法。在尺骨鹰嘴克氏针牵引下，肩外展及上臂中立位持续牵引3~4周，而后更换三角巾或外展架固定，并逐渐开始功能活动。牵引重量以2~3kg为宜，切勿过重。在牵引过程中可拍片观察。对于老年患者，若能耐受手术，首选切开复位肱骨近端锁定钢板内固定术，也可一期行人工肩关节置换术（图8-21）。

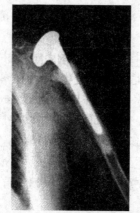

图8-21 人工肩关节置换术

4）合并大结节撕脱者：在按前述诸法治疗过程中多可自行复位，一般无须特殊处理。不能复位者可行钢丝及螺丝钉内固定术。采用肱骨近端锁定钢板内固定时，复位后用钢板的近端压住大结节维持复位，并用螺钉固定（图8-22）。

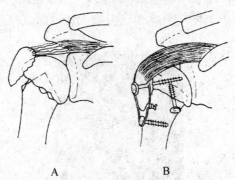

图8-22　对肱骨颈骨折合并大结节撕脱者以钛丝及螺钉内固定示意图
A. 术前；B. 内固定术后

（五）预后

肱骨外科颈骨折一般预后良好，肩关节大部功能可获恢复。老年粉碎型、有肱骨头缺血坏死及严重移位而又复位不佳的骨折，预后欠佳。

六、肱骨近端骨折的手术治疗

（一）开放复位内固定术

1. **手术适应证**　适用于手法复位失败及移位严重，以及对上肢要求较高者。实际上，近年由于内固定设计及手术技术的进步，加上内固定后肩关节可以早期功能锻炼，开放复位内固定术的手术适应证已大为拓宽，这是目前骨折治疗的趋势。对于具体病例可参照AO手术指征，即切开复位内固定患者主要包括年轻患者，或者活动量较大的老年患者，合并下列至少一种骨折情况：结节移位超过5mm；骨干骨折块移位超过20mm；肱骨头骨折成角大于45°。

决定是否手术时，患者的功能期望是非常重要的考虑因素。年轻患者希望重新达到受伤前的水平，活动量较大的老年患者希望能继续进行伤前的体育活动，其他患者则希望能恢复正常的日常生活。

2. **手术方法**　如下所述。

（1）胸大肌三角肌入路：切口起自喙突，向肱骨的三角肌方向延伸，在三角肌和胸大肌间隙进入，保护头静脉。将三角肌拉向外侧，切开喙肱筋膜，即可显露骨折端，手术中需注意结节间沟和肱二头肌长头腱的位置，是辨认各骨折块和复位情况的参考标志。

（2）经三角肌外侧入路：用于单独的大、小结节骨折及肩袖损伤。切口起自肩峰前外侧角的远端，向下不超过5cm（为防止腋神经损伤），沿三角肌前束和中间束分离达到三角肌下滑囊。

3. **内固定方法及种类**　如下所述。

（1）肱骨近端锁定钢板内固定：是目前最新的内固定器材，锁定钢板为解剖型设计，有独特的成角稳定性，并有缝合肩袖的小孔设计，尤其适用于骨骼粉碎严重及肱骨近端骨质疏松患者。

（2）MIPO技术：即经皮微创接骨术（minimal invasive percutaneous osteosynthesis，MIPO）。通过肩外侧横形小切口经三角肌插入锁定钢板，通过间接复位方法完成骨折内固定。可降低出血量，减少软组织剥离，保护肱骨头血运，有利于肩关节功能恢复，降低骨不连及肱骨头坏死等并发症。

（3）髓内钉：主要用于外科颈及干骺端多段骨折，而大小结节完整者，也可用于病理性骨折固定。

（4）其他：常用的还有支撑钢板及螺钉，以三叶草钢板首选。较陈旧的内固定，如多根克氏针交叉内固定、骑缝钉现已基本不用。

（二）肱骨近端粉碎性骨折的手术治疗

主要指 Neer 分类中的三部分和四部分骨折，或 AO 分型中 $C_1 \sim C_3$ 骨折，应首选切开复位内固定术进行肱骨近端重建。考虑到术中肱骨头不能重建、术后有复位丢失及肱骨头缺血坏死等因素，老年患者也可一期行半肩关节置换术。

（周万里）

第九章

胸椎和上腰椎损伤

对于胸腰椎脊柱外伤的患者，治疗的主要目的是保护生命，保护神经功能，除此之外还包括重建并维持脊柱的顺列和稳定性。由于胸腰椎骨折的患者常伴有其他损伤，因此处理这些患者时如何操作掌握以上原则是极富挑战性的。此外，合并有神经损伤或脊柱不稳定的患者必须得到最快速及时的治疗，这亦增加了医师治疗的复杂性。然而，如果医师能掌握脊柱的解剖，了解外伤的生物力学特点，熟悉脊柱外伤种种治疗方法的进展，治疗成功的机会也是非常大的。

第一节 解 剖

胸腰椎的特点是脊柱骨性结构、椎间盘和韧带间动态的复杂的相互作用。如果医师缺乏详尽的解剖知识，将难以对胸腰椎创伤做出正确的临床诊断和治疗选择。

人体脊柱包括12个胸椎脊椎、5个腰椎脊椎和相应的椎间盘。Stagnara 和同事研究了20~29 岁没有腰背痛的正常人的脊柱顺列。他们注意到在正常人群中差异很大，胸椎后凸的范围是 7°~63°，91% 是在 18°~51°。胸椎椎体和椎间盘呈楔形，后缘较前缘长，这样就形成了胸椎后凸的外形。胸腰交界段（T_{10}~L_2）后凸角度的正常范围是 0°~10°，大多数脊柱外伤集中于此。同年龄段正常人的腰椎前凸平均为 50°，范围是 32°~84°，其中 92% 的人是在 42°~74°。腰椎间盘前缘相对长，有助于形成腰椎前凸。

White 和 panjabi 测定了脊柱各部位的运动类。与颈椎和腰椎相比，胸椎的伸屈活动很少。颈椎（从枕骨到 C_7）平均每个运动节段的伸屈活动度是 13°，范围是 8°~17°。在 C_7~T_1，这个活动度降低至 9°，上胸椎（T_1~T_6）每个运动节段的活动是 4°。从 T_6~T_7 至 T_{12}~L_1 运动节段，伸屈活动逐渐从 5°增加到 12°。而腰椎各运动节段的平均伸屈度是 15°（范围是 12°~20°）。

与颈椎相比，胸椎侧屈活动的幅度较小。颈椎（从枕骨到 C_7）平均每个运动节段的侧屈活动度是 8°，而 T_1~T_{10} 各节段的侧屈活动是 6°。在 T_{10}~L_1 这一胸腰椎交界区，各节段侧屈增加到平均 8°。到了腰椎，这一活动下降到每节段 6°。胸廓和肋椎关节的存在是限制胸椎活动度的主要因素。

T_1~T_8 胸椎轴向旋转为平均每段 8°，T_{10} 以下降至每段 2°。胸椎比腰椎的轴向旋转幅度大，主要因为胸椎关节突关节是冠状面，而在腰椎为矢状面。这种关节突关节方向的改变移行区是 T_{10}~T_{12}。正是由于这种椎间关节方向的改变，下胸椎运动的特点与腰椎相似。在腰椎关节突关节逐渐变为矢状位，到 L_4~L_5 水平几乎为完全矢状位。这种排列方式显著限制了腰椎的旋转和侧屈活动。

胸腰椎交界区是脊柱中最易于受伤的节段。将近 50% 的椎体骨折和 40% 的脊髓损伤发生于 T_{10}~L_2。该处易受创伤的解释是，缺乏胸廓的限制和保护，以及椎间盘大小和形状的改变（在上胸椎和腰椎中段这一区域中，此变化相对急剧）。

脊髓圆锥常常始于 T_{11}，在大多数男性止于 L_1~L_2 椎间盘。在女性，圆锥止点更趋于头端。L_1~L_2 椎间盘远端腰椎管内的神经结构一般就是脊神经根（马尾）。而且此处侧支循环丰富，侧支位于神经根远端和脊髓近端，因而此处不易发生血管并发症，且脊髓损伤易恢复。与颈脊髓和脊髓圆锥相比，胸椎脊髓的血液供应较少，侧支循环欠丰富。1882 年，Adamkiewicz 描述了脊髓的血液供应，涉及了相对恒定的脊髓动脉,称之为髓总动脉或 Admkiewiez 动脉。因创伤、胸椎间盘突出、手术(外侧入路或后外侧胸腔外入路)可导致该动脉损伤,这可能导致严重的脊髓缺血,以至于瘫痪。大多数情况下,Admkiewicz 动脉起于左侧的 $T_{10}\sim T_{12}$ 肋间动脉,并入神经根袖,进入硬膜囊,然后跨越 13 个椎间盘,汇入脊髓前动脉。对于一些特定的手术入路,该动脉及其行程的解剖知识很重要,这也有助于解释适当的前路减压后一些神经损害仍然无法恢复。

与颈椎或腰椎相比,中胸椎的椎管比较狭窄。在 T_6 水平,椎管为圆形,直径为 16mm。而在中下颈椎,椎管尺寸是 23mm×14mm,在腰骶区是 26mm×17mm,因为胸椎管狭窄,需重视两个问题。首先,因为间隙小,即使微小的脊柱移位也可导致显著的脊髓压迫。

正如 Dommisse 和其他学者指出的,胸椎脊髓与椎管壁间的储备空间较小。尽管胸髓比颈膨大或腰膨大都细,储备间隙也狭窄。另外中下胸椎脊髓的血液供应是相对最少的,这也脊柱损伤中尤显重要。另一变异是脊髓圆锥的位置,它的止点可从 T_{12} 至 L_3 水平,在正常人群中的分布如钟形。

一般脊髓的横径比前后径大。Elliott 指出,颈膨大的最大处(常常是在 $C_5\sim C_6$),前后径是 7.7mm,横径是 13.2mm。胸椎最窄处横径为 8mm,前后径为 6.5mm,而腰膨大处分别为 9.6mm 和 8.0mm。这些尺寸与椎管的可用空间相关。Aebi 和 Thalgott 证实,胸椎最大截面处横径为 24.5mm,而前后径为 14.7mm,这与该处细小的脊髓相关。该处最大的储备空间横径为 17.2mm,前后径为 16.8mm。在腰膨大水平,此空间横径为 23.4mm,前后径为 17.4mm。一般来说,脊髓的前后径和横径是该水平椎管前后径和横径的一半。按照 Dommisse 的数据,胸椎椎管前后径变化较小,均约 13mm,到下胸段增加至 15mm。他测量的数据显示,椎弓根间距(横径)最小值为 15mm(约在 T_6 水平),在 $T_{10}\sim T_{11}$ 水平增加至 17mm。

腰椎椎弓根的形态测量因人而异,也因脊髓节段不同而变化。Zindrink 和同事们测量了 2 900 个椎弓根,测定了椎弓根峡部的宽度和其在横截面和矢状面上的角度。一般情况下胸椎椎弓根峡部的宽度比腰椎的窄得多。在横截面上,椎弓根角度从上胸椎的内聚(后向前方向)27°,至 T_{11} 的 1°,至 T_{12} 的 -4°。在 L_1 角度再次改为内聚约 11°,逐渐增加至 L_5 的 30°。Kothe 和同事研究了胸椎椎弓根的内部解剖结构,发现内壁是外壁厚度的 2~3 倍。这种厚度差异可解释插入椎弓根螺钉时为何椎弓根骨折常常出现于外壁。当考虑使用椎弓根螺钉固定胸椎和胸腰段创伤时,掌握这种大小和角度很重要。

屈曲时,正常的胸椎和胸腰交界段的运动中心位于椎间隙的中后 1/3 处。这个运动中心的位置使前方的压力力臂是后方张力力臂的 1/4。1957 年 Brown 和同事们发现约 400 磅张力使后方结构衰竭断裂。而相应的前方 1 200~1 600 磅的压力可破坏前方结构。掌握这些生物力学原则是理解脊柱稳定性(后面详述)的基础。在胸椎,人体的重心在脊柱前方。结果是胸椎和胸腰段静息时前方椎体是受压应力,而后方韧带受张力。正常情况下,胸椎前方的肋骨和后方粗壮的韧带(是张力)限制胸椎前屈。而在腰椎,尤其是在明显前凸的下腰椎,重心位于后方,后方结构提供了约 30% 的支撑力。脊柱损伤后这些需要考虑的事项对于重建并维持脊柱序列很重要。

胸腰椎解剖的一个重要部分是连接骨性结构的软组织。韧带、椎间盘和肌肉间复杂的相互关系既控制脊柱的运动又维持其稳定性。胸腰椎脊柱软组织的创伤可破坏脊柱功能和稳定性。

前纵韧带是粗壮、宽阔的韧带,由寰椎至骶骨,位于椎体前缘。它与椎间盘腹侧和椎体骨膜紧密联系。它是维持脊柱稳定性的重要一环,限制脊柱过伸。后纵韧带也贯穿了脊柱全长,与前纵韧带相比,它窄而薄。它主要的功能是限制过屈。椎间盘由纤维环和髓核组成。纤维环是同心圆状的纤维软骨从一个椎体到达另一椎体。它允许一些活动,同时它也是脊椎间最强的连接。髓核位于纤维环中央,是轴向压力的减震器。椎间盘没有血管结构,其营养完全依赖终板和纤维环外层的体液被动扩散。外伤后如该结构被破坏,愈合的可能性很小。

黄韧带是后方椎间的宽束弹性纤维。棘突是由细弱的棘间韧带和粗壮的棘上韧带连接。背部内在肌包括竖脊肌群(棘肌、最长肌、髂肋肌)和横脊、肌群(四旋肌、多裂肌、半棘肌)。内在肌维持脊柱姿势和提供动力。外伤后畸形可影响这些肌肉的功能。另外,本章后面探讨手术入路时需掌握这些肌肉的解剖。

(贾艳辉)

第二节 损伤机制

创伤时通常同时存在多种复杂的外力,每种外力都能导致脊柱结构的破坏。然而常常就是一两种外力产生了几乎所有的骨或韧带损伤。胸椎、胸腰段和腰椎损伤常见的外力包括轴向压缩、屈曲、侧方压缩、屈曲旋转、剪切力、屈曲分离和伸展等。下面从力学角度讨论各种外力及其给脊柱的骨 – 椎间盘 – 韧带复合体带来的影响。

一、轴向压缩

因为正常的胸椎后凸,轴向负荷给此区域带来的是椎体的前方屈曲负荷。它产生的脊柱损伤在下面屈曲损伤中讨论。

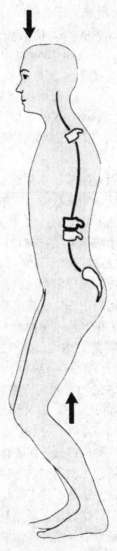

图 9 – 1 轴向负荷给无弯曲的胸腰段椎体带来的常是纯粹的压缩力,常常导致胸腰段爆裂骨折

轴向负荷给无弯曲的胸腰段椎体带来的常是纯粹的压缩力(图 9 – 1)。正如 Roaf 描述的,这种外伤机制首先导致的是终板骨折,然后是椎体压缩。如压力够大,垂直的骨折在整个椎体中延伸导致爆裂骨折。Frederickson 和同事们发现这种骨折然后蔓延至椎体后缘皮质中部的血管滋养孔。外力进一步增加,骨折块向四周向心性扩散移位,常带有椎间盘碎片,可向后突出。这种向心外力可造成椎弓根、椎体结合部的骨折,导致椎弓根间距增宽,椎板可青枝骨折,尤其是外力包含一个屈曲成分时。伴随重度

椎体压缩，后方结构可出现明显的断裂。

Heggeness 和 Doherty 研究了胸腰椎椎体的骨小梁结构，发现骨小梁框架起于椎弓根内缘，反射状向整个椎体延伸，而椎体后缘骨皮质在接近椎弓根处（也就是骨小梁起始点）逐渐变细。这种解剖结构可产生应力集中点，可解释轴向负荷下椎体压缩骨折时常见的梯形骨折块突入椎管的现象。

二、屈曲

屈曲外力（图 9-2）使椎体和椎间盘前缘受压力，而后方结构受张力。后方韧带可能未断裂，尤其是外力迅速施加时，但可出现后方的撕脱骨折。随着前方骨折和成角的进展，外力逐步耗尽。如后方韧带结构完整，骨折常为稳定性。此时中柱常完好，无半脱位，不伴骨折块或椎间盘后突。一旦后方韧带和关节突关节的关节囊破裂，即为不稳定性损伤。如果前方楔形变大于 40%，很可能伴有后方韧带和关节突关节损伤，后期可出现不稳定伴畸形进展。屈曲压缩型损伤伴中柱损伤易于伴有机械不稳定、畸形进展和神经损伤。

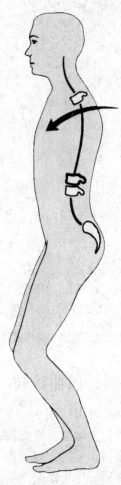

图 9-2　屈曲外力使前方的椎体和椎间盘受压力，而后方结构受张力。这一损伤机制常导致椎体前缘的稳定性压缩骨折，但随着外力增大，后方韧带可断裂

三、侧方压缩

侧方压缩外力导致的损伤与前面讨论的椎体前缘楔形压缩骨折类似，不同的是外力来自侧方（图 9-3）。损伤可为局限的椎体骨折，也可伴有后方韧带损伤。前者常为稳定的，后者临床上可为不稳定的，可导致疼痛和畸形逐步发展。

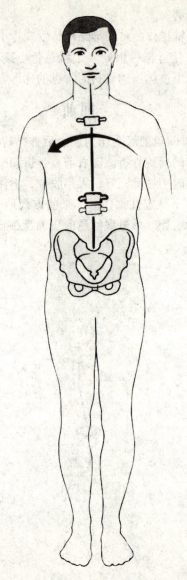

图 9-3　侧方压缩外力可导致稳定的侧方楔形压缩损伤常不伴后方韧带损伤

四、屈曲旋转

屈曲旋转型损伤中包含了屈曲和旋转两个外力（图 9-4）。如同前面讨论的单纯屈曲损伤，该型主要的损伤可仅为前方的骨折。但随着旋转外力的增加，韧带和关节突关节的关节囊可损伤，结果就形成了前柱和后柱同时损伤。常可见严重不稳定损伤，后方韧带和关节囊断裂伴前方椎间盘和椎体的斜行破裂。此机制可导致 Holdsworth 首先描述的典型的片状骨折。

与颈椎不同，胸腰椎损伤少见单纯的脱位。主要原因是关节突关节的大小和方向，除了屈曲和旋转外力，还需分离的外力才能造成脱位。单纯的屈曲旋转外力更常见的是关节突关节或其他后方结构骨折伴脊椎脱位。

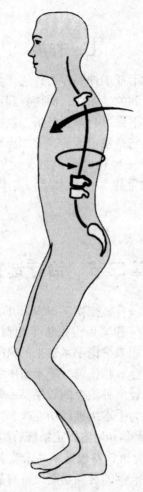

图9-4 屈曲旋转型损伤比单纯的屈曲型损伤更易引发严重的脊柱损伤，这种复合外力常导致后方韧带和关节突关节囊的断裂及前方椎间盘和椎体的斜行断裂

五、屈曲分离

1948年Chance首先在X线片上发现了屈曲分离型损伤，但这种所谓的安全带损伤（seat bell injury）的机制是随后才阐明的。此损伤类型中，前屈旋转中心前移（常至前腹壁），整个脊柱都受到很大的张力。脊椎骨后方结构、间盘和韧带是撕裂或撕脱，而非其他大多数脊柱损伤中常见的挤压。这类外力可导致单纯的骨性损伤、混合性骨韧带损伤或单纯的软组织损伤（韧带或间盘）。Chance描述了单纯的骨性损伤，横行的骨折起于棘突，经椎板横突、椎弓根，延伸至椎体。这种单纯的骨性损伤常见于$L_1 \sim L_3$区域，虽然极不稳定，但如能保持脊柱顺列，骨折愈合无远期不稳定的可能性很大。混合性骨韧带损伤或单纯的软组织损伤常见于$T_{12} \sim L_2$区域，不稳定，而且自愈可能性小。

屈曲分离型损伤可导致胸椎和胸腰段的双侧关节突关节脱位。韧带、关节囊和椎间盘断裂，但前纵韧带常完好；但是下位椎体前缘的前纵韧带被剥落。如屈曲轴心很靠前且能量足够大，前纵韧带也可断裂，结果是极不稳定的损伤。一般来说，与其说这种外伤是屈曲分离型不如说是单纯分离型。如旋转轴心位于椎体前缘，可为压缩骨折。旋转轴心的位置改变了损伤的种类。

六、剪切

Roaf描述了单纯的剪切力型损伤，它导致严重的韧带断裂，与前面讨论的屈曲旋转复合损伤类似。此外力可导致上位脊椎在下位脊椎上前移、后移或侧方滑椎。最常见的是创伤性脊椎前移，多导致完全性脊髓损伤。偶尔，它可伴有峡部骨折，形成自行椎板切除术（autolaminectomy），不伴神经损伤。剪切力常合并其他外力，导致复杂损伤。

七、伸展

当头部或躯干上部被向后猛推，就形成了伸展外力；它产生的损伤类型与单纯屈曲外力形成的骨折恰恰相反。前纵韧带和纤维环剪前缘受到的是张力，而传导到后方结构的为压力。该损伤机制可导致关节突关节、椎板和棘突的骨折。椎体前下缘可有撕脱骨折，以往这被认为是伸展损伤的特异标志，但现在认为这是非特异性的。大多数这类损伤是稳定性的，除非出现上位椎体在下位椎体上后滑或者伸展外力伴有剪切力。Denis 和 Burkus 报告了一种过伸伤类型，他们命名为伐木工人骨折脱位（lumberjack fracture dislocation）。损伤机制是坠落的重物（常为木材）击中患者背部中央。受伤部位包括完全的前纵韧带断裂，是极不稳定的损伤类型。

（贾艳辉）

第三节 治疗选择

保守方法可有效地治疗胸椎和胸腰段脊柱损伤。1969 年 Frankel 和合作者的数据仍旧是标准，它报告了治疗主法并测定了最终疗效。Davies 和同事也报告了相似的优良疗效。如果这些患者考虑手术治疗，手术结果必须要优于非手术治疗，用来平衡手术带来的风险。因损伤类型不同、损伤程度各异，难以将文献报告的保守治疗和手术治疗的疗效相比较。手术组中的病例常常损伤程度更重。几乎没有 1 类证据在相同条件的骨骼和神经损伤下比较两种治疗的效果。一些报告显示，手术组神经功能恢复稍优于非手术组，但统计学差异不大。很多认为手术组神经功能改善好的研究者将注意力集中于前路或后路神经减压。Edwards 和 Levine 报告，使用 Edwards 内固定系统后路骨折复位间接减压较非手术组神经功能改善好。Certzbein 研究了 1 019 例脊柱骨折，发现手术并未改善患者神经功能。另外 Bravo 和同事没有发现手术治疗组和体位复位固定治疗组病例的神经功能改善有显著差异。

保守治疗中，神经功能可能出现恶化，文献报告 33 例胸椎及胸腰段爆裂骨折患者中就有 6 例是这种情况。Denis 和同事的结论是，手术治疗对于某些特殊类型损伤的病例是更好的选择。而 Frankel 与合作者回顾了 371 例胸椎或胸腰椎骨折，发现体位复位保守治疗的病例中仅 0.5% 出现神经功能恶化。Mumford 和其同事报告，用非手术方法治疗的爆裂骨折病例，出现神经功能恶化的为 2.4%。如在保守治疗中患者的确出现了神经功能恶化，建议手术治疗（例如前路减压）。最后，手术治疗和保守治疗的安全性在一定程度上取决于经治医师和其医疗团队的经验和偏好。

手术可矫正畸形，但尚不清楚是否有助于临床上神经功能的改善。Ni'coll 发现，畸形和神经功能不相关，而 Soreff 和同事却发现显著相关性。McAfee 和合作者复查了晚期胸腰段和腰椎损伤前路减压融合的病例，发现残留畸形并未妨碍神经功能的改善。然而 Gertzbein 报告，大于 30°后凸畸形患者 2 年随访时腰背痛显著增加。Edwards 和 Levine 的数据也显示解剖复位对于远期疗效很重要。

一些作者认为手术治疗患者的慢性腰背痛比保守治疗能有较大的缓解。这种疼痛改善可能是通过手术治疗获得并维持了较好的矫形。另外，手术治疗还包括软组织损伤严重的运动节段的融合。这些损伤的软组织损伤不易愈合，患者虽然骨折愈合良好但节段运动仍异常。

大多数学者认为，瘫痪患者经手术稳定治疗可缩短住院时间，坚强的内固定有助于早期活动和康复，减少了长期制动带来的并发症。然而，Gertzbein 的多个脊柱创伤中心研究显示，手术组患者并发症发生率为 25%，而保守组仅为 1%。手术组患者一般受伤重且神经功能损害比例高，无论采取何种治疗方法，这两个因素就导致了并发症发生率的升高。Place 和同事比较了完全性脊髓损伤患者保守和手术治疗的情况，发现手术组住院和康复治疗时间缩短了 19%，但并发症发生率较保守治疗组升高了 1 倍。综上所述，住院时间缩短是我们所知的内固定的主要优点。

在极少数手术风险极高的病例中，不稳定的骨折的患者应持续卧床休息和进行相关防范措施。但是上述治疗方案的益处必须同褥疮、肺部感染等并发症相权衡。翻身床的使用可以减少褥疮的发生。深静脉血栓形成同样的相关患者面临的一个风险。对于这些患者可进行药物血栓预防治疗来降低风险。为避免形成硬膜外血肿，抗凝药物应该在受伤72小时之后使用。

(贾艳辉)

第四节 手术治疗

内固定的选择和重建方式并不是随机的，也不应该完全依赖于手术者的喜好。任何固定系统都有优缺点，应尽量发挥其优势。针对某一骨折的最理想的固定和重建方式应该拮抗造成变形的力量，并最大限度地减少不稳定的发生。

椎弓根螺钉固定系统已被证实比缆丝或钩爪系统具有更强的抗拔出能力。对于成人脊柱畸形的治疗，胸椎椎弓根螺钉内固定系统为畸形矫正和融合提供了更好的效。An 和同事发现在外爆裂骨折模型中，椎弓根螺钉系统比钩棒系统提供了更强的稳定性。在一项比较椎弓根螺钉和钩棒系统的研究当中，椎弓根螺钉更加改善了前方高度的重建，维持了椎管内的空间。

椎弓根螺钉系统的发展易化了胸椎和腰椎的经椎弓根内固定技术。椎弓根螺钉系统的使用量增加，导致其在胸椎和胸腰段创伤的治疗中得到了广泛的应用。Bransford 和助手证明 X 光透视检查可使安全放置胸椎螺钉变得更加方便。在 245 名患者的 1 533 根螺钉中，只有 0.26% 的螺钉需要修改位置，并且没有与螺钉位置相关的主要并发症。Fisher 和同事在相似的回顾研究中发现，可接受的螺钉位置占到了总数的 98.5%。Hart 和同事在尸体研究中发现，使用透视技术进行辅助可以提高胸椎椎弓根螺钉放置的把握，但同时强调在对 $T_4 \sim T_7$ 节段（椎弓根解剖最狭窄的位置）进行内固定时，术者必须小心谨慎，因为椎弓根的直径同椎弓根破裂率呈负相关性。

Siebenga 和同事在一项前瞻研究中发现，对于 AO 分型 A 型的胸腰段骨折患者，后路短节段内固定治疗效果优于非手术治疗。在这项研究中的患者没有神经系统损伤。在对 94% 的患者平均 4.3 年的随访中，患者伤处局部矢状面序列在手术干预手得到了良好的改善。经手术治疗的患者在功能评分和重返工作方面也都得到了发送。Wang 和同事进一步评估了后路短节段固定治疗爆裂性骨折的效果。在他们的研究中，患者被随机分配到两组进行比较，一组为内固定加融合，另一组只进行内定。他们发现不进行融合的治疗组患者复位效果得到了更好的维持，同时也缩短了手术时间，减少了术中出血。在平均 41 个月的随访中，该组患者功能恢复结果同样良好。Sanderson 和同事报道了类似的令人满意的结果；但他们报道了 14% 的内固定失败率，这与进行融合治疗的患者组结果相当。

短节段固定（骨折椎体的上一节段和下一节段）同长节段固定加融合（骨折椎体上下各多于一个节段）相比较，效果孰劣一直处在争论之中。短节段固定的目标是在胸腰段和腰椎可活动和条件下维持运动节段。Kramer 和同事报道了 11 名经短节段固定治疗的患者中 36% 的尾向螺钉固定失败，同时伴有术后逐渐加重的脊柱后凸畸形。McClain 和同事报道，短节段固定而未进行前路重建治疗爆裂骨折的患者有相当高（6/11）的失败率。这类患者预后普遍较差，同时相比较于接受节段内固定的其他类型患者有更高概率发生的内固定术并发症。Alvine 和同事在他们治疗短节段内固定的经验基础上，推荐至少应对 3~4 个运动阶段进行内固定（而不是 2 个）。Terezen 和 Kuru 报道了在治疗胸腰段爆裂骨折时，短节段椎弓根内固定约有高达 55% 的失败率，尽管相比之下多节段内固定需要较长的手术时间和较多的出血量。两组患者下腰功能评分（Low Back Outcome Score，LBOS）无明显差异。他们强烈建议进行前柱的支持重建会使患者避免进行多节段内固定。Mclain 最近的文献回顾了反对进行不伴前柱支持治疗的短节段内固定术的若干建议。

在应用负荷分享分类法（Load Sharing Classification）对前柱支持治疗进行分级后，Parker 和同事在短节段经椎弓根内固定手术成功率上达到了 100%。这些手术没有任何内固定的失败。这些患者在术后 3~4 个月内需佩戴脊柱支具，并被随访了平均 66 个月的时间。Scholl 和同事在延长头向固定至两个节段的治疗方面得到了令人满意的结果，并认为这样可以在尽可能保留结构的同时限制了腰椎运动能力的丧失。Razak 和同事在 24 个月的随访中。26 名接受短节段内固定术治疗的患者平均丢失了 2° 的矫正。

Aenkstein 和同事在生物力学方面证实了在骨折的椎骨椎弓根内植入中等大小的椎弓根可以提高短节段内固定的强度。这种额外的固定点可以减少尾向螺钉的负荷，还可提高内固定的成功率，维持脊柱序列的稳定。

人们正在尝试经椎弓根植入物支持前柱和中柱的方法来提高短节段内固定术的疗效。Knop 和同事研究了经椎弓根植骨的长期效果，结果发现该技术对于控制复位矫正的丢失没有任何作用。Alanay 和同事在他们的前瞻研究中也得到了相似的结果，在该研究中他们将患者随机分为了植骨治疗和非植骨治疗两组。在植骨治疗组中的患者约 50% 丢失了至少 10°的矫正，而非植骨治疗组的患者该数据只有 40%。然而，Toyone 和同事对 15 名接受非融合的后路内固定联合羟基磷灰石植入前柱手术的患者进行了研究。患者的内固定物在术后 1 年取出并且接受了至少 2 年的随访。他们脊柱的矫正无任何丧失，矢状面序列只有很少的丢失，同时椎管腔的空间令人十分满意。

最近，有许多关于球囊支撑还原椎骨终板和经椎弓根注射内容物（磷酸钙或聚甲基丙烯酸甲酯联合后路短节段内固定术）支撑前柱治疗方法的报道。虽然长期研究结果还未报道，但是这并没有显著的临床意义。长期研究的结果会进一步说明该技术对于某些类型骨折的疗效。

Sasso 和同事比较了在治疗不稳定爆裂骨折时的后路短节段内固定术和单独前路内固定术。尽管两种方法在术后矢状面的顺列都得到了显著改善，但是后路组平均损失了 8.1°，而前路组平均只损失了 1.8°。然而，在胸腰段序列丢失的发生率前路手术要高于后路手术。

由于胸椎结构较为僵直，因此相比于胸腰段和腰椎，人们较少关注胸椎运动节段的保留。在这种情况下，人们建议对骨折平面上下至少两个节段进行后路椎弓根螺钉内固定。经椎弓根内固定胸椎可以在缺少完整后结构的情况下对椎体节段进行三柱控制和固定。而且也不必进行胸椎管解剖或内固定。Yue 和同事研究了 32 例 $T_2 \sim L_1$ 经椎弓根内固定的患者。他们发现在 $T_2 \sim L_1$ 节段总共放置的 222 根螺钉没有一根出现相关并发症。患者的椎体高度和矢状面序列得到改善。在随访的平均 4.8 个月时间里没有出现内固定失效、重建失败、疼痛等情况。

Verlaan 和同事系统地综述了胸椎和腰椎外伤治疗方法的文献。他们发现的证据大量建立在着重于手术路径（前路、后路和联合）的回顾研究，包含了 5 748 例经手术治疗的患者。他们发现损伤较重的患者（较高的 Cobb 角，多发创伤和神经受累）更多地接受了前路治疗，而那些损伤相对较轻的患者接受了后路短节段内固定治疗。各组患者并发症都相对较少，并且组间差异很小。所有分组，包括前路，后路短、长节段和前后路联合，在术后对畸形的矫正都得到了很好的效果。随访结果后路短节段组矫正平均丢失 7.6°，相比前路组平均只丢失 3.1°。术后疼痛评分的随访组间具有可比性，每组疼痛均有大于 80% 的缓解改善。恢复工作的情况前路组和后路短节段组相似，各自为 84% 和 83%。植入物失效在前路组和联合入路组较为少见，约 5%，而后路组为 10%。总体来说，患者治疗结果要好于预期，但是非手术治疗也能够维持矫正后的脊柱后凸至生理曲度。

因为目前有多种不同的椎弓根螺钉固定手段，并且有更多还在发展过程中，所以我们只介绍一般的手术方式，重点在椎弓根螺钉的正确放置。就像前面所讲到的，在前方损伤轻微的情况下，固定损伤处上下各 1 个椎弓根是适当的做法。如果前方的粉碎明显，就应该选择将固定延伸至损伤处上下各两个节段，或者在其后择期进行前路椎体切除和骨折椎体的融合，以提供前方的轴向支撑。

患者取俯卧位，做正中切口，暴露每一个节段的棘突、椎板、小关节和横突来进行固定。椎弓根与矢状面所成的角度在 T_{12} 大约为 -4°，在 L_1 大约为 11°，在 L_5 节段逐渐增至 30°。椎弓根的直径也有类似变化，在 T_{12}、L_1、L_2 和 L_3 约为 8mm，在 L_4 增至约 1cm，在 L_5 达到近 1.3cm。一个有用的评价椎弓根与矢状面所成角度的方法是，在患者的 CT 检查中进行测量，椎弓根的直径也能靠 CT 检查来确定。

从头端到尾端的椎弓根的中心点可以大致由通过椎体双侧横突中间的边线来确定，这条线将椎弓根的中点一分为二。椎弓根的中间部分位于横突线自内向外与通过小关节的连线的交点（图 9-5A）。在腰椎，正处于关节突外侧的乳突可以帮助确定椎弓根的入口。

当软组织完全剥离后，暴露骨质，可以应用高速磨钻在选好的入点去除骨皮质，接下来用尖锥或椎弓根探测器在维持与矢状面合适的角度下从椎弓根的中心部分穿入椎体，向头尾端的倾斜程度最好参考侧位片，尖锥或椎弓根探测器应该延阻力最小方向进入。从椎弓根中心部分较软的松质骨进入要易于周围较硬的皮质骨。如果遇到阻力，尖锥或椎弓根探测器应选择其他更容易进入的路径。术中在孔道中放入钻头后摄片或透视，可以帮助确定有疑问的通路位置。如果椎弓根螺钉的放置仅仅依靠解剖标志和脊柱外科医生的经验，那么螺钉穿破椎弓根边界的概率可达30%，术中摄片和透视可以帮助降低该风险。每个孔洞都可利用椎弓根探测器在全部四个象限探测是否可触到皮质。孔洞可能被刺穿，所以此种方法适用于年轻患者，然后拧入椎弓根螺钉。

无论采用何种类型的固定，都应谨慎将螺钉拧入合适深度。使用定向螺钉更容易达到复位。多轴螺钉应尽量不用，而且如果椎弓根螺钉是多轴向的，螺钉过度进入会阻碍螺钉头部的活动。由于存在血管和内脏损伤的高风险，胸椎中段至L_5的椎体前方皮质均不应该触动。该问题可通过选择合适长度的螺钉来避免。螺钉长度可于术前通过CT或MRI测量来选取。

在放置椎弓根螺钉时另外一个需要考虑的问题是，板、棒或螺钉本身是否会破坏相邻的正常关节。这种并发症发生的可能性是由椎弓根螺钉固定装置的基本设计决定的，医生通常无法改变，所以在开始选择椎弓根螺钉固定系统时一定要考虑到这个问题。

治疗脊柱骨折、获得复位和正常状位顺列是手术治疗的基本目的之一。恢复前凸的作用力和撑开作用力可以通过短节段的椎弓根螺钉固定来施加，以达到所期望的结果（图9-6）。在固定最后完成时应进行正位和侧位摄片以证实骨折复位良好，矢状位的脊柱顺列满意，每个椎弓根螺钉处于正确的位置（图9-5A，图9-5B）。

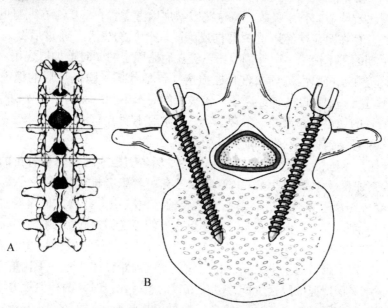

图9-5 椎弓根螺钉固定的正确位置

（A）椎弓根的中心位置可以由两条线的交点来确定，横线平分每一节段的横突，竖线从头至尾平分小关节；（B）使用椎弓根螺钉后，螺丝被一个板或杆构造连接

目前有许多减低脊柱后凸（腰椎）的方法。无论使用何种方法，必须确保骨骼坚强固定以保证矫正复位不会将螺钉拉出。同时，矫正复位应同时使用棒来避免固定的一侧过度受力。在大部分病例中，特别是在短节段中，定向螺钉可以使矫正更加容易。在较长节段（上下各两个节段）中可以每对固定一个螺钉，再使用一个多轴螺钉来方便装置的组装。金属棒应按照设计好的矫正轮廓弄弯并按方向固定于近端螺钉上装钉帽之前通过压棒器将棒的远端压入螺钉槽内以达到矫正。为达到完全矫正可以允许轻微的分离。

重建前凸的一个有用方法是在损伤节段放置螺钉。当与具有相应轮廓的棒连接后，可以获得完美的三点固定效果。另一个恢复前凸的方法是使棒的尾端与头端的螺钉向上成角约15°（最好使用尾端可成角的螺钉），将头端固定好。然后将棒用力下压固定于尾端螺钉上。该技术可以提供近端节段的撑开和形成前凸。

像所有其他的内固定系统一样，坚强的融合是手术的基本目的之一。要注意将横突和上关节突的外侧面去皮质，以增加获得融合的机会。在放置棒或连接板之前进行植骨要相对容易。最后，许多新型的内固定系统由钛制成，可以允许术后更好地进行影像学检查，特别是 MRI。

一、后外侧减压

在胸腰段脊柱损伤中，对骨折的手术复位常常可以得到间接手术减压的效果。如果能达到完全复位，则不需另行减压。Edwards 和 Levine 以及和 Edwards 和他的同事发现，在损伤后 2 天之内进行手术复位可以使椎管面积恢复 32%，而在损伤后 3~14 天实施手术只能恢复 23%。他们还发现，如果拖延至 2 周之后，则很少或根本不能恢复。

复位是否充分不能用平片来评价，术后脊髓 CT 扫描或 MRI 是评价术后是否还存在神经压迫的有效方法。如果发现明显的异常，则可后期行前路减压。

另外，如果恢复了正常的解剖顺列，椎管内残留的骨块在一年左右可以发生骨吸收现象，因此而减小神经的受压程度。Krompinger 等复查了 29 例因胸椎和腰椎损伤而行保守治疗的病例，14 例在最初的检查中发现超过 25% 的椎管占位，其中 11 例观察到受累椎管内骨的塑形，而椎管侵占小于 25% 的 8 例患者中有 4 例进入椎管的骨块完全消散。其他学者在对爆裂骨折进行保守治疗中也报道了类似的结果。Sjostrom 等也注意到在采用椎弓根螺钉固定和融合后椎管内骨块的吸收。然而 Willen 等报道，大于 50% 椎管侵占的患者很少出现明显的骨块吸收。将这些因素加以考虑，在一些存在明显的骨块吸收。将这些因素加以考虑，在一些存在明显神经压迫的胸椎或胸腰段骨折的患者，通过后路复位和固定后没有改善，可能仍然需要后期的手术治疗。后外侧减压已经在后路固定的同时被加以应用。

后外侧技术的优势在于可以不破坏严重脊柱损伤（包括骨折-脱位）后的稳定性，与此同时在不需二次手术的情况下进行一定程度的神经减压。该技术的一个不利方面是，必须切除后方和后外侧的骨质，这样可能破坏脊柱的稳定性和最终的融合。第二个主要不利方面是，该技术是一个相对非直视的操作过程，因为硬膜和神经结构位于医生和前方压迫组织之间。

Carfin 等对后外侧技术进行了评价，在这组病例中，9 名胸椎或腰椎爆裂骨折的患者接受后外侧减压治疗并采用 CT 检查评价手术效果。术后 CT 显示只有一名患者椎管内残留骨块。Hardaker 等报道，平均椎管侵占超过 65% 的严重爆裂骨折应采用双侧经椎弓根减压合并后方固定融合。尽管对于如此严重的椎管侵占需要常规前路减压，但是在该研究中仅有 1 例患者另外施行了前路手术，77% 伴有神经功能损伤的患者有显著改善，在随访中没有任何患者的后凸畸形出现明显发展。Hu 等将前路减压与经椎弓根减压对于不全神经损伤患者的手术效果进行比较，发现前路椎体切除并不比单纯经椎弓根减压有额外的优越性。在与一组类似情况的只接受间接复位方式的患者比较时，两种治疗方法都获得显著的神经功能改善。其他学者也报道了经椎弓根减压的良好效果。与此形成对照的是，Lemons 等比较了经后外侧途径减压和间接复位两种方法，发现在椎管侵占率或神经功能改善方面没有显著性差异。他们的结论是，后外侧经椎弓根途径对于爆裂骨折的治疗价值值得怀疑。

在胸椎、椎腰段或腰椎损伤的患者中，后外侧减压是后路稳定手术的一部分。在应用内固定系统和后外侧减压之前，应该对损伤水平进行 CT 横断面的研究，确定椎管中神经压迫最严重的部位。内固定操作应该首先在神经压迫最严重的部位。内固定操作应该首先在神经压迫较轻的一侧进行，然后施加矫正力量以复位脊柱损伤。在大多数病例中，这些力量包括撑开和促使前凸形成的力，通过三点或四点固定，力的方向应指向损伤水平的前方。

然后将注意力集中于脊柱未固定的一侧。在神经压迫最严重的节段进行椎板切除，通常位于骨折椎节的椎弓根之间。在该节段，对相邻骨质切除，包括头尾两端的椎板和该节段小关节的内侧部分。

骨折的后缘（在硬膜前方）可以通过带角度的神经剥离子触及，以评价椎管侵占的程度。椎板切除应至少向远端延伸到椎弓根的下缘。一旦确认了椎弓根的内侧界后，用高速磨钻钻入椎弓根的中间部分，保持四面的骨皮质完整。用细咬骨钳或刮匙去除椎弓根的内侧皮质，注意保护其下方走行的神经根。通过已被削薄的椎弓根内侧部分向前方椎体内做一个 1cm 深度的骨槽，通过骨槽插入反向刮匙，在神经结构前方造成压迫的碎骨块可以被压入椎体，或经由事先做好的骨槽取出。Mimatsu 等设计了专门用于椎弓根路径的各种嵌入器。通过这样的单侧暴露方式将减压范围少许延伸至中线对侧是可能的。

如果可以在椎管双侧进行减压，则不需进行进一步减压操作。如果需要对已经固定的一侧进行减压，则需在已经减压的一侧插入连接棒，再将未减压侧的连接棒取出，在经椎弓根的减压完成后，重现安装连接棒。

二、前路经胸减压和融合

前路经胸减压和融合可用于胸椎和胸腰段（$T_2 \sim L_1$）骨折的治疗，可以单独应用，也可联合后路稳定手术应用。其最好的手术指征是神经前方的严重压迫，脊髓不全损伤，没有明显不稳定，以及损伤后延迟治疗，包括陈旧创伤性畸形。

这种创伤的经胸入路手术最先由 Paul 等所阐述，Bohlman 等发表了其具体手术技术和疗效的长期随访结果。在对上胸椎新鲜损伤伴截瘫的一组病例的回顾中，8 位患者由于残留的神经压迫而行前路减压和融合手术，在进行前路减压前其神经恢复都进入了平台期。术后，5 位患者可以在没有帮助下行走；2 例有部分恢复，在拐杖和支具保护下行走；1 例患者有恢复，但是仍不能行走。没有患者出现术后神经功能恶化，尽管有 3 例此前已行椎板切除手术。没有患者增加任何形式的内固定，没有数据显示损伤区域的残留成角。

多数已发表的经胸减压治疗脊柱创伤的文献或是涉及轻微至中度不稳定的患者，或是陈旧性损伤的患者。在后者中，可能已经出现一定的愈合伴随部分的稳定。Gurr 等发现，在动物的椎体切除模型中，与完整脊柱的强度相比，行椎体切除的脊柱强度明显降低。这种强度的降低表现在轴性负荷、屈曲负荷和旋转试验。应用髂骨植骨可以使抗轴向压缩和屈曲试验能力增加两倍，而抗扭转能力不到完整脊柱的 1/3。在有明显后方结构断裂并行前路椎体切除的创伤患者中，可能存在额外的不稳定。因此，前路经胸减压合并单侧固定融合极少适用于上述患者。而应用于有明显的神经压迫和轻微不稳定患者。当不稳定的程度加重时，有必要在前路减压融合的基础上加行前路固定或后路稳定手术。在严重损伤合并三柱断裂时，一些学者主张进行前后路联合固定和脊柱融合。几乎所有患者在术后都应该使用胸腰骶支具制动，除非那些采用坚强后路节段固定装置的患者。

从 20 世纪 80 年代末开始，更为复杂的前路固定板系统的发展提高了胸椎和胸腰段前路固定的质量。然而，在 L_4、L_5 和 S_1 进行前路钛板固定仍然存在问题。目前的大多数固定系统是基于每个节段两枚螺钉的理论，一枚螺钉置于后方，与椎体后方的皮质骨平行，另一枚螺钉在椎体中从前至后斜行穿过。这种三角形的设置增大了拔出力量。另外，在大多数系统中，在螺栓或螺钉与钛板固定之前，可以进行固定上下节段之间的加压或撑开。该技术可以提高前路植骨的融合率和重建稳定性。

Kaneda 等报告了在通过前路减压和 Kaneda 装置重建稳定连续治疗 150 例胸腰段爆裂骨折患者的结果。经过平均 8 年的随访，影像显示融合率为 93%，10 例假关节形成患者成功施行了后路脊柱固定融合。他们认为，所有假关节形成都发生于前方支撑植骨位置不良的患者。Kaneda 认为，其装置的成功应用直接依赖于经过坚强的三面皮质骨髂骨块的负荷传导，并且将三面皮质部分置于越过对侧椎弓根的部位。术前的平均椎管侵占率为 47%，术后为 2%。95% 的患者神经功能至少提高一级。9 例患者出现内固定物的折断，不伴有医源性神经功能受损。在受伤前有工作的患者中，96% 重返工作。术前的平均后凸为 19°，术后即刻为 7°，随访时为 8°。在另一组报告中 Kaneda 等对创伤性后凸所致神经受损的患者在前路减压后应用 Kaneda 装置，所有的患者都取得很好的效果。Gardner 等采用可塑形的脊柱前路固定板（CASP）系统治疗各种创伤，包括急性爆裂骨折，融合率达 100%。McGuire 报告了对 14 例不稳定三柱损伤患者采用前方减压和 University 板固定（Acromed 公司），在影像上可以看到椎体高度得以维持，并且未发现能测量出的内置物下陷或后凸发展。他报告没有内植物失败，1 例不融合患者成功进行了后路减压重建。Okuyama 等复查了 45 例不稳定爆裂骨折的患者，采用前路减压融合治疗，其中 84% 没有或仅轻微疼痛，74% 重返工作，在融合前仅有后凸角的轻度丢失。其他近期发表的研究也显示通过对胸腰段爆裂骨折的前路减压固定取得了类似的效果。

最新的研究报告了应用肋骨或髂骨（或两者同时应用）在前路减压后进行稳定融合的结果。Finkelsteii 等报告了一组关于应用异皮质骨在胸腰段骨折后进行前路建作用的前瞻性研究结果。他们在异体胫骨髓腔内填充从椎体切除中所得的自体骨。22 例患者仅行前路手术，14 例患者采用前后路手术联合。在后组中，后方内固定与内植骨联合应用。他们报告了 81% 的总融合率，有趋势显示仅行前路手术的患者有较高的不融合率（2/14），而行前后路联合固定者不副合率较低（2/12）。另外，在仅行前路固定后出现矫正角度或稳定性丢失的 8 例患者中，3 例需要翻修手术，加行后路固定。

其他学者注意到前路固定的较高并发症发生率（30%），并且随着时间的延长有明显的原有畸形矫正度的丢失（50%）。Yuan 等报告了采用 Syracusel 板进行固定的结果，警告说骨质疏松和明显的后柱断裂是前路固定的相对禁忌。手术方法

对于入路高于 T_{10} 的患者应采用双腔导管进行气管插管，以使左右两侧的主干支气管可以分别进行通气，这样可以允许一侧肺萎陷来良好地暴露脊柱结构。对于 T_{10} 远端，可以使用单腔导管。为了暴露 T_{10} 及其上方，患者通常采取左侧卧位，在假定没有任何禁忌证或影响暴露的因素下，选择右侧胸作为手术侧。这一体位避免了任何对心脏和大血管的干扰，而左侧入路会涉及上述重要结构，尤其是在中上胸椎区域。如有必要，可以选择左侧入路，但是较大的内固定不应用于该侧。

必须特别注意在患者的下方一侧腋窝远端放置衬垫，以防止出现臂丛的牵拉麻痹，并且需要使用臂托以使臂的上部维持自然位置：肩关节 90° 前屈，外展内收中立位，肘部近于伸直。双侧上肢应妥善保护和衬垫，尤其是上臂后面的桡神经区域和肘部接近腋神经的区域。应避免肩部前屈大于 90°，以减少臂丛麻痹发生的危险。固定带可以安全地从大转子和肩部越过患者的身体，固定于台面。在患者下方放置垫枕也有利于维持位置。

患者的整个右侧面、胸前部位和后面一部分，上起腋窝下方水平，下至髂嵴外侧下方都应做手术准备。应注意备皮时前方到达中线，后方越过中线。这样可以减小术中的定向困难，并且在需要时，可以使前方经胸减压融合和后方固定融合同时进行成为可能。

从 T_6 到 T_{10}，应直接在与骨折椎体同序数或最接近的一个节段的肋骨上做切口，远端一些比较近一些从技术上更容易操作。切除更高一节段的肋骨易于操作，尤其是当涉及多个节段的椎体切除时。对于 T_6 以上的骨折，皮肤切口应从 T_6 肋骨向前向外侧延伸，向后方应延伸至肩胛骨下端，然后逐渐向头端弯曲，直至肩胛骨的内侧缘和正中棘突部位。对于 T_{11}、T_{12} 和 L_1 的暴露，切口应经过 T_{10} 肋骨以接近受伤部位。

切口经过皮肤和皮下到达深筋膜。从 T_6 到 T_{10}，深筋膜和下方的肌肉在与皮肤切口相对处切开以到达肋骨，在肋骨和内外侧面进行骨膜下剥离。术者在神经血管束附近应用电灼时应格外小心。用肋骨剪断肋骨，后方自肋椎角处剪断，前方自肋软骨连接处剪断，将内侧骨膜在整个肋骨床部位全程推开。从 T_2 到 T_5，很重要的一点是注意胸长神经自腋窝部位延腋中线下行支配前锯肌，与其切断该神经使肌肉的远端部位失去神经支配，不如将前锯肌从前胸壁分离并向头端翻起，可以采用这种方法获得高至 T_3 肋骨的暴露，并且通过将肩胛骨牵开获得更好的暴露。通过分离肩胛骨背侧的肌肉、斜方肌和菱形肌，可以将肩胛骨提起并从中线向外侧移位。该手法为从第三肋骨床进行更广泛的胸廓切开提供了一个简单方法。

胸腔打开后，术者应该将手置于胸腔内的外侧中线处数清头侧和尾侧的肋骨，因为这样比从胸壁外侧数肋骨要精确得多。术者应该明确所切除的肋骨就是计划要切除的，还应该确认肋骨的总数与高质量胸椎前后位 X 线片所见相符。

然后用自动开胸拉钩撑开切口，拉钩下垫湿纱布，这样可以避免头端和切除肋骨的血管神经束免于受到拉钩的压迫。缓慢撑开开胸拉钩，减少相邻肋骨骨折的发生机会。这时，可以使同侧的肺萎陷，以提供足够的脊柱暴露。

脊柱在胸腔内可以直视并被触及，被相对薄而半透明的壁层胸膜所覆盖。将先前切除肋骨的残端从肋椎连接处拉开，并需要注意每个肋骨止于相同序数椎节的头端 1/4，每个椎体和椎间盘水平都可以确

定。这时，将穿刺针插入椎间盘并透视以确定节段。

在后方脊椎神经孔和前方奇静脉与下腔静脉之间将壁层胸膜切开，暴露目的椎体上下各一个节段，可见节段血管位于三个节段中每一节椎体的中部，这些节段血管应该结扎或用血管夹子夹住。应在椎体前1/3处切断节段血管，这样不会影响脊髓的任何间接血供，节段血管在神经孔附近进入脊髓。通过夹钳或骨膜起子放入小纱布，将节段血管和壁层胸膜向前方和后方推开，暴露椎体和椎间盘。然后同一平面采用钝性分离，术者手指缠绕纱布向目的椎体的对侧分离，这时，应用可延展或有弹性的拉钩插入已暴露的脊柱和向前分开的壁层胸膜之间，拉钩在椎体切除的过程中可保护食管和大血管。

因为肋骨向前延伸至椎体的外侧面，所以有必要在椎间孔前方将其剪断。椎体上下需要切除的椎间盘可以用刀和咬骨钳切除然后可以用咬骨钳、骨凿、骨刀和电钻切除椎体，该过程应使用头灯。在急性骨折伴有许多碎骨块的情况下，可以用刮匙切除椎体的大部分。当接近椎体后缘时，红色的松质骨开始被白色的皮质骨所替代，说明已经到达了椎体的后方皮质，然后可以应用高速磨钻从神经压迫最轻处钻开后方骨皮质。另一种进入椎管的方法是使用小的Kerrison咬骨钳从相邻的椎间隙进入，或者可以先切除椎弓根，再顺神经根到达脊髓。一旦从某一点进入椎管后，椎体后方骨皮质的残余部分可以通过合适形状的咬骨钳和刮匙切除。通过采用精细的刮匙可以易于切除骨质，使术者将后方骨皮质推离或拉离椎管。减压应从椎弓根到椎弓根以保证没有残留的脊髓压迫。如果在骨质切除后后纵韧带没有向前膨隆，则应切除韧带并同时寻找其他可能造成硬膜持续压迫的间盘或骨块。在减压结束时，韧带或硬膜应向前膨隆。

可以经过减压部位上下的终板在椎体上切出一条沟槽同，但是做出沟槽可能削弱植骨的稳定性，因此不常规推荐。另一种方法是切除所有终板上的软骨，但是必须注意维持终板皮质骨的完整性。然后在减压部位植入合适的植骨块，可以取患者自己的髂骨，三面皮质骨的植骨块能提供最好的支撑。如果创伤造成的不稳定很轻很轻微，并且患者的肋骨有足够的强度，则另一种方法是让助手推挤患者的驼背以减小畸形，然后在植骨床中植入三层肋骨，或者采用新鲜冷冻异体皮质松质混合骨（髂嵴或股骨远端），可以获得良好的前方融合效果。使用填充有自体植骨块的金属或合成的支架也是另一种较好的选择。在减压和植骨结束时，植骨块和神经结构之间应该留在足够的空间，并且减压部位头尾两端的椎体应该保留后缘，以防止植骨块向神经结构移位。

在椎体切除完成后，选择合适大小的固定板，在被切除椎体的两端椎体上各固定两枚螺钉，螺钉应尽量靠近被切除的椎体。如果有的话，应用导向器使所钻的孔平行于椎体后方骨皮质，在这样的位置上拧入螺钉或螺栓，螺钉或螺栓通常可以提供加压或撑开的力量。必须注意的是，要精确掌握患者在手术台上的方向和钻孔的方向。钻双侧皮质孔，用测深器测量螺钉或螺栓的正确长度，螺栓被拧紧后，可以进行椎间隙的撑开，因此可使损伤水平的椎体高度恢复。取三面皮质骨的髂骨块，修剪成合适大小后植入椎间隙，植骨块在椎体切除的间隙中应稍靠前。然后放松撑开器，选择合适大小的固定板，使之不会损害稳定节段上下正常的椎间盘。将固定板置于螺栓上，用螺母暂时固定螺栓。对重建节段施以轻度的加压力量，拧紧螺母来维持加压后的位置。最后，钻前方的两个螺钉孔，拧入螺钉，完成重建。

取出弹性拉钩，在关闭切口前进行止血。用可吸收缝线将壁层胸膜缝合，插入一或两支胸引管，用缝线通过头端肋骨上方和尾端肋骨下方关闭胸腔，注意避免损伤尾端肋骨下方紧邻的神经血管束。使用肋骨闭合器来关闭胸壁的缺损，然后将肋旁的缝线拉紧打结。将所有肌肉缝回其初始的位置，包括前锯肌（如果其已经被从胸壁上剥离）。

如果脊柱损伤相对稳定，并且损伤节段可以通过支具获得足够的支撑，则患者可以在支具保护下活动。支具要保护至影像学上显示骨折节段已坚固融合。如果脊柱骨折被判断为中度或重度不稳定，应在前路手术后采用后路固定（通常为压缩）和融合来获得早期活动。另一种选择是，在不稳定仅为中度时，在前路减压后加行前路固定和融合。

（贾艳辉）

第五节 并发症

通过对目前所有脊柱内固定的正确应用，可能使大多数断裂的脊柱获得稳定和解剖复位。然而，这些手术并不是没有风险，可能造成严重的并发症。本节并不叙述所有的脊柱手术并发症，而着重探讨与本章所讲的治疗方法有关的并发症。某些并发症，如死亡、深静脉血栓和肺栓塞，尽管与手术密切相关，但并不是脊柱手术所特有的，因此这里并不讨论。其他并发症（如髂骨取骨区并发症）的发病率与所有脊柱手术相同。应该强调的是许多潜在的术中并发症是可以避免的，或者可以有可能通过细致的术前计划减轻其严重性。对损伤机制的准确分析，合适的内固定与固定节段的选择构成了第一步标准。然而，尽管进行了详细的计划，手术并发症仍旧可能发生。

一、神经症状恶化

神经症状恶化可以发生于特定的治疗开始之前。Gertzbein报告了在患者进入创伤中心后新发的或增加的神经受损发生率为3.4%。但是他注意到，该组患者与最初即有神经受损者相比，在治疗开始后神经功能有明显的恢复。对于在最初的评价后神经功能恶化的患者，应采用手术治疗。另外，即使最初是稳定的，对于非手术治疗的骨折，畸形仍可以进展，并可以合并远期神经功能恶化。治疗中或治疗后的神经受损是脊柱损伤手术治疗的最严重并发症之一。有报道其发生率约为1%。神经症状恶化可以源于过度撑开、过度压缩、由于所使用的内固定物进入椎管而产生的直接损伤或复位的失败。

如果椎弓根的内壁或下壁被穿破，则易于损伤脊神经。另外，过长的螺钉可以穿破椎体前方骨皮质并损伤大血管。

如果术者知晓脊柱的解剖并熟悉椎弓根的定位和穿刺过程，则可使神经损伤的风险降低至最低。仔细辨认椎弓根并在影像学监视下正确放置螺钉可以使潜在损伤降至最低。在早期研究中，即使在良好控制的环境下，一些学者也报告了椎弓根螺钉不准确放置的发生率为10%~20%，在胸椎报告的发生率增至高达41%在畸形和不稳定的情况下可能还要增加。幸运的是，不是所有的螺钉位置错误都会造成不良临床结果。

神经损伤可以由于螺钉的直接接触，或是由于钻孔、刮匙或穿刺时受伤。后期螺钉从椎弓根脱出也可引起神经损伤。如果术后出现神经根症状，应对螺钉和骨质行CT检查，如果结果为阳性，则应考虑螺钉移位。然而，在做出这些决定时必须同时考虑稳定问题。Rose等报告了一种关于持续椎弓根电刺激装置的技术，可以用来探查在放置椎弓根螺钉的过程中是否造成骨折或穿透皮质骨。该技术可以帮助确定椎弓根螺钉在骨质内并防止神经损伤。

Kothe等在体外模型上模仿椎弓根骨折来决定当采用椎弓根内固定时对多方向稳定性的作用。在模仿术中椎弓根骨折之后，三维适应性试验的结果显示内固定下的轴向旋转度和侧屈稳定性明显减小。

如果出现螺钉松动，可以在骨性融合之前发生矫正程度的丢失。内固定失败可以因螺钉位置不佳、椎弓根骨折、螺钉在骨质中的牢固性不足、骨质不佳或螺钉尺寸不合适引起。如果置入椎弓根的螺钉太大或螺钉穿透椎弓根的骨皮质，可以发生椎弓根骨折。Sjostrom等在爆裂骨折成功融合后取出椎弓根螺钉，并采用CT扫描研究患者的椎弓根。他们发现65%的经过固定的椎弓根宽度增加，而这其中有85%的螺钉直径大于椎弓根直径的65%。但是，这一结果可能并没有临床意义。作者强调了正确的螺钉尺寸对于避免椎弓根损伤和其后的内植物松动的重要性。

在偶然情况下，由于严重的畸形，需要最大的骨-螺钉界面力量，需要螺钉深植于椎体或穿透前方皮质。这一情况在伴有脊柱骨质疏松的患者比正常骨密度的患者更为常见。对前方骨皮质固定的需要必须与避免前方大血管的损伤相平衡。这一问题可以通过在其他节段增加螺钉或通过使用聚甲基丙烯酸甲酯和甲基丙烯酸盐增加固定强度（在创伤中很少采用）来处理。但是在骨折中，通常可以采用另外的方法，包括无内固定的融合、卧床和将内固定改为椎板固定系统。

二、硬膜撕裂

硬膜破口和伴随出现的脑脊液漏可以来源于损伤或手术。在术中，破口可以出现在暴露、内固定或减压过程中。在不考虑原因的情况下，一旦发现损伤部位，应予以妥善暴露（必要时去除骨质）并进行硬膜修补，这种修补会在纤维蛋白凝胶的使用上有所争论（例如 Tisseal［Baxter Inc.］）。如果一期修补不能实现，应使用肌肉或筋膜覆盖缺损处。另外，如果修补并不充分，可以采用腰椎穿刺脑脊液引流来降低脑脊液压力，使硬膜愈合。

三、感染

感染可以发生于脊柱手术之后，但是比在退变情况下进行内固定和融合手术后的感染相对少见。发生于筋膜浅层的感染可以通过早期积极清创，然后开放填塞伤口或闭合引流进行治疗。

深部感染还应该通过在发现感染后立即积极灌洗和清创进行治疗。如果发生这种并发症，我们尝试在原位保留植骨和金属内固定物。在充分灌洗之后，在筋膜深方放置流出管，全层伤口严密缝合。引流管至少保留 4 天，直到流出液清亮并且培养正常。也可以使用流入流出系统。因为在术后 7~10 天可能会发生二重感染，所以即使细菌培养结果仍是阳性，也应将引流管在这段时间之前拔出。封闭负压引流（VAC）装置也可以用来清洁伤口有效刺激肉芽组织的形成。一些对在脊柱感染时使用 VAC 装置的研究都获得了乐观的结果。伤口创面清洁后会延迟愈合。如果感染持续，应再次手术，还应该努力挽救植骨、内固定和减压的效果。偶然情况下，治疗失败，需要去除金属固定物和植骨，以帮助消除感染。另一个办法是开放并填塞伤口，直到筋膜层，并至少每天更换一次敷料。

四、合并的临床病症

临床治疗水平的提高减少了与脊髓损伤有关的并发症，并使生命期望显著提高。然而，在高达 60% 的脊髓损伤病例中伴随头部损伤、肌肉骨骼创伤和内脏损害，常常使治疗复杂化。如果在最初的评价中患者的神志并不清醒，则很难做出脊髓损伤的诊断。对所有存在脑外伤或脊髓损伤的患者，都要进行损伤平面以下的脊柱和长骨的透视检查。另外，在钝性损伤后，大量脊髓损伤患者伴有腹部损伤，可能无法感觉到或传达到潜在的问题。据 Reid 等报道，儿童或青少年 Chance 骨折中腹内损伤的发生率为 50%。Anderson 等报道，在安全带型损伤中有 66% 合并空腔脏器损伤，在儿童组患者中其发生率达到 86%。脏器穿孔合并腹膜炎可能不易察觉，因为这种并发症有较高的发生率和死亡率，所以腹膜灌洗应该是所有脊髓损伤患者最初评估的常规部分。

肾衰竭是脊髓损伤患者的常见并发症。该并发症发生率的逐渐下降，尤其是作为死因的减少，应归功于膀胱引流技术（如间歇导尿）的进步。在急性损伤状态下，一旦液体状况（入量和出量）正常，就应该针对神经源性膀胱使用间歇性膀胱导尿。在进一步泌尿科评估后，可以制定个体化治疗措施。肺部并发症在神经损伤患者中已经增加，如果采用前路经胸手术后，则更易产生。

脊髓损伤患者的晚期并发症可能与脊柱不融合引起的疼痛、有限的脊髓或神经根功能的恢复（尤其是有限的恢复导致持续性的神经受损和疼痛）和与延长卧床时间相关的治疗并发症有关。许多卧床时间的延长可以通过早期坚强的制动而避免，就像本章前面所讨论的那样。特别值得注意的是，失用性骨质疏松在截瘫患者中是一个普遍问题，即使制动时间很短也是如此，增加了他们再次损伤的机会。最后，脊髓损伤患者可能有顽固性的痉挛状态，在这种情况下，研究显示了可植入式巴氯芬鞘内注射泵的有效性。

任何治疗的最主要目的是为脊髓、神经根和脊柱创建最稳定的环境以利于神经症状的改善。尽管本章的重点在于脊柱的坚强固定，但仍然应该强调固定仅仅是达到这个目标的方式之一，它的主要优势在于与稳定和保护脊髓共同作用，使患者能够迅速开始康复。脊髓损伤的可逆性仍旧是一个未解决的医疗和手术难题。然而，康复治疗已经极大地提高了脊柱损伤患者的生活质量。

细致的康复治疗应尽可能早地开始，主要目的是能够达到功能独立。最终的功能水平主要与神经损伤的水平和严重性有关。脊柱的外科固定和有效的脊柱支具可以允许患者在急性期进行早期活动，并可以使患者更快地达到其功能水平。治疗方式的最佳选择有赖于对解剖、损伤机制和所涉及的暴力的理解，以及对稳定和保护脊柱和脊髓的治疗方式的应用。

为减少与脊柱损伤手术相关的并发症，需要对解剖和准确诊断的完整认识，以及对内植物选择方面的理解和经验。然而，尽管可以减少并发症，但是不可能完全消除。

（贾艳辉）

第十章

下腰椎骨折

除了与胸椎及胸腰椎损伤有关的一些因素外，下腰椎损伤的治疗尚需考虑许多其他因素，包括下腰椎解剖结构的复杂性、腰椎的生理性前突、腰骶关节的高活动性等。在椎弓根螺钉内固定术出现之，还没有能够有效复位并固定下腰椎损伤的技术。骶骨固定存在一定难度，Harrington 棒固定要求脊柱前突程度减少，内固定力量足够强，而 Luque 固定不能有效地进行撑开复位。这些手术方法治疗效果不佳，致使许多学者选择非手术治疗作为更好的治疗方法。但偶尔也有报道，认为手术治疗更有利于恢复正常的解剖结构及功能。即使到了椎弓根螺钉固定技术已广泛接受的 20 世纪 80 年代后期，以及出现了更有效的骶骨固定的 90 年代初期，下腰椎骨折的手术治疗也经常出现失败。尽管有学者提倡前路手术治疗下腰椎骨折，但骶骨的前路内固定仍存在一些问题，尤其是前方有压迫时，需要加做后路手术。这些问题使得有些医生认为，年轻患者术后慢性疼痛及不能回到术前工作岗位是正常现象。加之下腰椎骨折手术治疗有相对轻高的并发症，使有些学者更倾向于采用非手术治疗。下段腰椎椎管较宽，最常出现的神经功能障碍往往是因神经根受到侵犯所致，故重新将手术固定术作为治疗手段以期能达到较好的效果。近 10 年来的许多研究提示，受伤时相对年轻的患者（大多数研究的平均年龄为 27 岁），非手术治疗也可有满意的疗效。再者，胸腰段脊柱创伤患者未表现有神经系统障碍时，总体来讲更倾向于使用非手术治疗而不是手术治疗，手术治疗并无明显优势。然而，有关这些骨折的数据也存在一些问题，如随访期相对较短（<4 年）。此外，这些结论主要基于回顾性研究，许多条件如"非手术治疗"的措施存在差异。在有些报道中，卧床休息 6 周为治疗的一部分，而在另一些报道中则不是。制动的方式及持续时间也有差别。还有，在对治疗方式进行比较时，患者损伤的严重程度也并不统一—没有明显不稳定、无神经症状的患者常采用非手术治疗，而有明显不稳定、同时又有神经缺失者则做了手术减压及稳定。所有这些因素，加上两种治疗方式的并发症的发生率，使医生对这类患者的治疗难以做出最佳选择。

由于本身的解剖特点及活动性，较之脊柱的其他部位，腰椎的器械内固定更为困难。腰椎及骶骨上部的损伤破坏了腰椎的正常生理前突，腰椎前突恢复对于脊柱矢状面上的整体序列及力学性能是非常重要的。融合或者骨折后前突丢失或未恢复将导致出现退变甚至迟发性症状。腰骶关节承受很大的应力，同时又有较大的活动度。因此，腰骶椎很难达到解剖复位和重建，直到最近内固定器材的发展才较好地解决了这一问题。正因为有这些困难，对下腰椎及骶椎损伤的治疗，许多学者为了规避风险，要么采取有限的手术，要么采用"有利的疏忽"。骶骨的固定仍然是一大难题。这些特性及存在的问题使得下腰椎骨折明显不同于常见的胸腰椎骨折。

随着影像学技术的不断进步，以及内固定技术的发展，现已能像其他更近端的脊柱损伤一样，对腰椎损伤做出很好的治疗。然而，要做到这一点，我们仍须对有别于脊柱其他部位的腰椎的解剖及功能有一个清楚的认识。胸椎（$T_2 \sim T_{10}$）及胸腰段（$T_{10} \sim L_1$）创伤的治疗有特殊的技术要求及固定方法。腰 2 椎体骨折，无论在技术上还是功能上，均为胸腰段椎体（$T_{10} \sim L_1$）及下腰椎（$L_3 \sim S_1$）移行区。它在解剖结构及技术要求上大致与 $L_3 \sim S_1$ 相同，然而，腰 2 的治疗由于借鉴了上下方的技术而被认为是移行区。

一般而言，脊柱创伤治疗的目的主要包括：①损伤的解剖复位；②必要时骨折的坚强内固定；③神经节结构的减压。而对于下腰椎骨折的治疗，还应包括：①保持矢状面上正常的脊柱序列；②尽量保留运动节段；③预防并发症的发生（如后突畸形的复发，骶骨内固定松动，假关节形成等）。随着对腰椎的各种特性的了解，就可以很清楚地认识到，前面章节所讨论的用于颈柱－胸椎及胸腰段创伤的治疗技术并不适用于腰椎创伤。

第一节 解剖特性

腰椎最重要的解剖学特性是矢状面上的生理前突。正常情况下，胸椎有15°~49°的生理后突，腰椎的生理前突一般认为小于60°。这个屈度部分地取决于骶骨的倾斜度（平均45°）。骶骨的倾斜度的大小对于腰骶关节所承受的剪切应力至关重要。腰骶椎解剖结构上的不同影响了治疗方法的选择，同时也使得内固定的使用有别于胸椎及上腰椎。

越近尾端，腰椎骨性椎管的直径越大，而神经结构所占据的面积减小。胸脊髓的横段面积约86.5mm^2，容纳于平均17.2mm×16.8mm的骨性椎管内。因此，在胸椎，脊髓占据约50%的椎管面积。而在胸椎腰段，脊髓圆锥膨大，相应的椎管也增大。脊髓常终止于腰1。腰椎管的横段面积增大（23.4mm×17.4mm），马尾神经是唯一的神经结构。而骶骨又逐渐变窄并变扁平。此外，正常情况下由于骶骨中段（S_2~S_3）轻度后突，使神经根被限定于一个相对固定的位置。这一解剖特性使得骶骨内固定物置入的可塑性很小。椎板的大小与形状在不同的节段也有区别。胸椎及胸腰段的椎板呈矩形，长度大于宽度。中腰段椎板的长宽相等。腰5椎板的宽度大于长度。骶椎的椎板很薄，甚至在某些部位有缺失。同样，腰椎椎弓根的直径自上而下渐大，L_5的最小平均直径约为10mm，L_3约为8.5mm。

随着下腰椎固定方法的不断创新，熟悉相关的解剖学知识显得尤为重要。很显然，对于后路椎板下钢丝及椎板钩固定，仅需要了解后方的局部解剖。然而，椎弓根的直径、位置、方向以及椎体的形状等方面也是非常重要的。最早有关椎弓根螺钉固定的椎弓根形态学是由Saillant于1976年描述的，后来被另两位北美学者所证实。最重要的特征在于矢状面及横断面上椎弓根的宽度、长度、角度，以及沿固定方向至椎体前侧皮质的长度。这些测量数据从胸椎到腰椎有明显变化，腰椎从L_1到L_5也明显不同。在CT及解剖标本上测得L_1的平均横径约为9mm，而L_5增加到18mm。腰椎椎弓根矢状面上的宽度恒定，所有节段的均值均约为14及横断面上椎弓根的宽度、长度、角度，以及沿固定方向至椎体前侧皮质的长度。这些测量数据从胸椎到腰椎有明显变化，腰椎从L_1到L_5也明显不同。在CT及解剖标本上测得L_1的平均横径约为9mm，而L_5增加到18mm。腰椎椎弓根矢状面上的宽度恒定，所有节段的均值均约为14~15mm。横断面上的角度从L_1到L_5逐渐增大，L_1平均约11°，L_3约15°，L_5超过20°。最后，由于椎体的形状从L_1到L_5有明显变化，因此应特别注意椎弓根置入的角度。由于L_5双侧椎弓根的间距较大，而椎体前后径相对较小，因此，从椎弓根后侧皮质到椎体前缘皮质的距离，会因螺钉置入方向的不同而有明显差异。如像Roy-Camille描述的那样，垂直于后侧皮质沿0°轴线置入，从椎弓根后侧皮质到椎体前缘皮质的距离在L_1约为45mm，而在L5仅有35mm增加10°或15°的内倾角，或沿椎根弓的轴线置入，则上述后侧皮质至前侧皮质的距离在L_1可增加5mm（到50mm），L_5可增加15mm（到50mm）。

对于L_5骨折，以及极不稳定的L_4剪切损伤，必须固定到骶椎。因此，了解骶椎不同节段的三维解剖，及其前表面的神经血管结构，对于骶椎固定的安全性非常重要。S_1椎体水平的解剖结构主要有髂内静脉、腰骶丛及骶髂关节。骶骨岬内侧与髂静脉外侧之间为安全区域，可用做固定区域；此区域约2cm宽，如螺钉沿S_1椎弓根方向穿入，则钉尖肯定进入该区域。如螺钉朝外30°或45°进钉，则前方的安全区域相对较小。方向越朝外，可用的螺钉越长，最长可达44mm。在S_2水平，唯一易被损伤的结构是左侧的乙状结肠。通常只在穿透前侧皮质1cm以上才会造成损伤。骶椎的厚度从上到下明显变薄，如S_2以下进钉的方向也与S_1的椎弓根轴线平行，则对螺钉的把持力量会明显减少。为了弥补这一缺陷，可将螺钉向头侧及外侧倾斜，这样可增加螺钉进入的长度，增强抗拔出力。骶椎不同平面的松质骨及皮质骨的变化明显地影响了固定的可能性，也增加了内固定的危险性。与在很薄的后方椎板结构上固定相反，朝向骶骨翼的固定由于有更多的骨量，相对更安全可靠。S_1向内及向外螺钉的进钉点有一定的间距，使得 S_1 向内及向外同时两枚螺钉固定有技术上的可行性，可有效增加固定的牢靠性及抗拔出力。对于骶骨损伤来说，可以选择绕过骶骨的脆弱固定，通过后侧髂骨增加固定的稳定性。针对某些严重的粉碎性骨折，尤其是当骶骨关节受累时这种方法比较有效，但对于 L_5 爆裂骨折的远端固定和骨折移位作用却有限。此类患者骶髂关节往往无损，固定又绕过骶髂关节，故易导致螺钉松动或钉棒断裂。目前尚没有研究来评估对远端骶髂关节临时固定，之后将固定物取出的方法。

与其他部位相比，腰椎的第二个解剖特征是有较大的伸屈活动度。由于关节突排列方向的不同，胸椎相对较僵硬，伸屈活动度非常有限。胸腰段的伸屈活动度增加，而侧屈及旋转运动则减少。腰椎的关节排列变为矢状位，关节突明显增大，因此，从 L_1 到 L_5，伸屈活动的自由度逐渐增加，而旋转则减少。L_1~L_2 水平的伸屈活动约 12°，L_5~S_1 增至 20°，侧屈角度变化不大，均为 6° 左右。对于腰骶椎的损伤处理，应考虑腰椎的伸屈活动度，因为根据患者受伤时姿势的不同，相邻椎体间的位置可能发生改变。过度的腰椎前突及腰骶角可在坐位时戏剧性地变平，角度和方向的变化决定了腰椎损伤的类型有别于脊柱的其他部位。

（贾艳辉）

第二节　腰椎损伤的类型

在需要手术治疗的胸椎、胸腰段及腰椎骨折中，大多数发生在胸腰段。由于前述的解剖上的差异，腰椎损伤的类型有别于胸椎及胸腰段。胸椎由于胸廓的保护作用使之相对较稳定，而胸腰段处于一个相对稳定节段的移行区。腰椎的稳定结构主要为腹壁及椎旁肌，较易受到牵张及剪切损伤。除了脊柱本身的因素外，事故的类型（车祸伤还是坠落伤）、约束装置（安全带及肩带）的使用情况等也影响损伤的类型及数量。例如，仅使用安全带的乘客在车祸伤中易致腰椎的屈曲分离型损伤。下腰椎及腰骶关节由于有生理性的前突，相对于胸椎及胸腰段而言，较少发生屈曲损伤。一旦发生，也常因腰椎本身有较大的伸屈活动度而漏诊。由于人体受伤时多处于直立位置，承受轴向载荷，因此，大多数腰椎损伤为轴向应力损伤。当骨盆或下腰椎固定于某一姿势而身体的其他部位被屈曲和牵张时，可致腰椎的屈曲分离损伤。一项包含 54 名下段腰椎骨折患者的统计研究显示中，共 25 处压缩性骨折，21 处爆裂骨折，3 处屈曲-分离损伤，5 处骨折移位。其中有 3 位出现了完全神经功能障碍，17 位出现部分障碍或神经根损伤表现，其余 34 位无神经损伤。

腰椎可发生多种类型的损伤。分类的目的是为了预见损伤的自然史及生物学行为，指导治疗。此外，还有助于内科治疗师明确损伤是否稳定制定出不影响稳定性的治疗方案。尽管已有许多分类方法，但还没有一种能完全达到上述目的。因此，像描述脊柱损伤的其他章节一样，腰椎损伤也是根据影像学特点结合损伤暴力来进行分类的。主要的损伤暴力有屈曲、伸展、压缩、侧屈、旋转、分离及剪切。多数损伤并非单一暴力，而是由几种暴力组合引起。

一、软组织损伤、撕脱骨折及韧带损伤

尽管这些损伤相对容易理解，治疗不难。但由于此损伤包含许多类型，因此面临巨大挑战。直到 20 世纪 90 年代，依靠普通 X 线片及 CT 也仅能看到软组织及韧带损伤的间接征象，而不能直接显示损伤。在有些病例中，上述影像学所见并不能反映脊柱损伤所受的暴力，也不能反映损伤的严重程度。MRI 对软组织损伤的诊断有了很大的改进，它可以直接观察到损伤局部的情况。但是，MRI 也不能反映软组织及韧带损伤与脊柱稳定性之间的关系。评价这些问题时应考虑腰椎肌肉和韧带的影响。例如，不同的受伤可以造成不同类型的腰椎横突骨折。不同于其他部位，L_5 的横突骨折主要由垂直剪切应力所致。一般来说，直接撞击（如机动车撞上行人）比间接损伤造成的肌肉损伤更严重。撞击时椎旁肌的强烈收缩力可造成横突的撕脱骨折（图 10-1）。损伤严重时还可伴随同节段神经根的牵拉伤。撕脱骨折治疗时，应注意了解同节段的神经根是否有损伤。术前脊髓造影并不能显示撕脱节段的充盈缺损，但术前 MRI 或术中探查能确立诊断（图 10-1）。

终板撕脱多见于青少年。在受到同样暴力时，成年人可能发生椎间盘突出，而在儿童与青少年，由于韧带与终板的附着力强于骨与终板的附着力（图10-2），伤后可能出现终板撕脱、移位，甚至可能伴发神经症状。CT结合MRI能对损伤做出诊断。治疗主要是切除移位突出的终极碎片，神经症状一般可完全消除。终极撕脱一般发生于青少年 $L_4 \sim L_5$ 及 $L_5 \sim S_1$ 可以是边缘部分的撕脱，有时也有整个终板撕脱；儿童可仅有软骨环的撕脱。撕脱的碎块加之伴随的间盘突出可造成神经损伤。

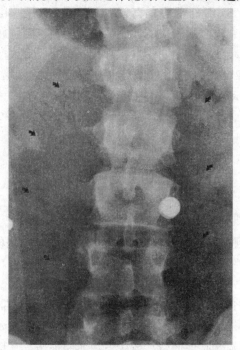

图10-1　24岁男性患者车祸伤后的腰椎正位片
可见 L_1 爆裂骨折合并多发 L_1、L_2、L_3、L_4 横突撕脱骨折（箭头）

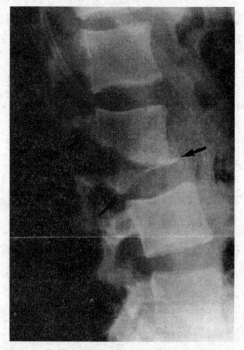

图10-2　16岁女性患者，腰椎侧位片示终板撕脱
患者于车祸中受伤，伤后下肢完全截瘫，可见骨折椎体上方多个节段屈曲分离损伤。图示椎体终板撕脱（箭头所示）直达前方

后方韧带结构复合体（包括棘上韧带、棘间韧带、关节囊韧带、黄韧带、纤维环）的撕裂由一连串损伤组成，常伴发于骨结构的屈曲损伤，如果单独一个重要的韧带结构受损或者合并了不明显的骨质损伤，如轻度的椎体前方压缩骨折（图10-3），这些情况在开始的时候都容易被忽视。如果患者软组织损伤后出现明显的肌痉挛，很可能就存在韧带完整性破坏的情况。CT扫描显示不了韧带损伤的范围。

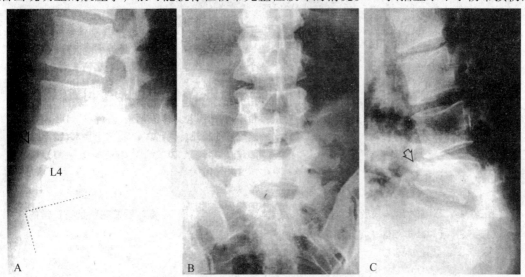

图10-3　44岁女性患者，因车祸造成双侧腓骨骨折合并L4骨折

（A）入院时侧位片显示患者急性损伤期下腰椎的曲度顺列，椎体前缘压缩（箭头所示），但腰椎序列尚可；（B）正位片未见明显后部结构断裂，因此使用支具保守治疗；（C）使用支具2个月，停用后于伤后5个月出现明显的腰部疼痛。侧位片示椎体前方压缩明显（箭头所示），且存在关节突半脱位和明显棘间韧带撕裂

MRI成像能确定韧带损伤的程度，但确定不了不稳定的情况，在临床上已经证实了这点。大多数这样的患者都没有神经损伤如果系大腿带时没有系好肩带，则患者很可能出现严重的腹部损伤。高能量损伤引起的L_3、L_4或L_5前方椎体压缩骨折时，应高度怀疑有腰部韧带断裂的情况。下腰段椎体前缘的压缩，克服生理性前突时，患者身体极度屈曲造成后方的韧带结构拉长超过韧带的弹性限度。待肌肉痉挛解除后，拍摄腰椎伸屈位片能明确诊断。

二、楔形压缩骨折

楔形压缩骨折主要由屈曲损伤造成（椎体前方压缩少于50%）。它可以是前方轻度压缩伴轻微或没有不稳定，也可以有明显的不稳定伴后方韧带断裂。中柱基本不受累。就定义上说，后柱一定是完整的，这就是压缩骨折和爆裂骨折最重要的区别。压缩的程度不同，骨折的形态亦不一样。当屈曲载荷作用于脊柱使得椎体绕轴旋转时，可出现椎体的上软骨板骨折（图10-4），此类骨折能在多个相邻的节段出现。必须仔细判断此类骨折是否合并伸展外力，后者能产生严重的韧带撕裂，可有严重的后突畸形及韧带不稳。

腰椎压缩骨折好发于有严重骨质减少的老年人。尽管腰椎的骨折的发生率常少于胸椎，但一旦有一个节段骨折就增加了其他节段骨折的危险。约10%的50岁以上白人妇女都有至少一个节段骨折。这个比例在80岁以上的白人妇女占50%这些骨折可发生在轻微外伤甚至没有外伤的情况下。这种骨折与年轻人外伤后产生的压缩骨折不同，骨折的压缩程度可能会有进展。当出现疼痛时初次就诊，这类骨折很可能前方只压缩了10%且后壁是完整的。然而，2~3周以后发现椎体前方压缩达100%且后壁受影响，椎管受压，神经受损。对于压迫加重和持续疼痛的患者可行椎体成形术。

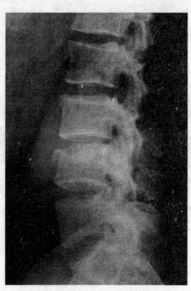

图10-4 侧位片示车祸后 L_4 压缩骨折，椎体前缘压缩，然而 L_4 椎体后壁完整且有正常的双凹形外观。棘突间隙未见明显增宽，腰椎生理曲度正常

三、爆裂骨折

大部分需要行下腰段骨折手术治疗的患者都属于此类。受伤节段不同、所受外力不同，骨折的类型可能会有明显差别。所有爆裂骨折都是由于复合外力作用引起，常因屈曲合并轴向外力所致，外力作用的部位不同，所引起的损伤类型也不一样。Denis 对此做过很好的描述。在上腰部（L_2 和 L_3），可能存在以轴向外力为主的损伤（Denis A 型）或者是屈曲合并轴向压缩（Denis B 型）。一般来说，前者后突畸形较少见，但严重的椎体轴向压迫可以造成上下终板的粉碎骨折，椎体椎弓根连接处断裂，后部结构骨折也较常见。后者可有上终板骨折和部分椎体突入椎管内。在 CT 扫描中典型的特征是椎弓根下缘完整且与椎体相连。后突的骨块为椎体后上部分。这类损伤常有严重的椎体前缘压缩，多数伴有后方韧带撕裂但骨结构完整。此类骨折常见于 L_4、L_5 水平。L_4、L_5 骨折很少出现后突畸形但可以造成严重的椎管压迫。

Levine 和 Edwards 的报告指出，这类损伤多发于年轻患者，50% 以上的患者小于 20 岁 L_4 或 L_5 各占一半，约 50% 伴有神经损伤。平均椎管侵占率仅为 47%，但 22 名患者中，5 名的后突骨块深达椎板下。其中 18 名患者（18/22）几乎整个椎体上半部分粉碎，但椎弓根的下部没有粉碎，仍与椎体的下半部分相连。如 Lindahl 和同事们所述，椎体的下半部可呈矢状位劈成两半。平均的椎体缺失高度约为 25%，且不如胸段或胸腰段损伤那么典型。另外，骨折椎体的后突畸形角度仅为 8°。这个数字小于胸腰段创伤后平均 21°后突畸形角，但需结合下腰椎的正常生理曲度因素来考虑。假如每个椎体水平的前突角度约为 150°（$L_4 \sim L_5$、$L_5 \sim S_1$），那么总的相对后突角度就约为 23°（尽管绝对后突角度为 8°）。这个数值与别的节段损伤时畸形角度相当。

典型的爆裂骨折在 L_4、L_5 较少见（Denis A 型），而多发生在上腰椎（L_2、L_3），正位片可见因椎弓根粉碎骨折产生的椎弓根影增宽和椎弓根椎体连接处断裂。常可见较大的后突骨块和严重的椎体前部粉碎骨折。这里展示了一个因轴向负荷产生的极度屈曲压缩型损伤。如此的复合力的作用产生更明显的粉碎骨折和较小的后突畸形。如果外力作用不对称或者患者受伤时扭转，就可以出现旋转或侧曲，产生脊柱侧弯或侧方楔形变（Denis E 型）（图10-5）。

最近研究已进一步强调这类骨折临床上的一个重要特点。一小部分患者存在纵向椎板骨折合并创伤性硬膜破裂。腰椎爆裂骨折的患者可有棘突的矢状劈裂。这可以表现为不完全的青枝骨折。这种劈裂需与椎板骨折或粉碎相区分开。CT 常能发生不完全的棘突矢状劈裂。当爆裂骨折合并神经损伤时，常提示有硬膜撕裂的可能。神经根在硬膜囊外，可能被劈裂的椎板所压迫。需小心区分开这类骨折，以选择合适的手术治疗方法。

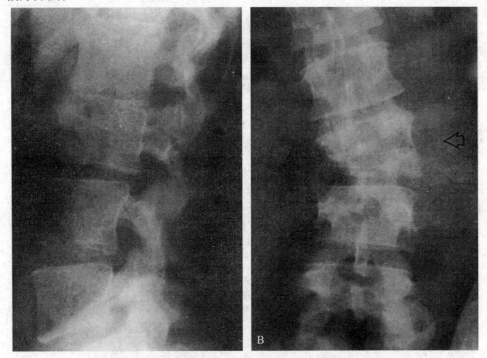

图 10-5 17 岁男孩，L_3 椎体爆裂骨折伴严重侧方压缩

(A) 侧位片显示 $L_2 \sim L_3$ 椎间隙高度降低，L_2、L_3 间轻度后突，后方结构（棘突）粉碎骨折；(B) 正位片显示主要的畸形：椎体左侧严重压缩成楔状。且伴 L_3 右侧的横突和椎板劈裂（箭头所示）

四、屈曲分离损伤

尽管大部分屈曲分离型骨折都发生在上腰椎，而因屈曲分离力造成的骨折在腰椎中所占比例不到 10%。常于骨盆和下腰段被束缚于固定的位置上时发生（如汽车安全带）。撞击时，脊柱的上部被加速，且被屈曲分离离开固定的脊柱下部。此时会发生三种主要类型的骨折。第一种是完全椎体骨折（Chance 骨折），第二种是完全韧带损伤（关节突脱位），第三种为部分骨质和韧带损伤。三种损伤的稳定性及治疗方法有很大的不同。

Chance 骨折由 Chance 于 1948 年报道，它是一种单纯的骨折，骨折线从前方一直延伸到后方，贯穿椎体、椎弓根、棘突。它的发生常与系安全带有关。此类损伤常常伴前纵韧带断裂。少有明显的剪切损伤或明显移位，神经损伤亦少见。正侧位 X 线片能做出诊断。侧位片显示棘突劈裂，正位片可见从椎体到椎弓根的冠状劈裂（图 10-6）。尽管 Chance 骨折存在椎体从前到后的断裂，但常认为它是个稳定型的骨折且很少发生成角导致进一步的后突畸形。

两篇屈曲分离型损伤的综述显示，这类损伤仅发生在 T_{12} 到 L_4 间，且约 50% 的损伤发生在 L_2、L_3 或 L_4。很可能合并腹腔内脏损伤（50%），包括肠破裂、肝脾破裂。这类损伤最初由 Gumley 分类，后来由 Gertzbein 和 Court-Brown 修改后加入前方椎体的骨折。尽管分类较为复杂，但最重要的是将韧带的损伤与骨性结构的损伤区分开来。横行通过棘突、椎弓根和椎体的骨折，假如矢状序列保持较好（图 10-6），则该损伤的稳定性是好的，也能较好地愈合。如果骨折线穿过棘间韧带、关节突、椎弓根及椎体，此时椎体骨折仍能愈合，但由于有后方韧带断裂，可能残留不稳定。

腰椎的关节突损伤较少见。Levine 和他的同事报道，$L_1 \sim L_2$ 以下仅占所有双侧关节突脱位病例的 10%。这类屈曲分离型骨折的特点主要是软组织损伤，为后部的韧带复合体完全断裂和椎间盘损伤。关节突的骨性结构完整但完全脱位。严重的韧带损伤常导致下位椎体的轻度压缩，这类损伤的稳定性很差。椎体后壁仍保持完整，椎管压迫来自于一个完整的椎骨环与相邻的椎骨之间的相对滑移。这类损伤必须与关节突骨折相鉴别。关节突骨折在机制上与其不同，可存在有关节突粉碎骨折，有时还伴有椎板、峡部及椎体的粉碎。

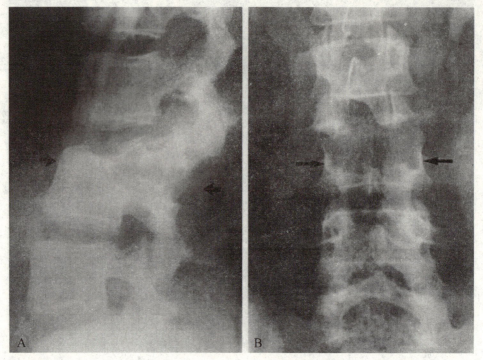

图10-6 男性，11岁，汽车意外中被一条安全带（没有肩带）阻止，屈曲分离损伤导致自 T_{12} 以下的截瘫

（A）侧位片显示 Chance 骨折，在箭头之间有一条骨折线穿越了椎体及椎弓根；（B）正位片上箭头显示双侧横突与椎弓根在冠状面上有分裂。这种损伤是骨结构的损伤，没有韧带损伤引起的不稳定，只要维持适当的骨接触就能愈合

胸腰段连接处发生双侧关节突脱位后，重度滑移常引起严重的神经损伤（80%），但完全性的神经损伤很少发生在腰椎。虽然严重的滑移是由于后部的韧带断裂且合并间盘撕裂产生，但由于腰椎管空间较大使得神经根有部分避让空间。Denis 提到，此类损伤中后方韧带的完全断裂不至于产生如此严重的屈曲不稳，只有后纵韧带、纤维环和间盘损伤都有损伤时才能产生严重不稳定。前纵韧带常被从下位椎体的前缘剥离下来但结构仍然完整。许多学者都认为，这种损伤是屈曲分离损伤时前纵韧带受到向后轴向旋转应力所致。

双侧关节突脱位常能通过 X 线片做出诊断，表现为椎体后壁完整伴有明显椎体间滑移（36%），可有轻度的椎体前方压缩及椎间高度丢失。腰椎正位片常能显示脱位的关节突，CT 扫描能进一步验证诊断，且能显示空关节突征，同时矢状位重建能显示出椎管压迫程度。腰椎双侧关节突脱位的患者神经损伤的严重程度较胸段、胸腰段低，胸腰段截瘫率可达 80%。原因主要在于腰椎管较宽且马尾神经弹性较好。腰骶段的单侧、双侧关节突脱位和骨折可能合并骶骨骨折。

五、剪切伤和混合性不稳定

在大部分腰椎损伤中仅有约 30% 存在复杂畸形或严重剪切伤。剪切力与其他类型损伤合并时，常使不稳定性及治疗变得复杂。例如，双侧关节骨折脱位或 Chance 骨折合并剪切力作用能产生严重的前纵韧带破裂和明显移位。脊柱僵直特别是 DISH 病（弥散性原发性骨质肥大征）或强直性脊柱炎时，特别容易出现剪切损伤，此类患者在入院时就可发现明显的畸形。虽然不是所有的剪切损伤在初期都会出现严重畸形，但是初次影像学检查显示有双向滑移时常提示为严重的不稳定性损伤（图10-7）。

这类损伤应引起重视，因为存在明显不稳定，且要求外科医生尽量能做到解剖复位及稳定。判断是否存在前纵韧带断裂和环形损伤是十分重要的。大部分后路固定技术都要求前纵韧带完整。对此应予以重视并确定用于复位及稳定的内固定器能否对抗不稳定。

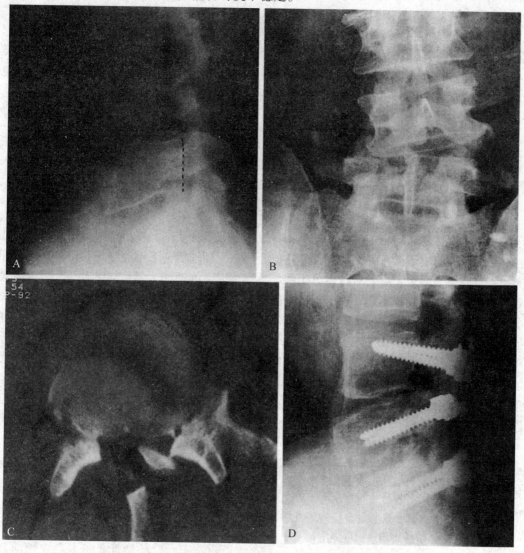

图10-7 44岁男性患者，在看台观看比赛时被冲入的车撞伤

造成 L_4~L_5 剪切伤，三柱完全断裂。（A）正位片；（B）显示有成角和移位，然而，侧位片（B）主要显示有移位（箭头所示）；（C）间盘水平的CT，断层能较好地反映损伤的严重性，它能看到整个脊柱的损伤情况；（D）使用节段性固定达到复位及稳定，中间的椎弓根钉使骨折的椎弓根与椎体再连接

（贾艳辉）

第三节 神经功能损害

腰段脊柱圆锥和马尾的解剖关系在很大程度上决定了神经功能损害的特点。在腰椎的上末端，圆锥扩大并占据椎管直径的50%，但是，在椎管的远端部分马尾只占据不到1/3的横截面积。总的来说，自 L_2 以下的脊柱损伤只会导致马尾（根型）损伤，因此它的恢复有别于椎管近端部分的损伤。神经根在硬膜囊里的位置关系也非常重要。通常越在远端离开椎管的神经根越靠近椎管的后部，而靠近端的除椎管的神经根基本上都是位于椎管的前部、侧方及接近椎间孔。位置关系对于 L_4 或者 L_5 骨折非常重要，该处出现创伤性的硬膜囊破裂时有可能造成神经根损伤。这些神经根通常是远端的骶神经根，受损时通常会表现出会阴部的皮肤感觉异常或者肛门或膀胱功能的轻微改变。

腰椎损伤所引起的神经损害通常分为两类。第一类，即完全的马尾综合征，见于严重的爆裂骨折而导致椎管后移和大量的碎骨进入椎管里。第二类的损伤是指孤立的神经根损害或者多根的联合损害。这些损害可能是不能恢复的神经根撕脱，可能并发于横突的撕脱骨折。椎管的冲击可导致较小程度的神经根损害。孤立的神经根损害是很常见的，大多因为碎骨向后并在神经根出口处卡压神经根而引起。椎板矢状劈裂合并硬膜囊撕裂的下腰椎骨折常伴发根性损害。硬膜后侧的撕裂可导致神经根疝入棘突或椎板的骨折裂缝中。移位畸形导致的椎管狭窄，如双侧脱位，在下腰椎所致的神经损害并不像胸腰段那么严重。只有大约50%腰椎爆裂骨折患者伴有神经损伤。

(贾艳辉)

第四节　处　理

一、适应证

脊柱损伤通常按机理和不稳定的程度分类，有很多种分类方法。且提出了很多新的定义，如稳定与不稳定。一般的脊柱稳定性的定义包括骨折的特点，即在生理性负荷下不会出现移位，不会增加额外的神经功能损害或者增加畸形。尽管有许多分类系统已应用于腰椎损伤，但是却没有一个可以包含所有的损伤并对其治疗做出指导。很多胸腰段损伤的分类都是以解剖或机理作为参考，后续治疗的结果证明，没有一个分类系统能够达到预期的理想目标。因此，必须用其他标准作为腰椎和骶椎骨折的处理依据。

概括地说，腰椎和骶椎损伤的患者手术指征如下：①骨折的部位存在明显的且非手术治疗不能控制活动（不稳定）；②神经功能损害；③伴有严重的轴向或矢状面的脊柱序列异常。在腰椎和骶椎骨折中，神经损伤的出现大体就预示着不稳定的存在。对于椎管与神经结构比值较大者，只有当发生明显移位或成角时才会发生神经损伤。但是，这个原则并不具有普遍性，因为横突骨折或者撕脱时可出现神经根的撕脱。另外，对于小孩，由于脊柱和脊髓的弹性不同，可导致受伤椎体的更近端的神经损害。

（一）不稳定

在腰椎骨折，有一些损伤类型在没有神经损害的情况下也可以定义为不稳定。因屈曲或屈曲分离损伤导致的严重后方韧带复合体损伤被认为是不稳定型损伤。应手术治疗，关于这一点没有太多的争议。大多数的作者都认为非手术治疗不能使患者重新获得稳定性，而倾向于手术重建稳定性。同样，像合并后方韧带复合体和间盘损伤的屈曲分离损伤也极不稳定，可致矢状面的脊柱序列异常。此外，环形撕裂导致的剪切损伤是公认的不稳定型损伤，需要手术治疗重建稳定性。爆裂性骨折的稳定性问题更为复杂，因为它代表了一系列的损伤。没有神经症状且畸形较轻者一般不需手术治疗。现今绝大多数研究显示，发生爆裂骨折但神经功能未受损的患者无论使用手术治疗还是非手术治疗，其治疗效果甚至影像学转归均无明显差异。很难根据静态的X线片预知日后是否会出现不稳定。爆裂性骨折如果有超过50%的椎管内侵占、椎体前部与后部的分离以及椎板骨折等，都被认为不稳定，需要手术治疗。以获得满意的长期预后。然而迄今为止，缺乏完整的随机临床试验，即使荟萃分析也无法明确鉴别。明显的移位与剪切损伤所造成的混合型不稳定多表现出明显的临床不稳定症状。

（二）神经功能损伤

神经功能损害是手术治疗的另一个指征。关于脊髓损伤的手术疗效已有很多争议，但普遍认为腰椎的损伤应手术治疗，因为大多数的腰椎损伤是神经根的损伤。腰椎椎管与神经结构的比率较大，在没有严重的畸形（后突）时椎管的侵占率较小（30%），手术治疗对于神经恢复的意义不大。当椎管侵占率较大时（50%），神经损伤的程度也相对较重（马尾综合征），直接的神经减压常得到良好的恢复。此外，局部的神经根受压能通过手术探查和减压而得到功能的改善。最后，棘突的矢状面骨折、神经损伤、硬膜囊撕破而导致的神经根疝出，都能直接从减压和硬膜修补中得到改善。

（三）轴向或矢状位的脊柱序列分离

另一手术指征是严重的矢状面或冠状面畸形。大多数的腰椎骨折可引起后突畸形，且可能合并平移和旋转畸形。因为正常的腰椎矢状序列（前突）对于维持人体的轴向负重功能及椎旁肌的最佳功能状态是非常重要的，因此重建正常的矢状序列是评定治疗效果的一个重要指标。它是评价能否获得长期无痛疗效的一个重要参数，但是，这种观点是否完全正确还未得到充分的证实，因为这类损伤多发生在相对比较年轻的患者，关于其手术或非手术治疗的随访时间都相对较短。对于没有合并脊柱后突或侧突的稳定骨折可以用外固定治疗而得到良好的疗效，但是，对于合并严重后突或其他畸形的骨折，外固定治疗并不能达到也不能维持复位，应手术治疗重建脊柱的正常序列。由于过去没有合适的方法能恢复脊柱序列，因此较少强调手术治疗。事实上，既往用于治疗脊柱骨折的器械对于腰椎骨折不但不能恢复序列，反正导致了医源性平背或其他继发畸形而出现了继发症状。如果治疗的目标是恢复脊柱序列，外科医生术前必须确定所选择的方法能够达到这个目标。

二、治疗选择

对于腰椎骨折的处理有很多不同的方法，包括非手术治疗与手术治疗。非手术治疗包括管型石膏或支具的制动、体位复位、卧床休息或即刻活动。相对于胸腰椎损伤，下腰椎损伤的处理方法有所不同。手术治疗有很多不同的方法，包括：①后路复位、稳定及融合术；②后路或者后外侧（经椎弓根）入路间接或直接神经减压；③前路减压、复位、稳定、融合和固定。

（一）非手术治疗

非手术治疗可用于腰椎的稳定或不稳定损伤。它通常用于较轻的骨折，如棘突骨折、横突骨折、前缘压缩小于50%的椎体压缩骨折和骨性屈曲-分离损伤（Chance骨折）。此外，爆裂性骨折大多数较稳定而适应非手术治疗。在过去的5~10年里，对于下腰椎的爆裂性骨折的非手术治疗得到了暂时绝对的优势。这种转变由众多的因素引起，如：手术治疗相对高的并发症发生率，术后畸形矫正的丢失，短期到中期的随访并不能证明手术可明显提高疗。然而，相关随机试验十分少见且现有的试验中也没有将下段腰椎爆裂骨折单独挑选出来，而是把所有的胸腰椎爆裂一起进行比较。因此，在决定采用手术或非手术治疗时，目前主要考虑的是椎体后柱的分离程度，以及矢状和轴向序列的破坏程度。理想的腰椎爆裂骨折非手术治疗需要延长卧床时间（3~6周）后才能在支具保护下活动。卧床休息能减少轴向上的负荷，没有充分的卧床休息可导致畸形加重。目前一般认为，如果患者无神经损伤或仅有轻微的单侧根性损害，非手术治疗是较理想的选择。若有严重的神经损害或严重畸形则最好行手术治疗。对于某些特殊类型的损伤，如双侧关节突脱位，姿势性复位的提倡者也不主张姿势复位，不管患者是否有神经损伤都需行手术治疗。

对于大多数下腰椎骨折，理想的支具应该是通过单个的大腿人字形管型石膏固定骨盆或者胸腰骶支具固定下腰椎之间的相对活动。标准的腰部制动支具实际上主要是限制 L_4~L_5 和 L_5~S_1 的活动。对于上腰部的骨折，使用全接触塑型支具能获得更理想的效果。需要注意的是，在腰部勿使用胸腰部伸展支具（如Jewett支架），因为过度限制邻近部位会使两端的活动加大，导致下腰部疼痛及畸形加重。

有学者主张对于不稳定的损伤可以采用非手术治疗。治疗措施包括卧床休息以使明显的畸形复位，在活动之前使骨折于仰卧位固定。尽管这种治疗方法曾被广泛接受，但如今为了缩短住院费用和住院时间，多采用更为有效的手术治疗。

（二）手术治疗的目的及器械

一旦对于脊柱损伤的患者决定采取手术治疗，目的必须明确。腰椎损伤治疗的主要目标包括：骨折的解剖复位，神经减压（有指征时），矢状面上脊柱序列的恢复，固定的节段最小化，尽量减少并发症的发生。应注意掌握手术时机，因为随着时间的延长，许多治疗方法的功效可能发生变化。

有关腰椎骨折手术与非手术治疗优缺点的争论仍在持续。从20世纪90年代早期起，有关患者满意度以及疗效评判的标准变得更具客观性，现已认为它与客观的神经体征及影像学检查同等重要。但当面对一个腰椎爆裂骨折的患者时，仍然很难决定何为最佳治疗方案。这类患者的平均年龄27岁左右，许多人受伤时正在从事体力劳动，尽管短期的研究结果表明骨折愈合良好，但其长期疗效目前还不清楚。

是否通过手术恢复了脊柱的解剖序列，就能在短时间内甚至长期减少患者的疼痛，使患者恢复原工作呢？难以回答上述问题的部分原因是因为有些手术技术既不是用来恢复也不是用来保持脊柱的正常序列。因此，最好用非手术治疗后序列是否恢复来做对照研究。近来有一项短期（<4年）随访研究，似乎提示对于有神经损害的患者，手术干预可能使其恢复更快些，神经功能的恢复也更好。有些作者认为，腰椎爆裂骨折的非手术治疗能获得很好的短期疗效，但对他们的数据进行严格分析时便可发现，大多数患者有明显的残余腰痛及劳动能力的部分丧失。精确归纳及长期随访后将得出不同的结论。一项30例5~11年（平均8.2年）的随访研究中，大多数患者恢复了脊柱的正常序列，腰痛的发生率少于20%，半数回到了原工作岗位。因此对于无神经损伤，轻到中度畸形的患者，目前倾向于非手术治疗。而对于有明显畸形或神经损伤，或两者兼而有之的患者，手术治疗能获得更好的长期疗效。

1. 骨折的解剖复位　手术干预的首要目的是使骨折解剖复位。解剖复位的基本原则是，用来复位的器械必须能够直接地对抗造成损伤的变形力，此外，还应能对抗腰椎正常生理状态下的应力，尤其是腰骶关节的剪切应力。选择腰椎内固定器时，应考虑器械本身的复位能力及所需器械的相对长度。应尽量选用能达到满意复位及牢靠固定的短节段器械，这样可以尽可能多地保留腰椎的活动节段。腰椎畸形的发生多有屈曲及轴向应力的参与，应注意对抗这些应力。固定步骤应有撑开的力量并恢复腰椎的生理前突。实验数据表明，撑开及生理前突的恢复更有利于骨折的复位。

并非所有的内固定系统在脊柱的各个部位均能达到最佳的效果。下一节将讨论适用于不同类型腰椎损伤的一些常用内固定器。尽管过去一些装置如Harring棒，或者用钢丝或钩固定的波状外形棒系统（如Moe棒，Harri-Luque，C-D，Synthes，TSRH，即Tesas Scottish Rite Hospital）可以一定程度矫正畸形，但需要进行长段固定恢复矢状序列的效果不佳。椎弓根螺钉系统则可避免牺牲过多的活动节段，行短节段复位及固定。然而早期的椎弓根螺钉系统，如Olerud装置及Fixateur内固定器过于粗大复杂，近年来在技术已有了很大的改进。然而，胸腰段脊柱骨折的治疗并没有太多进展，不伴神经功能障碍的下腰椎骨折也是同样。大多数的椎弓根螺钉系统能达到坚强的固定，同时还能保持矢状面的生理曲度。后方结构切除或神经根减压后并不需要增加固定节段。

椎弓根螺钉系统有两种基本类型：钉-板系统及钉-棒系统。除非利用手术床的姿势复位，大多数钉-板系统没有明显的复位作用。钉-棒系统则有渐进性的复位作用，并能维持复位。

前路手术中急性期也可行前路减压、畸形复位及稳定手术。不用内固定的单纯方柱状植骨难以长期维持脊柱的正常序列。单纯前路植骨没有矫形作用，对于某些L_3和L_4骨折，可考虑加用前路钢板，能明显增强复位矫形功能。L_3、L_4和L_5椎体切除术后使用楔形笼可以更好地对椎体行解剖复位。与其他骨移植物相比，其优点在于可以更好地抵抗轴向压力性塌陷。但股骨同种异体骨算是特例，对其进行一定程度塑形也能维持脊柱前突。从前方入路固定骶骨有一定困难，尽管有人尝试过使用波状前路钢板，但是由于其上有髂血管经过，阻碍了对L_4和L_5的固定。侧方固定骶骨并不现实但是在$L_4 \sim L_5$却可行。同种异体股骨皮质可用拉力螺钉从内侧对骶骨进行固定，并利用后方内固定来加强。可通过钢板上槽状分布的孔洞做轻微的加压或撑开，与以往单纯中和钢板相比，这是一个进步。

对于6周以上陈旧性骨折导致的畸形的矫正，其矫正的力学机制不同于新鲜骨折，因为除骨折本身的畸形外，还发生了其他继发性的改变，使畸形的矫正更复杂。伴随着软组织瘢痕的形成，松质骨骨折的初期愈合已经开始。此时，由于畸形僵硬度的增加，为了能达到及维持满意的矫正度，前方松解手术变得非常重要。伤后6周以上，如单纯用后方固定器械作复位，由于前柱短缩以及前方已有骨桥形成，常难以纠正后突。也有一些初步的治疗报告认为，在前方尚没有骨性连接时，仍可通过后路手术，利用适当的器械达到复位。陈旧性病例由于后方也有瘢痕，后方的骨折也已开始愈合，因此单纯的前路手术也难以达到完全复位。此外，大多数前路器械没有足够的力臂，固定点的强度也不够牢靠。

2. 矫正的维持　手术治疗的第二个目标是畸形矫正的维持，其与所用固定器的强度有关，也与其对抗畸变及腰椎正常生理应力的能力有关。对于腰椎而言，内固定物的长度越短，其分担的载荷越大，失败率也就更高。应考虑后方结构完整及前方植骨时的载荷分布。尽管临床已见到有些后方结构完整的患者，可以承受正常的载荷分布，但实验数据显示，使用腰椎短节段内固定时，通过柱状植骨恢复前柱高度是非常必要的。不适当的固定末端（如骶骨）将影响内固定的稳定性，难以长期保持已恢复的脊柱序列。使用椎弓根螺钉或椎板钩的后方固定器既可达到坚强固定，也可对抗畸变应力。然而大量研究显示胸腰段和下腰椎爆裂骨折的复位保持并非是最理想的。前路减压及复位术后单纯植骨的疗效不满意。加有前方内固定装置有助于长期维持满意疗效。前后路联合手术，通过前路恢复前柱的稳定性，再加用后方椎弓根螺钉固定，能达到最佳的稳定效果，但由于需要经历两个手术，风险性增高，除了前方必须做减压者外，其他可能并不适合。即使前方手术通过胸腔镜进行，手术时间仍较单一一个手术长，手术风险也更大。

3. 神经结构的减压　神经结构减压作为第三个目标，对于下腰椎骨折的患者来说并不是常规目标。与脊柱其他部位损伤患者相比，下腰椎骨折发生神经功能障碍的可能性相对较小。尽管最初有人认为减压术对没有神经症状但有明显椎管内侵占的患者可能有益处，但现已证明这种观点是错误的。不管是通过手术还是非手术方法，只要能使骨折完全复位，后期都不会发生椎管狭窄。研究表明，手术及非手术后都能见到椎管内的残余骨被吸收。因此，神经功能受损是减压术的唯一指征。减压的方法可有多种，概括为直接及间接法，应根据患者的具体情况选用。全椎板切除术对于后移入椎管内并对硬膜囊有压迫的骨折块起不到减压作用，仅可用于清除突入椎管内的椎板及关节突骨折块，以及用于神经根减压。多数实验及临床研均表明，通过后纵韧带的复位作用可达到间接的减压，畸形的完全矫正也可达到减压目的，尽管使下腰椎恢复正常的前突矢状序列要难于胸腰段脊椎。伤后48小时内手术效果最好。经椎弓根的减压尽管是后方的直接减压术，但由于该技术很难直视硬膜囊的前方，因此实际上与间接减压术没有区别。由于间接减压术需要依靠后纵韧带的张力，在下腰椎与骶骨使用时效果并不满意，因为此区域有明显的前突或后突。因此，对于 L_4 和 L_5 骨折，由于可通过有限的牵开硬膜囊及神经根显露硬膜的前方，可用全椎板切除或半椎板切除术做直接减压，清除压迫硬膜囊或神经根的骨折块。此直接减压术仅推荐使用于硬膜囊内为马尾神经的区域。当压迫为单侧时直接减压术相对容易，此时不必显露对侧。2周内手术时由于骨折块尚可活动，较易清除。在上腰椎，可通过经椎弓根的后外侧途径，切除部分椎板及椎弓根，显露一侧的硬膜囊，做直接减压。

对于已做后路间接减压内固定，或就诊时间较晚（伤后2周以上），仍需做硬膜囊减压的病例，前方椎体切除和直接减压是最有效的手术方式。有学者主张在腰椎骨折的急性期即行前路直接减压及稳定手术，但由于其并发症的发生率可能较高，前路固定的稳定性较差等因素，因此并不是最好的选择。腰椎尤其是下腰椎骨折，由于椎弓根固定节段短，在椎板切除及后方减压后仍可使用，复位及固定效果满意。

4. 脊柱序列保持　下腰椎骨折治疗的下一个目标是保持腰椎的正常序列。用于腰椎骨折的任何内固定系统都必须保持腰椎及腰骶关节的生理前突。如骨折跨越腰骶关节时，为了保持前突，有时需要固定到骨盆。尽管许多装置用棒钻入骶骨或髂骨，但并不能提供足够的稳定性，且还有穿过骶髂关节的缺点。骶骨直接螺钉固定无论是向内钻入椎体，还是向外钻入骶骨翼，基本能够维持矢状面的排列。使用多接螺钉可使棒固定变得容易但也削弱了矫正序列的能力。当近侧骶骨粉碎严重时，偶尔可在 $S_2\sim S_3$ 段固定后方髂骨。合适和稳定的内固定应注意保持腰骶角、腰骶前突，以及整个脊柱的序列。

5. 固定长度的最小化　减少固定长度，最大限度地保持腰椎活动节段，是腰椎骨折固定时需要考虑的另一个重要目标。这就是要求既要考虑达到满意的复位及固定，又要尽量多地保持腰椎的活动节段。在腰椎骨折的固定中，不能为了减少固定节段而不顾固定的强度。短节段固定（上下各一节段）不能提供足够的强度，可引起胸腰椎骨折内固定后的序列丢失。更多的粉碎性骨折大都需要上下各两个节段内固定，或者短节段固定伴前柱重建以维持复位。Parker等通过计算前柱压缩的高度，试图了解哪些骨折可以使用短节段内固定，从理论上讲对治疗方法的选择有帮助，但实际上，能用短节段固定保持脊柱序列的稳定骨折，可能不需手术，通过非手术治疗就能保持正常的序列。也有学者试图减少前路固定的节段，将螺钉固定于伤椎。因此，在选择内固定时，应同时兼顾固定的强度及固定的长度，以达到最佳疗效。下腰椎骨折区别于胸腰椎骨折的一点在于可利用骨折节段的椎弓根来达到固定。若椎弓根未彻底粉碎，可使螺钉经椎弓根钻入椎体，该方法比仅对骨折上下节段固定要更加稳定。

6. 减少并发症的发生　腰骶骨骨折治疗的最后目标是减少固定的并发症发生率。主要并发症有假关节形成、内固定失败、医源性平背等。应注意：不能只为达到其他的治疗目标，而全然不顾内固定可能带来的并发症。

三、特殊类型损伤的标准治疗方法

（一）轻微的骨、间盘及韧带损伤

轻微的骨折，如撕脱骨折、棘突骨折，以及韧带撕裂，通过制动就可缓解疼痛，获得满意的疗效。没有明显骨折的后方韧带结构损伤可以导致不稳定，且容易漏诊，待急性期过后，痉挛一旦解除，伸屈位 X 线片常能提示是否有不稳定。轻微的撕裂（扭伤），外部制动 6 周到 2 个月就能愈合，重建稳定性从而消除症状。如韧带完全撕裂，并伴有黄韧带及椎间盘的损伤，则必须用支具恢复脊柱的序列，控制韧带损伤引起的不稳定。小的横突撕脱骨折如有症状，常伴有严重的肌肉拉伤，可做外部制动。儿童的终板撕裂如同时伴有急性的间盘突出，在明确诊断后应手术治疗。部分椎板切除术就能充分地显露并切除突出的终板，终板的其他未突出部分常能自行愈合而不需做特殊处理。

（二）前缘压缩骨折

腰椎的压缩骨折相对较常见，既可单发，也可以多发。预后常较满意，除非患者本来就有骨质疏松。两个诊断上最常见的问题是未能识别出伴随的严重韧带断裂和仅仅误诊为压缩骨折而未能识别出爆裂骨折。在评估这类损伤时，一定要注意椎体的后壁是否完好。

处理此类损伤的另一个常见失误是未能界定损伤的范围，即使矢状面的畸形并不严重，仍需做 CT 检查以确定椎体后壁是否完整。在大多数情况下，正位和侧位 X 线片能鉴别以上两种情况。通常侧位片上能显示后上角的移位。后壁的破碎更支持爆裂型骨折的诊断，并且提示我们需要相应改变治疗方案和预后估计。另外，医师必须确认压缩骨折不伴有韧带断裂。

一般椎体高度缺失少于 50% 的楔形压缩骨折不伴有韧带不稳定。治疗的目的是防止进一步的前方压缩和遗留脊柱后突。即使在过伸情况下不能恢复椎体的高度，最好还是选择非手术治疗。对损伤节段制动时要注意支具的固定能力。Jewett 支具并不能使 $L_2 \sim L_4$ 的压缩骨折过伸，甚至会使之恶化。这些骨折最好使用一体的定制模塑全接触支具治疗。L_5 的压缩骨折不能被腰部支具固定，且因为腰部支具阻碍了其他节段的运动，使 L_5 水平的运动加剧。L_5 水平的制动需要带有单腿的支具以固定腰骶关节。制动要延长至 3 个月，直到椎体愈合。制动完成后，需要进行过伸过曲位 X 线检查，以判断是否残留有不稳定。治疗过程中如出现压缩加重，且已影响脊柱的正常序列时，需要改变治疗方法，改用手术治疗以恢复序列，并进行单节段的融合术。

继发于骨质疏松的压缩骨折在治疗时需要注意两点。第一，腰椎压缩骨折可导致腹膜后血肿，在老年人可收起肠梗阻。另外，老年人能耐受的疼痛治疗水平也很难界定。因此，首先，建议患者诊断后应于 24 小时内收入院治疗以防止发生肠梗阻，继发致命的脱水。第二，需要控制止疼药的使用，使患者舒适而功能不受影响。第三，如果患者并未服用双磷酸盐类药物，应着手研究骨质疏松的严重程度并开始治疗。第四，应制动以减轻疼痛。半僵硬腰围对腰椎骨折很有效且易于接受，能够减轻疼痛。应于出院 1 周后随诊，拍 X 光片，并确定疼痛缓解的效果。出院 1 个月后再次随诊以判断骨折愈合情况，并通过测量判断椎体是否继续塌陷。如果 4 周时仍有剧痛并且仍存在椎体塌陷，应考虑行椎体成形术和后突成形术。

（三）腰椎爆裂骨折

大多数需手术固定的骨折是爆裂骨折。对这些患者选择最合适的治疗的关键是明确骨折累及的范围。正如上面所述，所有爆裂骨折均有椎体前部的碎裂与后壁的明显受累。伴有骨块后移入椎管。腰椎爆裂骨折最常见的类型是 Denis A 型（整个椎体与椎体 - 椎弓根连接碎裂伴或不伴有附件的损伤）和 Denis B 型（仅有上终板的碎裂，椎体 - 椎弓根连接和附件未受累及）。这两种类型在 L_2 和 L_3 发生率相同，但在 L_4 和 L_5，Denis B 型占明显优势。外侧爆裂骨折（Denis E 型）偶尔可见。对这些创伤的研究指导我们选择治疗方案。为达到最好的治疗效果，上下腰椎的骨折要分别采取不同的治疗方案。然而，椎弓根螺钉固定已成为腰椎骨折的标准治疗，上下腰椎所用的器材除长度外均无不同。

屈曲压缩骨折（Denis B 型）是爆裂骨折的一种亚型。它常表现为椎体后壁骨折伴有后上角侵入椎管引起压迫。正位 X 线片和 CT 扫描的典型表现是椎弓根间距无明显增宽。CT 显示它们仍连接于椎体外侧面，即使有很大的中央碎骨片突入椎管并引起压迫也会如此。此时多合并显著的脊柱后突。应用于此区域的器械需能矫正上腰椎的后突并恢复下腰椎的前突。是否能达到这个治疗目标与固定节段的长短有关，也受固定器的作用力力臂长度影响，此外，还与固定器的强度、作用于螺钉上的力的类型有关。

椎弓根固定装置在腰椎固定方面基本上已取代其他的固定装置，而胸腰椎和胸椎骨折现也渐倾向使用这种方法。在讨论腰椎骨折的手术技术，应充分了解手术治疗在这些骨折中所能起到的作用。目前最常见的手术指征是创伤性硬膜撕裂、神经受损（不是单根受损）和严重畸形（大于 25°的相对脊柱后突伴或不伴有神经损伤）。尽管至今大部分报道都是短期随访的（<5 年），但仍有一些中期随访（5~10 年）的资料可供参考。

椎弓根螺钉固定对上腰椎损伤，尤其是前椎受损严重的损伤，可以应用于多个节段以达到可靠的固定。例如：L_2 骨折时，有多种器械可以选用。如果是 Denis B 型骨折，可以只在上、下相邻椎体各用一枚螺钉（L_1 和 L_3），或者也可以在骨折椎体的下部再加用一枚螺钉，进而构成一个三螺钉结构（上方两枚，下方一枚）以形成更大的复位力。对前柱损伤严重的 Denis A 型骨折，同样可以应用二上（T_{12}，L_1）一下（L_2）的三螺钉固定，也可以应用二下（L_2，L_3）的固定。

一些学者主张应用 cage 或植骨恢复前柱高度，同时于骨折节段的后方上、下相邻节段加用椎弓根固定。对上腰椎骨折，固定长度选择并不需要考虑与远端节段的协调和保持运动功能。稳定性和矫形的保持更加重要。而在下腰椎，固定长度则更需斟酌。椎弓根螺钉固定具有固定节段少的优点（三个节段，两个间隙）。对 L_4 骨折，固定 L_3 到 L_5。对 L_5 骨折，固定 L_4 到 S_1 就够了。现在已有许多椎弓根固定系统能达到这个目标。

从技术上讲，用现有的固定系统进行复位时可根据内固定的层面数（两个：一上一下，三个：一上一下一受累节段）和使用的螺钉类型（固定的或多轴的）从多种技术方法中进行选择。若只使用一上一下固定，那么脊柱后突复位和脊柱前突恢复将存在一定困难。尽管将棒预弯能起一定作用。但往往需要在插入棒、帽进行固定前，用"操纵杆"与定角螺钉头相连以调整合适的脊柱前突角度。对于三点固定，包含两端和骨折面，螺钉的结构不同使得复位和脊柱前突恢复的方法选择更多。内固定的近远两端应用定角螺钉，中间点则可用多角度螺钉，使得在固定椎弓根及椎体的同时，螺钉头还可有效地与棒嵌合。复位时可将预先折弯的棒嵌入近端或远端螺钉（由骨折平面而定），再用压棒器使棒嵌入其他螺钉，由此使中间螺钉前称，并在放入钉帽前纠正后突和重建前突。复位螺钉可用在一端或两端使得钉帽可以拧入延长的螺纹在去掉延长的螺纹之前旋紧螺钉重建脊柱前突。后种方法更有效且能够逐渐进行复位。骶骨内固定方向是沿 S_1 椎弓根至椎体或向侧方至骶骨翼。一些固定系统可通过双向或两点固定骶骨来增强 L_5 骨折内固定。骶骨使用何种类型的螺钉（固定或者多轴）取决于骶骨螺钉的位置和方向，一些特殊位置需要使用多轴螺钉来与棒嵌合，但多轴螺钉又会使序列重建更富有挑战性。

下述将对椎弓根螺钉的应用、固定、重排以及该技术在下腰椎骨折中的使用原则进行简要讨论。恰当的正位、侧位平片和 CT 对椎弓根和椎体根和椎体大小位置进行评估很重要。将患者置于可纵轴旋转、横轴旋转或 X 光可透过的标准手术台上，以期能最大限度地实现被动复位和矢状重排。

通常采用后中线切口，使用电刀切开以避免损伤椎体的过度活动。通常，暴露 L_4 和 L_5 骨折时可见棘突和后方附件的骨折。倘若椎板发生纵轴骨折或棘突出现青枝骨折，手术切开过程中应格外小心看是否神经包埋在骨折组织中。若出现创伤性硬脊膜撕裂或椎板、棘突骨包埋有突出的神经根时，需要进行探查，将之放回硬脊膜囊中，在复位之前将撕裂处缝合。而如果复位时神经根仍包埋在骨折处，则骨折完全闭合时会加重损伤的程度。螺钉应该在探查之前放入，但复位则要在探查之后进行。如果棘突和棘间韧带完好，不应切除韧带而应在切开过程中保留。应尽量保持器械近端和远端的棘间韧带的完整性以避免术后相邻节段的过度活动。在剥离骨折头侧节段的软组织及暴露横突时，应尽量避免损伤相邻未融合的节段的关节囊。尤其需要注意的是在 L_4 爆裂骨折时的 $L_2 \sim L_3$ 小关节（邻近 L_3 横突），L_5 爆裂骨折时的 $L_3 \sim L_4$ 小关节需要保持非融合，它们的关节囊必须足以抵抗因邻近节段固定而产生的不断增加的应力。椎弓根螺钉可以从关节突的外下方置入，以避免触及未融合的关节而造成继发损伤。合适节段的横突暴露可以显露骨折部位和对植入螺钉有帮助的解剖标志。只有在两个或多个节段融合时才可以去除关节囊。当融合范围包括骶骨时，$L_5 \sim S_1$ 关节所有软组均需剥离，骶骨也应剥离至第一背孔。解剖标志的完全暴露对螺钉准确植入至关重要。

对于 L_3、L_4 和 L_5 上的螺钉，Roy-Camille 等推荐的进钉点位于关节外下侧缘连线与横突中点连线的交叉点上。同样需要注意螺钉进入椎体的适宜角度。螺钉的方向选择要考虑到多种因素，包括患者的体位、骨折后突畸形的程度和椎体的形状。另外，骨折椎体的解剖结构损毁也给准确植入带来困难。因为经常需要做椎板切除术或椎板切开术，也可以通过直接触探椎弓根来帮助判断。

从最远端节段开始，用 3mm 角钻于椎弓根外下角处钻透后侧皮质。钻入过程中应注意尽量避开关节突。这种置入方式要求向上方成角，与终板约有 15°的夹角，向内倾斜 10°的方向进入椎弓根。尽管大部分外科医生在植入螺钉会同时探查椎弓根，但对于年轻患者，由于骨质较硬和脊柱更不稳定，需要更大的力量才能钻入椎弓根。如确信已经进入椎弓根，也可以用 2.0mm 或 3.2mm 的钻头。这项技术对试图在骨折椎体植入螺钉时尤其有用。

插入 2.0mm 钻头或克氏针，注意植入深度不要超过椎弓根的深度。不应进入椎体以保证局部 X 线透视能准确提示进入点是否正确。如果应用正位或侧位片定位，同一节段的两个钻头可能是反向的：一个在椎弓根内，一个在椎弓根外，这样可以区分两侧的位置。如果应用增强成像，投照方向应该和导针的轴平行。在最上一个固定节段，导针应位于椎弓根的下外方，在所有其他节段，导针应位于椎弓根中心。L_4 爆裂骨折时的下位节段是指 L_5，L_5 爆裂骨折时的下位节段是 S_1。

L_5 螺钉的植入除了一些微小的变化外，和最上一个固定节段的植入方式相似。椎弓根位置的确定方式也一样，只不过是用高速钻头从椎弓根的中心开始以去除腰 5 上关节突的下部的部分皮质。植入的角度是向内大约 10°，向下约 15°（患者置于手术床时平行于 L_5 终板）。

如果下位螺钉植入骶骨，有两种方案可以选择。为了把螺钉植入骶骨翼，解剖标志的识别是十分重要的。$L_5 \sim S_1$ 的关节囊要被剥离，第一背孔的下缘要显露。在关节和第一孔连线的中点处，可以找到一个浅凹陷，这就是螺钉的进入点。从浅凹陷处置入 2.0mm 钻头并倚靠着 L_5 棘突（如果存在）的下缘。向外成 35°角，向下成 25°角钻入。接着就可以以这个角度钻破骶骨后侧皮质。然后继续往里钻透松质骨，直至碰到前方坚硬的皮质骨。前侧皮质不应用钻头钻透皮质。此时应透视确定钻头的位置。在标准侧位片上，钻头位置应该平行于或轻微斜向骶骨的上终板，位于终板下方约 1cm。确定钻对位置满意后，再用与螺钉直径匹配的丝椎攻丝。

穿过前方皮质应使用手椎，并用双手以防突然刺入损伤前方组织器官。一旦感觉到钻头被前侧皮质卡住，应再往里钻 3/4 圈，以使钻头完全穿透皮质。用测深计测量所需螺钉的长度。注意测深器应尽量朝内，以测出进入前侧皮质所需的最短螺钉长度（骶骨翼向外倾斜，因此朝外测量会更长）。如果需要固定 S_1 椎体，则需定位 S_1 椎弓根，进钉点位于 S_1 上关节突的根部，按常规方法插入钻头并作定位。螺钉应向内倾斜 20°~30°，钉尾向头侧倾斜约 25°。

如果骨折椎体也可以需要加用椎弓根固定，则应考虑下列因素。首先，如试图在伤椎上加用螺钉，术前应通过 CT 充分了解骨折椎体骨性构架的损伤情况。L_4 和 L_5 爆裂骨折最常见形式为椎体及椎弓根的上半部分粉碎，而椎弓根与椎体的下半部分仍完整，还常伴有椎体的纵裂，椎体分为两半。此时，椎弓根螺钉最好置于椎体的下半部分，因此，进钉方向也应该朝下。如椎体有纵裂，螺钉应直向前（而不是向内倾斜）拧入。

另一种较常见的形式为一侧椎弓根及同侧椎体的外侧皮质明显移位。此时，只有先恢复椎体高度，才能有可能复位外侧皮质及椎弓根，或在损伤的椎弓根上拧螺钉。

最后，拧螺钉时用探子应能探出椎体中的骨折线及裂缝。应充分了解椎体的确切大小以及可使用的螺钉长度，以免螺钉通过骨折线穿透前侧皮质。骨折椎体的螺钉置入方式与其他椎体基本相同，在椎弓根中心点处用 3mm 尖锥刺透后侧皮质，此时常需切除上关节突外侧缘的一小部分。在放置 2mm 钻头前，先用 3-0 的刮匙进行探查。由于三个节段都需拧入螺钉，因此器械准备时应备 3 个固定点的器械。在最后安放内固定前还应考虑融合的准备工作是否已做好。

不同的内固定系统有各自的装配方法。然而，无论是什么类型，也不管置入多少颗螺钉，必须遵守一定的原则。首先，撑开前应矫正后突畸形。当骨折节段不置入螺钉时，同时将一根直的或略预弯的螺杆置入双侧近端螺钉。按正确方向将螺杆锁入螺钉口，然后用双侧推棒器或系统配置的复位装置，将螺杆渐进性锁入远端螺钉头部并锁紧。如果需要进行脊柱后突的矫正，可将螺杆按需要的弧度预弯。后突矫正后，松开一端的螺杆，并逐渐撑开直到棘间韧带的张力恢复正常，可通过透视或拍片确定内固定的复位效果。此外，可以视骨折椎体高度的恢复情况再适当地进行额外的撑开。

如在骨折的椎体安放螺钉，就如之前所说，因医生偏好和经验不同，可有多种复位方法供选择。若使用定角螺钉或一些情况下使用多轴螺钉，可通过中间螺钉提供向前作用力以助复位。对于没有渐进性复位作用的钉-棒系统，在放置螺棒前，可将棒预弯成合适的前突。对于较小角度的畸形，可通过类似于矫正脊柱侧弯似的通过转棒进行矫形，也可先锁紧远端及中间螺钉，通过近端螺钉复位。之所以按顺序进行复位，是因为大多数畸形发生于骨折节段上方。脊柱高度的恢复可先拧紧中间螺钉，先松解远端螺钉，做撑开至椎间隙高度与其下位正常的间隙高度相当。拧紧远端螺钉后再松开近端螺钉，同样做撑开直至骨折椎体恢复正常高度。复位螺钉包含有可后期降低的螺纹高度，能够有控制地、轻柔地向中间螺钉施加向前的作用力，是复位中非常有效的工具。

大多数系统组装前都需要彻底剥离横突和关节突的外侧骨面。应用浸有肾上腺素的海绵可减少出血。如需行椎板切除术，则在一侧内固定，另一侧进行手术。如需要修复创伤性硬脊膜撕裂，或需切除突入椎管的骨块，椎板切除前最好先做畸形的部位复位，以使骨折稳定同时使骨折部分复位。待减压完成或硬脊膜撕裂修复后，安装另一侧的内固定器。通过 X 线片或透视复查复位情况。至少应安装一个横连，然后取骨并进行后外侧植骨。

术后患者平卧于普通病床，根据骨折的节段，术后第三天起可佩戴全接触或胸腰骶支具。L_5 骨折应佩戴胸腰骶支具，将制动范围延至骶骨。3 个月时去除大腿支具，之后继结佩戴剩下的支具 3 个月。

三螺钉技术适用于椎体-椎弓根结合部完整的 L_4 和 L_5 爆裂性骨折及部分 L_3 骨折。此法依靠三点固定、通过轻度撑开和前突以维持生理曲度。这项技术也可用于 L_3、L_4、L_5 爆裂性骨折和椎弓根粉碎性骨折。在椎体严重粉碎性骨折时，可能难以获得坚强的螺钉固定。然而，通过使用刮匙、椎弓根探子及 2mm 钻头来触探椎弓根和椎体，大多数骨折都能够获得较理想的固定。在骨折节段做小的椎板切开术有助于确定椎弓根的方向。在骨折节段做小的椎体切开术有助于确定椎弓根的方向。骨折节段的主要力量使脊椎向前突，为了达到复位及坚强内固定，需要使用三点固定法。对于大多数的 L_2 和部分 L_3 骨折，固定时可以考虑在近端增加一个节段，若有必要，甚至可以加入跳跃性的远离骨折的节段。

（四）前路减压和固定

前路手术对下腰椎骨折的晚期直接减压及稳定最为有利。通过腹膜后入路，可以直视 L_2 到 L_5 的骨折。前路技术可以充分暴露椎体，做到充分减压。在急性创伤中，腰椎的前路手术的优劣尚不明了。需要在前路和后路手术的危险和复杂性之间做出权衡。已证实腰椎单纯前路的柱状植骨是不合适的，它可导致移植骨块的压缩，产生脊柱后突畸形。通过加用后路固定，或前路加用中和钢板，可避免此并发症。且这些措施有长期的稳定效果。应注意内固定装置勿损伤主动脉，否则会发生血管并发症。下腰椎的前路手术与他处大同小异。显露 L_4 尤其是 L_5 时需格外注意保护髂静脉。

（五）屈曲分离型损伤

最常见的两种屈曲分离型损伤就是 Chance 骨折（及其相关的变异）和双侧关节突脱位。如前所述，这两型损伤在腰椎和胸腰段的发生率正好相反。按照 Gumley 及其他同事以及 Gertzbein 与 Court-Brown 的分类，屈曲分离型骨折的稳定术中一般不适合应用撑开。横贯棘突、椎弓根和椎体的骨折常可通过过伸位石膏管型复位并获治愈。但不能通过过伸位复位的骨折则往往残留明显的脊柱后突畸形，需要通过手术做复位及稳定。此外，贯穿后方韧带复合体、椎弓根和椎体的骨折，愈合后一般会引起韧带不稳，因此初期就需要进行稳定的融合，以达到最佳效果。因为没有后壁粉碎和间盘受累，两种损伤都可以通过后方做加压固定。根据后方附件损的情况，加压固定可能需要包括两个节段（含一个间盘，也可能需要 3 个节段（含两个间盘）。对于骨折线贯棘间韧带而其他后方附件完整的损伤，可只稳定单一一个间隙。如果需要通过椎弓根系统来固定两个间隙，应仔细评估伤椎的椎体及椎弓根能否置钉。受累节段后方结构严重粉碎时需要三个节段的加压固定。

胸腰段最常见的屈曲分离型损伤是双侧的小关节脱位。这种损伤在腰椎很少见但需特别注意。它可以造成严重的后方韧带损伤和椎间盘破坏。腰椎和腰骶部的关节脱位合并的神经损伤往往不完全损伤，恢复的可能性较大。因此对 $L_2 \sim L_3$ 双侧小关节脱位，应直接复位，可用椎弓根螺钉的双节段中和装置来限制固定的长度。由于屈曲分离损伤常伴有间盘破裂，应小心处理避免装置承受过大压力。压力应恰好能够令关节面接合而不会引起间盘填充物膨出。倘若对椎间盘撕裂的程度以及损伤可能引起的潜在疝存在疑虑，那么在复位后可探查椎间盘情况并移除膨出的椎间盘填充物。在下方椎体骨折合并双侧关节面移位的患者，内固定需要扩大至两个间盘和三个节段以保证合适的复位效果。

上腰椎的双侧小关节脱位也可应用单节段或二节段的椎弓根螺钉装置而取得满意疗效。这项技术简单易行，因为两节椎体的后壁和后方附件都是完整的。一旦小关节复位，就应将螺钉打入脱位节段的上位和下位椎弓根（假设椎体没有骨折），再用直杆连接螺钉。先恢复腰椎的前突，然后做撑开使椎体节段恢复正常序列，椎间盘恢复正常高度，不应加压。在双侧小关节脱位复位时注意不要损伤小关节，因为这对固定装置稳定性至关重要。小关节的切开复位方法如下：小心切开暴露脱位的小关节之后，切除断裂的关节囊和黄韧带，将椎板撑开器置于两个棘突之间，逐渐撑开直到小关节顶端绞索解除。轻轻转动撑开器复位小关节，然后放松使小关节回复到正常位置。棘突间放置 18 号钢丝完成复位。现在脊柱已复位并已部分稳定，可以加用椎弓根固定。最后一个步骤，棘突间钢丝可留在体内也可被取出。

其他不用加压也能保持复位的短节段固定技术也可应用。在下腰椎，应尽量保留运动节段，因此应该考虑单节段的内固定。单节段加压固定安装前，应做到预防性的切除，包括去除损坏的椎间盘以防其被挤出。例如，$L_4 \sim L_5$ 小关节脱位可通过单节段 $L_4 \sim L_5$ 加压固定达到稳定，而其他近端和远端节段都可以不固定。

（六）剪切伤和复杂畸形

对剪切伤和复杂的畸形来说，最佳的稳定装置一般为后方稳定，通过一个手术可稳定多种致畸应力。每个患者都需要结合各自情况做出个体化方案。为了控制不正常的应力，有时需要多节段性内固定，尤其是对脊柱僵直的患者。尽管已有其他固定应用成功的报道，但固定点越多，对这类损伤的固定强度越高。

四、手术治疗的并发症

显然，预防手术并发症的发生是最好的状态。这需要充分了解损伤原理和详细计划手术操作。但是，尽管术前实施充分的计划和影像检查，仍可能发生许多神经系统的机械性并发症：

（一）神经损伤加重

在手术中和术后可能发生神经损伤加重。已有报道，一腰椎外伤患者 Stryker 框架床上由于没有有效的制动，当患者从俯卧位翻至仰卧位时，不稳定的爆裂性骨折发生了明显的移位，使神经损伤加重。长期制动于航空转动床也可能使骨块移位，导致神经损伤。这种情况是早期手术干预的指征之一。术中对后突做撑开可能导致神经损伤加重，它可使已经紧绷的神经被进一步拉伸。因此，在做撑开前，应矫正后突畸形。术后神经并发症也可因前路植骨块的移位或畸形的复发所致。椎弓根螺钉的置入也引起神经根损害或其他更严重的损伤，这主要取决于误置的严重程度（图 10-8）。

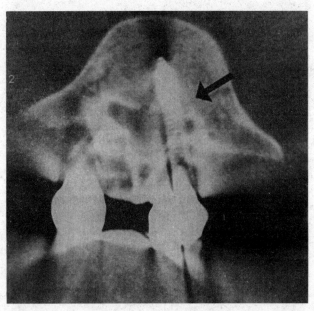

图10-8 尽管椎弓根螺钉为短节段固定，可以稳固地保持腰椎的生理前突，但它的技术要求更高。尤其是在脊柱外伤时，正常的解剖标志变得模糊，可能出现螺钉误置（箭头所示）

（二）不融合

腰椎骨折不融合是较常见的并发症，据报道约占腰骶连接处骨折的40%。为了防止这种并发症，需要更加牢靠的节段固定技术，以及更仔细的融合技术。应注意，在钩棒固定中，应将植骨范围延伸至最上位钩头侧的横突，以达到坚强的关节融合。此外，对于较大的后路固定器，应注意固定装置不能遮挡融合的植骨床。

（三）矫形的丢失

已有许多有关脊柱损伤的文献报告提到矫形丢失和残留后突畸形。这种并发症与内固定装置失败有关，所选用的内固定在患者的体位发生变化时没能达到坚强固定。因此，应恰当地选择固定器并小心置入，使其能有效地对抗致畸应力，减少矫形丢失的发生。

腰椎骨折的治疗需要了解腰椎的生物力学及正常功能。应根据治疗的目标、损伤的时间、不稳定的类型来选择内固定器，应充分考虑每一个患者的治疗目标及创伤的预后。在选择治疗方案时，不应单从技术方面考虑，而应充分了解腰椎骨折非手术治疗及各种手术治疗的优缺点，做全面考虑。

（贾艳辉）

第十一章

下肢损伤

第一节 髋臼骨折

一、概述

髋臼骨折主要由于压砸、撞挤、轧碾或高处坠落等高能量损伤所致，多见于青壮年。由于其解剖复杂、骨折往往移位严重、手术暴露和固定困难等原因，以往治疗髋臼骨折多采用保守方法，但其最终的治疗结果往往不令人满意。因而，髋臼骨折的诊断和治疗对于多数骨科医师来说仍然具有挑战性，Letournel 和 Judet 等经过长期艰苦的工作，为髋臼骨折的诊断和治疗奠定了基础。目前采用外科手术治疗髋臼骨折已成为治疗的主要方法。

分型：关于髋臼骨折的分类已有多种方法，其中以 Letournel – Judet 分型最为常用。现重点对 Letournel – Judet 分型及 AO 分型作一介绍。

1. Letournel – Judet 分型　Letournel 和 Judet 主要根据解剖结构的改变进行分型，而不像大多数骨折分型那样，要考虑骨折的移位及粉碎程度，以及是否合并脱位等因素。根据髋臼前后柱和前后壁不同骨折组合，Letournel 和 Judet 将它们分为两大类、10 个类型的骨折。

(1) 单一骨折：即涉及 1 个柱或 1 个壁的骨折，或 1 个单一骨折线的骨折（横断骨折），共有 5 个单一的骨折类型：

1) 后壁骨折：多见髋关节后脱位，髋臼后方发生骨折并有移位，但髋臼后柱主要部分未受累及。后壁骨折最常见，约占髋臼骨折的 23%。其放射学上有如下特点：前后位，可见一骨块影，与脱位股骨头重叠，臼后缘线缺如。其余 5 个放射学标记均完整。这种骨折与髋关节后脱位伴髋臼骨折不同：前者骨块大，多在 3.5cm×1.5cm 以上，后者骨块小；前者无弹性固定，只需将伤肢伸直外展即可复位，但屈曲内收，可再脱位，后者手法复位后较稳定。闭孔斜位，对于后壁骨折最为重要：①可显示后壁骨折的大小；②股骨头可能处于正常位置，或处于半脱位及脱位；③前柱和闭孔环是完整的。髂骨斜位：a. 显示髂骨后缘、髋臼前缘及髂骨翼完整。b. 后壁骨折块和髂骨翼相重叠。CT 扫描检查：a. 可判断骨折块的大小、移位程度。b. 显示股骨头的位置。c. 最重要的是显示有无边缘压缩骨折。d. 关节内有无游离骨折块。

2) 后柱骨折：多见于髋关节中心性脱位，少数见于髋关节后脱位，其骨折发生率约为 3%。骨折始于坐骨大切迹顶部附近，于髋臼顶后方进入髋臼关节面，向下至髋臼窝、闭孔及耻骨支，但并不累及髋臼顶。后柱骨折的放射学特点如下：前后位，髂坐线、后缘线断裂，髋臼顶、髂耻线、前缘及泪滴完整；股骨头随骨块向内移位。闭孔斜位，显示前柱完整，偶尔可看到股骨头后脱位。髂骨斜位，清楚地显示后柱骨折移位程度，而前缘完整。CT 扫描检查：①在髋臼顶部的骨折线为冠状面；②显示股骨头伴随后柱骨折的移位程度；③通常可看到后柱向内旋转。

3) 前壁骨折：见于髋关节前脱位，其发生率最低，约为 2%。骨折线通常从髂前下棘的下缘始，穿过髋臼窝底，达闭孔上缘的耻骨上支。其放射学上有如下表现：前后位，前缘出现断裂；髂耻线在其中部断裂。闭孔斜位，完整地显示斜方形的前壁骨折块；后缘完整；显示闭孔环断裂的部位——坐耻骨切迹处。髂骨斜位，显示髋臼后缘及髂骨翼完整；可见前壁骨折面。CT 扫描检查：显示前壁骨折的大小及移位程度。

4）前柱骨折：前柱骨折的发生率为 4%~5%。骨折线常起于髂嵴，终于耻骨支，使髋臼前壁与髋臼顶前部分离，也可起于髂前上棘与髂前下棘之间的切迹而向耻骨角延伸。此外，当骨折线位置较低时则由髂腰肌沟向耻、坐骨支移行部延伸并累及前柱下部。其典型的放射学表现为：前后位，髂耻线和前缘断裂；泪滴常常向内移位；闭孔环在耻骨支处断裂。闭孔斜位，对前柱骨折很重要，可看到股骨头随前柱骨折的移位程度、闭孔环断裂的部位；髋后臼缘完整。髂骨斜位，髂骨后缘完整；可看到竖起的骨块的截面。CT 扫描检查：显示前柱有移位程度和方向；可看到后柱是完整的。

5）横断骨折：典型的横断骨折系骨折线横形离断髋臼，将髋骨分为上方的髂骨和下方的坐、耻骨。骨折可横穿髋臼的任何位置，通常位于髋臼顶与髋臼窝的交界处，称为顶旁骨折；有时骨折线也可经髋臼顶，称为经顶骨折；偶尔骨折线也可经过髋臼窝下方，称为顶下骨折。发生横断骨折其坐、耻骨部分常向内侧移位而股骨头向中央脱位。横断骨折占整个髋臼骨折的 7%~8%。其放射学表现为：前后位，4 个垂直的放射学标记（髂耻线、髂坐线、前缘和后缘）均断裂；闭孔环完整，股骨头随远折端向内移位。闭孔斜位，为显示横断骨折的最佳位置，可看到完整的骨折线；闭孔环完整；显示骨折向前或后移位的程度。髂骨斜位，显示后柱骨折的移位程度及后柱骨折在坐骨大切迹的位置。CT 扫描检查：可判断骨折线的方向，在矢状面骨折线呈前后走向。

(2) 复合骨折：至少由 2 个单一骨折组合起来的骨折为复合骨折。

1）"T" 形骨折：系在横行骨折基础上合并下方坐、耻骨的纵形骨折，这一纵形骨折垂直向下劈开闭孔环或斜向前方或后方，当纵形骨折线通过坐骨时闭孔可保持完整。与横形骨折相似的是，发生 "T" 形骨折时髋臼顶多不累及。"T" 形骨折约占髋臼骨折的 7%。其放射学表现复杂，主要表现是在横形骨折的基础上存在着远端前后柱的分离，所以，除横形骨折的所有放射学表现外，还有以下特点：前后位片上远端的前后柱有重叠，泪滴和髂耻线分离；闭孔斜位上看到通过闭孔环的垂直骨折线；髂骨斜位上可能发现通过四边体的垂直骨折线。CT 扫描检查：前后方向骨折线的基础上，有一横形骨折线将内侧部分分为前后 2 部分。

2）后柱合并后壁骨折：此类型骨折的发生率为 4%~5%。其放射学表现如下：前后位，髂耻线和前缘完整，髂坐线断裂并向骨盆入口缘的内侧移位，可发现有股骨头的后脱位及后壁骨折块。闭孔斜位，可清楚地显示后壁骨折的大小及闭孔环的破裂；髂耻线完整。髂骨斜位，显示骨折的部位及移位程度；证实前壁骨折完整。CT 扫描检查：所见同后壁骨折及后柱骨折。

3）横断合并后壁骨折：约占 19%，在所有复合骨折中，仅次于双柱骨折而排在第 2 位。其放射学表现为：前后位，常见股骨头后脱位，有时可见股骨头中心脱位；4 个垂直的放射学标记（髂耻线、髂坐线、前缘和后缘）均断裂；泪滴和髂坐线的关系正常，闭孔环完整。闭孔斜位，可清晰显示后壁骨折的形状和大小；显示横断骨折的骨折线及移位闭孔环完整。髂骨斜位，可显示后柱骨折部位及移位程度；髂骨翼和髋臼顶完整。CT 扫描检查：所见同后壁骨折及横断骨折。

4）前壁或前柱合并后半横形骨折：指在前壁和（或）前柱骨折的基础上伴有 1 个横断的后柱骨折，其发生率为 6%~7%。前后位及闭孔斜位，可显示骨折线的前半部分，髂耻线中断并随股骨头移位，髂坐线及髋臼后缘线则因横断骨折而中断。髂骨斜位，显示横断骨折位于髋骨后缘。

5）完全双柱骨折：2 个柱完全分离，表现为围绕中心脱位股骨头的髋臼粉碎骨折。其发生率高，约占 23%。前后位，股骨头中心脱位，髂耻线、髂坐线断裂，髋臼顶倾斜，髂骨翼骨折，闭孔环断裂。闭孔斜位，可清楚地显示分离移位的前柱骨折，移位的髋臼顶上方可见形如"骨刺"的髂骨翼骨折断端，此为双柱骨折的典型特征。髂骨斜位，显示后柱骨折的移位及髂骨的骨折线。CT 扫描检查：可显示髂骨翼骨折；在髋臼顶水平，前后柱被一冠状面骨折线分开。

2. AO 分型 在 Letournel–Judet 分类的基础上，AO 组织根据骨折的严重程度进一步将髋臼骨折分为 A、B、C 3 型。

A 型：骨折仅波及髋臼的 1 个柱。
A1：后壁骨折。
A2：后柱骨折。
A3：前壁和前柱骨折。
B 型：骨折波及 2 个柱，髋臼顶部保持与完整的髂骨成一体。
B1：横断骨折及横断伴后壁骨折。
B2："T"形骨折。
B3：前壁或前柱骨折伴后柱半横形骨折。
C 型：骨折波及 2 柱，髋臼顶部与完整的髂骨不相连。
C1：前柱骨折线延伸到髂骨嵴。
C2：前柱骨折线延伸到髂骨前缘。
C3：骨折线波及骶髂关节。

二、诊断

临床主要表现为髋关节局部疼痛及活动受限，如并发股骨头脱位则表现为相应的下肢畸形与弹性固定。当发生髋关节中心脱位时，其疼痛及功能障碍均不如髋关节前、后脱位，体征也不明显。脱位严重者可表现患肢短缩。同时应注意有无合并大出血、尿道或神经损伤，以及其他部位有无骨折。

三、治疗

对于髋臼骨折，在治疗前应对患者进行全面、详细的评估，这些评估包括：患者的一般状况、年龄、是否合并其他损伤及疾病、骨折的情况、是否合并血管神经的损伤等。髋臼骨折多为高能量损伤，合并胸腹脏器损伤以及其他部位的骨折比例较高，常因大出血导致休克，在治疗上应特别强调优先处理那些对于生命威胁更大的损伤及并发症。关于髋臼骨折的治疗目前意见尚未完全统一，多数意见主张对骨折块无移位或较小移位者应行下肢牵引，对骨折块移位较大或股骨头脱位者则先行闭合复位及下肢牵引，对效果不满意者则应尽早行手术复位及内固定治疗，对无法行早期手术治疗者可非手术治疗，后期视病情行关节重建手术。

（一）非手术治疗

1. 适应证　如下所述。
（1）年老体弱合并全身多脏器疾病，不能耐受手术者。
（2）伴有严重骨质疏松者。
（3）手术区域局部有感染者。
（4）无移位或移位 <3mm 的髋臼骨折。

2. 非手术治疗的方法　患者取平卧位，采用股骨髁上或胫骨结节牵引，牵引重量不可太大，以使股骨头和髋臼不发生分离为宜。牵引时间一般为 6~8 周，去牵引后不负重做关节功能锻炼；8 周后渐开始负重行走。

（二）手术治疗

1. 适应证　对髋臼骨折移位明显、骨折累及髋臼顶负重区或股骨头与髋臼对合不佳者，应手术复位及内固定。髋臼骨折的移位程度较难掌握，目前多数意见将 3mm 作为标准，当骨折移位超过 3mm 时一般应手术治疗。如骨折线位于髋臼顶负重区，尽管髋臼骨折移位较轻，但髋关节的稳定性较差，此时仍应考虑手术治疗。

2. 手术时机　除开放性损伤或股骨头脱位不能复位外，对髋臼骨折一般不做急诊手术。Letournel 根据从髋臼受伤到接受手术治疗的时间，将髋臼骨折、手术治疗分为 3 个时间段进行临床对比研究认为，内固定在 2 周内完成的髋臼骨折，其治疗效果优良率超过 80%；如果时间超过 21d，由于有明确的病理改变出现在髋臼的周围软组织中，增加了手术显露、复位和固定的难度，影响术后效果。因此，多数学者认为，最佳手术时机一般为伤后 5~7d。

3. 术前准备　术前应对患者进行全面、细致的检查，对影像学资料应周密分析，根据骨折类型，确定手术方案，做到对手术途径、步骤以及术中可能遇到的困难心中有数。术前患者应常规备皮及清洁肠道，留置导尿，术前应用抗生素。

4. 手术入路　Letournel 认为任何手术入路都无法满足所有类型髋臼骨折的需要，如果手术入路不当，则可能无法对骨折进行复位的固定，对于一特定类型的髋臼骨折而言，总有一个合适的手术入路。常用的主要手术入路有：Kcher - Langenbeck 入路；髂腹股沟入路；延长的髂股入路等。

一般来说，髋臼骨折类型是选择手术入路的基础。

（1）对于后壁骨折、后柱骨折及后柱合并后壁骨折，一定选择后方的 Kocher - Langenbeck 入路。

（2）对于前壁骨折、前柱骨折及前壁或前柱合并后半横形骨折，应选择前方的髂腹股沟入路。

（3）对于横断骨折，大部分可选用：Kocher - Langenbeck 入路，如果前方骨折线高且移位大时，可选髂腹沟入路。

（4）对于横断伴后壁骨折，大部分可选用。Kocher - Langenbeck 入路，如果前方骨折线高且移位大时，可选前后联合入路。

（5）对于"T"形骨折和双柱骨折，则应进行具体分析，大部分"T"形骨折可经 Kocher - Langenbeck 入路完成，大部分双柱骨折可经髂腹股沟入路完成。

5. 术中复位与内固定　髋臼解剖复杂，骨折固定困难。需要专用的复位器械和内固定物。最常用的器械包括各种型号的复位钳和带有柄的 Schanz 螺钉等。复位钳主要用于控制骨折块的复位，Schanz 螺钉拧入坐骨结节可控制后柱或横行骨块的旋转移位。而内固定材料为各种规格的重建钢板和螺钉。髋臼骨折的复位没有固定的原则，每一具体的骨折类型采取不同的方法。一般应先复位并固定单一骨折块，然后再将其他骨折块与已固定的骨折块固定到解剖复位。钢板放置前一定要准确塑形，以减少骨折端的应力。在完成固定后，检查髋关节的活动，同时注意异常声音或摩擦感，如有异常，可能有螺钉进入关节内。术中应行 C 臂透视以检查骨折复位及内固定情况。

术后伤口常规负压引流 24~72h。如果复位和固定牢靠，术后一般不需牵引。尽早开始髋关节功能锻炼，有条件者应使用连续性被动运动（CPM）器械进行锻炼，注意预防深静脉血栓形成（DVT）及肺栓塞。术后应定期复查 X 线片，以了解骨折愈合情况。开始负重时间应视骨折严重程度及内固定情况而定，但完全负重时间不应早于 2 个月。

（金红光）

第二节　骨盆骨折

一、概述

骨盆位于躯干与下肢之间，是负重的主要结构；同时盆腔内有许多重要脏器，骨盆对之起保护作用。骨盆骨折可造成躯干与下肢的桥梁失去作用，同时可造成盆腔内脏器的损伤。随着现代工农业的发展和交通的发达，各种意外和交通事故迅猛增加，骨盆骨折的发生率也迅速增高，在所有骨折中，骨盆骨折占 1%~3%，其病死率在 10% 以上，是目前造成交通事故死亡的主要因素之一。

（一）发病机制

引起骨盆骨折的暴力主要有以下 3 种方式。

1. 直接暴力　由于压砸、碾轧、撞挤或高处坠落等损伤所致骨盆骨折，多系闭合伤，且伤势多较严重，易并发腹腔脏器损伤及大量出血、休克。

2. 间接暴力　由下肢向上传导抵达骨盆的暴力，因其作用点集中于髋臼处，故主要引起髋臼中心脱位及耻、坐骨骨折。

3. 肌肉牵拉 肌肉突然收缩致使髂前上棘、髂前下棘及坐骨结节骨折。

（二）分类

由于解剖上的复杂性，骨盆骨折有多种分类，依据不同的标准，可有不同的分法。如依骨折的部位分为坐骨骨折、髂骨骨折等；依骨折稳定性或是否累及骨盆负重部位而分为稳定与不稳定骨折；依致伤机制及外力方向分为前后受压及侧方受压骨折；依骨折是否开放分为开放或闭合骨折。目前主要的分类方法有：

1. Tile 分型 Pennal 等于1980年提出了一种力学分型系统，将骨盆骨折分为前后压缩伤、侧方压缩伤和垂直剪切伤。Tile 于1988年在 Pennal 分型的基础上提出了稳定性概念，将骨盆骨折分为：A型（稳定）、B型（旋转不稳定但垂直稳定）、C型（旋转、垂直均不稳定），这一分型系统目前被广泛应用。

A型：可进一步分为2组。A1型骨折为未累及骨盆环的骨折，如髂棘或坐骨结节的撕脱骨折和髂骨翼的孤立骨折；A2型骨折为骨盆环轻微移位的稳定骨折，如老年人中通常由低能量坠落引起的骨折。

B型：表现为旋转不稳定：B1型骨折包括"翻书样"骨折或前方压缩损伤，此时前骨盆通过耻骨联合分离或前骨盆环骨折而开放，后骶髂的骨间韧带保持完整。Tile描述了这种损伤的分期。第一期，耻骨联合分离小于2.5cm，骶棘韧带保持完整；第二期，耻骨联合分离＞2.5cm，伴骶棘韧带和前骶髂韧带破裂；第三期，双侧受损，产生B3型损伤 B2-1型骨折为有同侧骨折的侧方加压损伤；B2-2型骨折有侧方加压损伤，但骨折在对侧，即"桶柄状"损伤，韧带结构通常不因伴骨盆内旋而遭到破坏。

C型：旋转和垂直均不稳定。包括垂直剪切损伤和造成后方韧带复合体破坏的前方压缩损伤。C1型骨折包括单侧的前后复合骨折，且依后方骨折的位置再分为亚型；C2型骨折包括双侧损伤，一侧部分不稳定，另一侧不稳定；C3型骨折为垂直旋转均不稳定的双侧骨折。Tile分型直接与治疗选择和损伤的预后有关。

2. Burgess 分类 1990年，Burgess 和 Young 在总结 Pennal 和 Tile 分类的基础上，提出了一个更全面的分类方案，将骨盆骨折分为侧方压缩型（LC）、前后压缩型（APC）、垂直压缩型（VS）、混合型（CM）。APC 与 LC 每型有3种损伤程度。APC-Ⅰ型为稳定型损伤，单纯耻骨联合或耻骨支损伤。APC-Ⅱ型损伤为旋转不稳定合并耻骨联合分离或少见的耻骨支骨折，骶结节、骶棘韧带及骶髂前韧带损伤。APC-Ⅲ型损伤常合并骶髂后韧带断裂，发生旋转与垂直不稳定。LC-Ⅰ型损伤产生于前环的耻坐骨水平骨折以及骶骨压缩骨折。所有骨盆的韧带完整，骨盆环相当稳定。LC-Ⅱ型损伤常合并骶后韧带断裂或后部髂嵴撕脱。由于后环损伤不是稳定的嵌插，产生旋转不稳定。骨盆底韧带仍然完整，故相对垂直稳定。LC-Ⅲ型损伤又称为"风卷样"骨盆。典型的滚筒机制造成的损伤首先是受累侧骨盆因承受内旋移位而产生 LC-Ⅱ型损伤。当车轮碾过骨盆对侧半骨盆时其产生外旋应力（或 APC）损伤。损伤方式不同，典型的损伤方式为重物使骨盆滚动所造成。垂直剪切损伤（VC）为轴向暴力作用于骨盆，骨盆的前后韧带与骨的复合全部撕裂。髂骨翼无明显外旋，但其向上和向后移位常见。混合暴力损伤（CMI）为由多种机制造成的损伤。此分类系统对临床处理上有3点意义：①提醒临床医师注意勿漏诊，特别是后环骨折；②注意受伤局部与其他合并伤的存在并预见性地采取相应的复苏手段；③能使得临床医师根据伤员总体情况和血流动力学状况以及对病情准确认识，选择最适合的治疗措施，从而降低病死率。

3. Letournel 分类 Letournel 将骨盆环分为前、后2区域。前环损伤包括单纯耻骨联合分离、垂直骨折线波及闭孔环或邻近耻骨支、髋臼骨折。

（1）经髂骨骨折未波及骶髂关节。
（2）骶髂关节骨折脱位伴有骶骨或髂骨翼骨折。
（3）单纯骶髂关节脱位。
（4）经骶骨骨折。

4. Dennis 骶骨解剖区域分类 如下所述。

Ⅰ区：从骶骨翼外侧至骶孔，骨折不波及骶孔或骶骨体。

Ⅱ区：骨折波及骶孔，可从骶骨翼延伸到骶孔。

Ⅲ区：骨折波及骶骨中央体部，可为垂直、斜形、横形等任何类型，全部类型均波及骶骨及骶管。此种分类对合并神经损伤的骶骨骨折很有意义。Ⅲ区骶骨骨折其神经损伤发生率最高。

二、诊断

（一）临床表现

1. 全身表现　主要因受伤情况、合并伤、骨折本身的严重程度及所致的并发症等的不同而不尽相同。

低能量致伤的骨盆骨折，如髂前上棘撕脱骨折、单纯髂骨翼骨折等，由于外力轻、无合并重要脏器损伤、骨折程度轻及无并发症的发生，全身情况平稳。高能量致伤的骨盆骨折，特别是交通事故中，由于暴力大，受伤当时可能合并颅脑、胸腹脏器损伤，且骨折常呈不稳定型，并发血管、盆腔脏器、泌尿生殖道、神经等损伤，可出现全身多系统损伤的症状体征。严重的骨盆骨折可造成大出血，此时主要是出血性休克的表现。

2. 局部表现　不同部位的骨折有不同的症状和体征。

（1）骨盆前部骨折的症状和体征：骨盆前部骨折包括耻骨上、下支骨折，耻骨联合分离，坐骨支骨折，坐骨结节撕脱骨折。此部骨折时腹股沟、会阴部耻骨联合部及坐骨结节部疼痛明显，活动受限，会阴部、下腹部可出现淤斑，伤侧髋关节活动受限，可触及异常活动及听到骨擦音。骨盆分离、挤压试验呈阳性。

（2）骨盆外侧部骨折的症状和体征：包括髂骨骨折，髂前上、下棘撕脱骨折。骨折部局部肿胀、疼痛、伤侧下肢因疼痛而活动受限，被动活动伤侧肢可使疼痛加重，局部压痛明显，可触及骨折异常活动及听到骨擦音。髂骨骨折时骨盆分离、挤压试验呈阳性，髂前下棘撕脱骨折可有"逆行性"运动，即不能向前移动行走，但能向后倒退行走。

（3）骨盆后部骨折的症状和体征：包括骶髂关节脱位、骶骨骨折、尾骨骨折脱位。症状和体征有骶髂关节及骶骨处肿胀、疼痛，活动受限，不能坐立翻身，严重疼痛剧烈，局部皮下瘀血明显。"4"字试验、骨盆分离挤压试验呈阳性（尾、骶骨骨折者可阴性）。骶髂关节完全脱位时脐棘距不等。骶骨横断及尾骨骨折者肛门指诊可触及尾、骶骨异常活动。

（二）诊断

1. 外伤史　询问病史时应注意受伤时间、方式及受伤原因、伤后处理方式、液体摄入情况、大小便情况。对女性应询问月经史、是否妊娠等。

2. 症状　见临床表现。

3. 体格检查　如下所述。

（1）一般检查：仔细检查患者全身情况，确明是否存在出血性休克、盆腔内脏器损伤，是否合并颅脑、胸腹脏器损伤。

（2）骨盆部检查：①视诊：伤员活动受限，局部皮肤挫裂及皮下瘀血存在，可看到骨盆变形、肢体不等长等。②触诊：正常解剖标志发生改变，如耻骨联合、髂嵴、髂前上棘、坐骨结节、骶髂关节、骶尾骨背侧可发现其存在触痛、位置发生变化或本身碎裂及异常活动，可存在骨擦音，肛门指诊可发现尾骶骨有凹凸不平的骨折线或存在异常活动的碎骨片，合并直肠破裂时，可有指套染血。

（3）特殊试验：骨盆分离、挤压试验阳性，表明骨盆环完整性破坏；"4"字试验阳性，表明该侧骶髂关节损伤。特殊体征：Destot征——腹股沟韧带上方下腹部、会阴部及大腿根部出现皮下血肿，表明存在骨盆骨折，Ruox征——大转子至耻骨结节距离缩短，表明存在侧方压缩骨折，Earle征——直肠检查时触及骨性突起或大血肿且沿骨折线有压痛存在，表明存在尾骶骨骨折。

4. X线检查　X线是诊断骨盆骨折的主要手段，不仅可明确诊断，更重要的是能观察到骨盆骨折的部位、骨折类型，并根据骨折移位的程度判断骨折为稳定或不稳定及可能发生的并发症。一般来说，

90%的骨盆骨折仅摄骨盆前后位X线片即可诊断，然而单独依靠正位X线片可造成错误判断，因为骨盆的前后移位不能从正位X线片上识别。在仰卧位骨盆与身体纵轴成40°~60°角倾斜，因此骨盆的正位片对骨盆缘来讲实际上是斜位。为了多方位了解骨盆的移位情况，Pennal建议加摄入口位及出口位X线片。

（1）正位：正位的解剖标志有耻骨联合、耻坐骨支、髂前上、下支、髂骨嵴、骶骨棘、骶髂关节、骶前孔、骶骨岬及L_5横突等，阅片时应注意这些标志的改变。耻骨联合分离>2.5cm，说明骶棘韧带断裂和骨盆旋转不稳；骶骨外侧和坐骨棘撕脱骨折同样为旋转不稳的征象；L_5横突骨折为垂直不稳的又一表现。除此之外，亦可见其他骨性标志，如髂耻线、髂坐线、泪滴、髋臼顶及髋臼前后缘。

（2）出口位：患者取仰卧位，X线球管从足侧指向骨盆部并与垂直线成40°角投射，有助于显示骨盆在水平面的上移及矢状面的旋转。此位置可判断后骨盆环无移位时存在前骨盆环向上移位的情况。出口位是真正的骶骨正位，骶骨孔在此位置为一个完整的圆，如存在骶骨孔骨折则可清楚地看到。通过骶骨的横形骨折，L_5横突骨折及骶骨外缘的撕脱骨折亦可在此位置观察到

（3）入口位：患者取仰卧位，球管从头侧指向骨盆部并与垂直线成40°角，入口位显示骨盆的前后移位优于其他投射位置。近来研究表明，后骨盆环的最大移位总出现在入口位中。外侧挤压型损伤造成的髂骨内旋、前后挤压造成的髂骨翼外旋以及剪切损伤都可以在入口位中显示。同时入口位对判断骶骨压缩骨折或骶骨翼骨折也有帮助。

对于低能量外力造成的稳定的骨盆骨折的X线表现一般比较易于辨认。而对于高能量外力造成的不稳定骨盆骨折，需综合不同体位的X线以了解骨折的移位情况，如果发现骨盆环有一处骨折且骨折移位，则必定存在另一处骨折，应仔细辨认。

5.骨盆骨折CT扫描　能对骨盆骨及软组织损伤，特别是骨盆环后部损伤提供连续的横断面扫描，能发现一些X线平片不能显示的骨折和韧带结构损伤。对于判断旋转畸形和半侧骨盆移位有重要意义，对耻骨支骨折并伴有髋臼骨折特别适用。此外，对骨盆骨折内固定，CT能准确显示骨折复位情况、内固定物位置是否恰当以及骨折愈合情况。CT在显示旋转和前后移位方面明显优于普通X线片，但在垂直移位的诊断上，X线片要优于轴位CT片。

6.MRI　适用于骨盆骨折的并发损伤，如盆内血管的损伤、脏器的破裂等，骨盆骨折急性期则少用。

7.数字减影技术（DSA）　对骨盆骨折并发大血管伤特别适用，可发现出血的部位同时确认血管栓塞。

三、治疗

（一）急救

骨盆骨折多为交通事故、高处坠落、重物压砸等高能量暴力致伤，骨盆骨折患者的病死率为10%~25%。除了骨折本身可造成出血性休克及实质脏器破裂外，常合并全身其他系统的危及生命的损伤，如脑外伤、胸外伤及腹部外伤等。对骨盆骨折患者的急救除了紧急处理骨折及其并发症外，很重要的一点是正确处理合并伤。

1.院前急救　据报道严重创伤后发生死亡有3个高峰时间：第1个高峰发生在伤后1h内，多因严重的脑外伤或心血管血管损伤致死；第2个高峰发生在伤后1~4h，死因多为不可控制的大出血；第3个高峰发生在伤后数周内，多因严重的并发症致死。急救主要是抢救第1、第2高峰内的伤员。

抢救人员在到达事故现场后，首先应解脱伤员，去除压在伤员身上的一切物体，随后应快速检测伤员情况并做出应急处理。一般按以下顺序进行：①气道情况：判断气道是否通畅、有无呼吸梗阻，气道不畅或梗阻常由舌后坠或气道异物引起，应予以解除，保持气道通畅，有条件时行气管插管以保持通气；②呼吸情况：如果伤员气道通畅仍不能正常呼吸，则应注意胸部的损伤，特别注意有无张力性气胸及连枷胸存在，可对存在的伤口加压包扎及固定，条件允许时可给予穿刺抽气减压；③循环情况：判断心跳是否存在，必要时行胸外心脏按压，判明大出血部位压迫止血，有条件者可应用抗休克裤加压止

血；④骨折情况：初步判定骨盆骨折的严重程度，以被单或骨盆止血兜固定骨盆，双膝、双踝之间夹以软枕，把两腿捆在一起，然后将患者抬到担架上，并用布带将膝上下部捆住，固定在硬担架上，如发现开放伤口，应用干净敷料覆盖；⑤后送伤员：一般现场抢救要求在10min之内完成，而后将伤员送到附近有一定抢救条件的医院。

2. 急诊室内抢救　在急诊室内抢救时间可以说是抢救的黄金时间，如果措施得力、复苏有效，往往能挽救患者的生命。患者被送入急诊室后，首先必须详细了解病情，仔细全面地进行检查，及时做出正确的诊断，然后按顺序处理。McMurray倡导一个处理顺序的方案，称A-F方案，即：

A——呼吸道处理。

B——输血、输液及出血处理。

C——中枢神经系统损伤处理。

D——消化系统损伤处理。

E——排泄或泌尿系统损伤处理。

F——骨折及脱位的处理。

其核心是：优先处理危及生命的损伤及并发症；其次，及时进行对骨折的妥善处理。这种全面治疗的观点具有重要的指导意义。

（1）低血容量休克的救治：由于骨盆骨折最严重的并发症是大出血所致的低血容量休克，所以对骨盆骨折的急救主要是抗休克。

1）尽可能迅速控制内外出血：对于外出血用敷料压迫止血；对于腹膜后及盆腔内出血用抗休克裤压迫止血；对于不稳定骨盆骨折的患者，经早期的大量输液后仍有血流动力学不稳，应行急症外固定以减少骨盆静脉出血及骨折端出血。对骨盆骨折的急诊外固定的详细方法将在下面讨论。有条件者可在充分输血、输液并控制血压在90mmHg以上时行数控减影血管造影术（DSA）下双侧髂内动脉栓塞。

2）快速、有效补充血容量：初期可快速输入2 000~3 000mL平衡液，而后迅速补充全血，另外可加血浆、右旋糖酐等，经过快速、有效的输血、输液，如果患者的血压稳定、中心静脉压（CVP）正常、神志清楚、脉搏有力、心率减慢，说明扩容有效，维持一定的液体即可。如果经输血、输液后仍不能维持血压或血压上升但液体减慢后又下降，说明仍有活动性出血，应继续输液特别是胶体液。必要时行手术止血。

3）通气与氧合：足量的通气及充分的血氧饱和度是抗低血容量休克的关键辅助措施之一，应尽快给予高浓度、高流量面罩吸氧。必要时行气管插管，使用加压通气以改善气体交换，提高血氧饱和度。

4）纠正酸中毒及电解质紊乱：休克时常伴有代谢性酸中毒。碳酸氢钠的使用最初可给予每千克1mmol/L，以后在血气分析结果指导下决定用量。

5）应用血管活性药物：一般可应用多巴胺，最初剂量为2~5μg/（kg·min），最大可加至50μg/（kg·min）。

（2）骨盆骨折的临时固定：Moreno等报道，在不稳定骨盆骨折患者中，即刻给予外固定较之不行外固定，输液量明显减少；而Riemer等的研究表明，即刻外固定可明显降低骨盆骨折患者的病死率。骨盆外固定有多种方法，简单的外固定架主要用于翻书样不稳定骨折；对于垂直不稳定骨折由于其不能控制后方骶髂关节复合体的活动，则不适用，应用Ganz C型骨盆钳可解决上述问题。有学者在不稳定骨盆骨折的急救中应用自行创制的骨盆止血兜，可明显降低骨盆骨折的病死率，其主要作用是通过对骨折的有效固定，减少骨折的活动、出血，更有效地促进血凝块形成；对下腹部进行压迫止血；其独特的结构便于搬动患者。

（二）进一步治疗

1. 非手术治疗　如下所述。

（1）卧床休息：大多数骨盆骨折患者通过卧床休息数周可痊愈。如单纯髂骨翼骨折患者，只需卧床至疼痛消失即可下地活动；稳定的耻骨支骨折及耻骨联合轻度分离者卧床休息至疼痛消失可逐步负重活动。

(2) 牵引：牵引可解痉止痛、改善静脉回流、减少局部刺激、纠正畸形、固定肢体、促进骨折愈合，并方便护理。骨盆骨折中应用牵引治疗一般牵引重量较大，占体重的 1/7～1/5，牵引时间较长，一般6周内不应减重，时间在8～12周，过早去掉牵引或减重可引起骨折再移位。牵引方法一般采用双侧或单侧下肢股骨髁上牵引或胫骨结节牵引。对垂直压缩型骨折可先用双侧股骨髁上或胫骨结节牵引，以固定骨盆骨折，并纠正上、下移位，向上移位的可加大重量，3d后摄片复查，待上、下移位纠正后，加骨盆兜带交叉牵引以矫正侧向移位，维持牵引8～12周。对前后压缩型骨折基本处理方法同上，但须注意防止过度向中线挤压骨盆，造成相反的畸形。对侧方压缩型骨折，应行双下肢牵引，加用手法整复，即用手掌自髂骨嵴内缘向外按压，以矫正髂骨内旋畸形，然后再行骨牵引。如为半骨盆单纯外旋，同时后移位，可采用3个90°牵引法，即在双侧股骨髁上牵引，将髋、膝、距小腿3个关节皆置于90°位，垂直牵引。利用臀肌做兜带，使骨折复位。

(3) 石膏外固定：一般用双侧短髋"人"字形石膏，固定时间为10～12周。

2. 手术治疗 如下所述。

(1) 骨盆骨折的外固定术：外固定术最适用于移位不明显、不需要复位的垂直稳定而旋转不稳的骨折。而对垂直剪切型骨折常需配合牵引、内固定等。如单侧或双侧垂直剪切型骨折，可先行双侧股骨髁上牵引，待骨折复位后行外固定，可缩短牵引住院时间。对耻骨联合分离或耻骨支、坐骨支粉碎骨折并发一侧髋臼骨折及中心脱位者，可先安装骨盆外固定器，然后在伤侧股骨大粗隆处行侧方牵引。6周后摄X线片证实股骨头已复位即可去牵引，带外固定下地，患肢不负重，8周后除去外固定器。对一些旋转及垂直均不稳的骨折一般后部行切开复位内固定，骶髂关节用1～2枚螺钉或钢板加螺钉固定，前部用外固定架固定耻骨联合分离或耻骨支骨折。术后3～4周可带外固定架下床活动。

(2) 骨盆骨折的内固定：对于不稳定型骨盆骨折的非手术治疗，文献报道后遗症达50%以上，近年来随着对骨盆骨折的深入研究，多主张切开复位，其优点是可以使不稳定的骨折迅速获得稳定。

1) 骨盆骨折内固定手术适应证：Tile（1988）提出内固定的指征为：①垂直不稳定骨折为绝对手术适应证；②合并髋臼骨折；③外固定后残存移位；④韧带损伤导致骨盆不稳定，如单纯骶髂后韧带损伤；⑤闭合复位失败，耻骨联合分离>2.5cm；⑥无会阴部污染的开放性后环损伤。Matta等认为骨盆后部结构损伤移位>1cm者或耻骨移位合并骨盆后侧部失稳，患肢短缩1.5cm以上者应采用手术治疗。

2) 手术时机：骨盆骨折内固定手术时机取决于患者的一般情况，一般来说应等待患者一般情况改善后，即伤后5～7d行手术复位为宜。14d以后手术复位的难度明显加大。如患者行急诊剖腹探查，则一部分耻骨支骨折或耻骨联合分离可同时进行。

（金红光）

第三节 髋关节脱位

髋关节由髋臼和股骨头构成，是典型的杵臼关节，髋臼周围有纤维软骨构成髋臼盂唇，增加髋臼深度，股骨头软骨面约占球形的2/3。髋关节周围有坚强的韧带和强壮的肌群，有很好的稳定性以适应其支持体重和行走功能，因此，髋关节脱位多为高能量损伤造成。按照股骨头脱位后的方向可以把髋关节脱位分为前脱位、后脱位和中心性脱位，以后脱位最常见。

一、髋关节后脱位

（一）概述

后脱位占髋关节脱位的85%～90%，多由间接暴力引起，当髋关节屈曲90°时，内收内旋股骨干，使股骨颈前缘与髋臼前缘形成杠杆支点，当股骨干继续内收内旋时，股骨头受杠杆作用离开髋臼，造成后脱位，或外力作用于膝部沿股骨干方向向后，或外力作用于骨盆由后向前，亦可使股骨头向后脱位，有时合并髋臼后缘或股骨头骨折。

（二）诊断

1. 病史要点　患者往往有明显的外伤史，如高空坠落、车祸等，有些患者能够回忆受伤时髋关节处于屈曲位，受伤后患者感髋部疼痛，不能活动。

2. 查体要点　如下所述。

（1）髋关节处于屈曲、内收、内旋弹性固定位，下肢有短缩畸形，大粗隆向后上脱位可达 Nelaton 线之上，患侧臀部可以触及股骨头。

（2）注意检查坐骨神经功能。

3. 辅助检查　如下所述。

（1）常规检查：拍摄受伤侧髋关节的正侧位 X 线片，明确髋关节脱位的类型和有无髋臼后壁或股骨头骨折。

（2）特殊检查：术前对怀疑有髋臼或股骨头骨折的患者行 CT 检查可以对骨折情况明确诊断，判断是否需要手术固定骨折，复位后关节不匹配者 CT 检查可以发现是否有碎骨片残留于关节内。

4. 分类　常用的是 Thompson 和 Epstein 分类。

Ⅰ型：脱位伴有或不伴有微小骨折。

Ⅱ型：脱位伴有髋臼后缘的单个大骨块。

Ⅲ型：脱位伴有髋臼后缘的粉碎骨折，有或没有大碎片。

Ⅳ型：脱位伴有髋臼底骨折。

Ⅴ型：脱位伴有股骨头骨折。

对于Ⅴ型骨折脱位，Pipkin 又分为 4 个亚型（图 11-1）。

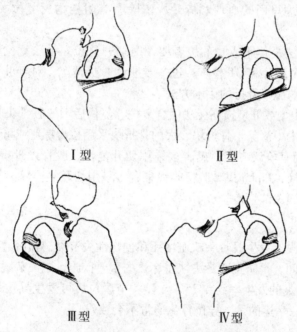

图 11-1　Pipkin 分型

Ⅰ型：髋关节后脱位伴股骨头中央凹尾端的骨折。

Ⅱ型：髋关节后脱位伴股骨头中央凹头端的骨折。

Ⅲ型：Ⅰ型或Ⅱ型后脱位伴股骨颈骨折。

Ⅳ型：Ⅰ型或Ⅱ型后脱位伴有髋臼骨折。

5. 诊断标准　如下所述。

（1）患者多有明显外伤史，髋关节多在屈曲位受伤。

（2）查体髋关节处于屈曲、内收、内旋弹性固定位，下肢有短缩畸形。

(3) X线显示股骨头脱出于髋关节后方，CT可以明确有无合并骨折及骨折的详细情况。

（三）治疗

1. 保守治疗　所有类型的新鲜髋关节后脱位患者不论是否合并骨折，均应麻醉下急诊手法复位，脱位时间越长，发生股骨头缺血坏死和创伤性关节炎的可能性越大。复位方法有Allis法、Stimson法和Bigelow法，下文以Thompson和Epstein分类介绍治疗方法。

（1）Ⅰ型脱位：复位后再拍摄X线片，观察髋关节间隙是否与正常侧一致，若关节间隙变宽，提示翻转的髋臼缘或骨软骨块残留于关节内，行CT检查明确诊断后手术清除关节内碎块。许多结构阻碍复位，如梨状肌、闭孔内肌、上下孖肌、股骨头脱出后关节囊的"纽孔样"嵌顿等，若复位不成功避免反复复位，应及时切开复位。

复位之前，应检查患者有无坐骨神经损伤，复位后亦应对坐骨神经的功能进行记录。复位成功后患者皮肤牵引3~4周后，扶拐杖下地，2~3个月不负重，以免缺血的股骨头塌陷，1年内定期复查注意有无股骨头坏死。

（2）Ⅱ~Ⅳ型脱位：应争取在12h内复位，若复位成功，临时骨牵引，伴有的骨折可延迟5~10d再行手术治疗，对于手法复位不成功的患者要及时切开复位。

（3）Ⅴ型脱位：PipkinⅠ型或Ⅱ型损伤闭合复位往往成功，复位后复查X线片和CT证实为同心圆复位，股骨头骨折解剖复位，继续骨牵引6周。无法闭合复位或非同心圆复位，应行手术治疗，PipkinⅢ型或Ⅳ型损伤往往需要手术治疗。

2. 手术治疗　如下所述。

（1）Ⅰ型脱位：手法复位不成功或非同心圆复位需切开复位，通常采用髋关节后方入路，通过关节囊的撕裂处显露髋臼，清理里面的血块和碎片，清除所有阻挡物后复位关节，术中注意保护坐骨神经。

（2）Ⅱ~Ⅳ型患者：手法复位不成功的患者要及时切开复位。手法复位成功者，骨折可延迟5~10d再行手术治疗，期间摄X线片和CT检查，进一步明确骨折情况，对于Ⅱ型脱位后壁骨折大于1/2和Ⅲ型、Ⅳ型脱位的骨折参照髋臼骨折的手术方法。

（3）Ⅴ型脱位：PipkinⅠ型或Ⅱ型损伤无法闭合复位、复位后大的股骨头骨块位于关节外或不是同心圆复位，应行手术治疗。术中清除小骨折块，大的骨折块采用拉力螺钉或可吸收螺钉固定，再复位骨折。PipkinⅢ型脱位的治疗尚有争议，年轻患者多采用切开复位、股骨颈骨折内固定、带血管骨移植，老年人建议行人工髋关节置换，PipkinⅣ型脱位年轻患者多采用切开复位髋臼复位内固定和股骨头骨折复位内固定，老年人行人工髋关节置换。

（四）预后评价

髋关节后脱位后，如果没有发生股骨头缺血坏死和创伤性关节炎，预后通常良好。早期轻柔的复位以缩短股骨头血供受损的时间，是防止股骨头缺血坏死的重要措施，髋关节脱位后股骨头缺血坏死率约在10%~20%，创伤性关节炎的发生率约在25%。髋关节脱位后可发生异位骨化，特别是必须实行手术复位时，发生率约在3%，幸运的是，异位骨化通常不会致残。

（五）研究进展

目前，随着人工全髋关节置换术的大量开展，全髋关节置换术后的髋关节脱位也日益增多，如何治疗这类特殊的髋关节脱位是摆在骨科医生面前的难题。Forsythe等比较了初次置换的人工全髋关节脱位闭合复位成功后与没有脱位的人工全髋的功能，虽然在WOMAC或SF-12功能评价中没有明显差别，但未脱位组的生活评分和满意度高于脱位组。人工全髋关节初次脱位后大多数学者主张非手术治疗，在良好的麻醉肌松下轻柔地复位，需要注意的是经历了全髋关节置换的患者大多有骨质疏松，牵引复位时特别要防止股骨骨折。如果全髋关节经历了2次以上的脱位，很可能存在关节不稳定的因素，要通过详细体检、X线片、CT等检查仔细分析原因，这时多需要手术治疗。Khan等试图通过分析以往文献选择是手术复位还是闭合复位治疗全髋关节置换术后的髋关节脱位，但发现这些文献中的研究缺乏随机对照原则，作者提倡一个多中心的随机对照研究以保证大样本量，获得可信的研究结果。

二、髋关节前脱位

（一）概述

前脱位不常见，占创伤性髋关节脱位的 10%～12%。髋关节前脱位的原因以外力杠杆作用为主，当患髋因外力强力外展时，大粗隆顶端与髋臼上缘相接触，患肢再继续外旋，迫使股骨头从前下方薄弱的关节囊脱出，造成股骨头向前下方脱出。

（二）诊断

1. **病史要点**　患者髋关节受伤时多处于外展外旋位，当受到外伤后髋部疼痛，呈外展外旋屈曲位弹性固定，不能活动。
2. **查体要点**　如下所述。
（1）髋关节处于外展外旋屈曲弹性固定位，在闭孔或腹股沟附近可以触及股骨头，髋关节功能丧失，被动活动引起肌肉痉挛和疼痛。
（2）注意检查股神经功能和股动脉搏动。
3. **辅助检查**　如下所述。
（1）常规检查：拍摄受伤侧髋关节的正侧位 X 线片，明确髋关节脱位的类型。
（2）特殊检查：对怀疑有髋臼前壁或股骨头骨折的患者应行 CT 检查。
4. **分类**　Epstein 根据股骨头脱位后的位置分为闭孔型和耻骨型。
5. **诊断标准**　如下所述。
（1）患者多有明显外伤史，髋关节多在外展外旋位受伤。
（2）查体髋关节处于屈曲、外展、外旋弹性固定位。
（3）X 线显示股骨头脱出于髋关节前下方，CT 可以明确有无合并骨折及骨折的详细情况。

（三）治疗

1. **保守治疗**　前脱位多可以通过手法复位成功，适当地纵向牵引大腿，用帆布吊带向侧前方牵拉大腿近端，同时向髋臼推股骨头即可复位。
2. **手术治疗**　当有股直肌、髂腰肌、关节囊嵌入阻碍复位时，可以通过 Smith – Peterson 入路行切开复位。

（四）预后评价

髋关节前脱位合并骨折较少，故预后较好。

（金红光）

第四节　股骨颈骨折

一、概述

股骨颈骨折常发生于老年人，随着我国人口老龄化，其发病率日渐增高，以女性较多。造成老年人发生骨折的因素有以下几个方面：①由骨质疏松引起的骨强度的下降；②老年人髋部肌群退变，反应迟钝，不能有效地抵消髋部的有害应力；③损伤暴力，老年人的骨质疏松，所以只需很小的扭转暴力，就能引起骨折，而中青年患者，需要较大的暴力，才会引起骨折。

股骨颈骨折后约有 15% 发生骨折不愈合，20%～30% 发生股骨头缺血坏死，这是由它的血供特点决定的。成人股骨头的血供有 3 个来源：股圆韧带内的小凹动脉，它只供应股骨头少量血液，局限于股骨头的凹窝部；股骨干的滋养动脉升支，对股骨颈血液供应很少；旋股内、外侧动脉的分支是股骨颈的主要血液供应来源。旋股内外侧动脉来自股深动脉，在股骨颈基底部关节囊滑膜反折处形成一个动脉环，并分四支进入股骨头，即骺外侧动脉（上支持带动脉）、干骺端上动脉、干骺端下动脉（下支持带动脉）和骺内侧动脉，骺外侧动脉供应股骨头外侧 2/3 ~ 3/4 区域，干骺端下动脉供应股骨头内下 1/4 ~ 1/2 区域。股骨颈骨折后，股骨头的血供受到严重影响。实验发现，头下骨折，股骨头血供下降 83%，颈中型骨折，股骨头血供下降 52%，因此，股骨颈骨折后容易造成骨折不愈合和股骨头缺血坏死，这使得它的治疗遗留许多尚未解决的难题。

二、诊断

1. 病史要点　所有股骨颈骨折患者都有外伤病史，骨折多由外旋暴力引起，不同患者引起骨折的暴力程度不同，对于中青年患者，需要较大的暴力造成骨折，而对于伴有骨质疏松的老年患者，只需要较小的暴力就会引起骨折，随着暴力程度的不同，产生不同的移位。

骨折后患者局部疼痛，行走困难，但有一部分患者，在刚承受暴力而骨折时，断端会表现为嵌插型，或者无移位的骨折，骨折线接近水平位，此时，患者虽有疼痛，仍能行走，若不能及时诊断患者继续行走，暴力持续下去，"嵌插"就变成"分离"，骨折线也变成接近垂直位，产生移位。因此，对于伤后仍能行走的患者，不能认为不会发生股骨颈骨折，如果不给予恰当的治疗，所谓"嵌插"骨折可以变成有移位的骨折。

2. 查体要点　如下所述。
（1）畸形：伤侧下肢呈 45°~60° 的外旋畸形。
（2）疼痛：患髋有压痛，有轴向叩击痛。
（3）功能障碍：下肢不能活动，行走困难。
（4）患肢缩短，Bryant 三角底边缩短，股骨大粗隆顶端在 Nelaton 线之上（图 11-2），Kaplan 点移至脐下，且偏向健侧。

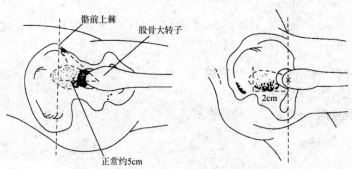

图 11-2　Bryant 三角和 Nelaton 线

3. 辅助检查　如下所述。
（1）常规检查：常规拍摄髋关节的正侧位 X 线片，观察股骨颈骨折的详细情况并指导分类，需要注意的是有些无移位的骨折在伤后立即拍摄的 X 线片上看不见骨折线，容易漏诊。对于临床上怀疑有股骨颈骨折而 X 线片暂时未见骨折线者，可立即行 CT、MRI 检查或仍按嵌插骨折处理，等待 1~2 周后再摄片，因骨折部位骨质吸收，骨折线可以显示出来。
（2）特殊检查：对于隐匿难以确诊的股骨颈骨折，早期诊断可以采用 CT、MRI 检查，CT 检查时要注意采用薄层扫描，并行冠状面的二维重建，以免漏诊；MRI 检查对于早期的隐匿骨折显示较好，敏感性优于骨扫描，扫描时在脂肪抑制像上能清晰地看到骨折后水肿的骨折线。

4. 分类　如下所述。
（1）按骨折线的部位：①股骨头下型骨折；②经股骨颈骨折；③基底骨折。头下型骨折，由于旋股内、外侧动脉的分支受伤最重，因而影响股骨头的血液供应也最大；基底骨折，由于两骨折段的血液供应的影响最小，故骨折较易愈合。
（2）按移位程度（Garden 分型）：这是目前临床常用的分型方法。包括：①不完全骨折（Garden Ⅰ

型）；②无移位的完全骨折（Garden Ⅱ型）；③部分移位的完全骨折（Garden Ⅲ型）；④完全移位的完全骨折（Garden Ⅳ型）（图11-3）。

（3）按骨折线方向：①内收型骨折；②外展型骨折。内收骨折是指远端骨折线与两髂嵴联线所形成的角度（Pauwels角）大于50°，属不稳定骨折；外展骨折是指此角小于30°，属于稳定骨折，但如果处理不当，或继续扭转，可变为不稳定骨折。目前，这种分类方法对临床治疗指导作用有限，已较少采用。

5. 诊断标准　如下所述。

（1）患者多有外伤史。

（2）查体局部疼痛，多有下肢外旋畸形和活动受限。

（3）X线片显示骨折。

（4）对难以确诊的患者采用CT或MRI检查。

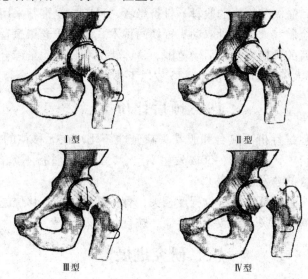

图11-3　股骨颈骨折Garden分型

6. 鉴别诊断　如下所述。

（1）股骨转子间骨折：有髋部外伤病史，局部疼痛，外旋畸形明显，多大于60°，甚至达到90°，但单纯根据外旋畸形判断骨折不够准确，需摄X线片明确诊断。

（2）股骨颈病理性骨折：只需要很小的暴力就能引起骨折，有的患者有肿瘤病史，拍摄X线片提示局部骨质异常，对怀疑病理性骨折而X线显示不清者，行CT扫描。

（3）髋关节骨折脱位：髋关节骨折脱位有明显的脱位特征，髋关节处于屈曲、内收、内旋弹性固定位或外展外旋屈曲弹性固定位，X线片可明确诊断。

三、治疗

1. 保守治疗　由于股骨颈骨折保守治疗存在卧床时间长，并发症多，骨折容易移位等问题，目前，多主张手术治疗。保守治疗适用于个别年龄过大、体质差，有严重的器质性病变，无法耐受手术者，可采用皮牵引，保持下肢于中立位。1个月疼痛缓解后，骨折虽未愈合，但仍能扶腋杖下地活动。

2. 手术治疗　目前，大多数的股骨颈骨折需要手术治疗。

（1）治疗原则：对所有Garden Ⅰ型或Ⅱ型骨折，采用内固定治疗，小于60岁患者的Garden Ⅲ型或Ⅳ型骨折，采用复位内固定加肌骨瓣移植术，对于60岁以上患者有明显移位的Garden Ⅲ型或Ⅳ型骨折，全身情况能够耐受手术者，建议行人工髋关节置换术；陈旧性股骨颈骨折不愈合者，建议行人工髋关节置换术。

(2) 手术方法：手术方法很多，较常用的是在 X 线辅助下手术。

1) 三枚空心加压拉力螺钉固定：对于 Garden Ⅰ 型、Ⅱ 型骨折及小于 60 岁患者的 Gar-den Ⅲ 型或 Ⅳ 型骨折，AO 的空心加压螺钉固定成为治疗的标准手术。它具有操作方便、固定牢靠的优点，通常采用三枚空心加压拉力螺钉，固定时注意使螺钉在股骨颈内呈倒等腰三角形旋入并使螺纹越过骨折线，以发挥拉力螺钉的加压作用和负重时骨折断端间的动力加压作用，螺钉尖端距离股骨头软骨面下以 5mm 为宜，以防发生切割作用。

2) 动力髋螺钉系统（dynamic hip screw, DHS）或与此类似的滑动式钉板固定装置：此类内固定钢板多适用于靠近股骨颈基底部的骨折，使用 DHS 时多在主钉近端的股骨颈内再拧入一枚螺钉，以增强抗旋转能力，固定牢靠。

3) 人工髋关节置换术：对于骨折明显移位的 Garden Ⅲ 型或 Ⅳ 型骨折，年龄大于 60 岁，全身情况能够耐受手术者，行人工髋关节置换术可以使患者早期下床活动，避免内固定失败后再次手术的风险。对于原有骨关节炎等疾病导致髋关节疼痛的股骨颈骨折患者，目前，也推荐采用人工髋关节置换术。人工髋关节置换术又分为人工全髋和人工股骨双动头置换两种术式。对于老年患者选用人工全髋置换还是人工股骨头置换需要根据患者的预期寿命、活动范围、身体状况和骨质质量综合判断。有学者主张对于大于 75 岁以上患者可以选择人工双动头置换术，75 岁以下患者宜选择人工全髋置换术。

四、预后评价

股骨颈骨折的主要并发症是骨折不愈合和股骨头缺血性坏死，在无移位的病例组中，不愈合甚少见；但在有移位的股骨颈骨折中，有 20%~30% 发生不愈合，此外，骨折不愈合还与年龄、骨折部位、复位程度等相关，骨折不愈合的总发生率为 15%。

股骨头缺血性坏死主要与骨折部位和移位程度相关，骨折部位越高、移位越明显发生率越高。股骨头缺血坏死后常继发创伤性髋关节炎，导致关节疼痛、跛行、功能障碍。

五、研究进展

股骨颈骨折是老年人常见的一种骨折，股骨颈骨折后，股骨头的血液供应可严重受损，骨折后股骨头坏死与否主要与其残存血供和代偿能力有关。因此，股骨颈骨折应早期复位及内固定手术，以利于使扭曲受压与痉挛的血管尽早恢复。复位要求对位良好，复位优良者发生股骨头缺血坏死的概率明显小于复位不良者。选择内固定物时应以对血供损伤小、固定牢固类型为佳。对于多数患者我们推荐早期闭合复位，透视下 3 枚加压空心螺钉内固定。

对于老年人移位的股骨颈骨折采用内固定还是人工髋关节置换还存在一些争议。最近的研究倾向于对这类患者实行人工髋关节置换术。Rogmark 等在对 14 项随机对照研究（2289 例患者）的荟萃分析显示，对于 70~80 岁有移位的股骨颈骨折患者一期行人工髋关节置换术优于内固定术，相对于内固定治疗关节置换术的并发症少，关节置换可以获得较好的功能，减少患者痛苦。

（金红光）

第五节　股骨干骨折

一、概述

股骨干骨折系指小粗隆下 2~5cm 至股骨髁上 2~5cm 的股骨骨折，占全身骨折的 6%，男性多于女性，约 2.8 : 1。10 岁以下儿童多见，约占总数的 1/2。股骨干骨折多由强大暴力所造成，主要是直接外力，如汽车撞击、重物砸压、碾压或火器伤等，骨折多为粉碎、蝶形或近似横形，故骨折断端移位明显，软组织损伤也较严重。因间接外力致伤者如高处坠落、机器绞伤所发生的骨折多为斜形或螺旋形。旋转性暴力所引起的骨折多见于儿童，可发生斜形、螺旋形或青枝骨折。骨折发生的部位以股骨干中下

1/3 交界处为最多，上 1/3 或下 1/3 次之。骨折端因受暴力作用的方向，肌群的收缩，下肢本身重力的牵拉和不适当的搬运与手法整复，可能发生各种不同的移位。

股骨上 1/3 骨折后，近端受髂腰肌、臀中肌、臀小肌和髋关节外旋诸肌的牵拉而屈曲、外旋和外展，而远端则受内收肌的牵拉而向上、向后、向内移位，导致向外成角和缩短畸形；股骨中 1/3 骨折后，其畸形主要是按暴力的撞击方向而成角，远端又因受内收肌的牵拉而向外成角；股骨下 1/3 骨折端受腓肠肌的牵拉而向后倾倒，远侧骨折端可压迫或刺激腘动脉、腘静脉和坐骨神经（图 11-4）。

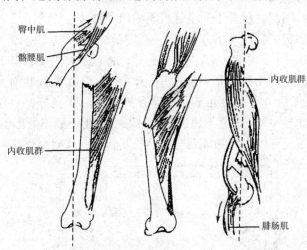

图 11-4　股骨干上、中、下 1/3 骨折移位情况

二、诊断

1. 病史要点　多数伤者均有较严重的外伤史，合并多发伤、内脏伤及休克者较常见。注意骨折的同时不能忘记其他部位的损伤，尤其注意基本生命体征的变化。股骨骨折部疼痛比较剧烈，可见大腿的成角、短缩畸形，常有骨折断端的异常活动。股骨干骨折可合并坐骨神经、股动脉损伤，有时可同时存在股骨远端骨折、股骨颈骨折、转子间骨折以及髋关节脱位。

2. 查体要点　患者不愿移动患肢，股骨骨折部压痛、肿胀、畸形、骨擦音、肢体短缩及功能障碍非常显著，有的局部可出现大血肿、皮肤剥脱、开放伤及出血。全身系统检查必不可少，髋部、背部、骨盆部的疼痛往往提示这些部位的合并伤。单纯股骨干骨折失血一般为 600~800mL，患者存在低血容量性休克时应排除其他部位出血的可能。在患肢临时固定前应检查膝关节，膝关节肿胀、压痛提示膝关节韧带损伤或骨折。神经功能支配和血管情况在伤后应立即检查，注意伤肢有无神经和血管的损伤。

3. 辅助检查　如下所述。

（1）常规检查：股骨正侧位 X 线片可显示骨折部位、类型和移位方向，且投照范围应包括骨折远近侧关节，这有助于治疗方案的制定，注意摄股骨近端 X 线片，股骨颈骨折或转子间骨折有 30% 的漏诊率，疑有膝关节周围损伤的加摄膝关节正侧位 X 线片。

（2）特殊检查：对于轻微外力引起的骨折，可予 CT 扫描，以排除病理性骨折可能。对伤肢怀疑有血管损伤，应行 B 型超声检查或血管造影。疑有髋关节和膝关节合并伤的患者，必要时 CT 和 MRI 检查，明确有无关节及韧带损伤，有坐骨神经症状者行神经电生理检查。

4. 诊断标准　如下所述。

（1）患者有明确的外伤史。

（2）大腿局部疼痛比较剧烈，可见大腿的成角、短缩畸形，骨折断端常有异常活动。

（3）正侧位 X 线片示显示骨折部位、类型和移位方向。

（4）怀疑有血管损伤，应行 B 型超声检查或血管造影。

（5）坐骨神经损伤者行神经电生理检查。

三、治疗

1. 保守治疗　股骨骨折，如有合并伤，必须优先处理，如贻误诊断或处理不当，常造成患者死亡。由于股骨骨折常有周围软组织严重挫伤，如急救输送时未妥善固定，骨折端反复活动刺伤软组织（肌肉、神经、血管），特别是股动、静脉，腘动、静脉的破裂可引起大出血，因此，观察和治疗休克是治疗股骨骨折重要的一环，不可忽略。股骨干骨折因周围有强大的肌肉牵拉，手法复位后用石膏或小夹板外固定均不能维持骨折对位。因此，股骨干完全骨折不论何种类型，皆为不稳定性骨折，必须用持续牵引，维持一段时间后再用外固定。常用牵引方法有：

（1）悬吊牵引法（图11-5）：用于4~5岁以内儿童，将双下肢用皮肤牵引向上悬吊，牵引重量约1~2kg，要保持臀部离开床面，利用体重作对抗牵引。3~4周经摄X线片有骨痂形成后，去掉牵引，开始在床上活动患肢，5~6周后负重。对儿童股骨干骨折要求对线良好，对位要求达功能复位即可，不强求解剖复位，如成角不超过10°，重叠不超过2cm，以后功能一般不受影响。在牵引时，除保持臀部离开床面外，并应注意观察足部的血液循环及包扎的松紧程度，及时调整，以防足趾缺血坏死。

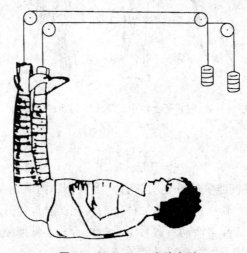

图11-5　Bryant皮肤牵引

（2）滑动皮肤牵引法（Russell牵引法）：适用于5~12岁儿童（图11-6）。在膝下放软枕使膝部屈曲，用宽布带在膝关节后方向上牵引，同时，小腿行皮肤牵引，使两个方向的合力与股骨干纵轴成一直线，合力的牵引力为牵引重力的两倍，有时亦可将患肢放在托马斯架及Pearson连接架上，进行滑动牵引。牵引前可行手法复位，或利用牵引复位。

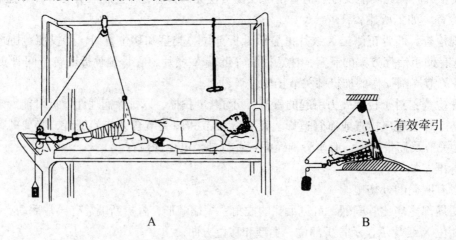

图11-6　滑动皮肤牵引法（Russell法）

A. 装置；B. 示意图

(3) 平衡牵引法：用于青少年及成人股骨干骨折（图11-7），在胫骨结节处穿针，如有伤口可在股骨髁部穿针，患肢安放在托马斯架上作平衡牵引，有复位及固定两种作用。可先手法复位小夹板维持，然后维持重量持续牵引（维持重量为体重1/10），或直接用牵引复位（复位重量为体重1/7）复位后改为维持重量。根据骨折移位情况决定肢体位置：上1/3骨折应屈髋40°~50°，外展约20°，适当屈曲膝关节；中1/3骨折屈髋屈膝约20°，并按成角情况调整外展角度；下1/3骨折时，膝部屈曲60°~80°，以便腓肠肌松弛，纠正远侧骨端向后移位。牵引后24~48h要摄床边X线片，了解骨折对位情况，同时，每日多次测量患侧肢体长度，并加以记录，以资参考。要根据X线片及患侧肢体长度测量情况，及时调整肢体位置、牵引重量和角度，要防止牵引不够或过度牵引，在牵引时还应注意观察穿针部位有无感染，注意肢体保温，教会患者锻炼躯体、上肢、患肢关节和肌肉的方法。

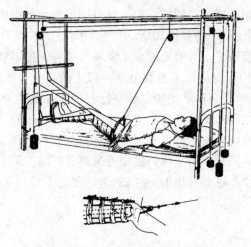

图11-7 股骨干骨折平衡牵引疗法

使用平衡牵引，患者较舒适，牵引期间能活动髋、膝和踝关节，擦澡和大小便较方便，一般牵引4~6周，经摄X线片有骨痂形成后，可改用髋人字石膏固定4~8周。在牵引中可同时应用小夹板固定，纠正成角，去除牵引后也可用小夹板外固定，但要经常复查以防骨折移位或成角。

2. 手术方法 如下所述。

(1) 手术时机和适应证：手术时间一般选择伤后的3~7d，便于及早发现术前并发症，尤其脂肪栓塞综合征的发生。但有研究发现伤后10~14d手术的患者骨折愈合快。近年来由于外科技术提高和医疗器械的改善，手术适应证有所放宽。具体的手术适应证有：①牵引失败；②软组织嵌入骨折端；③合并重要神经、血管损伤，需手术探查者，可同时行开放复位内固定；④骨折畸形愈合或不愈合者。

(2) 常用手术方法

1) 股骨上1/3或中上1/3骨折：多采用顺行股骨髓内钉固定，交锁髓内钉适用于股骨干小转子以下至膝关节9cm以上的各种类型闭合骨折，包括严重长节段粉碎性骨折、三段或以上的多节段骨折。此法具有术后不用外固定及早期下床活动的优点。我科设计的鱼口状髓内钉兼有动力加压和静力加压的作用，临床应用中取得了较好的疗效。过去用开放式打入髓内针的方法，近十年来已广泛使用C形臂X线透视，仅在穿钉处做小切口，不显露骨折端闭合穿钉。闭合法较开放损伤小，出血少，不破坏骨折端的血供，有利于骨折愈合。

2) 股骨中下1/3骨折：传统方法是采用8~10孔接骨板固定及髋人字石膏固定。目前，多采用加压钢板、锁定加压钢板（LCP）以及逆行股骨髓内钉固定。加压土钢板有多种类型，20世纪60年代开始应用加压器的加压钢板固定，其后出现动力加压钢板（DCP）、LCP等。逆行交锁髓内钉应选择距膝关节间隙20cm以内的股骨髁上及髁间骨折，还可用于股骨干合并股骨颈骨折、多发骨折以及合并同侧胫腓骨和胫骨平台骨折。

3) 陈旧性骨折畸形愈合或不愈合的治疗：开放复位，选用适当的内固定，并应常规植骨以利骨折愈合。

四、预后评价

股骨干骨折大部分愈合良好，骨折延迟愈合或骨不连发生率低，愈合后多数患者功能恢复正常。

五、研究进展

20世纪末期，Krettek等提出了微创接骨板（MIPO）技术，避免直接暴露骨折部位，保留骨折周围组织，为加快骨折愈合创造了条件。经皮插入钢板内固定手术属于关节外骨折的微创（MIPO）技术，利用骨折间接复位技术，在骨折两端切一小口，从肌下插入钢板并经皮拧入锁定螺钉，由于跨过骨折部位的接骨板相对较长，螺钉固定的密集程度明显较低，与接骨板接触未被螺钉穿过的骨干相对较长，因而，每单位面积上分配的应力相应减少；同样，没有螺钉固定的接骨板也相对较长，避免了接骨板应力集中。此外，MIPO技术所达到的是一种弹性固定，骨折块间一定程度的微动促进了骨折的愈合。患者创伤小、恢复快，并可早期功能锻炼，有效地避免了膝关节僵直，虽不能早期负重，仍是一种满意的治疗方法。LC-LCP主要用于小转子6cm以下至髁上6cm以上的股骨干骨折，而LISS的适应证与逆行髓内钉非常的接近，同时，LISS和LC-LCP的锁定螺钉已将骨质承载的力量转移到接骨板上，锁定固定螺钉可通过双皮质和锁定螺钉之间非平行固定的方法，改善了骨质疏松骨折的受力和负荷，因此，它们对骨质疏松性骨折治疗方面表现出良好的特性。近年来国外的研究表明LISS和LCP对开放性粉碎性骨折具有良好的内支架支撑作用，同时，由于螺钉固定处远离骨折端，不干扰骨折端血供，临床内固定感染率显著下降。此外，对于青少年患者采用LC-LCP治疗股骨干骨折也可取得良好的疗效，并且避免了对患者骨骺的损伤。

（金红光）

第六节 股骨远端骨折

一、概述

股骨远端骨折所指范围，尚无明确规定，一般认为膝关节上7～9cm内或股骨远侧1/3的骨折。本节讨论重点为股骨髁上骨折和股骨髁间骨折，股骨远端骨折占所有股骨骨折的6%。大多数是高能量损伤的年轻人和骨质疏松的老年人，可同时合并其他部位损伤。股骨远端皮质薄、髓腔大，呈松质骨样复杂的三维解剖结构，其解剖轴与重力轴之间、与下端关节面之间存在着生理性夹角，约6°。股骨干远端为股骨髁，外侧髁比内侧髁宽大，内侧髁较狭窄，其所处的位置较低。股骨两髁关节面于前方联合，形成一矢状位凹陷，即髌面，当膝伸直时，以容纳髌骨。在股骨两髁间有一深凹，为髁间窝，膝交叉韧带经过其中间，前交叉韧带附着于外髁内侧后部，而后交叉韧带附着于股骨内髁外侧的前部。附着在股骨远端上的肌腱、韧带和关节囊组成了一个复杂的应力传导系统，维持着膝关节的功能和稳定。股骨髁解剖上的薄弱点在髁间窝，三角形的髌骨如同楔子指向髁间窝，易将两髁分开，股骨远端骨折及其软组织损伤将破坏这一结构和系统，若治疗不当将造成膝关节畸形和伸屈功能障碍以及其他并发症。

二、诊断

1. 病史要点 股骨远端骨折常发生于年轻人和老年妇女。在青年人中，这类骨折为高能量损伤所致，多见于车祸、机器伤和高处坠落等事故，常为开放性和粉碎性骨折，波及膝关节，严重影响下肢的负重和膝关节功能；而老年人由于骨质疏松，在跌倒时膝关节处于屈曲位而致股骨远端骨折，年轻患者常合并其他部位的损伤，严重者可合并休克。在接诊中应仔细诊查，有无重要脏器以及其他肢体损伤，尤其注意同侧股骨颈骨折、股骨转子间骨折、胫腓骨骨折以及膝关节周围的损伤。股骨髁周围有关节囊、韧带、肌肉及肌腱附着，骨折块受这些组织的牵拉不易复位，复位后难以维持。股骨远端后方有腘动脉及坐骨神经，严重骨折时，可造成其损伤。因此，对于怀疑合并神经血管损伤的患者需进一步详细检查。

2. 查体要点 伤后主要表现为大腿远端肿胀、疼痛，大腿短缩、向后成角畸形。波及关节时，关节腔明显积血，浮髌试验阳性，前后交叉韧带损伤时，抽屉试验可阳性。

3. 辅助检查 如下所述。

（1）常规检查：股骨远端常规前后位和侧位 X 线片，观察股骨远端骨折的情况并指导分类。摄片时最好适当予以下肢牵引，纠正股骨下端成角、短缩和旋转移位，有助于看清骨折情况。多排螺旋 CT 扫描和二维、三维图像重建能明确骨折的详细情况，对手术方案的制定很有帮助。膝关节 MRI 可以确定关节、韧带及半月板损伤。

（2）特殊检查：怀疑血管损伤，多普勒超声检查必不可少，对超声检查后仍然不能明确或开放性损伤的患者可行血管造影；怀疑有神经损伤的患者行神经电生理检查。

4. 诊断标准 如下所述。

（1）患肢有明显外伤史。

（2）膝上出现明显肿胀，股骨髁增宽，可见成角、短缩和旋转畸形。做膝关节主动及被动活动时，可听到骨擦音。

（3）可出现肢体远端血管和神经损伤体征。血管损伤后膝以下皮温下降，肤色苍白，足背动脉搏动减弱或消失，神经损伤后小腿感觉减退或消失，踝关节不能主动背伸等。

（4）X 线片观察骨折范围及移位，必要时 CT 扫描和 MRI 检查，明确骨折和韧带损伤的详细情况。

5. 分型 目前多使用 Muller 分型，依据骨折部位及程度分为 3 类 9 型，有利于确定骨折治疗及判定其预后（图 11-8）。

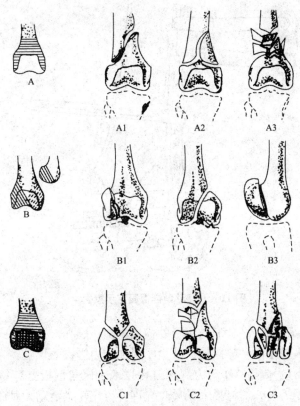

图 11-8 Muller 股骨远端骨折分型

A 型：累及远端股骨干伴有不同程度粉碎骨折；B 型：为髁部骨折；B1 型：外髁矢状劈裂骨折；B2 型：内髁矢状劈裂骨折；B3 型：冠状面骨折；C 型：为髁间 T 形及 Y 形骨折；C1 型：为非粉碎性骨折；C2 型：股骨干粉碎骨折合并两个主要的关节骨折块；C3 型：关节内粉碎骨折

6. 鉴别诊断　股骨远端病理性骨折：轻微外力引起的骨折，既往有肿瘤、骨髓炎等病史，X 线片发现骨折局部存在骨质破坏，CT 或 MRI 可见骨质破坏的详细情况以及有无软组织受累。

三、治疗

1. 保守治疗　对于无明显移位的 MullerA 型骨折或儿童的股骨远段青枝骨折，可长腿石膏固定在屈曲 20°位，6 周后开始逐渐功能锻炼。

2. 手术治疗　如下所述。

（1）手术适应证：任何移位的关节内骨折，合并血管损伤的骨折，同侧存在胫骨干或胫骨平台骨折，双侧股骨骨折，多发性骨折，病理性骨折，同时，有膝关节韧带断裂，不稳定的关节外骨折。由于股骨远端骨折邻近膝关节，坚强固定、早期功能锻炼有助于减少下肢骨折并发症的发生，最大限度地恢复膝关节的功能。目前观点认为，除非嵌顿的无移位关节外股骨远端骨折或不能耐受手术的患者外，都应采取手术治疗，才能最大限度降低膝关节的病损程度。

（2）手术方法

1）95°角钢板固定（图 11-9）：宽大的钢板可提供较好的固定，并能抵抗弯曲及扭转应力，适用于股骨髁上骨折，缺点是操作不易，由于它的弯柄部与钢板连为一体，角度固定，插入后就不能改变位置，且插入髁的方向难以掌握，易造成髁部内外翻畸形。此外，钉板的打入可引起髁间骨折的分离。

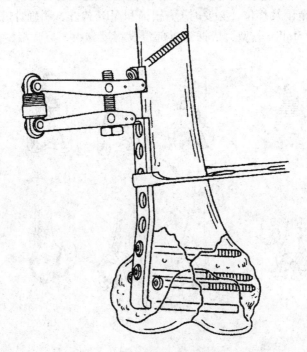

图 11-9　95°角钢板固定示意图

2）双加压"L"形钢板：主要是在 95°角钢板的横板内加一螺孔，可放入螺栓，对股骨髁间和胫骨平台起横向加压作用，对国人较小的骨骼来说，减少了附加拉力螺钉的风险。

3）AO 动力髁螺钉（DCS）：应用 AO 动力髁螺钉在技术上比角钢板更容易，因为钢板与螺钉是单独部件，可在矢状面上调整。另外，螺钉插入松质骨允许骨折端轻微活动，刺激骨痂生长，但对于严重骨质疏松的患者，建议先将骨水泥注入钉道以加强稳定性。

4）GSH 逆行带锁髓内钉固定：逆行髓内钉固定，比钢板获得更接近生物学的固定，是均分负荷型，且手术时间短、出血少、周围软组织保护好，可早期行 CPM 功能锻炼。缺点是关节入口可引起髌股关节炎及膝关节僵直，骨折部位感染则可导致化脓性关节炎，髓内钉的尖端易产生应力集中致骨折，对于延伸至峡部的骨折、髁关节面严重粉碎者，要慎重使用。

5）股骨下端解剖钢板：这种钢板主要优点在于贴合髁部解剖形态的钢板远端多孔设计，便于在髁间粉碎性骨折时，多方向、多点和多枚拉力螺钉的固定选择，手术易于操作。手术暴露广、创伤大是其缺点。

6）股骨下端 LISS 钢板：LISS 钢板是符合微创外科原则的一种新型内固定系统，其形状与骨的解剖轮廓一致。一般在不暴露骨折区域的情况下，经皮插入钢板并完成锁定螺钉的固定。LISS 的稳定性依赖于螺钉与钢板组合锁定后的成角稳定性，其特有的锁定固定有利于股骨远端骨折复位后更好地维持固定。

7）外固定支架加有限内固定：对于开放性骨折污染严重时，常首选外固定支架加有限内固定。由于只有外固定支架钢针和少数螺钉与骨骼接触，所以骨折感染率低，感染时亦可得到有效控制，具有手术操作快、软组织剥离少和方便换药等优点。缺点是针道渗出和术前与术后感染，股四头肌粘连导致膝关节活动受限。

四、预后评价

股骨远端骨折愈合后多并发膝关节活动障碍、僵硬、成角畸形、创伤性关节炎等，骨折延迟愈合或骨不连的发生率低。

五、研究进展

因股骨远端骨折靠近膝关节，易损伤股中间肌及股前滑动机构，极易发生膝关节的活动障碍和僵硬。手术中尽量避免干扰膝关节，应用坚强内固定，如 GSH 逆行交锁髓内钉和 LISS 钢板，早期镇痛下进行膝关节的功能锻炼，有助于膝关节功能的恢复。

（金红光）

第七节　髌骨脱位

一、概述

髌骨的稳定性依靠内、外侧力量的动力性平衡，当外伤或先天、后天性疾患使平衡受到破坏时，髌骨可偏离正常位置，发生脱位或半脱位。髌骨脱位可分为内、外方向，临床以外侧移位最常见，而且常易复发，称为复发性脱位。

创伤性髌骨脱位多为外侧脱位，常由膝关节伸直位急剧外旋小腿引起，也可由直接撞击髌骨引起，多可自动复位，未自动复位者常弹性固定于半屈曲位，被动伸膝用手推挤髌骨外缘常可复位。复发性髌骨脱位可继发于急性外伤之后，但有 1/3 左右的患者无明确外伤史。文献列举下列改变可能单独或联合构成髌骨脱位或半脱位的病因：高位髌骨，股骨外髁发育不良，膝外翻，股内侧肌萎缩，股外侧肌肥大，髌外侧支持结构挛缩，髌内侧支持结构减弱或松弛，膝关节普遍性松弛，髌韧带止点偏外，膝反张，胫骨外旋，股骨内旋或股骨颈前倾，髌骨先天性异常。

二、诊断

1. 病史要点　髌骨急性脱位，膝关节常可有明显肿胀，脱位后当膝关节呈伸直位时极易自行复位。对于复发性脱位和半脱位患者，膝痛是较常见的症状，但疼痛较轻，多有膝关节不稳定的各种感受，如乏力，支撑不住，突然活动不灵和摩擦等。

2. 查体要点　髌骨急性脱位，髌骨内侧有淤斑，压痛明显，将髌骨向外推移时有松动感，屈膝时（通常在麻醉下）发现髌骨向外移位，即可明确诊断。

复发性脱位和半脱位患者，检查可发现髌股关节及髌骨内侧压痛，肿胀。髌骨位置异常是一个重要体征。伸直膝关节时，一般不表现髌骨偏方移位，但在屈膝位常可观察到受累髌骨的位置偏外，严重者可完全滑到股骨外髁的外侧。检查时可发现髌骨向外侧移动的幅度明显大于对侧。在肌肉松弛条件下，检查者将髌骨向外侧推,并徐徐屈膝,至30°左右时髌骨被推向半脱位或接近于脱位状态,此时,常可引起患者不适和恐惧,害怕脱位复发而加以阻止,并试图伸膝使髌骨回到正常位置,股四头肌特别是股内侧肌萎缩。

临床检查中,Q角的测量具有诊断和治疗意义,Q角是股四头肌牵拉轴与髌韧带长轴在髌骨中点的交角,临床上以髂前上棘至髌骨中点连线和胫骨结节至髌骨中点连线的交角表示。在男性正常为8°~10°,女性为10°~20°,Q角增大,股四头肌收缩将使髌骨向外侧脱位。

3. 辅助检查　X线片对诊断有很大帮助,可以显示髌骨的形态和位置是否正常,Insall发现髌骨与髌韧带长度之比约为1∶1,测量两者在侧位片上的长度比若小于1,则考虑高位髌骨的可能。

轴位X线片可显示髌骨和滑车发育不良,髌股关节面不相适和髌骨移位,轴位片上最常见的病征是髌骨向外侧偏斜及半脱位。Laurin等发现仰卧屈膝20°~30°时拍摄髌骨轴位片,可显示股骨髁间线与髌骨外侧关节面两缘的联线之间形成一外侧髌股角,正常此角向外侧张开,髌骨半脱位时此角消失或向内侧张开。复位后应拍侧位、轴位X线片,除观察是否完全复位外,还应观察髌骨及股骨髁的发育形态及有无骨软骨碎片残留在关节内。

MRI检查可以了解髌骨内侧支持带损伤情况、髌股关节软骨损伤情况等。

4. 分类　按髌骨脱位方向分为外侧脱位和内侧脱位,内侧脱位极为少见。

5. 诊断标准　如下所述。

(1) 患者外伤后感觉髌骨向外滑脱,当膝关节呈伸直位时极易自行复位。复发性脱位有反复脱位病史。

(2) 查体髌骨内侧有淤斑,压痛明显,将髌骨向外推移时有松动感。屈膝时可发现髌骨向外移位,可有Q角异常。

(3) 轴位X线片可显示髌骨和滑车发育不良,髌股关节面不相适和髌骨移位。最常见的病征是髌骨向外侧偏斜及半脱位。

三、治疗

1. 保守治疗　髌骨脱位不难整复,麻醉下膝关节伸直位,松弛股四头肌,用手将髌骨向内侧推回原位。经常复发的病例,患者多可学会自行整复。复位后石膏固定3周,及时进行功能锻炼,如股四头肌练习、膝关节屈伸活动等。

2. 手术治疗　如患者有解剖学不稳定倾向,如向外推髌骨活动度过大,髌骨内侧支持带损伤、远端股内侧肌发育不良、股骨外髁低及高位髌骨、膝外翻角增大等应手术治疗,同时清除关节内骨软骨碎片,修补撕裂的髌内侧支持结构及股内侧肌,术后长腿石膏固定3~4周。

治疗髌骨复发性脱位和半脱位的手术方法甚多,可以概括为两类。一类是着眼于改善股四头肌的功能或稳定髌骨,适用于髌股关节尚无显著变性者;另一类是切除髌骨,重建股四头肌结构,适用于髌股关节有严重变性的病例。没有一种手术能保证治愈所有患者,必须查明致病原因,根据具体情况选择适当的手术方法。当一种手术不足以解决问题时,应采用综合手术,即几种手术同时应用。

(1) 膝外侧松解术:这是最简单和应用最广的手术,可单独或综合应用。切开外侧翼状韧带和关节囊,向上分离股外侧肌下部纤维,直至髌骨回到正常位置。膝外侧松解术也可结合关节镜检查施行,膝外侧松解术对髌骨移位较轻的病例可单独使用,病情较复杂者可结合其他手术进行。Chen等报告单独采用本手术治疗髌骨不稳症,优良疗效达86%。

(2) 内侧关节囊缩紧术:当膝关节前内侧关节囊结构松弛,股四头肌力线正常,髌股关节面无明显变性时,缩紧内侧关节囊有一定效果。有主张对撕裂的膝内侧软组织,包括股四头肌的内侧扩张部,均给予手术修复。术后用长腿石膏固定4~6周,在修复软组织愈合后,开始膝关节的功能锻炼。

(3) 髌腱止点移位术:有多种手术方式,适用于髌股关节发育异常、Q角过大、上述软组织手术仍不能矫正者。

四、预后评价

创伤性髌骨脱位如没有髌股关节发育异常，经保守治疗或手术治疗后预后良好。髌骨脱位反复发作可导致关节松弛和不稳，并可引起发育障碍、关节内游离体和变性关节炎等并发症。由于复发性脱位常继发于急性外伤性髌骨脱位，有些作者主张在急性脱位时手术修复损伤的内侧支持带以防复发。

五、研究进展

急性创伤性髌骨脱位通常采用闭合复位的方法。对于何时需要手术治疗仍存在争议。Cash 和 Hughston 总结 103 例急性脱位病例后发现，没有合并解剖学不稳定倾向者，非手术治疗优良率为 75%；合并解剖学不稳定倾向者非手术治疗优良率为 52%，而手术治疗的优良率则达 91%。这一结果说明，对于有先天性脱位倾向的患者应紧急修复受伤的内侧结构。

（金红光）

第八节 髌骨骨折

一、概述

髌骨是人体中最大的籽骨，它是膝关节的一个组成部分。切除髌骨后，在伸膝活动中可使股四头肌肌力减少 30% 左右。因此，髌骨能起到保护膝关节、增强股四头肌肌力的作用，除不能复位的粉碎性骨折外，应尽量保留髌骨。

髌骨骨折为直接暴力或间接暴力所致。直接暴力多因外力直接打击在髌骨上，如撞伤、踢伤等，骨折多为粉碎性，其髌前腱膜、股四头肌及髌两侧腱膜和关节囊多保持完好，骨折移位较小。间接暴力，多由于股四头肌猛力收缩，所形成的牵拉性损伤，如突然滑倒时，膝关节半屈曲位，股四头肌骤然收缩，牵拉髌骨向上，髌韧带固定髌骨下部，而股骨髁部向前顶压髌骨形成支点，三种力量同时作用造成髌骨骨折。间接暴力多造成髌骨横形骨折，移位大，髌前筋膜及两侧扩张部撕裂严重。

二、诊断

1. 病史要点　有明显外伤史，多为跌倒后膝部着地，亦可是外力直接打击在髌骨上，如撞伤、踢伤等。局部疼痛，不能活动、行走。

2. 查体要点　骨折后膝关节腔积血，髌前皮下淤血、肿胀，严重者可有皮肤张力性水疱。髌骨局部有压痛，移位的骨折，可触及骨折线间的空隙，膝关节不能活动，屈伸活动明显受限。陈旧性骨折有移位者，因失去股四头肌作用，伸膝无力，走路缓慢，并可有关节活动障碍。

3. 辅助检查　多数病例摄髌骨正侧位 X 线片即可证实。对可疑髌骨纵形或边缘骨折，须拍髌骨轴位片。对于诊断有疑问，或骨折不明显者可行 CT 检查进一步证实。

4. 分类　如下所述。
(1) 无移位的髌骨骨折。
(2) 有移位的髌骨骨折。
1）髌骨横形骨折。
2）髌骨粉碎性骨折。
3）髌骨下极粉碎性骨折。
4）髌骨上极粉碎性骨折。
5）髌骨纵形骨折。

5. 诊断标准　如下所述。
(1) 患者多有明显外伤史。

（2）查体局部疼痛、肿胀，可有皮下淤斑、水疱，膝关节活动受限。
（3）X 线显示骨折。
（4）对难以确诊的患者采用 CT 检查。

三、治疗

髌骨骨折是关节内骨折，对新鲜髌骨骨折的治疗，应最大限度地恢复关节面的平整，恢复原关节面的形态，力争使骨折解剖复位，关节面平滑，给予坚强内固定，修补断裂的肌腱腱膜和破裂的关节囊。早期活动膝关节，防止创伤性关节炎的发生、恢复膝关节的功能。

1. 保守治疗　石膏托或管型固定适用于无移位的髌骨骨折，可抽出关节积血，适当加压包扎，用长腿石膏托或管型固定患肢于伸直位 4~6 周。在此期间，练习股四头肌收缩，去除石膏托后练习膝关节伸屈活动。

2. 手术治疗　对于有移位的髌骨骨折应行切开复位内固定。内固定方法有多种，对于髌骨横形骨折应尽可能采用张力带固定。此法优点是固定牢固，不需外固定，可以早期活动膝关节（图 11-10）。对于髌骨粉碎性骨折可采用髌骨环扎术，术后需加石膏外固定。记忆合金髌骨爪形固定器，可用以固定髌骨横形骨折及粉碎性骨折，术后无须外固定，膝关节亦可较早活动。

髌骨部分切除术适用于髌骨下极或上极粉碎性骨折。切除较小骨块或骨折粉碎部分，将髌韧带附着于髌骨上段，或将股四头肌附着于髌骨下段骨块，术后长腿石膏伸直位固定 3 周，去石膏后不负重练习关节活动，6 周后扶拐逐渐负重行走，并加强关节活动度及股四头肌肌力锻炼。此法可保全髌骨作用，韧带附着于髌骨，愈合快，股四头肌功能得以恢复，无骨折愈合后关节面不平滑问题。只要准确按上法处理，术后及时作关节活动及股四头肌锻炼，可以达到关节活动好、股四头肌肌力恢复好的治疗目的。且因关节面平滑，不致因骨折引起髌股关节炎。

髌骨全切除适用于严重粉碎性骨折无法复位固定者，髌骨全切除将不可避免地影响伸膝功能，应尽可能避免。将碎骨全部切除，同时直接缝合股四头肌腱与髌韧带，修复关节囊，术后用石膏固定膝于伸直位 3~4 周，逐渐锻炼股四头肌及步行功能。

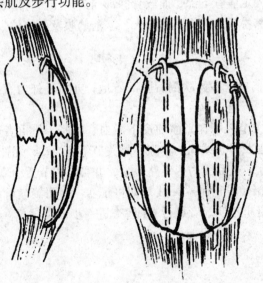

图 11-10　髌骨骨折张力带固定

四、预后评价

大多愈合良好，鲜有骨折不愈者，部分患者可能遗留创伤性关节炎。髌骨骨折是关节内骨折，在治疗中应尽量使关节面恢复平整，减少髌股关节炎的发生。影响髌骨骨折预后的因素有二：①髌骨关节面复位不佳，不平滑，环形固定或"U"形钢丝固定不够坚强，在活动中不易保持关节面平滑，如固定偏前部,则可使关节面骨折张开,愈合后易发生髌股关节炎;②内固定不坚强者,尚需一定时间外固定,若骨折愈合较慢,则外固定时间需长达6周以上,关节内可发生粘连,妨碍关节活动。因此,髌骨骨折的治疗原则应当是:关节面复位平滑,内固定适当有力,早活动关节。

五、研究进展

髌骨骨折的治疗方法有多种,有各种钢丝固定技术(包括张力带钢丝)、螺钉固定、部分髌骨切除、全髌骨切除等。克氏针张力带钢丝固定仍是最经典的治疗方法,固定确实可靠,可以早期进行功能训练。Weber等用实验方法对环扎钢丝、张力带钢丝、Magunson钢丝、克氏针张力带钢丝所提供的骨折固定牢固强度进行比较,发现最牢固的固定方式是克氏针张力带钢丝固定。空心螺钉加张力带钢丝固定曾作为一种新的固定方式出现,但生物力学测试表明这一固定方式并无特别优点。对于髌骨切除存在较大争议,因此,如果切实可行的话,应尽可能保留髌骨,至少保留近端或远端1/3。

(金红光)

第九节 半月板损伤

一、概述

半月板曾被认为是肌肉退化后的残留物,没有任何功能。但近几十年的研究认为,半月板是膝关节生物力学诸环节中的一个重要部分,可以肯定,一侧或两侧半月板的部分或全部缺失通常会导致后期的关节退变。

半月板位于膝关节内股骨髁与胫骨髁之间,呈新月形,光滑而有光泽,质韧而有弹性。膝关节内侧半月板较大,呈"C"形,前角薄而尖,附着于髁间前区,与前交叉韧带的附着部相连续;后角较厚,附着于髁间后区,位于外侧半月板后角附着点与后交叉韧带之间。外侧半月板近似"O"形,较内侧半月板小,体部较厚,前后角附着点距离较近。半月板覆盖胫骨平台关节面的2/3,半月板外侧缘厚,内侧缘薄,呈楔形结构,充填于曲面不完全吻合的膝关节中间,大大增加了关节的接触面。外侧半月板可见发育异常,呈盘状,易于损伤。半月板外周10%~25%的区域有血供,来自膝动脉的内、外中间支,动脉分支发出毛细血管,并形成关节丛和滑膜的毛细血管丛。根据血供情况,半月板分为3区,Ⅰ区:红-红区,膝关节半月板边缘(滑膜缘)1~3mm的范围,血供来自内外侧膝上及膝下动脉,有丰富的血液供应,称半月板血运区,完全具有愈合潜力;Ⅱ区:红-白区,半月板红-红区内侧3~5mm的范围,位于血运区边缘,由半月板红-红区毛细血管的终末支供应血液,有愈合潜力;Ⅲ区:白-白区,半月板内侧部分(含红-白区内侧),为半月板非血运区,营养完全由滑液供应,愈合能力较差。半月板主要功能为:①加强膝关节的协调性;②完成一侧下肢的载荷传递;③加强并维持关节稳定;④吸收膝关节的震荡;⑤润滑膝关节;⑥减少膝关节接触应力;⑦防止膝关节过伸与过屈。

半月板损伤是常见的运动性损伤,青、壮年发病率最高。青、壮年膝关节半月板弹性较好,缓冲震荡力强,外伤多造成半月板的撕裂;而老年人的半月板弹性较差,外伤多造成半月板磨损性撕裂。半月板损伤的机制主要是在膝关节伸屈过程中,突然出现旋转或内、外翻运动,使半月板在承受垂直压力的情况下伴突然的侧方拉力和研磨压力,造成半月板损伤;膝关节受力时的体位,异常外力的方向和大小,造成半月板不同部位的损伤。

二、诊断

1. 病史要点 患者多有在膝关节屈曲位突然旋转受伤,伤后立即出现疼痛,可伴有膝关节肿胀,但休息后症状能缓解。如未采取适当的制动治疗,膝关节肿胀,疼痛可持续数周。但有些患者没有明显的扭伤史,特别是老年患者,有些患者膝关节肿痛不明显,多诉有膝关节弹响或交锁,交锁时膝关节出现疼痛,常需晃动关节才能解除交锁。膝关节疼痛是半月板损伤的典型表现,另一个典型表现则是

"打软腿"，即患者膝关节活动时，突然感到肌肉无力，不能控制关节，表现为要跌倒的姿势。

2. 查体要点　如下所述。

（1）关节间隙压痛：关节间隙半月板位置的局限性压痛是重要体征。

（2）McMurray征（旋转挤压试验）阳性患者平卧位，检查者一手握足跟，使膝关节达到最大屈曲位，然后外旋外展小腿，将膝关节伸直，同法再内旋内收小腿并渐伸直膝关节，如果出现疼痛或者弹响为阳性。

（3）股四头肌萎缩。

（4）单腿下蹲试验阳性。

（5）过伸过屈试验阳性。

3. 辅助检查　如下所述。

（1）常规检查：常规摄膝关节正侧位X线片，髌骨切线位片对鉴别诊断有参考价值。MRI是诊断膝关节半月板损伤的可靠影像技术，具有敏感性高，假阳性、假阴性率低，不需介入关节等优点。

（2）特殊检查：膝关节造影只在特殊情况下运用，目前，临床上已很少运用。CT扫描对半月板损伤的诊断意义不大。

对于临床上高度怀疑半月板损伤，但体检及MRI不能排除或半月板手术后仍遗留疼痛不适时，可考虑关节镜检查。

4. 分类（O'anor FLF分类法）　如下所述。

（1）纵裂：指半月板裂口与半月板纵轴平行的撕裂。

（2）水平裂：半月板裂口与半月板表面相平行的撕裂。

（3）斜裂：由内侧游离缘斜行走向半月板体部的全层撕裂。

（4）活瓣状裂：有一部分非全层的斜裂形成舌状，或在股骨面上，或在胫骨面上，或向前反折或向后反折形成活瓣状撕裂。

（5）横裂：是指裂口的方向与半月板纵轴相垂直，呈放射状，从游离缘裂向滑膜缘。

（6）复合裂：指上述两种以上撕裂同时存在的一种损伤类型。

（7）退行性变性撕裂：这种撕裂表现为明显的不规则性，往往见于老年骨关节炎的患者。

5. 诊断标准　如下所述。

（1）患者多有膝关节扭伤史，有时有"嵌顿史"或"打软腿"。

（2）局部关节间隙有压痛，股四头肌萎缩。

（3）特殊检查试验阳性，McMurray征阳性，单腿下蹲试验阳性，过伸过屈试验阳性。

（4）X线未见异常，MRI可以提示半月板损伤。

6. 鉴别诊断　如下所述。

（1）髌股关节炎：有时有外伤史，膝关节有广泛压痛，有"打软腿"病史，X线及MRI显示髌骨软骨有损伤。

（2）滑膜嵌顿综合征：有外伤史，膝关节间隙有压痛，McMurray征阳性，但MRI未见明显半月板损伤。

三、治疗

1. 保守治疗　对于半月板损伤，如果损伤区域在红-红区或红-白区，患者因对手术有顾虑，可采取保守治疗，以休息、适当的功能锻炼为主，部分负重，1个月后逐渐负重。由于关节镜技术的发展，关节镜手术后治疗效果好，对患者创伤小，恢复快，故目前多主张进行关节镜手术治疗。

2. 手术治疗　如下所述。

（1）治疗原则：尽可能保留稳定的半月板组织，尽可能进行半月板修补，对修补困难，可进行半月板部分切除或半月板全部切除。

(2）手术方式

1）半月板切除手术：传统方法对半月板损伤采用膝关节切开，半月板全切除，对膝关节创伤大，恢复慢，日后出现骨关节炎可能性大，目前已弃用，被关节镜手术所替代。

2）关节镜手术：关节镜手术包括半月板缝合、部分修整、半月板全切，对半月板周缘血运区直径3mm范围内的垂直纵向撕裂，红－白区的某些撕裂伤，可在关节镜下进行缝合修复；对半月板局限性撕裂，半月板周缘组织结构稳定的纵裂、斜裂、横裂和活瓣样撕裂，可采用半月板部分切除；对于大的纵行撕裂不适于缝合、多发性半月损伤、缺乏稳定的近边缘的半月板损伤、大的斜裂可采用半月板全切术。

四、预后评价

半月板损伤的主要并发症是关节内缝合的半月板不愈合，保留的半月板组织的不稳定和医源性创伤性关节炎。因此，只要严格的掌握保留、缝合半月板的手术指征，熟练掌握关节镜技术，减少术中损伤，术后绝大多数患者可以获得很好的治疗效果，可以获得一个无痛、无关节功能障碍的膝关节。

五、研究进展

尽管关节镜技术的发展，已使半月板损伤的治疗获得了满意疗效，但长期的治疗效果仍有疑问，特别是半月板切除术后患者骨关节炎的发生率明显增高。因此，如何恢复半月板的功能是大家所关注的。近年来在关节镜下半月板修复技术已有很大提高，可吸收性半月板固定钉修整半月板损伤已广泛运用于临床，极大减少了手术中对膝关节的损伤。对于无法进行半月板修复的患者，已开始运用同种异体半月板移植术，胶原半月板支架诱导半月板再生技术，但由于存在一些问题还没有解决，故还未在临床上应用，但这是一个方向。

（金红光）

第十节　膝关节韧带损伤

一、概述

膝关节的关节囊松弛薄弱，关节的稳定性主要依靠韧带和肌肉。以内侧副韧带最为重要，它位于股骨内上髁与胫骨内髁之间，有深浅两层纤维，浅层成三角形，甚为坚韧；深层纤维与关节囊融合，部分与内侧半月板相连。外侧副韧带起于股骨外上髁，它的远端呈腱性结构，与股二头肌腱汇合成联合肌腱结构，一起附着于腓骨小头上，外侧副韧带与外侧半月板之间有滑囊相隔。膝关节伸直时，两侧副韧带拉紧，无内收、外展与旋转动作；膝关节屈曲时，韧带逐渐松弛，膝关节的内收、外展与旋转动作亦增加，内外侧副韧带均松弛，关节不稳定，易受损伤。

前交叉韧带起自股骨髁间凹的外侧面，向前内下方止于胫骨髁间嵴的前方。当膝关节完全屈曲和内旋胫骨时，此韧带牵拉最紧，防止胫骨向前移动。后交叉韧带起自股骨髁间凹的内侧面，向后下方止于胫骨髁间嵴的后方，膝关节屈曲时，可防止胫骨向后移动。

膝关节韧带损伤机制及病理变化介绍如下。

1. 内侧副韧带损伤　为膝外翻暴力所致，当膝关节外侧受到直接暴力，使膝关节猛烈外翻，便会撕裂内侧副韧带；当膝关节半屈曲、小腿突然外展外旋时也会使内侧副韧带断裂。内侧副韧带损伤多见于运动创伤，如踢足球、滑雪、摔跤等竞技项目。

2. 外侧副韧带损伤　主要为膝内翻暴力所致，因外侧髂胫束比较强大，单独外侧副韧带损伤少见。

3. 前交叉韧带损伤　膝关节伸直位内翻损伤和膝关节屈曲位外翻损伤都可以使前交叉韧带断裂。一般前交叉韧带很少单独损伤，往往合并有内、外侧副韧带与半月板损伤，但在膝关节过伸时，也有可能单独损伤前交叉韧带。另外，来自膝关节后方、胫骨上端的暴力也可使前交叉韧带断裂，前交叉韧带损伤亦多见于竞技运动。

4. 后交叉韧带损伤　无论膝关节处于屈曲位或伸直位,来自前方的使胫骨上端后移的暴力都可以使后交叉韧带断裂。后交叉韧带损伤少见,通常与前交叉韧带同时损伤,单独后交叉韧带损伤更为少见。

韧带的损伤可以分为扭伤(即部分纤维断裂)、部分韧带断裂、完全断裂和联合性损伤。例如,前交叉韧带断裂可以同时合并有内侧副韧带与内侧半月板损伤,称为"三联伤"。韧带断裂的部分又可分成韧带体部断裂、韧带与骨骼连接处断裂与韧带附着处的撕脱性骨折。第一种损伤愈合慢且强度差,第三种损伤愈合后最为牢固(图11-11)。

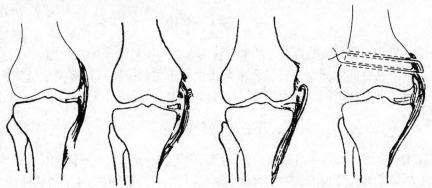

图11-11　内侧副韧带部分断裂、内侧副韧带完全断裂与手术修复示意图

二、诊断

1. 病史要点　都有外伤病史,以青少年多见,男性多于女性,多为运动损伤。受伤时有时可听到韧带断裂的响声,很快便因剧烈疼痛而不能再继续运动或工作。膝关节处出现肿胀、压痛与积液(血),膝部肌肉痉挛,患者不敢活动膝部,膝关节处于强迫体位,或伸直,或屈曲。膝关节侧副韧带的断裂处有明显的压痛点,有时还会摸到蜷缩的韧带断端。

急性损伤期过后,疼痛明显减轻甚至可以没有疼痛。膝关节出现不稳现象,患肢不敢发力,奔跑、跳跃等发力动作受影响。

2. 查体要点　如下所述。

(1)侧方应力试验:在急性期做侧方应力试验是很痛的,可以等待数天或于痛点局部麻醉后再进行操作。在膝关节完全伸直位与屈曲20°~30°位置下做被动膝内翻与膝外翻动作,并与对侧作比较,如有疼痛或发现内翻外翻角度超出正常范围并有弹跳感时,提示有侧副韧带扭伤或断裂(图11-12)。

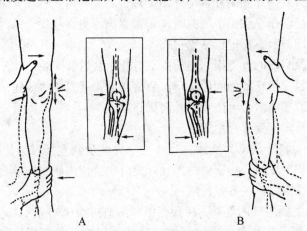

图11-12　侧方应力试验
A. 内侧副韧带断裂,有异常外展活动度;B. 外侧副韧带断裂,有异常内收活动度

（2）抽屉试验：膝关节屈曲90°，小腿垂下，检查者用双手握住胫骨上段做拉前和推后动作，并注意胫骨结节前后移动的幅度。需在三个体位下进行，即旋转中立位、外旋15°位、内旋30°位，前移增加（前抽屉试验阳性）表示前交叉韧带断裂，后移增加（后抽屉试验阳性）表示后交叉韧带断裂。由于正常膝关节在膝关节屈曲90°位置下胫骨亦能有轻度前后被动运动，故需将健侧与患侧作对比（图11-13）。

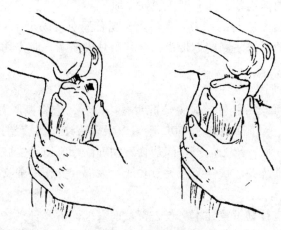

图11-13 抽屉试验

单独前交叉韧带断裂时，胫骨前移幅度仅略大于正常。若前移明显增加，说明可能还合并有内侧副韧带损伤，在急性期做抽屉试验是很痛的，应该在麻醉后施行。

Lachman试验是另一种体位下的前抽屉试验，患者平卧，屈膝10°~15°，检查者一手抓住股骨下端，一手抓住胫骨上端做方向相反的前后推动。此试验阳性率较抽屉试验高，有利于判断前交叉韧带的前内侧束或后外侧束损伤。

（3）轴移试验：本试验用来检查前交叉韧带断裂后出现的膝关节不稳定。检查者站在一侧，一手握住踝部，屈曲膝关节到90°，另一手在膝外侧施力，使膝处于外翻位置，然后缓慢伸直膝关节，至屈曲30°位时感觉疼痛与弹跳，为阳性结果。这主要是在屈膝外翻姿势下，胫骨外侧平台向前错位，股骨外髁滑向胫骨平台的后方，在伸直过程中股骨外髁突然复位而产生疼痛。

3. 辅助检查　普通X线片检查只能显示撕脱的骨折块。为显示有无内、外侧副韧带损伤，可摄应力位平片，即在膝内翻和膝外翻位置下摄片，这个位置是很痛的，需于局部麻醉后进行，在X线片上比较内、外侧间隙张开情况。一般认为两侧间隙相差4mm以下为轻度扭伤，4~12mm为部分断裂，12mm以上为完全性断裂，可能还合并有前交叉韧带损伤。

MRI检查可以清晰地显示出前、后交叉韧带和内外侧副韧带的情况，准确率可达88%，还可以发现意料不到的韧带结构损伤与隐匿的骨折线。

关节镜检查对诊断交叉韧带损伤十分重要，75%急性创伤性关节血肿可发现前交叉韧带损伤，其中2/3病例同时伴有内侧半月板撕裂，1/5伴有关节软骨面缺损。

4. 诊断标准　如下所述。

（1）患者多有明显外伤史，急性期膝关节处出现肿胀、压痛与积液（血）。膝关节侧副韧带的断裂处有明显的压痛。急性损伤期过后，疼痛明显减轻甚至可以没有疼痛，膝关节出现不稳现象，患肢不敢发力，奔跑、跳跃等发力动作受影响。

（2）查体局部疼痛、肿胀，侧方应力试验及抽屉试验、Lachman试验、轴移试验出现阳性。

（3）X线片显示有无撕脱骨折，怀疑侧副韧带损伤可摄应力位平片。

（4）MRI检查可以清晰地显示出前、后交叉韧带和内外侧副韧带的情况。

三、治疗

1. 侧副韧带损伤 如下所述。

（1）部分断裂：大多数侧副韧带损伤，尤其是内侧副韧带损伤可以采用保守治疗。将膝置于150°～160°屈曲位，用长腿管型石膏或膝关节铰链支具固定（不包括足踝部），一周后带石膏下地行走，4～6周后去除固定，练习膝关节屈伸活动，注意锻炼股四头肌。

（2）完全断裂：应手术修复断裂的韧带，术后用长腿管型石膏固定4～6周。如果合并有交叉韧带损伤，应先修复交叉韧带，然后修复侧副韧带；如合并半月板损伤，应先切除损伤的半月板，然后修复损伤的韧带。

2. 交叉韧带断裂 如下所述。

（1）前交叉韧带断裂：如果有胫骨棘撕脱骨折明显移位者，应将撕脱骨折复位和内固定（图11-14A）。前交叉韧带部分断裂，如撕裂未超过50%则可以保守治疗，撕裂超过50%的看作是完全断裂处理。受伤早期应抽出关节内积血，给予消炎止痛药物，物理治疗，以减少膝内肿胀而得以恢复关节活动度，加强肌肉的康复及肌力训练并尽快恢复膝关节功能。大部分受伤的前交叉韧带经非手术治疗后仍然无法恢复正常的稳定度。

前交叉韧带完全断裂者应行韧带重建术。过去曾行前交叉韧带修补缝合手术。现在认为缝合后的韧带强度难以满足生理要求，已基本放弃这一手术方式。关节外的动力重建或静力重建，手术操作复杂，不符合原有的前交叉韧带生物力学性能，效果多不理想。同时，这些方法由于手术复杂，创伤较大，术后患者恢复及康复较慢，甚至遗留关节粘连活动障碍等后遗症。

关节内重建（intra-articular reconstruction）是目前的主流做法，前交叉韧带重建手术适应证包括：①存在关节功能性不稳者，即不能满足患者需要的关节功能，不能达到伤者理想的生活和运动水平；②同时存在半月板损伤，进行半月板修复手术的（没有满意的关节稳定，修复的半月板难以愈合）；③中老年以下（50岁）患者重建指征相对放宽，50岁以上患者是否重建，需要考虑前交叉韧带损伤前膝关节的退变程度和功能情况，退变严重的倾向于二期选择关节置换手术。

前交叉韧带重建移植物的选择主要有自体骨-髌腱-骨（BPTB）、自体四股腘绳肌腱、异体肌腱、人工韧带。其中BPTB重建被认为是前交叉韧带重建的"金标准"（图11-14B），但使用自体BPTB重建前交叉韧带膝前痛的发生率较高，近年来自体四股腘绳肌腱的应用有增多趋势。

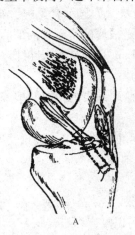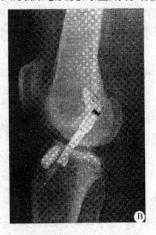

图11-14 前交叉韧带损伤
A. 胫骨棘撕脱骨折固定；B. BPTB法前交叉韧带重建

（2）后交叉韧带损伤：后交叉韧带损伤后愈合能力较前交叉韧带强，有报告单纯后交叉韧带损伤患者非手术治疗有良好结果。但后交叉韧带被认为是膝关节的主要稳定结构，其损伤后功能丧失程度，从几乎不影响生活方式到日常生活明显受限均可发生。Keller等报道40例单纯后交叉韧带损伤非手术治疗6年随访结果，发现90%的患者有活动时疼痛，65%活动水平受限，43%有行走问题。

目前认为，单纯后交叉韧带损伤中，Ⅰ级（胫骨后移小于5mm）和Ⅱ级（胫骨后移5~10mm）可以非手术治疗，包括早期关节活动和积极理疗，强调功能性股四头肌强化训练。建议手术的情况：急慢性后交叉韧带合并后内侧部分或后外侧角联合损伤、移位的撕脱骨折、非手术治疗无效的慢性损伤、膝关节脱位后的前后交叉韧带联合损伤、单纯后交叉韧带Ⅲ级损伤（胫骨后移大于10mm）等。与前交叉韧带损伤类似，后交叉韧带关节内重建是目前的主流做法。重建移植物的选择主要有自体骨-髌腱-骨（BPTB）、自体四股腘绳肌腱、异体肌腱、人工韧带等，以自体肌腱更为常用。手术方式有切开重建和关节镜下重建两类，后者创伤更小、并发症更少。

四、预后评估

膝关节韧带断裂早期治疗效果良好，若病情延误失去早期治疗机会，膝关节功能多不能完全恢复。交叉韧带完全撕裂的病例行保守治疗，若活动量大，将出现关节不稳定增加、半月板损伤、关节软骨损伤和继发性骨关节炎改变。韧带重建手术加强了关节的稳定性，但膝关节功能恢复到接近正常膝关节还很遥远，交叉韧带重建后对于减少骨关节炎发生的长期结果仍有待进一步研究。

五、研究进展

膝关节韧带断裂若失去早期修复机会，常遗留不同程度的膝关节不稳定。不稳定的关节容易反复受伤，导致创伤性关节炎。晚期韧带重建的方法虽多，远期效果多不理想，不能完全恢复原韧带的功能，因此，对膝关节韧带损伤，早期诊断和治疗非常重要。交叉韧带的重建方法较多，但均不十分完美，关节镜技术在交叉韧带重建术的应用越来越广泛，各种关节镜下韧带重建技术和器械不断出现，被越来越多的医生和患者所接受。近年来，出现了前后交叉韧带的双束重建技术，使重建的韧带更接近生理状态，生物力学的研究已经表明双束重建在生物力学上具有更大优势，但与单束重建相比较，其长期临床结果的优越性仍有待进一步研究。

人工韧带修补材料已用于临床，但过去曾经用于临床的人工韧带，因容易造成膝关节滑膜炎和骨隧道溶骨，远期疗效欠佳，现已较少使用。近来，又有新品种出现，其远期疗效有待观察。

（金红光）

第十一节 滑膜皱襞综合征

滑膜皱襞的产生是由于胎儿早期的隔膜在出生后至成人未消失而残留的索条状滑膜。根据来源可分为髌上滑膜皱襞、髌内滑膜皱襞及髌下滑膜皱襞，有时并存，其中以髌下滑膜皱襞最常见，多数情况下的滑膜皱襞不产生症状。

一、滑膜皱襞症状产生机制

由于外伤性滑膜炎症的形成导致滑膜皱襞出现水肿、增厚，持续存在而使滑膜的弹性组织被纤维组织所取代，使之失去弹性，出现疼痛、软骨软化等一系列症状。

二、临床表现

常有外伤史，有时较轻微，一般主诉皱襞周围疼痛，常见部位是髌股关节及内侧间隙，久坐后疼痛明显，另外在膝关节伸屈活动中有髌骨弹响或"卡住"的感觉。体征主要有：①股四头肌萎缩；②压痛点；③条索状物的出现；④挤压髌骨可诱发疼痛。但以上均为非特异性体征，关节镜是诊断滑膜皱襞综合征的金标准。

三、治疗

此病最初应行保守治疗，限制活动、抗感染药物、股四头肌等长锻炼常使皱襞肿胀和滑膜炎明显减轻，使皱襞回复到较正常的弹性，而不产生症状。当皱襞已发生纤维化和变性、保守措施不能缓解患者的症状时，需行手术治疗。膝关节镜检查是诊断异常的皱襞的最好方法。Strover等报告经外侧髌上入口观察，屈膝70°，髌上皱襞撞击在股骨内侧髁，并卡在股四头肌装置和股骨滑车之间。仔细观察和用探针探查评价皱襞的宽度和形态是很重要的。当皱襞突出明显时会使关节镜进入髌上囊造成困难。

尽管经髌旁内侧切口也能进行局部切除，但通常使用关节镜技术进行手术切除。一般不提倡简单的切断或切开皱襞，因为瘢痕组织将使皱襞重新连接。

（金红光）

第十二节 膝关节外伤性脱位

与膝关节其他损伤相比，脱位相对少见；然而，有些膝关节脱位，由于在就诊前多自行复位而永远得不到诊断。急性膝关节脱位，因为畸形、疼痛和肿胀，诊断常显而易见。在有自发性复位的肥胖患者和多发伤的患者，诊断可能更难。不能正确诊断膝关节脱位会减少腘动脉损伤的诊断率，造成灾难性的并发症。

一、分类

对膝关节脱位有不同的分类，包括开放或闭合、高速或低速和可复位或不可复位的。还根据胫骨相对于股骨的位置分类（前、后、内、外或旋转）。

二、血管损伤

创伤性膝关节脱位的诊断和治疗的首要任务不是韧带而是肢体的血管情况。在膝关节脱位中，腘血管的损伤是常见的，尤其在前脱位，因为相对固定的腘血管受到牵拉，致使内膜破裂及可能继发血管堵塞。在文献中报告的腘动脉损伤的发生率接近25%。损伤后6～8h内手术修复血管效果最好，但8h后试图修复血管则有86%的截肢率。当首次接诊时，如患者肢体的周围循环减弱，应尽快将脱位复位，然后再仔细评价肢体的循环状态。在伤后头48～72h，应密切观察肢体可能由于内膜撕裂造成症状加重和引起血栓形成。对任何血循环有疑问或外周无脉搏的患者均应尽快行股动脉造影或多普勒检查。

三、其他伴随损伤

除了腘血管外膝周其他结构的损伤可能是广泛和严重的。在所有的报告中均涉及常常发生的髁间嵴骨折和其他的骨软骨骨折、半月板撕裂和腓神经损伤。若没有前后交叉韧带的损伤可能也不发生膝关节脱位；然而，在膝伸直位向前或后脱位的患者，一定的内侧和外侧的稳定性可能还会保留，因为股骨髁上的交叉韧带被干净地剥离时，关节囊和副韧带还会附着，当复位时，又回到原位。膝关节脱位累及ACL的接近50%，多发生于股骨附着和胫骨附着处。膝关节脱位时75% PCL从其股骨附着撕脱，其次是韧带中部撕裂和胫骨附着处的撕脱。

膝关节脱位伴神经损伤占16%～40%。通常为腓神经损伤，接近一半的神经损伤导致永久的神经功能缺陷。Montgomery等报告43例膝关节脱位的患者中，发生腓神经和胫神经损伤的占30%。

四、治疗

对确诊的膝关节脱位患者，现在大多数主张早期行韧带修复或重建，积极的康复，尤其是年轻活动多的患者。

膝关节复位后，应该对其不稳定性做出判断，需要仔细观察复位后的X线相，确定复位为解剖复位。有时后外侧脱位复位时，内侧关节囊和胫侧副韧带结构被嵌在关节内。X线相会提示轻度的非解剖复位，常沿着内侧关节线出现小的凹陷、皱纹或沟，需要立即切开复位。其他需要立即手术的指证包括动脉损伤、开放性损伤和小腿的筋膜间室综合征。

当闭合解剖复位成功后，在最稳定的位置用后石膏托固定膝关节；最好采用屈膝30°～45°，因为这时后关节囊、后外侧和后内侧角的结构靠拢，消除腘血管的张力。避免用管型石膏，以便密切观察神经血管状态。如72h后血管状态保持稳定，建议用手术方法修复或重建所有破裂的关节囊、副韧带和交叉韧带。对常坐位的生活方式的老年人和对肢体生理要求很少的患者，用闭合的保守方法可达到满意的结果，但对要求最大稳定功能的年轻人采用早期修复或重建破裂的结构是有益的。

当血管造影确认循环损伤和异常时，立即修复损伤的腘血管可能挽救肢体。由于非手术治疗而耽误或期望关节周围侧支循环会提供足够的外周循环的想法都是在冒险。在6h内进行血管修复的截肢率接近6%。在8h内进行修复的截肢率升为11%，延迟到8h后修复的截肢率为86%，血管损伤不修复的截肢率为90%。需要修复腘血管时，建议不同时进行广泛的韧带重建。当显露腘动脉时可简单地缝合几针后关节囊，但广泛的修复和重建应予推迟。副韧带和关节囊结构的修复和交叉韧带的修复或重建可在血管修复2周后安全有效地进行。那时以前的手术切口应已愈合，腘动脉已完整的建立，韧带组织的质量仍可满意进行重建或修复。一般来说，早期修复损伤较外侧和后外侧延迟重建的效果更好。

（金红光）

第十三节　足外伤

一、足部应用解剖及功能特点

足是由26块骨骼以及肌肉、韧带、神经和血管等构成的一个统一体，是负担体重、站立和行走的重要结构，足的正常结构和功能是影响步态的重要因素。为适应生理功能的需要，足部诸骨由坚强的韧带紧密相连，并且构成具有弹性的足弓，能缓冲在行走、跑跳等运动中所产生的震荡，保持步态的稳定。

1. 骨骼及关节　足部由7块跗骨、5块跖骨、14块趾骨和2块籽骨组成。此26块骨形成众多的关节以满足足部的不同功能要求，跗骨中跟、距二骨特别增大，站立时负担50%的体重。较大的关节有踝关节、距下关节、跗横关节及跖跗关节等。按足的功能解剖部位，足又分为前足、中足和后足。前足由5块跖骨和14块趾骨组成，后足由跟骨和距骨组成。诸骨构成纵横二个足弓，纵弓分为内侧纵弓和外侧纵弓。内侧纵弓由跟骨、舟骨、距骨、第一至第三楔骨、第一至第三跖骨构成，最高点为距骨头，前端承重点主要在第一跖骨头。外侧纵弓由跟骨、骰骨及第四至第五跖骨构成，最高点在骰骨，前端承重点在第五跖骨头。横弓由骰骨、三块楔骨和跖骨构成，其中骰骨、楔骨构成横弓后部，五块跖骨构成横弓前部，最高点在第二楔骨。

2. 肌肉　控制足部活动的肌肉来自足内在肌及外在肌。足内在肌多集中在足底，主要作用是稳定地支持体重，每个单独足趾的运动并不重要且不如手指灵活，但可加强足的纵弓。足外在肌分别来自小腿的前、后及外侧间隔，在运动中承担大部分体重，支持足弓及维持足的背伸、跖屈、内外翻、内收外展等活动。上述各肌肉均覆盖于跖筋膜之下，由浅到深可分为四层。足部相对称的各外在肌或内在肌如发生不平衡，即可产生各种畸形。

3. 神经、血管及淋巴　足部肌肉的神经支配及皮肤感觉神经来自胫后神经及腓深和腓浅神经。足外侧缘和内侧缘的感觉神经还来自腓肠神经及隐神经。胫后神经在足底又分为跖内及跖外神经以支配足底肌肉，其皮支分布在足底及足趾。腓深及腓浅神经支配小腿前侧以及外侧间隙肌肉，皮支分布在足背及趾背。足部血管主要为胫后动脉及足背动脉。胫后动脉在足底又分为足底内侧和足底外侧动脉，后者同足背动脉的足底深支构成足底弓，并发出供应足趾的跖背动脉及趾背动脉。足背动脉在第一趾骨背侧分出第一跖骨背动脉及足底深支，后者穿过第一背侧骨间肌与足底外侧动脉混合而形成足底弓。足部淋巴和静脉相同，分为深、浅系统，浅淋巴系统更为重要。

4. 皮肤　足背皮肤松弛，足跖侧皮肤却由结缔组织纤维紧密和皮下相连。脂肪充满纤维组织之间，在跟骨和跖骨头下更为丰富。跖侧皮肤没有毛发，该处皮肤具有耐受压力的能力。足背皮肤薄，与骨之间可自由活动。

二、距骨骨折及脱位

距骨无肌肉附着，表面60%～70%为关节面，有7个关节面分别与周围邻骨形成关节。距骨从解剖位置可分为头部、颈部和体部。体部又有外侧突和后侧突。后侧突有内、外侧结节。距骨体前宽后窄，踝背伸稳定，而跖屈不稳定。其血液供应主要来自由距骨颈前外侧进入的足背动脉关节支。距骨体的血供可概括如下：①跗管动脉，来自胫后动脉，在其分成足底内侧动脉和足底外侧动脉近端约1cm处分出，是距骨体的主要供应动脉。在跗管内它发出4～6支进入距骨体。②三角动脉，发自于跗管动脉，供应距骨体的内侧1/4～1/2，是距骨体的第2位主要滋养动脉，经过骨内交通支供应更广泛的区域。③跗骨窦动脉，大小和起源的变异很大，供应距骨体的外侧1/8～1/4区域。跗骨窦动脉与跗管动脉形成交通支，具有供应距骨更多区域的能力。④距骨后结节由胫后动脉（最为常见）或腓动脉直接发出分支支配。虽然动脉非常细小，但由于骨内有丰富的交通，这一区域也有供应距骨体更大范围的潜力。因为距骨所供应的血运有限，因此当距骨骨折有移位或距骨脱位后，容易发生缺血性坏死。

（一）距骨骨折

1. 分类 距骨骨折尚无一个统一的分类方法。

（1）Coltart（1952年）分类（距骨骨折）

1）骨折：①撕脱骨折；②头部压缩骨折；③颈部骨折；④体部骨折。

2）骨折脱位：①颈部骨折合并距下关节脱位；②颈部骨折合并距骨体后脱位；③体部骨折合并距下关节脱位。

3）全脱位。

（2）Hawkins（1970年）分类（距骨颈部骨折）

Ⅰ型：无移位的距骨颈部骨折，骨折线在中后关节之间进入距下关节。

Ⅱ型：移位的距骨颈部骨折合并距下关节脱位或半脱位，骨折线经常进入一部分体部及距下后关节面。

Ⅲ型：移位的距骨颈部骨折，距骨体完全脱位，骨折线常常进入一部分体部。体部经常向后内方突出，位于胫骨后面和跟腱之间。

Canale（1978年）提出HawkinsⅡ、Ⅲ型可伴有距舟关节脱位。这种骨折又被称为Haw-kinsⅣ型。

（3）steppen（1977年）分类（距骨体部骨折）

1）骨软骨骨折。

2）距骨体冠状面和矢状面垂直和水平剪刀骨折。

3）距骨后突骨折。

4）距骨外侧突骨折。

5）距骨体压缩粉碎骨折。

2. 距骨头骨折 距骨头骨折较少见，占距骨骨折的5%～10%。多为高处跌下，暴力通过舟状骨传至距骨时造成，轴向载荷造成距骨头压缩和胫骨前穹窿的背侧压缩骨折，一般移位不明显。距骨头骨折因局部血运丰富不易发生缺血性坏死。无移位骨折用小腿石膏固定4～6周即可。小块骨折如无关节不稳定，可手术切除。移位骨块大于50%距骨头关节面时，易致距舟关节不稳定，需要内固定。距骨头部移位骨折应采用前内侧入路，经胫前肌腱内侧进行。

3. 距骨颈骨折 距骨颈骨折约占距骨骨折的50%，青壮年多见。由于颈部是血管进入距骨的重要部位，该部位骨折后较易引起距骨缺血性坏死。治疗：距骨骨折准确复位，重建关节面是基本要求。Ⅰ型无移位，小腿石膏固定8～12周即可，6周内不可负重，当骨小梁穿过骨折线后开始负重。此型不愈合可能性少见，但仍有缺血性坏死的可能。Ⅱ、Ⅲ、Ⅳ型骨折，原则上距骨颈的移位骨折应立即切开复位内固定，因为闭合方法很难达到解剖复位。Ⅱ型骨折移位较轻，可试行手法复位。如距骨颈和距下关节达到解剖复位，经X线证实复位满意后，用小腿石膏固定足踝于轻度跖屈外翻位6～8周，再更换石膏固定于功能位，直至骨性愈合。一般固定时间需3～4个月始能愈合，固定期间不宜过早负重。手法复位失败，不应反复操作，以免加重软组织损伤，尽早采用切开复位手术。切开复位一般采用前内或前外切口。显露距骨颈骨折，复位满意后，可用2根克氏针或2枚3.5mm或4.5mm螺钉或空心螺钉固定。再用石膏管型固定8～12周。Ⅲ、Ⅳ型骨折是骨科急诊，移位的距骨体对皮肤和神经血管的压迫会导致皮肤坏死、神经血管损伤或两者同时发生；距骨唯一存留的血管——三角动脉，可能扭转或闭塞，因此只有通过急诊复位才能得到解除。Ⅲ型骨折移位粉碎严重，往往合并开放伤，须行清创手术，同时复位骨折块。闭合性损伤，手法复位更加困难。距骨颈切开复位的手术方法：自内踝近端前方做切口，弧向远端走向足底，止于舟骨体的内侧壁，长7.5～10cm，利用胫前、后肌腱间隙显露距骨头和颈。注意不要损伤内踝下方的胫后肌腱和神经血管束。如果距骨体从踝穴中脱出，截断内踝将会使显露和复位更为容易。显露骨折和距骨体及颈的前内侧，尽可能地保留距骨头和颈周围的软组织。复位满意后，冲洗关节，去除骨块和碎片。固定材料及石膏固定同前。

4. 距骨体部骨折　鉴别距骨体骨折和距骨颈骨折很重要。尽管距骨颈和距骨体骨折在不伴骨折移位或虽伴有移位但无脱位的情况下，二者缺血性坏死的发生率相似。但距骨体骨折后出现创伤后距下关节骨关节病的发生率较高。

（1）骨软骨骨折：这种骨折是指一部分软骨和骨片从距骨顶部剥脱的剪切骨折。距骨滑车关节面在受到应力的作用后或在其外侧和内侧面发生骨软骨骨折。前者是由于足背伸时受内翻应力旋转，距骨滑车外侧关节面撞击腓骨关节面而引起；后者是足跖屈时内翻应力使胫骨远端关节面挤压距骨滑车内侧关节面而发生骨折。距骨滑车关节面的骨软骨骨折常发生于踝关节扭伤后，患者就诊时关节肿胀、疼痛、活动受限，很易诊为踝扭伤。有人报道，此类骨折在急诊室的漏诊率为75%。所有踝扭伤患者中约2%～6%后来被确诊为骨软骨骨折。因此踝扭伤后应注意此类骨折的发生，拍摄足的正、侧位和踝穴位X线片。高度怀疑骨折时，可做关节造影双重对比或MRI检查。无移位骨折除限制活动外，用小腿石膏固定6周。大的关节面损伤，尤其外侧损伤，应手术切开或在关节镜下切除骨块，缺损区钻孔，以使再生纤维软骨覆盖，或做软骨移植。大的骨块可用可吸收螺钉固定。

（2）距骨外侧突骨折：该骨折的损伤机制为内翻的足强烈背屈的压缩和剪切应力所致，尤其好发于滑雪引起的踝关节损伤。通常距骨的外侧部分在CT扫描下很容易辨认。治疗：如外侧突没有明显移位或移位不超过3～4mm或未累及距骨后关节的重要部位，一般只需闭合治疗，石膏固定6～8周。后期进行距下关节和胫距关节活动．电刺激和应力训练。若移位超过3～4mm，则有指征行切开复位或骨块切除术。

（3）距骨后侧突骨折：后侧突骨折常难诊断，如漏诊会导致明显的长期功能障碍。怀疑此骨折时，可做CT扫描或与对侧足的侧位片比较。治疗可以尝试非手术治疗，但如症状持续或距骨后侧突部位局限性压痛，则有切除骨块的指征。

（4）距骨体部剪力和粉碎骨折：剪力骨折损伤机制类似于距骨颈骨折，但骨折线更靠后。粉碎骨折常由严重压砸暴力引起。骨折可发生在外侧、内侧结节或整个后侧突。治疗：移位小于3mm时，可用小腿石膏固定6～8周。移位大于3mm时，可先手法复位，位置满意后再石膏固定，如复位失败，应切开复位，螺钉固定。严重移位粉碎骨折，复位已不可能，可能需要切除距骨体，做Blair融合术或跟-胫骨融合术。

（二）距骨脱位

1. 距下关节脱位　多由足部跖屈位张力内翻所引起，其发生率较骨折多。距下关节脱位特点：距骨仍停留在踝穴中，而距下关节和距舟关节脱位，因此又名距骨周围脱位。按脱位后足远端移位方向，可分为内侧脱位、外侧脱位、前脱位和后脱位。脱位后，足有明显的内翻或外翻畸形，诊断一般不困难。少数患者可合并神经血管束损伤。治疗：不伴有跟骨或距骨边缘骨折的距下关节内侧脱位，通常可以闭合复位。但距下关节外侧脱位则很难闭合复位，妨碍复位的最常见因素是胫后肌腱和距骨的骨软骨骨折。脱位后应及早复位，以免皮肤长时间受压坏死。复位成功后用石膏管形将患足固定于背伸90°中立位6周。闭式复位失败，应积极切开复位，去除阻碍复位的原因，开放脱位应彻底清创。不伴有骨折的距下关节脱位长期结果一般很好，但距下关节活动可能会有中等程度受限，在非平坦路上行走不灵活。距下关节脱位后,虽然距骨血供可能受到损害,但较少发生距骨缺血性坏死。

2. 胫距关节脱位　胫距关节脱位多并发于踝部骨折或踝部韧带撕裂伤。在整复骨折时,胫距关节脱位常可一并整复。但当胫后肌腱、血管、神经或腓骨长、短肌腱移位,发生交锁,手法不能复位时,应手术切开整复。

3. 距骨全脱位　距骨全脱位往往发生在足极度内翻时,距骨围绕垂直轴旋转90°,致使距骨头朝向内侧,同时距骨还沿足长轴外旋90°,故其跟骨关节面朝向后方,距骨全脱位是一种严重损伤,多为开放损伤,易合并感染,预后差。治疗距骨全脱位手法复位成功率极低,往往需要在麻醉下进行手术。距骨脱位后,严重地损伤了距骨血运,为了血管再生和防止缺血坏死,石膏固定时间一般不应少于3个月。对手法复位失败,或开放性损伤的病例,应及时手术复位,以免发生皮肤坏死。一般采用踝部前外侧横切口,术中须注意保护附着于距骨上的软组织,以防发生坏死。术后石膏固定时间与手法整复后相同。陈旧性距骨全脱位,可行距骨切除术或踝关节融合术。

三、跟骨骨折

(一) 解剖特点

(1) 跟骨是足部最大一块跗骨,是由一薄层骨皮质包绕丰富的松质骨组成的不规则长方形结构。

(2) 跟骨形态不规则,有6个面和4个关节面。其上方有三个关节面,即前距、中距、后距关节面。三者分别与距骨的前跟、中跟、后跟关节面相关节组成距下关节。中与后距下关节间有一向外侧开口较宽的沟,称跗骨窦。

(3) 跟骨前方有一突起为跟骨前结节,分歧韧带起于该结节,止于骰骨和舟骨。跟骨前关节面呈鞍状与骰骨相关节。

(4) 跟骨外侧皮下组织薄,骨面宽广平坦。其后下方和前上方各有一斜沟分别为腓骨长、短肌腱通过。

(5) 跟骨内侧面皮下软组织厚,骨面呈弧形凹陷。中1/3有一扁平突起,为载距突。其骨皮质厚而坚硬。载距突上有三角韧带、跟舟足底韧带(弹簧韧带)等附着。跟骨内侧有血管神经束通过。

(6) 跟骨后部宽大,向下移行于跟骨结节,跟腱附着于跟骨结节。其跖侧面有2个突起,分别为内侧突和外侧突,是跖筋膜和足底小肌肉起点。

(7) 跟骨骨小梁按所承受压力和张力方向排列为固定的2组,即压力骨小梁和张力骨小梁。2组骨小梁之间形成一骨质疏松的区域,在侧位X线片呈三角形,称为跟骨中央三角。

(8) 跟骨骨折后常可在跟骨侧位X线片上看到2个角改变。跟骨结节关节角(Bohler角),正常为25°~40°,由跟骨后关节面最高点分别向跟骨结节和前结节最高点连线所形成的夹角。跟角交叉角(Gissane角),由跟骨外侧沟底向前结节最高点连线与后关节面线之夹角,正常为120°~145°。

(二) 损伤机制

跟骨骨折为跗骨骨折中最常见者,约占全部跗骨骨折的60%。多由高处跌下,足部着地,足跟遭受垂直撞击所致。有时外力不一定很大,仅从椅子上跳到地面,也可能发生跟骨压缩骨折。跟骨骨折中,关节内骨折约占75%,通常认为其功能恢复较差。所有关节内骨折都由轴向应力致伤,如坠伤、跌伤或交通事故等,可能同时合并有其他因轴向应力所致的损伤,如腰椎、骨盆和胫骨平台骨折等。跟骨的负重点位于下肢力线的外侧,当轴向应力通过距骨作用于跟骨的后关节面时,形成由后关节面向跟骨内侧壁的剪切应力。由此造成的骨折(原发骨折线)几乎总是存在于跟骨结节的近端内侧,通常位于Gissane十字夹角附近,并由此处延伸,穿过前外侧壁。该骨折线经过跟骨后关节面的位置最为变化不定,可以位于靠近载距突的内侧1/3,或位于中间1/3,或者位于靠近外侧壁的外侧1/3。如果轴向应力继续作用,则出现以下2种情况:内侧突连同载距突一起被推向远侧至足跟内侧的皮肤;后关节面区形成各种各样的继发骨折线。前方的骨折线常延伸至前突并进入跟骰关节。Essex Lopresti将后关节面的继发骨折线分为两类:如果后关节面游离骨块位于后关节面的后方和跟腱止点的前方,这种损伤称为关节压缩型骨折；如果骨折线位于跟腱止点的远侧，这种损伤称为舌形骨折。

（三）分类

跟骨骨折根据骨折线是否波及距下关节分为关节内骨折和关节外骨折。

关节外骨折按解剖部位可分为：①跟骨结节骨折；②跟骨前结节骨折；③载距突骨折；④跟骨体骨折。

关节内骨折有多种分类方法。过去多根据 X 线平片分类，如最常见的 Essex Lopresti 分类法把骨折分为舌形骨折和关节压缩型骨折。其他人根据骨折粉碎和移位情况进一步分类，如 Paley 分类法等。

根据 X 线平片分类的缺点是不能准确地了解关节面损伤情况，对治疗和预后缺乏指导意义。因此，大量 CT 分类方法应运而生。

其分型基于冠状面 CT 扫描。在冠状面上选择跟骨后距关节面最宽处，从外向内将其分为三部分 A、B、C，分别代表骨折线位置。这样，就可能有四部分骨折块，三部分关节面骨折块和两部分载距突骨折块。

Ⅰ型：所有无移位骨折。

Ⅱ型：二部分骨折，根据骨折位置在 A、B 或 C 又分为ⅡA、ⅡB、ⅡC 骨折。

Ⅲ型：三部分骨折，根据骨折位置在 A、B 或 C 又分为ⅢAB、ⅢBC、ⅢAC 骨折。典型骨折有一中央压缩骨块。

Ⅳ型：骨折含有所有骨折线。

（四）临床表现及诊断

跟骨骨折是足部的常见损伤，以青壮年伤者最多，严重损伤后易造成残疾。外伤后后跟疼痛，肿胀，踝后沟变浅，淤斑，足底扁平、增宽和外翻畸形。后跟部压痛，叩击痛明显。此时即高度怀疑跟骨骨折的存在。

X 线对识别骨折及类型很重要。X 线检查：跟骨骨折的 X 线检查应包括 5 种投照位置。侧位像用来确定跟骨高度的丢失（Bohler 角的角度丢失）和后关节面的旋转。轴位像（或 Harris 像）用来确定跟骨结节的内翻位置和足跟的宽度，也能显示距骨下关节和载距突。足的前后位和斜位像用来判断前突和跟骰关节是否受累。另外，摄一个 Broden 位像用来判断后关节面的匹配，投照时，踝关节保持中立位，将小腿内旋 40°，X 射线管球向头侧倾斜 10°~15°。特殊的斜位片能更清楚地显示距下关节。如果医生治疗此类骨折的经验比较丰富，三种 X 线影像可能即已足够，但是，为了对损伤进行全面的评估，通常需要 CT 扫描检查。应该进行 2 个平面上的扫描：半冠状面，扫描方向垂直于跟骨后关节面的正常位置；轴面，扫描方向平行于足底。CT 检查更清晰显示跟骨的骨折线及足跟的宽度，CT 扫描结果现已成为骨折分类的基础和依据。此外，跟骨属海绵质骨，压缩后常无清晰的骨折线，有时不易分辨，常须根据骨的外形改变、结节关节角的测量来分析和评价骨折的严重程度。

（五）治疗

各类型跟骨骨折治疗共同的目标如下：①恢复距下关节后关节面的外形；②恢复跟骨的高度（Bohler 角）；③恢复跟骨的宽度；④腓骨肌腱走行的腓骨下间隙减压；⑤恢复跟骨结节的内翻对线；⑥如果跟骰关节也发生骨折，将其复位。制定治疗计划时尚需考虑患者年龄、健康状况、骨折类型、软组织损伤情况及医生的经验。

1. **跟骨前结节骨折** 跟骨前结节骨折易误诊为踝扭伤，骨折后距下关节活动受限，压痛点位于前距腓韧带 2cm，向下 1cm 处。无移位骨折采用石膏固定 4~6 周。骨折块较大时，行切开内固定；陈旧骨折或骨折不愈合有症状时，可手术切除骨块。

2. **跟骨结节骨折** 跟骨结节骨折有 2 种类型：一种是腓肠肌突然猛烈收缩牵拉跟腱附着部，发生跟骨后撕脱骨折；另一种为直接暴力引起的跟骨后上鸟嘴样骨折。治疗骨折无移位或少量移位时，用石膏固定患肢于跖屈位 6 周。若骨折块超过结节的 1/3，且有旋转及严重倾斜，或向上牵拉严重者，可手术复位，螺丝钉固定。术时可行跟腱外侧直切口，以避免手术瘢痕与鞋摩擦。术后用长腿石膏固定于屈膝30°跖屈位，使跟腱呈松弛状态。

3. 载距突骨折　单纯载距突骨折很少见。无移位骨折可用小腿石膏固定6周。移位骨折可手法复位足内翻跖屈，用手指直接推挤载距突复位。较大骨折块时也可切开复位。骨折不愈合较少见，不要轻易切除载距突骨块，因为有可能失去弹簧韧带附着而致扁平足。

4. 跟骨体骨折　跟骨体骨折因不影响距下关节面一般预后较好。骨折机制类似于关节内骨折，常发生于高处坠落后。骨折后可有移位。如跟骨体增宽，高度减低，跟骨结节内外翻等。此类骨折除常规X线片外，还应做CT检查，以明确关节面是否受累及骨折移位情况。骨折移位较大时，可手法复位并石膏外固定，或切开复位内固定。

5. 关节内骨折　关节内骨折是跟骨中最常见的类型，治疗意见分歧较大。

（1）保守疗法：适用于无移位或少量移位骨折，或年龄大、功能要求不高或有全身并发症不适于手术治疗的患者。鼓励早期开始患肢功能运动及架拐负重。此法可能遗留足跟加宽、结节关节角减少、足弓消失及足内外翻畸形等。

（2）骨牵引治疗：跟骨结节持续牵引下，按早期活动原则进行治疗，可减少病废。

（3）闭合复位疗法：患者俯卧位，在跟腱止点处插入1根斯氏针，针尖沿跟骨纵轴向前并略微偏向外侧，达后关节面下方后撬起。撬拨复位后再用双手在跟骨部做侧方挤压，侧位及轴位透视，位置满意后，将斯氏针穿入跟骨前方。粉碎骨折时，也可将斯氏针穿过跟骰关节。然后用石膏将斯氏针固定于小腿石膏管型内。6周后去除石膏和斯氏针。此方法适用于某些舌状骨折。

（4）切开复位术：适用于青年人，可先矫正跟骨结节关节角，及跟骨体的宽度，再手术矫正关节面。做跟骨外侧切口，将塌陷的关节面撬起，至正常位置后，用松质骨填塞空腔保持复位。术后用管型石膏固定8周。若固定牢固，不做石膏外固定，疗效更满意。

6. 严重粉碎骨折　严重粉碎骨折，年轻患者对功能要求较高时，切开难以达到关节面解剖复位，非手术治疗又极有可能遗留跟骨畸形而影响功能，一期融合并同时恢复跟骨外形可以缩短治疗时间，使患者尽快地恢复工作。在切开复位时，亦应有做关节融合术的准备，一旦不能达到较好复位，也可一期融合距下关节。手术时用磨钻磨去关节软骨，大的骨缺损可植骨，用钢板维持跟骨基本外形，用1枚6.5mm或7.3mm直径全长螺纹空心螺钉经导针固定跟骨结节到距骨。

（六）并发症及后遗症

（1）伤口皮肤坏死，感染外侧入路L形切口时，皮瓣角部边缘有可能发生坏死，应注意：术中延长切口时，小心牵拉软组织并保持为全厚皮瓣至关重要；外侧皮缘下应放置引流以防止形成术后血肿；延迟拆除缝线，甚至达3周以上，在此期间不应活动以减轻皮瓣下的剪切力；围手术期常规应用抗生素。一旦出现坏死，应停止活动。如伤口感染，浅部感染，可保留内植物，伤口换药，有时需要皮瓣转移。深部感染，需取出钢板和螺钉。

（2）距下关节和跟骰关节创伤性关节炎：由于关节面骨折复位不良或关节软骨的损伤，距下关节和跟骰关节退变产生创伤性关节炎。关节出现疼痛及活动障碍。可使用消炎止痛药物、理疗、支具和封闭等治疗。如症状不缓解，应做距下关节或三关节融合术。

（3）足跟痛：可由于外伤时损伤跟下脂肪垫或骨刺形成所致，也可因跟骨结节的骨突出所致。可用足跟垫减轻症状，必要时行手术治疗。

（4）神经卡压：神经卡压较少见，胫后神经之跖内或外侧支以及腓肠神经外侧支，可受骨折部位的软组织瘢痕卡压发生症状，或手术损伤形成神经瘤所致。非手术治疗无效时，必要时应手术松解。

（5）腓骨长肌腱鞘炎：跟骨骨折增宽时，可使腓骨长肌腱受压，肌腱移位，如骨折未复位，肌腱可持续遭受刺激而发生症状，必要时可手术切除多余骨质，使肌腱恢复原位。也可因术中外侧壁掀开时，损伤腓骨肌腱，有限的骨膜下剥离及仔细牵拉可避免此并发症。

（6）复位不良和骨块再移位：准确恢复跟骨结节到合适外翻对线是基本要求，术中应多角度拍摄X线片以避免此并发症。如果负重过早会导致主要骨折块的移位，患者至少应在8周内禁止负重以避免该并发症。

四、中跗关节损伤

（一）解剖特点

中跗关节位于后、中足交界，又称跗横关节、Chopart 关节，是由距舟及跟骰关节构成。跟骰关节由跟骨前部的凸形关节面与骰骨后部的凹形关节面相连而成。这个关节面的内侧为分歧韧带的外侧部分所加强，腓骨长肌腱在它的下面是一个重要支持结构。在骰骨的下面另有 2 个韧带：足底长韧带，在后附于跟骨结节内、外侧突的前方，深部纤维在前止于骰骨，浅部纤维朝前止于第二、第三、第四跖骨底，浅深二部分纤维之间形成一沟，腓骨长肌腱即由此沟通过，足底长韧带越过跟骰及骰跖关节的下面，能支持足外侧纵弓；跟骰足底韧带，呈扇形在足底长韧带的覆被下，起于跟骨下面前端的圆形隆起，止于骰骨沟之后。

（二）损伤机制与分类

由于此种损伤很少见，有关的文献报道也较少。Main 和 Goweet 在分析了 71 例中跗关节损伤病例后，将其分为：①纵向压缩型：足跖屈，距骨头受到纵向应力的作用引起舟骨和骰骨骨折或脱位，可伴有 Lisfranc 关节损伤，预后差；②内侧移位型：由前足跖屈内翻应力所致；③外侧移位型：前足外翻应力造成中跗关节外侧损伤；④跖屈应力引起中跗关节扭伤或跖侧脱位；⑤碾压损伤型：常为开放骨折，软组织损伤严重，骨折脱位类型不一，预后差。

（三）临床表现及诊断

伤后患足疼痛、肿胀并出现淤斑，负重时疼痛加重。患足正侧斜位 X 片、CT 等检查可明确诊断，必要时加拍对侧 X 片以便对比。

（四）治疗

对于无明显移位的予以石膏固定 6~8 周。移位明显者应切开复位采取用相应材料固定，一般为克氏针和螺钉内固定。对于关节面损伤严重及出现创伤性关节炎患者可考虑行关节融合。

五、跖跗关节脱位及骨折脱位

（一）解剖特点

跖跗关节连接前中足，由第 1、第 2、第 3 跖骨和 3 块楔骨形成关节，第 4、第 5 跖骨和骰骨形成关节，共同组成足的横弓。从功能上可以将其分为 3 柱：第 1 跖骨和内侧楔骨组成内侧柱，第 2、第 3 跖骨和中、外楔骨组成中柱，第 4、第 5 跖骨和骰骨组成外侧柱。第 2 跖骨基底陷入 3 块楔骨组成的凹槽中，在跖跗关节中起主要的稳定作用。跖骨颈之间有骨间横韧带连接提高稳定性。第 1、第 2 跖骨基底之间无韧带相连，因而有一定的活动度，是薄弱部位。第 2 跖骨和内侧楔骨之间由 Lisfranc 韧带相连，是跖跗关节主要的稳定结构之一，损伤后只能靠内固定达到稳定。由于跖侧韧带等软组织强大，背侧薄弱，所以骨折脱位时多向背侧移位。

（二）损伤机制

按损伤时外力的特点可以分为直接外力和间接外力。直接外力多为重物坠落砸伤及车轮碾压伤，常合并严重的软组织损伤和开放伤口。间接外力主要有前足外展损伤和足跖屈损伤。后足固定，前足受强力外展时第 2 跖骨基底作为支点而发生外展损伤。当踝关节及前足强力跖屈时，此时沿纵轴的应力可引起跖跗关节的跖屈损伤。

（三）分类

分类有利于骨科医师交流、判断脱位平面及软组织损伤的程度。然而，分类并不能预测治疗效果和今后的功能情况。目前最常用的是 Myserson 对 Quene 和 Kuss 等分类的改良分类。A 型损伤，包括全部 5 块跖骨的移位伴有或不伴有第二跖骨基底骨折。常见的移位是外侧或背外侧，跖骨作为一个整体移位。这类损伤常称为同侧性损伤。B 型损伤，在 B 型损伤中，一个或多个关节仍然保持完整。B1 型损伤的为内侧移位，有时累及楔间或舟楔关节。B2 型损伤为外侧移位，可累及第一跖楔关节。C 型损伤，C 型损伤为裂开性损伤，可以是部分（C1）或全部（C2）。这类损伤通常是高能量损伤，伴有明显的肿胀，易于发生并发症，特别是筋膜间室综合征。

（四）临床表现及诊断

任何引起中足压痛和肿胀的损伤都应进行仔细的物理和 X 线检查。检查时容易注意到明显的骨折——脱位移位，但也应注意仔细触诊每一关节的压痛和肿胀，以发现微小损伤，特别是楔骨——第 1 跖骨关节内侧，其在 X 线上通常不显示出移位。Trevino 和 Kodros 介绍了一种"旋转试验"，该试验方法是相对第 1 跖骨头提、压第 2 跖骨头对第二跗跖关节施加应力，来诱发 Lisfanc 关节疼痛。仔细观察足底，如发现小的瘀血，提示损伤严重。患足不能负重是另一潜在的不稳定性征象。

必须拍负重位 X 线片。如 X 线片未发现移位，但患者不能负重，应用短腿石膏固定 2 周，再重复拍摄负重 X 线片，评价时要注意如下区域。

（1）前后位 X 线片上，第 2 跖骨干内侧应与中间楔骨的内侧面在一条直线上。

（2）斜位 X 线片上，第四跖骨干内侧应与骰骨内侧面在一条直线上。

（3）第一跖楔关节外形应规则。

（4）在楔骨－第 2 跖骨间隙内侧的"斑点征"，这提示有 Lisfranc 韧带的撕脱。

（5）评价舟楔关节有无半脱位。

（6）寻找有无骰骨的压缩性骨折。

如果在急性情况下，X 线平片不能确定损伤平面，则使用 MRI 检查 Lisfranc 韧带。MRI 检查的敏感性与检查者的经验有一定关系。

筋膜间室综合征虽然很少见，经常发生于高能量损伤的骨折—脱位，可引起严重的、难以治疗的爪形趾和慢性疼痛。对于严重肿胀的患者，我们常规检测筋膜间室的压力，但很难检测到每个筋膜间室，单纯临床怀疑本身就可以作为减压指征，早期处理才能避免严重后遗症。如 Manoli 所介绍的，作者主张用内侧长切口减压外展肌及足深部间室，包括跟骨部位的间室。此外还有 2 个切口，分别在第 2 与第 3 跖骨、第 4 与第 5 跖骨之间，用于背侧固有筋膜间室减压。减压时一定要充分彻底的打开每个间室，减压切口用凡士林纱布覆盖，1~2 周待肿胀消退后直接缝合或植皮。

（五）治疗

Lisfranc 关节损伤成功疗效的关键是恢复受累关节的解剖对线。非移位（小于 2mm）损伤采用闭合性治疗，可用非负重石膏固定 6 周，随后用负重石膏再固定 4~6 周。应重复拍摄 X 线片确认患肢在石膏内没有发生移位。移位大于 2mm 的骨折应该手术治疗。如果移位不严重，用手指挤压，反向牵引也可以闭合复位，C 型臂机确认复位位置满意后可应用克氏针或 Steinmann 针闭合固定，特别是固定外侧 2 个关节。然而 4.0mm 的空心钉或 4.0mm 标准部分螺纹松质骨螺钉在影像监视下打入，能达到满意的固定。空心钉可以用细克氏针做引导，手术操作较普通螺钉方便，用导针探及钉尾巴后可用螺丝刀完全沉入。如闭合复位不满意，或有明显的粉碎骨折，应选择切开复位，特别是 B 型或 C 型。

文献证实获得并维持骨折脱位的解剖复位的疗效明显优于非解剖复位。Kuo 等评价了开放复位内固定治疗 48 例 Lisfranc 损伤患者的疗效。随访 52 个月发现，非解剖复位导致 60% 患者出现创伤后关节病。解剖复位的患者中，只有 16% 发生创伤后关节病。不论损伤是开放性或闭合性，不论是否 5 个跗跖关节全部损伤，不论楔骨或骰骨是否损伤，不论 Lisfranc 损伤是单纯性或伴有多发损伤，不论立即或延期做出诊断，也不论是工伤或非工伤，在他们该组病例中均未见统计学差异。

创伤性关节炎疼痛明显严重影响生活和工作者，可行跗跖关节和跖间关节融合术，把发生炎性病变的关节变得稳定，并纠正创伤后扁平足畸形，从而改善功能和消除疼痛。Komenda、Myerson 和 Biddinger 回顾了由于中足创伤后顽固疼痛而行跗跖关节融合的 32 例患者，发现中足的 AOFAS 评分明显提高，从术前的 44 分提高到术后的 78 分。Man、Prieskom 和 Sobel 报告了 40 例跗中或跗跖关节融合患者的长期结果，其中 17 例为创伤后关节炎，平均随访 6 年，93% 的患者对疗效满意。

患者硬膜外麻醉或者全麻，在踇长伸肌腱外侧经过第1、第2跖骨基底部做背侧切口。在切口远端注意保护背内侧皮神经的最内侧支，找出并切开下伸肌支持带，游离足背动脉和腓深神经，用橡皮条将其牵向内侧或外侧，以便探查Lisfranc关节的各个部分。去除第2跖骨基底部和楔骨内侧之间Lisfranc关节区的碎屑，留出复位空间。如果需要楔骨间螺丝钉固定，在透视下，从内侧楔骨的内侧拧向中间楔骨。然后，用巾钳维持复位后的位置，在透视引导下，从内侧楔骨向第2跖骨基底部打入导针。经导针打入4.0mm空心螺钉。从第一跖骨背侧向内侧楔骨打入1枚同样螺钉固定第一跖跗关节。这一背侧切口通常也可以观察到第3跖楔关节，并进行同样复位和内固定。外侧跗骰崩裂可用3/32英寸（1英寸=2.54cm）光滑Steinmann针闭合复位，也可用以关节背外侧为中心的平行切口切开复位，尼龙线间断缝合，关闭背侧切口。

（六）术后处理

术后厚敷料包扎，后侧夹板固定。术后7~10天后改用短腿非负重石膏固定。6~8周后允许部分负重。第8周时拔除外侧的斯氏针。第4个月时去除内侧螺丝钉。在内侧螺丝钉拔除前，应用预制的助行器。

因为许多病例在初期发生漏诊，什么时间行切开复位内固定而不必行关节融合术仍在探讨。对于体重不足68.04~72.56kg（150~160磅）、轻微或没有粉碎骨折的患者，最晚在伤后8周仍可尝试行切开复位内固定而不行关节融合术。超过上述体重的患者应早期行内侧三关节融合术，但很少包括外侧两个关节。第4、第5跖骰关节的活动非常重要，这一区域创伤性关节炎只引起很轻的症状。

六、跖骨骨折及脱位

（一）解剖特点

前足有两个重要作用，一个是支撑体重，第二个是行走时5块跖骨间可以发生相对移位以便将足底应力平均分布于第1跖骨的2个籽骨和其余4个跖骨，避免局部皮肤压坏。前足表面上是一个整体，但各部分的损伤则需要根据不同情况分别处理。

解剖学上5块跖骨明显分为3个部分：第1、第5和中部3块跖骨。

（二）损伤机制

跖骨骨折临床上较常见，但由于其功能的相对次要，目前相关文献极少有其发生率的记载。常由重物砸伤或挤压伤等直接暴力、身体扭转等间接暴力导致跖骨干螺旋形骨折，尤其是中间的3个跖骨。应力骨折多见于运动员等。

（三）分类

跖骨骨折通常按骨折部位来分类，分别为基底部、骨干和颈部骨折。

（四）临床表现及诊断

跖骨骨折诊断较简单，明确的外伤史，局部压痛，有时可及骨擦感，足部活动受限，足部正斜位片可明确诊断。其中斜位片有助于判断跖骨头在矢状位的移位。必要时可行CT扫描加三维重建，明确骨折的详细情况。

（五）治疗

第1跖骨较其他跖骨短而粗大，构成足内侧纵弓的一部分，与第2跖骨间韧带连接少，故相对活动度更大。它基底内侧有胫前肌腱附着，外侧有腓骨长肌腱附着，这一对肌腱维持着跖骨的位置。第1跖骨头上有2个籽骨，分担了前足1/3应力。由于第1跖骨对前足的稳定性起关键作用，所以对第1跖骨应该采用更加积极的治疗，努力恢复其形态和其他跖骨头之间的正常关系。对于移位不明显的横行骨折，可予石膏外固定。对于一些简单的骨干部位的骨折，可以经皮用克氏针固定，具有损伤小、经济等优点，但固定不如钢板确切，且有损伤跖板、关节面，钉道感染等不足。对于移位明显的不稳定骨折，如果软组织条件允许，可用微型钢板螺钉固定。如果软组织损伤不适宜内固定，则可以采用外固定架治疗。术后注意软组织愈合，一般负重延迟至术后 8～10 周至 X 片上见骨痂。

第 5 跖骨骨折很常见，由于有很多运动肌附着于其基底部，所以不同于其他骨折。腓骨短肌止于第 5 跖骨结节背侧，第三腓骨肌止于干骺结合部，跖侧也有跖筋膜附着。第五跖骨骨折可以分为 3 种类型：第 4、第 5 跖骨间关节以近的骨折为节结骨折，或称 I 区骨折；第 4、第 5 跖骨间关节区域的骨折为 Jones 骨折，或称 II 区骨折；该区以远的骨折为骨干应力骨折或称 III 区骨折。I 区骨折一般保守治疗效果较好，骨折涉及关节达 30% 以上的需手术治疗。Jones 骨折通常以保守治疗为主，对于运动员等要求尽早活动的，可以行髓内螺钉固定。骨干部位骨折现今的治疗趋势是切开复位微型钢板固定。

对于中部跖骨骨折侧方移位小于 4mm，成角畸形小于 10°，短缩不明显，一般石膏固定等保守治疗可取得满意疗效。但存在固定时间长，患足肿胀、疼痛等不适，而且对于跖骨头颈部骨折固定不确切者容易发生再移位。对于移位等畸形明显的跖骨骨折，也可采用经皮或切开复位后克氏针固定，具有手术创伤小、费用低等优点，但对于长斜形或粉碎骨折，尤其是靠近跖骨头处骨折，其固定效果不如钢板确切，并且会损伤跖趾关节、跖板，术后导致关节疼痛、跖骨头和跖板的粘连等。

随着经济发展，患者要求的提高，对于长斜形或粉碎性骨折，跖骨头骨折跖屈明显者，更多地采用 AO 微型钢板内固定等更为积极的治疗方法。跖骨头的形态对于维持整个足弓的稳定性起着极其重要的作用，切开复位内固定并且确切的修复其形态，对于减少日后由于不稳定等导致的足部疼痛有重要意义。当骨折远端跖屈明显，在今后的负重时该跖骨的负荷增加，会导致难以处理的跖侧皮肤过度角质化，而足背侧的骨性突起亦可引起疼痛。偶尔远折端的背屈，可以使该跖骨的负荷减小，导致周边的损伤。Sisk 指出骨折越靠近远端，远端跖屈越明显，越应考虑手术。而且足部往往都有鞋和袜子的保护，很少像手外伤一样出现严重的污染而影响内固定的植入，手术较安全。跖骨骨折常由高能量损伤引起，且足背部皮肤软组织菲薄，术前应注意软组织条件，积极予脱水消肿等对症处理，待肿胀消退后方可手术。

Alapuz 等对 57 例中间跖骨骨折患者采用手术治疗和非手术治疗的最终结果进行了评价，发现效果差者多得惊人（39%）。不论采用何种治疗方法，只 32% 的患者效果良好。导致效果较差的因素包括骨折矢状面移位、开放骨折和严重软组织损伤。作者的经验认为，轻度侧方移位可以接受，然而，不论跖骨头在矢状面背伸移位或跖屈移位，还是跖骨过度短缩都将导致跖骨疼痛和慢性前足疼痛。鉴于此，推荐经背侧入路行闭合复位和经皮穿针固定。必须注意跖骨在矢状面的对线，触摸跖骨头以确定是否所有跖骨头都在同一平面，从而做出初步评估。

七、其他足部损伤

（一）足舟骨脱位及骨折脱位

足舟骨骨折少见，一般可分为舟骨结节骨折、舟骨背侧缘骨折、舟骨体部骨折、舟骨疲劳骨折 4 种损伤类型。只要骨折移位不大，均可采用石膏固定的方法来治疗。如果移位明显则需切开复位内固定，有利于恢复足部内侧柱的长度和恢复关节。

结节骨折多见于内翻应力，胫后肌腱和弹簧韧带牵拉所致，一般移位不明显。直接暴力作用于局部也可造成骨折。诊断时应注意鉴别单纯舟骨骨折还是中跗关节损伤的一部分，如果是单纯舟骨骨折治疗较简单，如果是中跗关节损伤的一部分则需严格的切开复位内固定以利于韧带的修复。还应排除副舟骨的可能，其多为两侧对称，拍摄对侧足部 X 片有助于诊断，此外副舟骨边缘硬化清晰，骨折边缘模糊，CT 更有助于判断。移位不明显，石膏固定 3～4 周即可开始部分负重行走。如移位明显可切开复位，如骨折块较大可用普通螺钉或拉力螺钉固定，如骨折块较小不便于螺钉固定则可用克氏针固定，但强度不如螺钉。有疼痛、活动受限等症状的骨折不愈合可行切开复位螺钉内固定，手术中应注意清除瘢痕和硬化骨组织至创面新鲜出血，如骨片较小可切除。

足跖屈内翻时可造成舟骨背侧缘撕脱骨折，一般休息和石膏固定制动即可。如骨折块较大可以行直切口切开复位螺钉固定，注意保护肌腱和足背血管。

舟骨体部骨折少见。体部骨折通常按 Sangeorzan 分型分为 3 型：I 型，舟骨水平骨折；II 型，最常见，骨折线从舟骨背外侧向跖内侧；Ⅲ型，舟骨中部矢状面粉碎骨折。无移位的体部骨折可予石膏制动6~8周，随后改用支具支持足弓。对于移位骨折，可以尝试闭合复位但很难维持，需经前内侧切口进行切开复位内固定，行切开复位内固定时应注意恢复并维持内侧柱的长度。当关节面破坏严重时应考虑一期关节融合，必须恢复和保持内侧柱的长度，有缺损时应植骨。Sangeorzan 等研究显示，损伤越重预后越差，复位满意则预后佳。现在对足舟骨疲劳骨折的认识越来越多，血管解剖与此有关。对足内侧弓的疼痛不适应引起警惕，应该在移位发生前予以诊断。未移位的应力骨折石膏制动8周，不负重。如仍未愈合或发生移位，骨折需植骨加螺钉内固定。

舟骨应力性骨折是运动员足弓疼痛的常见原因：许多此类骨折在常规X线检查并不能清楚地显示，为准确诊断应有高度警惕性。中足的舟骨部有压痛，应力内、外翻足疼痛加剧。开始X线表现可能正常，但骨扫描经常会有阳性发现，断层、CT扫描或 MRI 可以明确诊断。Quirk 基本根据 Kahn 的工作，建议将舟骨骨折按如下顺序处理：

（1）患者诊断明确时，都应使用膝下非负重石膏固定6周。
（2）非负重石膏固定6周后，舟骨表面仍然压痛，更换石膏继续固定2周。
（3）如果治疗成功，监督下允许患者逐步恢复先前活动。

Quirk 还建议如果需行开放复位内固定和植骨，应在骨折线表面放置标记物，进行术前CT扫描，有助于术中确认该区。

（二）骰骨骨折

骰骨骨折作为单一损伤相当少见。这些骨损伤是累及 Lisfranc 关节（最常见）或 Chopart 关节广泛损伤的一部分。骰骨骨折可分为撕脱性骨折和压缩性骨折。小的撕脱性骨折可发生踝关节内翻扭伤，保守治疗通常有效。骰骨压缩性骨折，或称为"脆果"骨折，常伴发于 Lisfranc 关节或中跗关节崩裂。多数为轻度移位，可用非负重石膏固定4周，然后再用负重石膏固定4周。随后用塑形良好的足弓支撑保护。对于严重移位伴有外侧柱短缩者，应考虑切开复位、骨移植和内固定。

（三）楔状骨骨折及脱位

楔骨骨折很少见，常由直接外力引起，由于骨间韧带坚强，常无移位。间接外力致韧带牵拉也可产生撕脱骨折。如骨折有移位应注意鉴别是否为 Lisfrance 损伤的一部分，如为此类损伤需严格的切开复位内固定，具体治疗参见 Lisfranc 损伤部分。如果骨折移位不明显，则可以用小腿石膏托或管型石膏固定4~6周后开始部分负重功能锻炼；如移位明显，应切开复位内固定，根据术中内固定的牢固程度，术后可予石膏固定4周或不行石膏固定，直接在床上非负重状态下行踝关节屈伸功能锻炼，术后6~8周开始部分负重功能锻炼。

（金红光）

第十二章

踝关节损伤

第一节 踝关节损伤分类

一、按伤力分类（Ashhurst 分类）

（一）外旋骨折（图 12-1）

Ⅰ度腓骨下端斜形或螺旋形骨折，骨折线经胫腓下关节，骨折仅轻度移位或无移位。也可能是胫腓下联合前韧带损伤，而无骨折，或者胫腓下联合前韧带损伤伴腓骨近端螺旋形骨折。

Ⅱ度腓骨斜形骨折或螺旋形骨折，伴内踝骨折，或者内侧三角韧带断裂。偶尔伴胫骨后唇下骨片撕脱。

Ⅲ度除Ⅱ度损伤外，以胫骨下端骨折代替内踝骨折，骨折片向前移位，并有向外旋转。

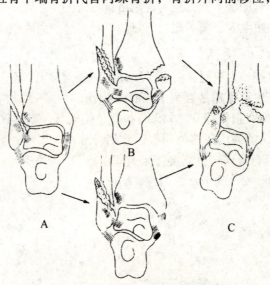

图 12-1 Ashhurst 分类外旋型骨折示意图
A. Ⅰ度；B. Ⅱ度；C. Ⅲ度

（二）外展骨折（图 12-2）

Ⅰ度内踝骨折，由距骨外展时，外力作用三角韧带引起。

Ⅱ度内踝骨折，伴腓骨骨折。骨折线近乎横形，如腓骨骨折在胫腓下联合下，则无胫腓下联合分离。如骨折线在胫腓下联合上，则伴胫腓下联合分离，即称为"Pott 骨折"。

Ⅲ度外踝骨折，伴胫骨远端骨折。骨折线向内上倾斜。

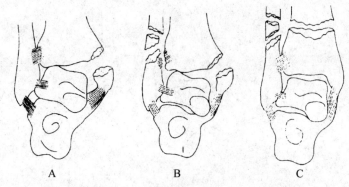

图 12-2　Ashhurst 分类外展型骨折示意图
A. Ⅰ度；B. Ⅱ度；C. Ⅲ度

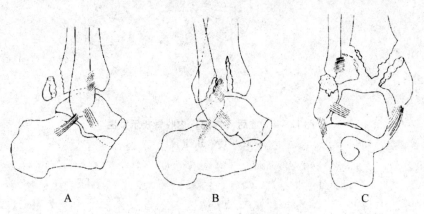

图 12-3　Ashhurst 分类垂直压缩骨折示意图
A. Ⅰ度；B. Ⅱ度；C. Ⅲ度

二、按伤力及损伤时足的位置分类

由 Lauge-Hansen 在尸体上实验后提出，经笔者略加修改，介绍如下。

（一）旋后（内翻）内收损伤（SA，图12-4）

损伤时，足呈跖屈内收内翻位。内翻的距骨，使踝关节外侧韧带紧张。

Ⅰ度外踝撕脱骨折，或外侧韧带损伤。

Ⅱ度外踝骨折或外侧韧带撕裂，附加内踝骨折。由于内踝受内翻的距骨挤压作用，骨折线倾向垂直。

（二）旋后（内翻）外旋（SE）

损伤时患足呈跖屈内收内翻位，距骨外旋，胫骨内旋（图12-5）。因此在损伤初期三角韧带松弛，当距骨伤力外旋，腓骨受到向外后推挤的伤力，胫腓下联合前韧带及三角韧带紧张。分为四度。

Ⅰ度　胫腓下联合前韧带撕裂，韧带附着点撕脱骨折，同时有骨间韧带损伤。

Ⅱ度　在Ⅰ度损伤的基础上附加腓骨螺旋形骨折，骨折线自后上方斜向前下方。

Ⅲ度　在Ⅱ度损伤的基础上再附加胫腓下联合后韧带撕裂，或韧带在腓骨后结节附着点撕脱，或在胫骨附着点有撕脱骨折。

Ⅳ度　在Ⅲ度损伤的基础上附加内踝撕脱骨折或三角韧带撕裂，因为距骨的旋转，增加了三角韧带所受张力。

（三）旋前（外翻）外旋损伤（PE）

伤足处于旋前位背屈外展（外翻），而距骨外旋，因此三角韧带首先被拉紧（图12-6）。

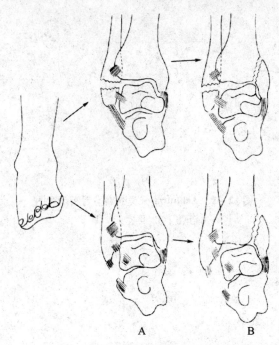

图 12-4 旋后（内翻）内收骨折示意图
A. Ⅰ度；B. Ⅱ度

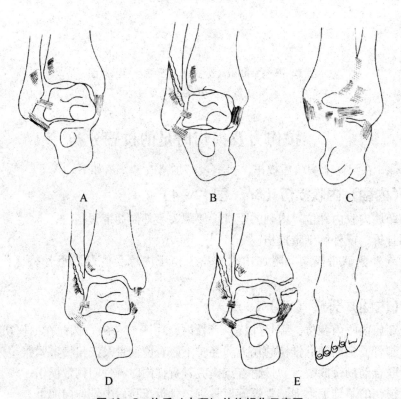

图 12-5 旋后（内翻）外旋损伤示意图
A. Ⅰ度；B. Ⅱ度；C. Ⅲ度，后面观；D. Ⅳ度，三角韧带断裂；E. Ⅴ度，内踝骨折

Ⅰ度 内踝撕脱骨折或三角韧带断裂。

Ⅱ度 内踝损伤外，胫腓下联合前韧带和骨间韧带或韧带附着点撕脱骨折。

Ⅲ度 除Ⅱ度损伤外，还伴有腓骨干螺旋形骨折。骨折线从前上方斜向后下方，即与旋后（内翻）外旋骨折相反（图12-7）。

Ⅳ度　除Ⅲ度损伤外，还伴有胫腓下联合后韧带撕裂，或韧带附着点骨片撕脱。

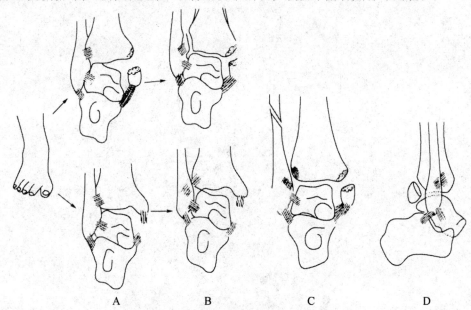

图 12-6　旋前（外翻）外旋骨折示意图
A. Ⅰ度；B. Ⅱ度；C. Ⅲ度；D. Ⅳ度

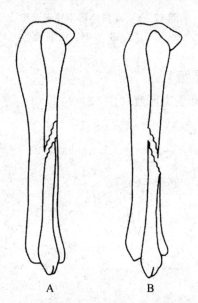

图 12-7　腓骨旋转损伤所致骨折示意图
A. 内翻外旋的腓骨骨折线；B. 旋前（外翻）外旋骨折线

Ⅰ度　胫骨内踝骨折。
Ⅱ度　Ⅰ度损伤外还伴有胫骨前唇骨折。
Ⅲ度　Ⅱ度损伤附加腓骨骨折。
Ⅳ度　胫骨远端粉碎性骨折，骨折线进入踝关节关节腔。

（四）旋前（外翻）外展损伤（PA）

伤足处于旋前位，而距骨是外展，三角韧带首当其冲（图 12-8）。

Ⅰ度　内踝撕脱骨折或三角韧带断裂，类同于旋前外旋Ⅰ度损伤。
Ⅱ度　Ⅰ度损伤外伴有胫腓下联合前、后韧带撕裂，或韧带附着点骨片撕脱，骨间韧带、骨间膜撕裂。

Ⅲ度 除Ⅱ度损伤外，伴有腓骨干短斜形骨折。主要骨折线基本呈横形，常伴有三角形小骨片。

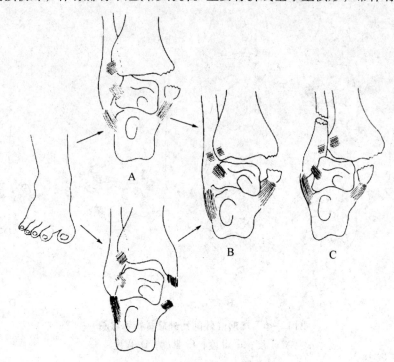

图 12-8 旋前外展损伤示意图
A. Ⅰ型；B. Ⅱ型；C. Ⅲ型

（五）旋前（外翻）背屈损伤

由足处于外翻位同时踝关节背屈伤力所致（图 12-9）。

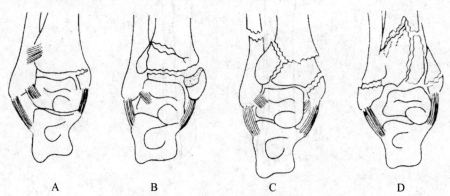

图 12-9 旋前（外翻）背屈损伤示意图
A. Ⅰ度；B. Ⅱ度；C. Ⅲ度；D. Ⅳ度

三、Danis-Weber 分类

按外踝骨折部位与胫腓下联合关系作为分类准则（图 12-10），可分为：

A 型外踝骨折线在踝关节和胫腓下联合以下，胫腓下联合和三角韧带未损伤。如附有内踝骨折，骨折线几乎垂直。Weber 认为是由距骨内翻伤力所致。

B 型外踝在胫腓下联合平面骨折，可伴有内踝骨折或三角韧带损伤。由距骨的外旋伤力所致。

C 型腓骨在胫腓下联合近侧骨折，伴胫腓下联合损伤，内侧伴有三角韧带损伤或内踝骨折。

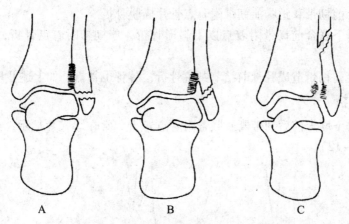

图 12-10　Danis-Weber 分类示意图
A. A 型；B. B 型；C. C 型

四、按人名命名的踝关节骨折分类

（一）Pott 骨折

腓骨近乎横形骨折，伴三角韧带损伤，距骨向外脱位。Pott 认为足受到外展伤力，但其未提胫腓下联合韧带损伤。

（二）Dupuytren 骨折

高位 Dupuytren 骨折，指胫腓骨在胫腓下联合近侧骨折（相当于外踝近侧 6cm），伴胫腓下联合韧带撕裂，骨间膜撕裂；内踝或三角韧带断裂，同时距骨在踝穴内向外脱位。这类损伤是受到外展暴力的结果。低位 Dupuytren 骨折，指腓骨在胫腓下联合处骨折，伴胫腓下联合前韧带撕裂，踝关节内侧存在内踝骨折或三角韧带撕裂，此类因外旋暴力造成。

（三）Maisonneuve 骨折

远侧胫腓韧带完整，外旋引起腓骨远端斜形骨折。如胫腓下联合前韧带断裂，外旋伤力可引起近端腓骨骨折。骨折位于腓骨近端或解剖颈，骨折线呈螺旋形。

（四）Wagstaffe（Lefort）骨折

Wagstaffe（Lefort）骨折指外踝前缘的垂直骨折，临床认为是胫腓下联合前韧带或距腓前韧带在腓骨附着点的撕脱骨折，可以分成 3 种不同类型（图 12-11）。

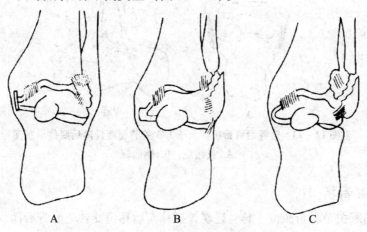

图 12-11　腓骨远端垂直骨折示意图
A. Ⅰ度；B. Ⅱ度；C. Ⅲ度

Ⅰ型 胫腓下联合前韧带和距腓前韧带附着点骨片撕脱骨折。

Ⅱ型 腓骨于胫腓下联合前韧带附着点以下斜形骨折，伴韧带附着点骨折，Wagstaffe 认为由距骨撞击产生。

Ⅲ型 胫腓下联合前韧带造成胫骨前结节撕脱骨折，腓骨也骨折，如上述Ⅱ型。

（五）Tillaux 骨折

Tillaux 骨折指胫腓下联合前后韧带撕脱胫骨附着点骨折。常在踝穴片显示，或拍摄踝关节内旋 45° 正位片中显示（图 12-12）。

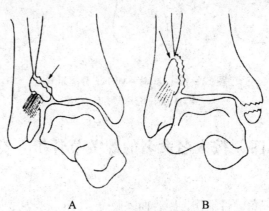

图 12-12 胫骨前结节骨折示意图
A. 踝关节内旋 45°摄片；B. 踝穴位摄片

（六）Cotton 骨折

FredericJCotton 在 1915 年称发现的新踝关节骨折类型，其以胫骨后唇骨折为其特征，同时伴内外踝骨折，患足向后脱位。1932 年 Hendersen 称其为三踝骨折。实际上指胫骨远端关节面后缘的骨折，伴距骨向后脱位（图 12-13）。

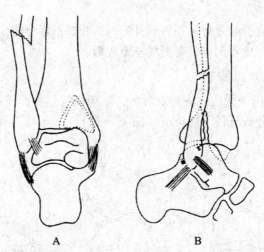

图 12-13 胫骨后唇骨折，大于 1/3 关节面距骨向后脱位示意图
A. 正面观；B. 侧面观

（七）Bosworth 骨折

Bosworth 骨折指踝关节骨折脱位，腓骨近端骨折片向后移位交锁于胫骨后面，闭合复位常遭失败。

（陈登山）

第二节 踝关节骨折脱位

一、旋后（内翻）内收损伤

（一）内踝损伤类型

1. 内翻内收损伤距骨　向内移位，内踝产生典型的垂直和向内上的斜形骨折，伴距骨向内半脱位。
2. 距骨内翻旋转半脱位　内侧产生撕脱性损伤，内踝撕脱骨折或三角韧带撕裂，替代内踝斜形或垂直骨折，距骨不产生向内半脱位。

（二）诊断

旋后（内翻）内收型骨折，诊断的关键是外踝典型的横形骨折，骨折线在关节面或以下，而内踝骨折线为斜形或垂直型。如外踝孤立性骨折，则距骨无移位和半脱位，或极少移位。

（三）治疗

闭合复位在麻醉下进行，膝关节屈曲90°，放松腓肠肌，胫骨远端向内推挤，另一手握住后侧足跟，把足向前拉，并外展，背屈踝关节到90°，小腿石膏固定。因有时外踝骨折可伴有胫腓下联合前韧带及后韧带断裂。石膏固定踝关节，背屈不应超过90°，以防踝穴增宽。

手术治疗闭合复位不满意的，应切开复位内固定。

1. 外踝撕脱骨折手术　如下所述。

（1）"8"字形张力带钢丝内固定：外踝横形骨折适宜张力带钢丝固定。先在骨折线近侧1cm处，由前向后钻孔，将外踝复位，平行穿入2根克氏针，1根自外踝尖端经骨折线进入近端腓骨髓腔。用另1根穿过腓骨孔，钢丝两端在骨折线之外侧面交叉，再绕经外踝尖端的克氏针，然后在腓骨后面，2根针端扭紧固定。克氏针尖端弯成"L"形（图12-14）。

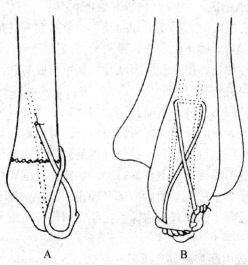

图12-14　外踝骨折，张力带固定示意图
A. 正面观；B. 侧面观

（2）髓内钉固定：可以用三角针或Rush杆或螺丝钉做髓内固定，主要维持骨折对线，但不能克服旋转及缩短。术中注意外踝具有向外倾斜的弧度，平均15°。

（3）纵向螺丝钉固定：直视下将骨折复位，自外踝尖端向外面钻孔，经骨折线后，由腓骨近端向内穿出，螺丝钉长5~8cm。螺丝钉末端固定于腓骨的皮质骨，骨折片间有一定压力，但抗旋转作用小。

（4）钛板螺丝钉固定：多数用于骨干骨折，可使用半管状钢板或普通钢板螺丝钉固定。远端螺丝钉应避免穿透关节面，在外踝部位螺丝钉宜用粗螺纹钉。

2. 内踝固定　见图12-15。

（1）粗纹螺丝钉固定：内踝骨折片较大时，用2~3枚粗纹螺丝钉固定。若固定垂直型和斜形骨折，使用加压螺丝钉固定，防止骨片向近端移位，手术中小心从事。笔者主张1枚螺丝钉垂直于骨折面，到对侧皮质，另1枚螺丝钉在内踝尖端骨片斜向外上固定。

（2）"8"字形张力带钢丝固定：适用于内踝横形撕脱骨折，不宜用于斜形或垂直型的内踝骨折。内踝横形骨折也可用螺丝钉固定。

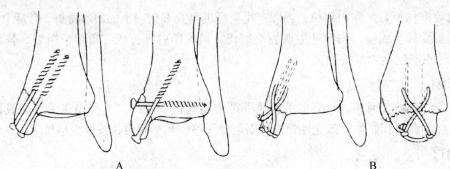

图12-15　内踝骨折手术治疗示意图
A. 双枚螺钉固定法；B "8"字形张力带固定

二、旋后（内翻）外旋损伤

（一）分类

Ⅰ度当足处在内翻位时，三角韧带松弛，距骨则外旋推挤外踝，迫使腓骨外旋，至胫腓下联合前韧带撕裂（Ⅰ度）。胫腓下联合前部分增宽2~3mm。若伤力停止，腓骨可自行恢复到正常位置。胫骨前结节撕脱在15%，腓骨前附着点撕脱占20%，韧带断裂占65%。

Ⅱ度如伤力继续作用，因有坚强的骨间韧带和胫腓下关节后韧带的抵抗，外踝即产生螺旋形骨折或斜形骨折。骨折线非常特殊，起自胫腓下联合前韧带附着点或其上面，然后向后向上延伸至不同距离。腓骨远端借助外侧韧带仍与距骨相连，借助胫腓下联合后韧带与胫骨相连，而腓骨近端仍有完整的骨间膜和骨间韧带，因此保持解剖位置。

Ⅲ度外旋伤力如仍继续，外踝不仅外旋，而且同时向外向后及近侧移位。此时胫腓下联合遭牵拉，产生胫腓下联合后韧带撕裂或胫骨后唇骨折，即Ⅲ度损伤。胫骨后唇骨折片及胫腓下联合后韧带牢固地与腓骨相连。骨折片一般很小，但也可能较大，甚至可累及胫骨远端关节面。

Ⅳ度常伴有一定程度的前关节囊或前内关节囊撕裂，如伤力继续作用，则三角韧带紧张。紧张的三角韧带牵拉内踝，使其旋转和受半脱位距骨的后内部分撞击，产生内踝骨折，也可以是三角韧带损伤。由于三角韧带浅层起自内踝前丘部，深层起自内踝后丘部，两部分组织可能分别损伤，因此内翻外旋Ⅳ度损伤可以有几种类别：

（1）三角韧带深层断裂，或内踝基底部骨折。

（2）前丘部骨折和三角韧带深层断裂。三角韧带可在起点、止点，或韧带本身的断裂。

（二）治疗

闭合复位：应于伤后立即复位。复位可在麻醉下进行。膝关节屈曲90°，放松小腿三头肌，按骨折移位相反方向使用外力。首先将患足内翻外旋，解脱骨折面嵌插，患足跖屈位牵引，恢复腓骨长度。再将足牵向前方，纠正距骨向后移位及胫骨后唇的移位。同时助手将外踝推向前，然后患足内旋纠正距骨及外踝外旋，并有助手向内推挤外踝。最后患足置90°，并内旋位，石膏固定。足后部置于内翻位。

切开复位内固定：

1. 首先固定外踝　在治疗Ⅳ度内翻外旋损伤中，先修复外侧损伤，然后治疗内侧的内踝或三角韧带损伤。将外踝解剖复位并牢固地固定，往往内踝也随之被整复。当然在外踝固定前、内踝骨折端应同时暴露，清除嵌入的软组织及关节内碎骨片。

2. 三角韧带治疗　内踝与距骨间隙增宽，常表示软组织被嵌顿在其间，应切开复位，如有外踝骨折并需切开复位内固定，应探查和修补三角韧带。在做内固定或修复前，应先暴露内外侧组织，不应一侧手术完成后，再暴露另一侧。如内踝近基底部骨折，注意清除软组织碎片，清除嵌入骨折端之间的软组织。如果是三角韧带损伤，为了手术方便及显露清楚，应先将缝线穿过韧带深层，暂不打结扎紧，待外踝骨折牢固地固定后，距骨已复位时，将三角韧带深层缝线扎紧。如三角韧带自内踝丘部撕裂，则在内踝钻孔后，修补韧带将缝线穿过内踝孔道。而当三角韧带在距骨附着点撕裂，缝线可穿过距骨的孔道结扎固定。

3. 胫腓下联合治疗选择　在内翻外旋损伤中，如胫腓下联合韧带未完全断裂，因在近端腓骨与胫骨之间有骨间韧带及骨间膜连接，固定重建腓骨的连续性后，胫腓骨即恢复正常解剖关系。因而无必要常规地固定胫腓下关节，但偶尔在手术时，因广泛剥离腓骨近端，将导致明显的胫腓下联合不稳定。或者由于某些患者的腓骨骨折较高，伴胫腓下联合损伤。在腓骨固定后，胫腓下联合稳定性必须做一个试验，其方法是用巾钳夹住外踝向外牵拉，外踝有过度移动，表示胫腓下联合分离，且不稳定，因此必须固定胫腓下联合。

4. 胫腓下联合后韧带损伤的病例　多数胫骨后唇发生撕脱骨折。胫骨后唇骨片与距骨仅有关节囊相连，而腓骨与胫骨后唇有胫腓下联合后韧带牢固地连接。腓骨外踝良好的复位，胫骨后唇也随之自动复位。但如果后唇骨片大于关节面的 1/3，经闭合复位又失败的，则必须切开整复并做内固定，手术时要在腓骨固定前先固定胫骨后唇。

5. 腓骨远端长螺旋形骨折的治疗　如下所述。

（1）骨片间压缩固定：骨折线长度是骨直径的 2 倍时，可以单用螺丝钉固定，一般使用 2~3 枚粗纹螺丝钉，收紧螺丝钉时，骨折片之间能产生压力。若采用皮质骨螺丝钉固定时，用螺丝钉远端仍能抓住另一骨折片，在两骨折片间同样可产生压缩力。固定时螺丝钉与骨折面垂直，可以产生最大的骨折间压力，但纵向稳定性不足，骨折片可纵向移位，因此可用另 1 枚螺丝钉垂直于骨的长轴，以抵消骨片间纵向移位。如要用 1 枚螺丝钉固定，在骨片间保持压力的同时，又要防止骨片纵向移位，则螺丝钉固定的方向，应在垂直骨折面与垂直长轴的 2 个方向之间。

（2）骨折片间压缩和非压缩钛板：如果术后不用外固定，按骨片间压缩固定方法用螺丝钉固定后，附加 5~6 孔的非压缩钛板，以起到支持作用，消除骨片间扭转应力，保护骨片间的固定。这时钛板称为中和钛板，也可用 1/3 管型钛板固定。

（3）钛缆固定：指钛缆环扎固定。暴露到骨折端足以复位。钛缆在骨膜外穿过，于骨折线的范围将腓骨扎紧（图 12-16）。但骨折线长度至少是该骨直径的 2 倍才能应用钛缆环扎。钛缆环扎可用 1~3 根。此方法固定强度大于螺丝钉固定，且手术时软组织解剖少，钛缆环扎同时可和髓内针固定联合应用。

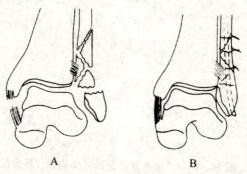

图 12-16　内翻外旋骨折Ⅳ度，距骨向后外脱位的治疗示意图
A. 损伤示意图；B. 切开复位、钛丝环扎固定腓骨远端 + 髓内钉固定

6. 内踝骨折固定　如下所述。

（1）粗螺纹螺丝钉固定：直视下复位，特别要注意在关节内侧角。用巾钳暂时固定后自内踝尖向骨折线钻孔，螺丝钉也不必穿过胫骨对侧皮质。但是若胫骨骨质疏松时，应固定到对侧皮质。为了使断端间产生压力，为了防止内踝旋转，可采用2枚平行螺丝钉固定（图12-17）。假使骨片较小，则可用1枚粗螺纹钉，另1枚用较细的螺丝钉或克氏钢针。螺丝钉的方向非常重要，切忌进入关节腔或螺丝钉穿出胫骨后面骨皮质损伤胫后血管神经。

（2）"8"字形张力带固定：如果内踝骨折片较小或者骨折部骨质疏松，则用2根平行克氏针维持骨片复位。在距离骨折线近侧1cm的胫骨钻孔，直径为2mm，钢丝穿过该孔，两端在骨折线外面及内踝表面交叉，然后绕过克氏针深面，将两端钢丝扭紧，使两骨片间产生压缩力。

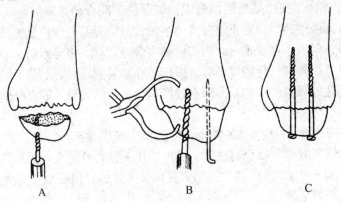

图12-17　内踝骨折螺钉固定示意图
A. 钻孔；B. 固定；C. 拉力螺钉固定

三、旋前（外翻）外旋损伤

（一）分类

Ⅰ度足在外翻（旋前）位置，三角韧带处于紧张状态，同时因距骨外旋，三角韧带遭受牵拉的力增加，导致三角韧带撕裂或内踝撕脱骨折（Ⅰ度）。

Ⅱ度伤力继续作用，则同时可引起胫腓下联合的前韧带、骨间膜和骨间韧带撕裂，胫腓骨下端分离（图12-18）。损伤时腓骨向外移位。若伤力到此停止作用，腓骨即能回复到正常解剖位。

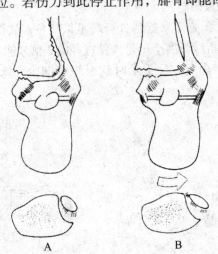

图12-18　Ⅱ度旋前（外翻）外旋损伤示意图
A. 旋前外旋损伤；B. 旋前外展损伤，胫腓下联合前、后韧带均撕裂

Ⅲ度如果伤力仍继续，则距骨可进一步外旋，腓骨按其纵轴旋转，腓骨在胫腓下联合近侧产生螺旋

形骨折（Ⅲ度），骨折发生在距外踝尖端8~9cm处，骨间膜也向上撕裂至该处。腓骨和距骨向后移位，因此骨折的腓骨呈向前成角畸形。

Ⅳ度持续的伤力，使足继续外旋和向外移位，距骨撞击胫骨后外角，同时胫腓下关节后韧带受到牵拉，张力可增加，直到胫腓下关节后韧带撕裂或胫骨后唇骨折。

（二）诊断时注意点

1. 区别旋前外旋损伤及旋前外展损伤　前者占踝关节损伤的7%~19%。外翻（旋前）外旋损伤为胫腓下联合前韧带及骨间膜撕裂，而外翻（旋前）外展损伤则伴有胫腓下联合后韧带损伤（见图12-18）。

2. Ⅱ度损伤　占外翻外旋损伤的60%。在Ⅱ度损伤的患者中，当伤力停止作用后，外踝及距骨即恢复到原位，X线片上不能显示Ⅱ度损伤。因此临床上胫腓下联合肿胀存在时，需在外翻应力下摄片，即可显示踝关节内侧间隙增宽和胫腓下联合分离。

3. Ⅲ度损伤　占外翻外旋损伤的20%~25%。腓骨有螺旋形或斜形骨折，骨折线多在胫腓下联合的近侧，当腓骨较近侧骨折伴有内踝损伤，应怀疑Ⅲ度外翻外旋损伤。因此当发现有内踝损伤时，要检查整个小腿。

4. Ⅳ度损伤　占外翻外旋损伤的14%，有些病例的X线片上移位不明显，诊断的关键是胫骨后唇骨折。如果外翻外旋型骨折伴有胫骨后唇骨折，即是Ⅳ度损伤。表示踝关节板度不稳定。临床上对踝关节损伤严重性往往估计过低，因此对单纯腓骨骨折，应仔细检查踝关节内侧及胫腓下联合，怀疑有三角韧带及胫腓下联合损伤者，需做应力摄片，如果踝穴增宽，胫腓下联合分离，即表示踝关节严重损伤，踝关节不稳定。

（三）治疗

闭合复位：麻醉下膝关节屈曲90°，以便腓肠肌松弛。方法类似内翻外旋型损伤的治疗，只是旋转方向不同。首先使足外翻，分离骨折面，跖屈纵向牵引，恢复腓骨长度和胫骨后唇向近侧移位，然后患足牵向前，纠正距骨向后半脱位，纠正外踝和胫骨后唇移位。内旋患足，纠正距骨和腓骨的外旋，最后将患足内翻背屈，石膏固定。患足后部分也应在内翻位，防止距骨向外移位和倾斜。短斜形骨折比长斜形骨折复位容易，维持复位也相对容易。复位后为了防止石膏固定后小腿的旋转，石膏应微屈并超过膝关节，3周后更换小腿石膏。

切开复位和内固定：

1. 治疗前要区别是旋前外旋型还是旋后外旋型损伤　在对旋前外旋型损伤进行手术时，应同时显露踝关节的内、外侧，在内侧的内踝骨折部位，清除嵌入间隙内的软组织，如三角韧带断裂，应将缝线贯穿两端，但暂不能结扎拉紧，待外侧固定后，再拉紧内侧缝线并结扎。对内踝骨折，也可以先处理外侧的骨折，并固定后再选用妥当的方法做内踝固定。

2. 外踝或腓骨的治疗　是治疗踝关节损伤中的关键。短斜形骨折可用髓内钉固定。外踝有向外呈15°的弧度，故不能用逆行插钉方法，应先在外踝外侧钻1个15°的通道，将固定腓骨的髓内钉远端弯成约15°的弧度，然后插入腓骨远端，至髓内针尖端触及腓骨对侧皮质后，旋转髓内针避开对侧皮质，继续插入髓内针直至跨过骨折面。长斜形骨折可用2~3枚螺丝钉固定，或用钢丝环扎固定。短斜形骨折也可用钛板螺丝钉固定。

3. 胫腓下联合分离的治疗　如下所述。

（1）腓骨远端1/2处骨折，经正确复位和牢固地固定后，胫腓下联合即能正确地复位。

（2）在腓骨固定及胫腓下联合复位后，应在直视下试验胫腓下联合的稳定性，如不稳定，应考虑做胫腓下关节固定术。

（3）当骨折在腓骨近1/2时，因胫腓下联合韧带、骨间韧带及骨间膜广泛损伤，腓骨即使固定后，胫腓下联合仍极不稳定。在Ⅳ度的外翻外旋损伤中，胫腓下联合韧带完全撕裂，腓骨固定后，有时胫腓下联合仍存在明显活动，常要考虑用螺丝钉固定胫腓下联合。且不应早期活动，以防止螺丝钉断裂。

(4) 内踝骨折，切开复位后内固定方法同内翻外旋骨折，一般使用粗螺丝钉固定，骨片较小或骨质疏松用"8"字形张力带钢丝固定。

四、旋前（外翻）外展损伤

（一）分类

(1) Ⅰ度 当足外翻时三角韧带紧张，继而造成三角韧带撕裂或内踝撕脱骨折，即为Ⅰ度损伤。

(2) Ⅱ度 如伤力继续外展，距骨可向外推挤腓骨，胫腓下联合前韧带及后韧带撕裂即为Ⅱ度损伤。

(3) Ⅲ度 如果外展伤力仍起作用，腓骨骨折，骨折线在踝关节近侧0.5~1cm处，骨折线呈斜形或短斜形，外侧伴有1块三角形骨片（图12-19）。由于骨间韧带及骨间膜完整，近端腓骨与胫骨保持正常解剖关系。

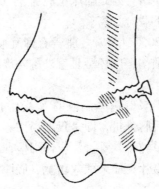

图12-19 外翻外展型损伤Ⅲ度，骨折线外侧有一个三角形骨片示意图

（二）诊断注意点

外翻外展型损伤：占踝关节损伤的5%~21%。Ⅱ度损伤的外翻外展损伤与外翻外旋Ⅱ度损伤程度不尽相同。前者胫腓下联合前韧带及后韧带均损伤，而后者仅为胫腓下联合前韧带损伤，骨间韧带和部分骨间膜损伤。但是在临床上，这两种损伤类型的Ⅱ度损伤难以区别。

Ⅲ度外翻外展损伤：主要特征是外踝具有横形骨折线，腓骨外侧皮质粉碎，有三角形小骨片，骨折线可以恰巧在胫腓骨关节平面或在其近侧或在胫腓下联合的近侧。

腓骨骨折部位与胫腓下联合的关系：腓骨骨折部位与胫腓下联合的关系很重要，代表胫腓下联合损伤范围。现将腓骨按骨折平面分3类。

1. 外踝骨折位于胫骨关节面 当腓骨骨折在胫骨关节面或在其上，可推测骨间膜完整，或大部分骨间膜完整，因此胫腓下联合未完全破裂。治疗时应使外踝完全复位，为胫腓下联合前韧带和后韧带愈合创造条件。

2. 腓骨骨折 发生在胫腓下联合近侧6cm或更近的腓骨，骨间韧带及部分骨间膜破坏，胫腓下联合可分离（图12-20）。因此当腓骨骨折满意固定后，胫腓骨之间，仅有近侧骨间膜维持，胫腓下联合仍有明显活动。如腓骨复位固定后，仍不能保持胫腓下联合复位，则需要暂时用螺丝钉横形固定胫腓下联合。

3. 腓骨骨折位于上述两类之间 外翻外展骨折在踝关节平面与近侧6cm之间，胫腓下联合因骨折平面高低而损伤程度不同，一般在手术时才能明确。腓骨固定后，如不能确定胫腓下联合的稳定性，可用巾钳向外牵拉外踝来测定。对于这类患者，不一定要固定胫腓下联合，其固定指征视腓骨骨折平面而定。

4. 外旋和外展联合伤力造成的损伤 如果伤足外旋同时外展，产生下部骨折发生在胫腓下韧带近侧，联合损伤的病理类似外翻外旋损伤Ⅳ度，因此时韧带完全撕裂。

（三）治疗

复位时，与骨折移位相反方向使用压力，术者一手将胫骨远端推向外，另一手将患足推向内，同时使足跟内翻，小腿石膏固定。但复位常失败，故应考虑手术复位。根据腓骨骨折情况，选用钢板螺丝钉、半管型钢板螺丝钉、髓内钉、螺丝钉等。内踝骨折一般使用粗纹螺丝钉固定或"8"字形张力带钢丝固定。胫腓下联合是否固定，取决于腓骨固定后，胫腓下联合的稳定性。

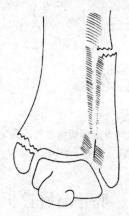

图 12-20　旋前外展骨折，胫腓下联合前、后韧带以及骨间韧带、部分骨间膜破裂示意图

（陈登山）

第三节　胫骨远端关节面骨折

一、胫骨后唇骨折

（一）概述

胫骨后唇骨折可以发生在任何类型的踝关节损伤，极少单独发生。胫骨后唇若有较大的骨片，则损害关节负重面，影响踝关节稳定性。

（二）诊断时注意事项

后唇骨折常同时伴有踝关节的其他损伤，仅 0.8%～2.5% 是单纯的后唇骨折。如果诊断胫骨后唇骨折而未发现内踝或外踝损伤，应注意伴随的软组织损伤，如胫腓下联合前韧带撕裂及三角韧带损伤，并检查腓骨近端是否有骨折。

（三）治疗

未涉及关节负重面、不影响关节稳定性时，一般在腓骨骨折复位时，胫骨后唇小骨片随之同时复位。因此对该类型的后唇骨折的治疗方法，取决于其他组织的创伤。但累及关节面者，骨折片向上移位，骨片包括胫骨关节面 25%～35% 时，应做切开复位并内固定。

1. 手术入路　若腓骨无骨折时，可做后外侧纵形切口，长约 10cm。

2. 骨折复位及固定　注意不可剥离骨片的韧带附着点，借用骨膜剥离器使骨片复位。先插入 2 枚克氏针做暂时固定，并透视或摄片确定骨片复位后，再用 2 枚螺丝钉固定（图 12-21）。因胫骨后唇甚易碎裂，在旋螺丝钉时应用缓慢动作旋紧，或在螺丝钉固定部位放置垫圈，以增加固定作用。

伴腓骨干骨折时胫骨后唇的手术治疗

（1）如果伴有腓骨干骨折，经后路暴露腓骨，分离远端腓骨片后，先将后唇骨折片复位及固定，然后做腓骨复位，并用 1/3 管型钢板及皮质骨螺丝钉固定，必要时稳定胫腓下联合。

（2）当腓骨严重粉碎性骨折，且位于胫腓下联合处，其后胫腓下联合会自行融合。因此，手术时去除胫骨的腓骨切迹的皮质，将腓骨置于其内，并用螺丝钉固定胫腓下联合。

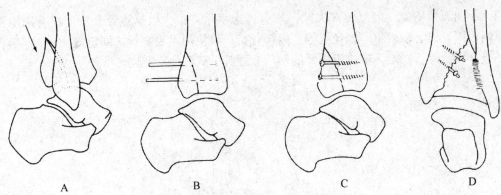

图 12-21 胫骨后唇骨折螺钉内固定示意图
A. 骨片复位；B. 克氏钉固定；C. 螺钉固定；D. 术后后方观

二、胫骨前唇骨折

（一）概况

胫骨前唇很少产生撕脱骨折，而常见是压缩损伤，骨片被挤入近端骨质。偶然胫骨前唇在其额状面产生剪切骨折。前唇骨折片有时很大，可包括内踝和部分胫骨关节面，常被距骨推向前上，并可伴内踝骨折。

（二）治疗

复位时要患足跖屈。但因前关节囊附着点甚薄弱，不能将移位的骨片拉向下，因此需切开复位内固定。可经前内侧切口，直视下复位，用"U"形钉或骨折片间以加压螺丝钉（粗纹螺丝钉）固定（图12-22）。胫骨前唇粉碎性骨折比单纯前唇骨折多见，且常包含相当部分负重面，最确切的方法是闭合复位，双钉及石膏固定，即在胫骨近端和跟骨各穿入斯氏钉，牵引复位后立即石膏固定，将2根斯氏钉包在石膏筒内，一般固定6周，拔除斯氏钉，改用小腿石膏固定，继续维持4周。

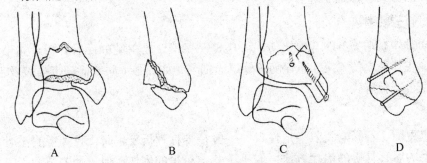

图 12-22 胫骨前唇骨折螺钉固定示意图
A、B. 术前正侧位观；C、D. 术后正侧位观

三、爆裂骨折（垂直压缩骨折）

（一）概况

高速纵向压力，造成胫骨下关节面粉碎性骨折，以及胫骨远端粉碎性骨折，骨折片向四周爆裂。但该处四周仅由皮肤包围，不能提供骨片向四周移位的空间，皮肤必然受到很大张力，形成水疱，甚至皮肤破裂，骨片尖端可刺破皮肤。虽然是由内向外的开放骨折，不同于由外向内伤力造成的开放骨折，但决不能忽视感染的危险性。在许多病例远端腓骨遭受弯曲或扭转伤力而骨折，且明显移位，肢体缩短。

（二）治疗

按损伤后皮肤条件，骨折范围和其他部位损伤，选择下列方法中的一种：

（1）闭合复位后石膏固定。

（2）切开复位内固定。
（3）经皮穿针固定。
（4）骨骼牵引（即跟骨牵引）。
（5）双针结合石膏固定。
（6）外固定支架。
（7）用针穿过跟骨、踝关节及胫骨的内固定方法。
治疗时需注意以下几点：

1）如果局部无水疱、无破损、闭合复位又失败，骨片虽属粉碎，但还能用螺丝钉固定的，应切开复位并内固定。要注意恢复胫骨负重面的解剖关系，并用多根克氏针固定，以维持复位。在术中需经X线片检查，观察复位情况。若复位满意，碎骨片间的空隙，可用髂骨松质骨填塞，并用螺丝钉固定。伤口内置硅胶管做持续吸引，最后石膏固定，全身应用广谱抗生素。

2）如果皮肤挫伤、破损、水疱或裂口存在，首先应严格清创，修剪皮肤后缝合，并立即在静脉内使用抗生素。此时，可在跟骨及胫骨近端穿入斯氏钉，安放纠正器。然后牵开骨折端，使骨折面复位。摄片检查，若复位满意即可用大腿石膏固定，两根斯氏钉固定在石膏内。6周后去除斯氏钉，改用小腿石膏固定。并继续固定4周。此方法也适用于无明显皮肤损伤，但骨片粉碎严重，不能应用内固定的患者。

3）在诊断爆裂骨折时，必须注意关节以上的骨折（即胫骨远端骨片）。主要骨折线位于关节面近侧，但骨折线可累及胫骨下关节面。也可因关节面近端骨折片移位，虽然骨折未侵及胫骨关节面，仍可发生胫骨关节面倾斜，从而影响踝关节。胫骨远端骨折，通常伴腓骨骨折，所以肢体常有缩短畸形。治疗时，首先应恢复腓骨长度，并作切开复位内固定。如系开放性骨折，或严重粉碎性骨折，则可用外固定支架治疗，以维持胫骨长度及距胫关节面水平。此方法便于术后换药，又能保持骨折固定。6周后改用大腿石膏固定，直至骨折愈合。

4）有些胫骨远端骨折或爆炸骨折，虽经积极治疗，仍不能保持关节面的整齐，则会产生损伤性关节炎，导致后期疼痛，则可做踝关节融合术，这对下肢功能影响并不大。

5）有些胫腓骨远端粉碎性开放性骨折，极度不稳定，经清创后尚能勉强缝合皮肤。由于骨折呈粉碎状，踝关节面又倾斜，不宜用钛板螺丝钉固定胫骨，但可采用钛板在腓骨上固定，对胫骨则可用1枚螺丝钉固定远侧胫腓骨，保持胫骨远端关节面水平位，然后用钛板和2枚螺丝钉固定腓骨近侧，钛板远端再用1枚螺丝钉同时固定钛板、腓骨及胫骨。这样腓骨的近侧远端均有2枚螺丝钉固定，而胫腓骨远端间也有2枚螺丝钉固定，因此能较好地固定胫腓骨。最后石膏固定，即使剖开石膏更换伤口敷料，也不至于发生骨折移位。

（陈登山）

第四节 踝关节陈旧性骨折治疗

踝关节骨折脱位，超过3周以上的，属于陈旧性损伤。因此时已失去了闭合复位的最佳时间，手术切开复位是唯一可行的途径。

一、陈旧性踝关节骨折或骨折脱位

（一）手术指征
损伤超过3周，但关节软骨无明显破坏者，均可做切开复位。

（二）手术方法
双踝骨折可采用内侧和外侧切口，分离骨折线及切除骨断端间的瘢痕组织，同时需清除踝关节内的瘢痕组织，这时即能直视下复位。首先固定外踝，距骨及内踝移位也往往随之纠正。外踝及内踝分别用螺丝钉固定。当然也可用张力带钢丝固定。

陈旧性三踝骨折（内翻外旋骨折）关键在于恢复胫腓联合的解剖关系，外踝也必须尽力解剖复位。对伴有胫骨后唇骨折者，宜采取后外侧手术入路。此切口特别适宜用于胫骨后唇的后外部分骨折。若是伴内踝骨折，则另做不同的切口。术中：暴露内踝、胫骨后唇骨片及外踝骨片后，切除各骨折断间及胫腓下联合间瘢痕组织，清楚地显示胫骨的腓骨切迹。切除距骨体与胫骨下关节面间的瘢痕，以便恢复容纳距骨体的踝穴。在新发的三踝骨折中，首先固定胫骨后唇骨折。在陈旧性损伤中，胫骨后唇骨片的胫腓后韧带与外踝相连，外踝未复位前，胫骨后唇无从复位。先将外踝置于胫骨的腓骨切迹内，用钢板螺丝钉先固定腓骨，由于腓骨受周围挛缩软组织的牵拉，此时胫腓下联合必须仍分离。因此用螺丝钉固定胫腓下联合成为陈旧性踝关节脱位手术中的重要步骤。用2枚螺丝钉固定胫腓下联合，再复位固定胫骨后唇就比较容易。胫骨后唇骨片与距骨间存在瘢痕，妨碍骨片复位，常需将瘢痕切除。

1. 外翻外旋型陈旧性损伤　内侧为内踝骨折或三角韧带断裂，外侧为腓骨中下1/3骨折、胫腓下联合分离、腓骨骨折线以下骨间膜破裂。

经内侧和外侧进路，在内侧暴露内踝骨折，外侧暴露腓骨干及胫腓联合。切除骨端和瘢痕，显露胫骨远端的腓骨切迹，然后将腓骨用钢板螺丝钉固定，胫腓下联合也用螺丝钉固定，即将外踝及腓骨远端固定于胫骨的腓骨切迹内。此时距骨及内踝即已复位，内踝即可用螺丝钉固定。固定内踝时，踝关节置于90°位，固定胫腓下联合时，踝背屈20°位，防止下联合狭窄及踝穴缩小。

若内踝无骨折，而踝关节内侧间隙增宽大于3mm，则在做钢板螺丝钉固定腓骨及胫腓下联合前，要先切除内踝与距骨关节面间的瘢痕，避免距骨难以复位。同时探查三角韧带深层。如发现三角韧带断裂，应先缝合三角韧带，但陈旧性损伤病例，其三角韧带的断端常挛缩，通常不能直接修补，需要用胫后肌腱替代。

2. 内踝及外踝骨折畸形愈合　根据畸形不同，可行外踝斜形截骨，纠正外踝与距骨向外脱位。用2枚克氏针暂行固定胫骨和腓骨。切除距骨与内踝间瘢痕酌情内踝截骨，同时修补三角韧带。然后固定内踝及外踝。如果胫腓下联合不稳定，则螺丝钉经外踝穿过胫腓下联合至胫骨，以固定胫腓联合。

3. 内踝骨折不连接　如果内踝假关节伴有疼痛和压痛，则需手术治疗。在伴有外踝骨折时，则应先固定外踝。如果内踝骨折骨片较大，可以修整两骨面，去除硬化骨，螺丝钉固定即可。植骨有利于内踝的愈合。考虑到内踝部位皮肤及软组织紧张，植骨片绝对不应置于骨折的表面，而用骨栓植入骨皮质深面。

二、踝关节融合术（图12-23）

（一）腓骨截骨融合术

采用经腓骨切口。切除胫骨及距骨软骨，切除胫骨外侧皮质骨及距骨外侧面，切除腓骨远端的内侧面，然后切取腓骨置于踝关节外侧，胫腓骨间两枚螺丝钉固定，外踝与距骨用1枚螺丝钉固定。

（二）腓骨截骨加压融合术

位于胫腓下联合前纵形切口，切开皮下组织及深筋膜，游离腓浅神经的外侧支。切断并结扎腓动脉穿支。距外踝尖端6cm处切断腓骨。游离腓骨软组织附着，自近侧向远侧，腓骨远端内侧皮质及外踝关节面切除，切除胫骨远端关节面，切除距骨的关节面，用粗纹螺丝钉固定胫距关节。然后切除距骨外侧关节面及胫骨的腓骨切迹，远端腓骨复位后用螺丝钉固定胫腓骨，另1枚螺丝钉固定外踝及距骨，此融合术方法简便，融合接触面广，骨片间有一定压力，有利骨愈合。

（三）前滑槽植骨踝关节融合术

采用踝关节前路，暴露关节囊，进入踝关节。自胫骨远端前面，截取2cm×6cm长方形骨片。切除胫骨与距骨间软骨，同时纠正踝关节畸形，用粗克氏钢针或斯氏钉暂时固定踝关节，然后于距骨颈及体部位开槽，以接纳胫骨骨块。将胫骨片下端插入距骨槽内，近端骨片嵌于胫骨槽内。骨块与胫骨和距骨分别用螺丝钉固定。自胫骨槽内取松质骨，填塞在踝关节前间隙，缝合伤口，石膏固定。

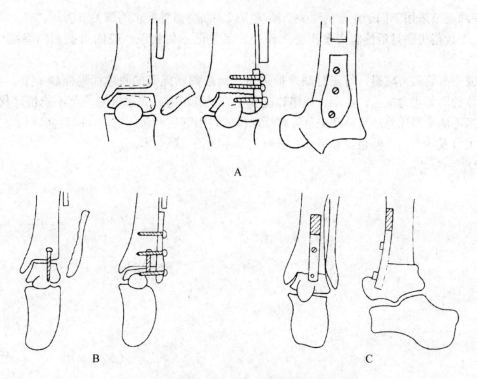

图 12-23　踝关节融合术常用术式举例示意图
A. 腓骨截骨融合术；B. 腓骨截骨加压融合术；C. 前滑槽植骨踝关节融合术

三、踝关节成形术

（一）手术指征
（1）踝关节骨关节炎关节周围韧带完整，距骨无明显内翻或外翻畸形。
（2）类风湿踝关节炎未长期用激素，无明显骨破坏。

（二）禁忌证
（1）踝关节损伤性关节炎伴韧带损伤，距骨有 200 以上内外翻畸形，解剖结构破坏，近期感染等。
（2）类风湿踝关节炎，经长期激素治疗，明显骨破坏。
（3）踝关节融合失败。
（4）距骨无菌性坏死。

（三）踝关节手术效果评定标准
（1）轻度或无疼痛。
（2）假体无移动及位置不良。
（3）不需要进一步手术。

（四）踝关节成形术后步态改变
（1）术后踝关节活动范围可在正常限度内，但是在步行周期中的某些阶段活动模式异常。正常人足着地时，仅足跟先着地，踝关节处中和位。当该足负重结束，足趾离地时，踝关节由背屈转为明显跖屈位。而踝关节假体置换术后，行走开始时整个足着地，即足跟及足趾与地面接触踝，关节处在最大被动的跖屈位，而足趾离地时，踝关节无跖屈或轻度跖屈，因此缺乏推进力。步态的改变与关节稳定性相关，踝关节及足部的疼痛或僵硬无关，与跗中关节疼痛无关。
（2）文献报道认为步态的改变，由于关节囊内接受本体感受的神经遭到破坏。如同小腿三头肌瘫痪，造成踝关节不稳，影响患者步行速度、步距及行走节律。小腿肌力减退后，患者采取 2 个代偿机制。

1）对侧踝关节采用不同于正常的踝关节活动模式，而类似置换术侧踝关节活动。

2）第二个代偿机制是近侧肌肉发挥更大作用，肌电图示臀大肌、股四头肌和腘绳肌的肌电活动延长。

由于小腿三头肌肌力减退，行走时缺乏推进力，而依赖腘绳肌的收缩而屈曲膝关节，便于足趾离地。导致肢体的向前能力减退，步距、节律和速度等的减退。因此如果近侧关节不能很好代偿的患者，踝关节置换术不能取得满意结果。踝关节异常活动模式可引起后期假体松动。随时间延长，并发症也增加。因此踝关节置换术，目前很少有指征，一般主张做踝关节融合术。

（陈登山）

第十三章

脊柱微创治疗

第一节 经皮椎体后凸成形术

一、概述

为了减轻或消除骨质疏松性椎体压缩性骨折（osteoporosis vertebral compression fracture，OVCF）引起的疼痛，同时改善或预防脊柱后凸畸形，目前有一种新的手术方法，称为经皮球囊扩张后凸成形术（percutaneous kypho plasty，PKP）。这种方法是将球囊样的装置经皮置入压缩椎体，并使该装置膨胀，从而抬高终板，恢复椎体高度。从理论上讲，这种方法有望增加肺活量、增进食欲和延长寿命，同时减少椎体进一步塌陷或再骨折的可能性。PKP 是在 PVP 的基础上发展起来的。20 世纪 80 年代，法国介入神经放射科 Deramand 和 Galibert，在 X 线监视下将 PMMA 经皮注入 C_2 椎体，治疗血管瘤所致的椎体骨质破坏，缓解了患者的长期疼痛，随访 3 年，效果满意，这一技术就是 PVP，从而开辟了骨质疏松性脊柱骨折微创治疗的先河。但是，由于 PVP 不能恢复椎体高度和纠正后凸畸形，因而不能更好地重建脊柱的稳定性，并且由于该技术骨水泥渗漏率高而增加了手术风险。

1994 年，Lieberman 和 Dudeney 在 Belkoff 和 Mathis 实验研究的基础上，在人体行经皮后凸成形术（percutaneous kypho plasty，PKP），应用一种可膨胀性气囊（inflatable bone tamp，IBT）经皮穿刺置入椎体，充气扩张后使压缩骨折的椎体复位并形成空腔，注入骨水泥。PKP 既恢复压缩椎体的强度和硬度，又可部分恢复压缩椎体的高度，重建脊柱的稳定性，达到缓解疼痛、矫正后凸畸形、改善患者生活质量的目的。并且充气后使椎体内压力降低，使骨水泥注入更加安全，取得了较 PVP 更好的治疗效果。PVP 和 PKP 均用于各种原因引起的椎体压缩性骨折。自 1998 年美国 FDA 批准 PKP 运用于临床以来，以其疗效可靠、安全等潜在优势而备受青睐，与 PVP 相比，具有较少的并发症，疗效也大大提高。

Gangi 等报道了 628 例 PVP 病例总结，其中骨质疏松压缩性骨折 58%，转移性肿瘤、骨髓瘤 39%，血管瘤 3%，有效率分别为 78%、83% 和 73%。Garfind 等报道了 603 个压缩性骨折，经 PKP 治疗后，有效率达 95%，椎体高度恢复达 50% 以上，而同时文献回顾 PVP 有效率为 70%～90%。

二、手术适应证与禁忌证

（一）适应证

适应证同经皮椎体成形术，主要用于因骨质疏松和肿瘤引起的疼痛型椎体压缩骨折的治疗。原发性骨质疏松症（primary osteoporosis，POP）引起的椎体压缩性骨折，多见于绝经后妇女和老年人，疼痛症状持续不能缓解或为防止长期卧床可能引发并发症者，这是最主要、也是最常见的适应证。术中恢复椎体高度的可能性主要取决于骨密度与骨折时间，对于陈旧性压缩骨折是否采取手术，应由 MRI 等影像资料及临床医师的经验来判断；近期发生 OVCF（通常 <36 个月）或继发性骨质疏松症（secondary osteoporosis）患者（如正在接受激素治疗的患者）中较易出现骨密度降低或松质骨变脆者，可否进行预防性治疗应予以考虑。

(二) 禁忌证

PKP 的绝对禁忌证也与 PVP 非常相似：凝血功能障碍患者；不能行急诊椎板切除减压术患者。下列情况之一者可视为相对禁忌证：①无痛的 OVCF 或 OVCF 不是主要疼痛原因。②骨髓炎或全身性感染的存在。③向后方凸出的骨块，或者是位于后方的可能危及椎管的肿瘤团块，必须先对向后凸出的骨块和位于后方的肿瘤块进行治疗前的评估，因为这些实质性团块在球囊扩张时可能会被挤压后进入椎管。④椎体压缩程度超过 75% 者。Mathis 认为当椎体压缩超过原高度的 65%~70% 时不易手术。⑤病变椎体周壁特别是后壁骨质破坏或不完整者。对前壁缺损行分次骨水泥灌注，第一次应使骨水泥少量、稠厚，低压充填以封堵缺损区；第二次可行正常充填；对侧壁与后壁破裂者，术中持续动态影像监测，当骨水泥充填至椎体周壁时立即停止，仍能够避免术中渗漏的危险，不过这样无疑增加了术者的 X 线照射，是否可行仍有待探讨。⑥椎弓根骨折。⑦椎体骨折合并神经损伤。⑧成骨性转移性肿瘤者。⑨出凝血功能障碍或有出血倾向者。⑩严重心肺疾病者或体质极度虚弱不能耐受手术者等。

临床上还需注意以下几个问题：①由于 OVCF 患者在长期的保守治疗过程中椎体有可能继续发生塌陷，早期手术的并发症发生率低；3 个月内行 PKP 椎体容易扩张，手术效果好，所以有学者提倡早期手术。②有并发症如肺炎、血栓性静脉炎、麻醉止痛药过敏等或对止痛药耐受，疼痛较剧而不能行动者可早期治疗。③必须要有足够的椎体残留高度，以利于后凸成形术所用工具能够置入压缩椎体内。④对于多节段椎体压缩骨折的患者手术椎体的选择，最好有骨折平面的透视定位和能清晰显示伴有骨髓水肿（marrow edema）的 MRI。

Eastell 等按椎体前后缘之比大小的不同将 OVCF 分为：①楔形骨折，椎体前部、中部的高度降低，引起楔形变；②中央骨折，引起椎体的双凹畸形，即通常所说的鱼椎样变；③整个椎体压缩骨折，产生椎体扁平样变；此外，还有学者提出兼有上述类型中任何 2 种或 2 种以上者，形成混合样变的椎体畸形，如双凹 + 楔形变者，多表现为椎体前缘高度低于后缘的楔形变同时合并中央部位显著低于前缘者。总之，无论上述何种类型，只要在 X 线（片）上形成肉眼可见的骨折征象，表现为椎体局部或全部不同程度的压缩，均可归结为 OVCF。然而，是否上述所有 X 线（片）表现为椎体压缩骨折椎体都需要 PKP 治疗呢？近期的临床研究认为，应当结合 MRI 信号改变来确定进行 PKP 手术的椎体：术前磁共振检查在自旋回波序列（Spin Echo, SF）的 T_1 加权像（T_1 weighted imaging, T_1WI）上呈低信号，T_2 加权像（T_2 weighted imaging, T_2WI）呈高信号，在短 T_1 反转恢复序列（short T_1 inversion recovery, STIR）上呈高信号，表明骨折椎体存在微动，伴有骨髓水肿，有此特征的椎体应行 PKP 治疗，反之则说明骨折已陈旧，即使骨折压缩变形很重，也不需 PKP 强化，这对多节段椎体压缩骨折选择手术椎体、取得良好疗效尤为关键（图 13-1）。Gaitanis 等研究证实，椎体存在骨髓水肿其 MRI 脂肪抑制序列 STIR 上显示的高信号改变存在于全部具有 9 个月以上临床症状的 OVCF 患者，而且与 PKP 对脊柱畸形的矫正程度密切相关。

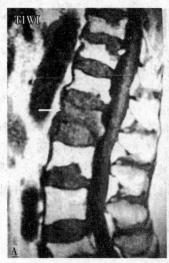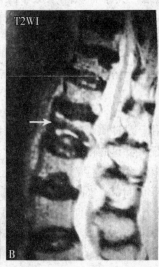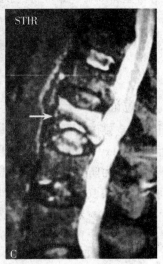

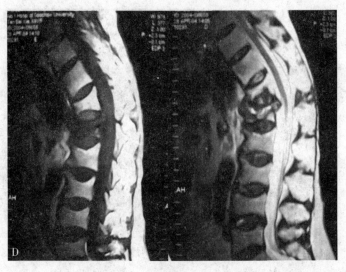

图 13-1 椎体骨折 MRI 图像

A. T_1 为低信号；B. T_2 为高信号；C. STIR 为高信号；D. T_{12}、$L_{1～5}$ 椎体压缩骨折，手术椎体只选择 L_1 椎体

三、术前准备与操作

（一）手术器械

球囊扩张器主要包括可扩张球囊、穿刺针、手动骨钻、导针、套管和带有压力传感器的注射装置、无菌硫酸钡或其他造影剂和 PMMA 骨水泥。

（二）手术步骤

（1）麻醉与体位：术前给予镇静剂和止痛剂，局部消毒后局部麻醉或全身麻醉。局部麻醉常规使用 1% 利多卡因；若难以俯卧位时，应给予全身麻醉。采用插管全身麻醉，患者俯卧于手术台上，两臂伸向头侧（图 13-2）。将上肢放置于这种体位对于避免影响肘前静脉回流非常重要。肘部需要捆扎固定在合适的位置，以避免术中肘部突然落下以及旋转透视时带来的潜在伤害。操作时必须使用高分辨率的 C 形臂 X 线机或双平面的透视机（图 13-3）。

（2）透视定位：调整 C 形臂 X 线显示患椎无"双边影"，即正位该椎体终板与 X 线平行而使其终板成像为一线影，同时双侧椎弓根影必须对称并与棘突等距；侧位要求椎体终板、椎弓根上下缘均为一线影。

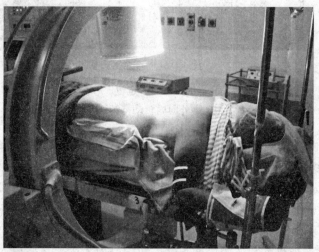

图 13-2 C 形臂 X 线机，装有传统的前臂板和辅助的垫子，有利于患者取俯卧位

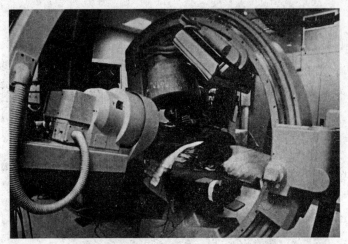

图13-3 双平面X线透视设备，不需旋转即可提供两个平面的影像

（3）穿刺：常规消毒铺单，在透视指引下将穿刺针直接插入骨质中。将穿刺针针尖置于椎弓根影的外上缘（左侧10点钟、右侧为2点钟位置，见图13-4、图13-5）钻入套管针（即带套管穿刺针，必要时轻轻锤击针柄），当针尖至椎弓根的1/2时，正位透视如针尖位于眼睛状椎弓根影的中线处，则说明进针正确，否则应予以调整。可在侧位透视下继续钻入。当侧位显示针尖到达椎体后壁时，继续钻入针尖至椎体后壁时，正位透视针尖如位于椎弓根影的内侧缘，说明进针方向正确，否则应予以调整。侧位透视下，继续钻入2~3mm后停止。

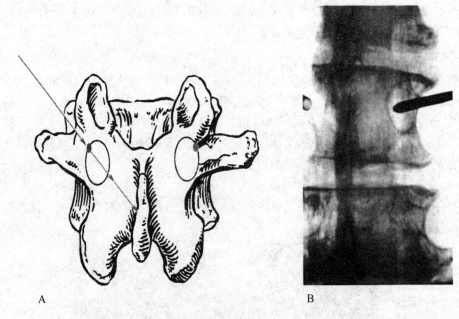

图13-4 定位
A. 进针点；B. 由外向内转动持续透视椎弓根轴位

（4）抽出穿刺针的内芯，置入导针：拔出穿刺针，按序沿导针置入扩张套管和工作套管，使工作套管的前端位于椎体后缘皮质前方2~3mm处。将精细钻放入工作套管后，用手指的力量顺时针缓缓钻入椎体，当感觉阻力过大不能进入时，可用手柄将其旋入。当侧位显示钻头尖到达椎体1/2处时，正位应显示钻头尖不超过椎弓根影与棘突连线1/2处；当侧位显示钻头尖到达椎体前缘时，正位应显示钻头尖靠近棘突边缘。采用与钻入时相同的旋转方向边旋边取出精细钻（用螺纹中所带骨屑或病变组织常规送病理），用带芯的骨水泥推入管探测，证实椎体前缘皮质未破，然后放入IBT，其理想位置是在侧位显示位于病椎的前3/4处由后上向前下倾斜，同法完成另一侧的穿刺和球囊的放置。

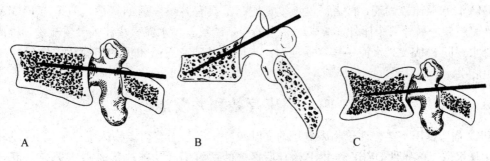

图 13-5 穿刺入路
A. 双面凹陷进针方向水平；B. 上终板压缩进针向尾侧；C. 下终板压缩进针向头侧

双侧穿刺者，按上述步骤完成对侧穿刺和球囊的放置。

(5) 连接注射装置（每个注射器抽显影对比剂 Ominipaque 10mL，以便术中监测球囊位置扩张情况），扩张球囊（双侧穿刺、双球囊者两侧同时扩张；双侧穿刺、单球囊者两侧交替扩张），当压力达到 50psi 时，取出球囊的内芯导丝，逐渐增加压力至球囊扩张满意，一般不超过 300psi，同时 C 形臂 X 线机监视球囊扩张情况。当球囊已扩张达终板，或预计的椎体复位效果，或椎体四周皮质，或压力骤升而不能继续时即停止增加压力。至此，穿刺与扩张已全部完成。

(6) 调制骨水泥将其灌入骨水泥推入管：调制骨水泥（如骨水泥内不含或只有少量显影剂时，应按比例加入适量硫酸钡）至糊状时，即用注射器注入骨水泥推入管。抽出球囊内液体，取出球囊。当骨水泥处于团状期时，将骨水泥缓慢置入椎体的空腔内。可将骨水泥推入管退出一部分，以利于空腔的完全充填，在推入过程中如出现骨水泥将要流出椎体范围时即停止，然后用骨水泥推杆夯实后取出。如果是双侧套管注入，必须充填完另一侧时才把该侧拔出，否则可能会在注射另一侧时出现骨水泥漏出椎弓根，旋转取出工作套管，切口给予压迫止血，用无菌创可贴闭合创口即完成手术。

术后处理同经皮椎体成形术的术后处理。

(三) 手术操作过程中应注意的事项

除了经皮椎体成形术相同的注意事项外，尚要注意以下几点：

1. **手术入路的选择** 综合文献报道，主要有 3 类：①单侧经椎弓根或椎弓根旁；②双侧经椎弓根或椎弓根旁；③单侧椎体侧方。虽然 Tohmeh 等对经单侧和双侧椎弓根入路的椎体后凸成形术进行单轴加压试验，发现两者在力学上无显著性差异，但有些学者倾向于选择双侧入路，因为双球囊同时加压扩张，可使塌陷终板整体复位，并可避免椎体倾斜；从理论上讲可避免术后骨折椎体两侧不对称、倾斜，甚至可能出现侧弯，但目前尚无明确证据表明其正确性，有待进一步研究证实。

2. **球囊扩张的压力与终止时机** 球囊扩张的要领是透视监测，缓慢扩张。用可显示压力的注射装置，扩张球囊，使其压力增加到约 50psi（防止其移出）时，从中取出钢丝内芯。缓慢、逐步扩张球囊，每次增加 0.5mL，并且随时停顿检查球囊内压力是否降低。在邻近的松质骨被推开或压缩时，可发现球囊压力迅速下降。而当骨密度很高时，压力可高达 180psi，且很少或不出现压力降低。压力不要超过 300psi，以防止球囊破裂。对于球囊压力与椎体骨密度之间的关系，尚待研究。整个扩张过程必须在术者的视觉和双手感觉控制下，在扩张到终点后，记录球囊所用液体量，这个容量可作为注入骨水泥量的估计值。

Mathis 等提出终止扩张球囊的指征：①椎体高度恢复至正常；②虽无高度恢复但球囊已扩张至终板；③球囊已达到一侧皮质；④扩张时球囊压力不再降低；⑤已达到球囊的最大容量或最大压力。达到或出现上述任一项时，即可停止扩张。

3. **充填剂的选择** PMMA 最早被用于 PVP 和 PKP 中，也是目前最常用的填充剂。由于 PMMA 不是 PVP 和 PKP 的专用充填剂，在 X 线下不能最佳显影，需要再加一定量的显影增强剂，最常用的是硫酸钡，其含量目前尚没有统一的标准，多数学者趋于认同总含量为 30%。椎体前缘高度生物力学测试表明，加入硫酸钡改变了骨水泥的力学性能，但不影响临床治疗效果。最近一项体外实验对羟基磷灰石骨水泥与 PMMA 骨水泥比较发现，两者高度恢复相同，都具有容易注射的特性，但是与 PMMA 相比，前者对刚度恢复较差。另外一个体外实验采用相同的羟基磷灰石骨水泥直接注入骨质疏松性椎体，证实这种类型的骨水泥同 PMMA 骨水泥一样容易注射，表明羟基磷灰石骨水泥的组成比它注射的环境与注射的难易度更相关。

四、临床疗效和并发症

由于 PKP 临床试用不久，评价临床效果的文献较少，但是已有初步临床报道证实其疼痛缓解率高。据目前的文献报道，疼痛性 OVCF 经 PKP 治疗后疼痛的缓解率和功能改善率高达 95%，而且疼痛在手术后 24 小时就缓解，患者的生活质量明显提高。67% 的椎体可恢复部分高度甚至全部高度。后凸畸形的发生率减少到 50%，但缺少长期随访的结果。一项治疗 30 例患者 70 个椎体的早期研究结果显示丢失高度平均恢复 2.9mm。把治疗的椎体分成两组，70% 的椎体平均高度增加 4.1mm（恢复 46.8% 的高度），而 30% 椎体没有恢复高度。8.6% 的治疗椎体出现骨水泥渗漏，与已报道的 PVP 治疗 OVCF 的骨水泥渗漏率相似。有文献报道，在 24 例 PKP 手术中，平均椎体高度恢复如下：前部 3.7mm，中部 4.7mm，后部 1.5mm。每个病例的疼痛都得到显著缓解，而且未出现并发症。Lane 等报道 30 例患者获得相同的椎体高度恢复和疼痛缓解，并发症的发生率低于 1%，并发症包括 1 例需要手术减压的硬膜外血肿，1 例不全性的脊髓损伤和 1 例短暂的呼吸窘迫综合征。

这些临床报道是令人鼓舞的。为了确定高度恢复对于肺功能、生活质量和后凸畸形的预防在理论上的有利作用，需要进行长期的随访研究。

另外，PKP 术后是否会增加邻近椎体节段骨折发生率目前尚未达成共识。Fribourg 等的一项研究中，38 例椎体骨折患者的 47 个椎体接受了后凸成形术治疗。在平均时间为 8 个月的随访期间，10 例患者又发生了 17 次椎体骨折，其骨折发生率高于不予治疗的椎体骨折患者的自然骨折发生率。其中 8 例患者的骨折发生在椎体后凸成形术后的 2 个月内，而且至少累及手术椎体相邻的一侧椎体。在所有 17 次椎体骨折中，仅 4 次未发生在手术椎体的相邻节段，而且在发生时间上，不相邻椎体的骨折（远位骨折 remote fractures）显著晚于相邻椎体的骨折（adjacent fractures）。如此高的再骨折发生率，在其他报道中却未曾见到。在 Harrop 等的研究中，总结了 115 例（225 个椎体）后凸成形术的大样本临床资料，随访 3~33 个月（平均 11 个月），26 例（34 个椎体）发生了再骨折（34/225，15.1%），其中 80 例（原发组）患者为 POP，35 例（继发组）为类固醇药物长期治疗导致的继发性骨质疏松症患者，两组共 27 例术后再骨折，其中原发组占 35%（9/27）继发组占 65%（17/26），原发组 PKP 术后再骨折的发生率为 11.25%（9/80），而继发组为 48.6%（17/35），统计分析显示两者有显著性差异（$P < 0.0001$），其中邻近骨折（12/19 因为使用类固醇，$P = 0.0009$），远位骨折（7/9 因为使用类固醇，$P = 0.027$），表明继发于类固醇依赖的 VCF 患者 PKP 术后椎体再骨折的发生率显著增加，而并未表明 PKP 会增加 OVCF 患者术后再骨折发生率，反而可能会降低 OVCF 邻近骨折、远位骨折发生率。上述两项研究资料存在如此大的分歧，前一项样本含量较小，也未明确原发组与继发组，而后一项样本含量较大，似更有说服力，但这并不意味着可以肯定哪项资料的结果准确，因此，这预示着还需进行深入细致的研究与长期随访，才能得出更为准确的结论。

并发症防治基本同经皮椎体成形术，但由于 PKP 在椎体内形成空腔，同时向椎体内空腔注射较黏稠的骨水泥，注射骨水泥的压力较少，因此，骨水泥渗漏等并发症发生率较 PVP 低，文献报道 PVP 骨水泥渗漏率为 40%，PKP 为 8%。

尽管如此，与 PVP 相比，PKP 是一相对安全的微创手术，其并发症发生率低，特别是骨水泥渗漏率明显较 PVP 低，即使产生神经症状，也是一过性的，大多数并无临床意义。尽管如此，但因为其开展时间尚短，远期并发症还需进一步观察。

五、存在的问题及应用前景

自 1998 年美国 FDA 批准 PKP 试用以来，虽然已有初步的临床报道，但仍存在许多有待解决的问题。

在基础研究方面,生物力学测试目前国内外采用的多为离体实验,所测定的生物力学虽接近人体,但其生物活性及术后负重状态下骨水泥与椎体的生物结合程度尚未见报道;单个椎体强化后,是否对其他未强化椎体产生力学上的改变,是否应进行预防性的手术。

在临床研究方面,对 PKP 的长期随访、适应证、穿刺方法和复位程度以及复位作用的评价方法等均尚待进一步研究。PKP 最初用于椎体压缩性骨折,现在应用范围越来越广,如外伤引起的胸腰椎爆裂骨折,后壁完整者可体位复位后再行 PKP 手术,可不需要开放手术内固定,即能够更好地恢复椎体的高度和强度。尽管有大量的文献报道手术效果良好,但术后疗效缺乏明确、统一的评价标准,也没有严格的随机对照实验研究,同时缺乏长期随访,许多资料缺乏一致性。因此,探讨和规范术前分级与术后疗效评估标准应是完善 PKP 临床研究科研方法学的依据。

在充填材料方面,尽管 PMMA 替代材料的开发和研究已取得了可喜的进展,如目前已开发出了可吸收的注射用磷酸钙骨水泥以及可诱导成骨的多孔天然珊瑚(含骨诱导因子)、碳酸钙骨替代物(Ca-P)等,不仅具有可注射性和椎体成形能力,还具有良好的组织相容性和可生物降解性,此外,前者尚有骨诱导作用,但其生物力学性能尚待研究。另一方面,因患椎强化后刚度上升将与邻近节段形成明显的力学梯度,加之患者多为老年人,存在不同程度的椎间盘退变和椎体骨质疏松,术后加速椎间盘退变或诱发邻近椎体骨折的可能性尚需进一步研究。

在椎体内撑开手术器械的研究进展方面,虽然在 KyphX Balloon 之后相继出现了 KyphX Elevate、KyphX Exact、KyphX Latitud、Sky Expander、Sunflower System,以及撑开与成形一次完成的 vesselplasty 等,这些后凸成形术的器械虽已逐渐应用于临床,但一些器械自身的不足正在渐渐显露出来,如撑开力不够、可控性差、球囊易破裂、术中断裂难以取出等,且由于应用时间尚短,缺乏长期随访比较的数据,因此还需要长期的研究观察与反复实践。

随着研究的深入,PKP 结合可吸收骨水泥有望推广应用治疗早期脊柱侧凸及骨科的其他领域,如原发性骨质疏松症患者其他部位的骨折,如跟骨、距骨、胫骨平台骨折等。充填材料的改进,PKP 用于年轻的创伤性椎体骨折,以及加载药物的充填材料用于 PKP 治疗椎体肿瘤、结核或其他病变从而达到椎体强化后药物持续缓释局部治疗等都是未来的发展方向。此外,生物可吸收球囊以及其他恢复椎体高度和防止渗漏技术等也必将成为新型手术器械的研究热点。总之,鉴于上述优越性和应用前景,随着材料工程的日趋成熟,新型手术器械的问世,PKP 技术有望在骨质疏松性脊柱骨折以及其他椎体病变的微创治疗领域得到迅速的推广和发展。

(王 兴)

第二节 椎间盘髓核化学溶解术

一、概述

髓核化学溶解术(chemonucleolysis)又称化学溶核术或髓核溶解术(neucleolysis),是治疗椎间盘突出症的一种介入疗法,通过经皮穿刺向病变椎间盘内注入某种化学酶,催化降解髓核的某些成分,降低椎间盘内压力或消除突出物对神经根的压迫,从而达到消除或缓解临床症状的目的。早期是将木瓜凝乳蛋白酶(chymopapain)注入髓核,使髓核中的蛋白多糖解聚从而溶解髓核,降低椎间盘内压力,解除对神经根的压迫。以后临床应用胶原蛋白水解酶(简称胶原酶,collagenase)作为化学溶酶注入病变椎间盘。胶原酶能够有效地溶解髓核和纤维环中胶原蛋白,既降低椎间盘内压力又溶解间盘突出物,解除神经根压迫,达到治疗目的,因此国内学者提出"胶原酶髓核溶解术"名称。

自 1964 年 Smith 开展这方面的工作以来,虽然历经风雨,但至今髓核化学溶解术还是得到了较为广泛的应用。有报道表明,髓核化学溶解术的手术效果与传统的髓核摘除术差不多,其主要适用于单侧腰腿痛、局部神经损害与 CT 和 MRI 等影像学结果一致的患者,若存在中度的侧隐窝狭窄或椎间孔狭窄者、腰椎间盘突出症出现足下垂、膀胱直肠功能障碍等严重神经症状者、孕妇或14岁以下的儿童及对溶解酶过敏者则不宜行此手术治疗。

二、简史

1916年，法国巴斯德研究所的作者发现了胶原酶。

1934年，美国哈佛大学医学院的Mixer和Barr首先通过手术证实和治疗了腰椎间盘突出所致的腰腿疼痛，开创了腰椎间盘突出症的时代。

1941年，Jansen和Balls首先分离出木瓜凝乳蛋白酶。

1959年，Hirsch认识到椎间盘内的软骨黏液蛋白随着年龄增长而退变成胶原或纤维组织，因而他设想用一种药物来促进这种生物化学变化。

1963年，Smith首次用木瓜凝乳蛋白酶注入患腰椎间盘突出症的病变间盘内，在缓解坐骨神经痛方面取得了令人鼓舞的效果，随后在加拿大、英国、法国、德国和美国广泛开展这种疗法。

1969年，Sussman首先使用胶原酶椎间盘内注射治疗腰椎间盘突出症。

三、髓核化学溶解术的药物及原理

在腰椎间盘退变的基础上，或因急性外伤或积累性外伤而产生椎间盘疝，刺激或压迫相应脊神经根而引起临床症状和体征，即腰椎间盘突出症。因此，占位性的挤压是其主要临床病因。腰椎间盘疝或突出物由椎间盘髓核及纤维环组成。向椎间盘内注射化学酶特异性地分解髓核，随后吸收而消除突出物，从而获得治疗效果。

用于髓核化学溶解术的药物须能够选择性地降解椎间盘髓核，而对周围血管、神经、韧带、软骨、骨及骨膜等组织无降解作用或作用甚微，且无全身或局部的不良反应。木瓜凝乳蛋白酶、胶原酶、胰蛋白酶和糜蛋白酶、组织蛋白酶G和组织蛋白酶B、软骨素酶ABC等曾用于实验研究，其中只有木瓜凝乳蛋白酶和胶原酶在临床上得到运用，现国内用于髓核化学溶解术的药物主要为胶原酶。

（一）木瓜凝乳蛋白酶

木瓜凝乳蛋白酶是从粗木瓜素中提取出来的，主要作用于髓核中连接长链黏多糖的非胶原蛋白，使黏多糖蛋白解聚，而对纤维环不发生作用。但木瓜凝乳蛋白酶具有过敏反应（anaphylaxis）、截瘫（paraplegia）和急性横断性脊髓炎（acute transverse myelitis）等严重不良反应，尽管发生率极低，但一旦发生，可造成对患者不可逆的严重后果。

（二）胶原蛋白水解酶

胶原蛋白水解酶简称胶原酶，是能在生理pH和一定温度条件下水解天然胶原的一种酶。人体内许多上皮组织，如皮肤伤口、牙龈、角膜等许多间充质细胞衍生的组织，如关节滑膜、成纤维细胞、椎间盘内都存在着胶原酶，称为内源性胶原酶，对体内胶原分解过程发挥重要作用。药用胶原酶是从溶组织梭状芽孢杆菌（clostridium histolyticum）中提炼出来的，此酶能溶解髓核和纤维环中的胶原纤维，其分子量为80~85kD。天然的胶原由于存在三联螺旋的稳定结构不能被一般蛋白酶水解，体内的胶原更新一般都很慢。胶原酶在中性条件下作用于原胶原分子，使其在离氨基端3A处断裂成为两部分。原胶原分子一旦断裂，在30℃条件下即可变性，丧失其螺旋结构，从而易于被组织中其他蛋白酶进一步分解。

1. 胶原酶对椎间盘髓核的降解作用　我们将不同剂量的胶原酶注入家兔的椎间盘内，5天后发现胶原酶注射的椎间隙变窄，髓核缩小，吸水膨胀性降低；2周后髓核基本消失或仅有少许残留，纤维环变形，内层环状结构消失；12周后髓核被纤维软骨样组织取代，椎间隙变窄，呈纤维性融合，组织切片经HE染色后置于光学显微镜下观察，未注射的和生理盐水注射的椎间盘在观察期间相似；胶原酶注射1天后，椎间盘髓核结构紊乱，边缘与纤维环分离，髓核内嗜碱性物质相对增多，纤维环和软骨的改变不明显；5天后，髓核皱缩，纤维环内层部分纤维发生透明样变；2周后髓核结构基本消失或仅有少许残留，纤维环变形；12周后，椎间盘的大部分被纤维或软骨组织取代，软骨终板的改变不明显。

2. 胶原酶的安全性　我们将胶原酶分别注入家兔的肌肉发现肌肉有坏死，2周后坏死的肌肉被纤维组织所替代。我们又将胶原酶分别注射到家兔的硬膜外腔或蛛网膜下隙，未见明显的神经损害症状和体征；病理组织学检查显示胶原酶硬膜外腔注射的脊髓无明显异常；而胶原酶蛛网膜下隙注射的脊髓表面有点状出血的现象，脊髓横断面组织切片显示蛛网膜下隙血管充血和一些点状出血，神经元和神经纤维结构基本正常。

（三）软骨素酶 ABC

日本学者发现软骨素酶 ABC 有更显著的特异性，它只作用于硫酸软骨素的糖蛋白侧链，通过减少椎间盘的水潴留，降低椎间盘内压力。它与木瓜凝乳蛋白酶和胶原酶相比，对细胞或组织的损伤更小，它能引起退变的髓核溶解，而不破坏软骨细胞。Olmarker 等认为，软骨素酶 ABC 对神经和血管的不良反应更小，无潜在的神经毒性，对神经传导无影响。但其有效性和安全性有待临床进一步验证。

四、适应证和禁忌证

腰椎间盘突出症患者的临床诊断根据 McCulloch 1983 年制订的标准而确立，即：①腿痛大于腰痛。②有特异的神经症状，如感觉异常。③直腿抬高试验小于正常的 50%。④腱反射异常，患肢萎缩、无力或感觉消失。⑤有 CT、MRI 或脊髓造影中任一种影像学检查证实并定位突出间隙。

腰椎间盘突出症治疗方法的选择，取决于此病的不同病理阶段和临床表现，以及患者的身心状况。大部分腰椎间盘突出症可经卧床休息、牵引、推拿、针灸、封闭等保守治疗得到缓解或治愈。Weher 对 280 例经脊髓造影证实为急性腰椎间盘突出症的患者进行了前瞻性对照研究，发现 3 个月的观察和保守治疗将不再改变远期效果。据此，有学者认为，对腰椎间盘突出症患者行髓核化学溶解术前，经 3 个月的保守治疗和观察是有必要的，除非患者在保守治疗期间症状剧烈或进行性加重。然而对有下列情况者不宜行髓核化学溶解术。

（1）孕妇以及 14 岁以下的儿童。但至今仍无有关木瓜凝乳蛋白酶或胶原酶对孕妇、胎儿或儿童健康影响的报道。

（2）对髓核化学溶解酶过敏者。过敏反应是髓核化学溶解术最危险的并发症之一，并有数例死亡的报道。Bouillet 收集了 43 662 例，发现 1.9% 的患者对木瓜凝乳蛋白酶过敏，大多数反应轻微，无须特殊处理，仅 0.14% 的患者发生过敏性休克，经传统方式抢救，无一例死亡或留下后遗症。过敏反应的确切机制尚不清楚，可能与患者产生对木瓜凝乳蛋白酶和（或）降解产物的 IgE 抗体有关。详细询问患者过敏史及髓核化学溶解酶的接触史，可了解过敏反应发生的可能性，第二次注射应慎重。注射前预防性使用抗过敏药物可降低过敏反应的发生率及减轻反应的程度。据报道，胶原酶过敏反应发生率较木瓜凝乳蛋白酶低，但仍不能放松警惕。

（3）伴有马尾综合征的患者。因为该疗法对此类患者疗效不肯定，且延误外科手术时机，易造成神经不可逆损伤，导致永久性瘫痪。

（4）伴有骨性椎管狭窄或侧隐窝狭窄的患者。

（5）游离死骨型或椎间盘钙化者。因为此类突出的椎间盘髓核不易被酶所降解。

（6）伴有椎间盘炎或穿刺部位感染者。

（7）有心理或精神障碍者。

（8）其他：如腰椎前移、有全身性疾病者等。

此外，髓核化学溶解术对单纯腰背痛的患者疗效不佳。Troisier 等用该方法治疗了 10 例单纯腰背痛患者，仅有 1 例有明显疗效。Benoist 等报道髓核化学溶解术治疗复发的急性下腰背痛和下腰背痛合并非神经根性肢体疼痛的患者分别仅有 48% 和 53% 的满意率。

五、术前准备

心理准备：针对患者的思想情况，做好解释工作，使患者愉快地接受手术，并能很好地配合。应向患者及其家属实事求是地介绍病情、治疗方案和术中、术后可能发生的问题与相应的防治措施，以便取得他们的支持。

询问患者过敏史，有无麻醉药物、碘及髓核化学溶解药物的过敏病史，并行碘过敏试验，如患者为过敏体质，治疗时须谨慎。术前30分钟常规静脉注射地塞米松10mg。

血尿常规及凝血功能检查，询问出血倾向，如有凝血功能异常，不宜行该治疗。

其他：术前床上训练大小便、备皮、禁饮食，术前30分钟给予镇静药物，进手术室前排尽尿液等。

六、髓核化学溶解术的注射方法

髓核化学溶解术根据药物注射的部位可分为盘内注射和盘外注射两大类，注射方法的选择无统一的标准，主要根据术者的喜好及熟练程度而定。

（一）盘内注射髓核化学溶解术

髓核化学溶解术最初使用的是盘内注射，木瓜凝乳蛋白酶和胶原酶均可行盘内注射。盘内穿刺常规采用后外侧穿刺入路，是由于该入路有一三角工作区，该区由脊神经根、下一椎体的上缘、上关节突及横突构成。椎间盘纤维环后外侧部分在此三角工作区无骨性结构覆盖，行穿刺时，脊神经很大部分被关节突、椎弓根和横突遮挡而受到保护，因此也称安全三角区。

1. 术前准备 上肢开放静脉慢滴生理盐水，以备万一发生意外情况时，可立即给药、抢救。上肢放置脉率和血压监视器。或上血压计及手测脉率，穿刺前测量血压和脉搏，并做好记录。术前地塞米松5mg溶于50%葡萄糖溶液60mL，静脉注射，以预防过敏反应。

2. 体位 患者侧卧或俯卧于能透视的特制治疗台上，弯腰屈膝或腹部垫枕，以使腰椎生理前突和腰骶角变平直，利于穿刺，尤其对L_5、S_1间隙穿刺时更为重要。

3. 定位 经C形臂X线监视下准确无误地确定治疗的病变椎间隙，并在其背部皮肤划出标记，于欲行进针腰椎间隙平面，居后正中线向外旁开8~12cm确立穿刺点。

4. 麻醉 常规消毒腰背部皮肤，铺巾，用0.5%利多卡因于穿刺点行皮内、皮下浸润局部麻醉。

5. 注射方法 从穿刺点用18号15.24cm（6in）长带针芯腰穿针，与躯干矢状面成45°~55°，而腰骶针尾向头侧倾斜20°~30°，以旋转方式进针，经皮肤、皮下脂肪、腰背筋膜、骶棘肌外侧部、腰方肌及腰大肌，从神经根下抵纤维环后外侧表面时，此时有触到砂粒样感觉，穿入纤维环时有涩韧感，待针尖穿过纤维环内层进入髓核时进针阻力突然减小，有落空感。

针通过纤维环进入椎间盘内，摄腰椎前、后位片及侧位片，以确定进针的确切位置。理想的针尖位置前后位片应在中线经椎弓根影内侧，侧位像应在椎体前后径的中央1/3内，抽出内针，注入0.2~0.5mL造影剂做椎间盘造影，以确定病变的椎间盘部位和破裂形态。在病变的椎间隙注入1~2mL木瓜凝乳蛋白酶，每毫升含酶2 000~4 000U。药物应缓慢注入，时间要在3分钟以上。

椎间盘造影时，若显示两个椎间隙异常；可行两个椎间隙注射，最大剂量为10 000U，分散注入多个椎间隙，注入药物后留针5分钟后拔出。如果穿刺进针不能通过侧方入路进入椎间隙，则应终止注射疗法。不能经中线硬脊膜、蛛网膜下隙入路进入椎间盘。更换18号腰麻长针头，继续行骶棘肌、腰方肌、腰大肌浸润麻醉。注意勿将局部麻醉药液注射到椎间孔处而麻醉脊神经根，以避免穿刺过程中损伤神经根。

拔出针芯，接注射器，回吸时无任何液体抽出时，行侧位及前后位透视证实针尖准确位于病变间盘中心或靠近突出物的纤维环内，方可进行注射胶原酶。

注射胶原酶，用2mL无菌生理盐水溶解胶原酶，抽入1mL注射器内，每毫升含胶原酶600U。连接针尾，再次回吸无液体抽出时，即可缓慢、分次推入1mL胶原酶溶液（600U）。留针10分钟后再拔针，针孔用创可贴封闭。

6. 术后处理 注射治疗后静卧10~20分钟，如无不适，送返病室或观察室，继续卧床4~6小时。需要注意的是，髓核化学溶解术后需注意患者过敏反应情况，严重者可出现呼吸困难、低血压。出现过敏反应时，应立即用1:10 000肾上腺素0.5~1mL静脉注射，每1~5分钟给药1次，每小时总量最多可达2mg，同时宜给予大量输液及碳酸氢盐等。

术后患者可感腰背痛，一般持续2~3天，严重腰背痛者可理疗或用肌肉松弛剂。原坐骨神经痛可很快缓解。术后第2天即能下地活动或出院。注射后1~6周可从事轻体力劳动，3个月后可从事重体力劳动。

（二）盘外注射髓核化学溶解术

盘外注射是将髓核溶解药物注射到椎管内的硬膜外腔，因而对药物的特异性要求更高，对周围组织尤其是神经组织应无毒副作用，现临床上用于盘外注射的药物只有胶原酶。根据注射入路又可分为经棘间韧带、经侧隐窝、经骶裂孔和经椎间孔髓核化学溶解术。

1. 经棘间韧带髓核化学溶解术　即为常规的硬膜外穿刺术，由于麻醉师对此穿刺术比较熟练，所以常为麻醉师所采用，可分为直入法和侧入法。

（1）直入法：根据两侧髂嵴连线定位，此线与脊柱相交处即为L_4棘突或$L_{4~5}$棘突间隙，有条件者可用X线（片）证实。穿刺时患者取侧卧位，两膝弯曲，大腿向腹壁靠拢，头则向胸部屈曲，以便腰背部尽量向后弓曲，使棘突间隙张开，以利于穿刺。摸清棘突间隙后，用0.5%~1%普鲁卡因溶液在间隙正中做皮丘，并在皮下组织和棘间韧带内做浸润。腰椎穿刺针刺过皮丘后，进针方向应与患者背部垂直，并仔细体会进针时的阻力变化，当针穿过黄韧带时，常有明显的落空感，硬膜外穿刺成功的关键是不能刺破硬脊膜，故特别强调针尖刺破黄韧带时的感觉，并采用一些客观的测试方法，常用的测试方法有阻力消失法和毛细管负压法。

1）阻力消失法：针在穿刺过程中，开始阻力较小，当抵达黄韧带时，阻力增大，并有韧性感。这时可将针芯取下，接上内盛生理盐水冒一小气泡的2mL或5mL注射器，推动注射器芯，有回弹感觉，空气泡被压小，此后边进针边推动注射器芯试探阻力，一旦突破黄韧带时阻力消失，并有落空感，注液小气泡也不再缩小，回抽注射器芯如无脑脊液流出，表示针尖已在硬膜外腔。

2）毛细管负压法：穿刺针抵达黄韧带后，同上法先用盛有生理盐水和小气泡的注射器试验阻力，然后取下注射器，在针蒂上连接盛有液体的玻璃毛细接管，继续缓慢进针，当针进入硬膜外腔时，除有落空感外，管内液体被吸入，此即硬膜外腔特有的负压现象。

（2）侧入法：如遇老年患者棘上韧带钙化或肥胖患者穿刺有困难时，可改用侧入穿刺法，即在棘突中线旁开1~1.5cm处进针，针干向中线倾斜，约与皮肤呈75°角，即可避开棘上韧带而刺入硬膜外腔。

2. 经侧隐窝髓核化学溶解术　侧隐窝是指椎间孔内口至硬膜囊侧壁的腔隙，是神经根管的起始段，在此处神经根最易受压和（或）发炎。经椎板外切迹或小关节内缘行硬膜外腔侧隐窝穿刺，可使药物集中在病变部位，而常规进路行硬膜外腔穿刺，药物远离病变部位或仅有少量药物到达病变部位，所以新进路的治疗效果好。该进路的骨性标志清楚、定点明确、进针角度和方向固定。可变范围小、穿刺成功率高，侧隐窝注药试验能进一步验证针尖的准确位置，故可免除X线机的监视。此进路应用于胶原酶注射溶盘术，既可免除传统方法X线对医师和患者双方的损害，又因摆脱了大型设备的限制，操作易于掌握，便于推广。

根据等比例腰椎正位片确定进针点。椎板外切迹及小关节内缘难以在患者身上触及，故其体表投影即进针点，难以直接从患者身上确定，而棘突及棘间可以从患者身上清楚触及。如果能想办法找出椎板外切迹，小关节内缘与棘突、棘间的关系，就可以利用这种关系找到进针点，这种关系可借助于X线（片）上的测量找到。

（1）椎板外切迹进路：将X线片上的椎板外切迹中点定为A点，将经A点的水平线与棘突的交点定为B点，棘突上缘定为C点，测量AB及BC长度。根据BC长度确定B点，根据AB长度确定A点，即进针点。应用7号长穿刺针经A点快速进皮。向内倾斜5°~10°直达椎板，测量进针深度，注射1%利多卡因2mL，寻找到椎板外切迹并触到黄韧带，边加压边进针，一旦阻力消失，针头便进入硬膜外腔。边回抽边缓慢进针，直达椎体后缘或椎间盘。若进针过程中患者有下肢放射痛，说明针尖触到神经根，退针至黄韧带或椎板外切迹，稍向下内调整进针方向，可经神经根腋部到达侧隐窝。若进针过程中回抽出脑脊液，说明穿破了神经根袖，应放弃治疗。

(2) 小关节内缘进路：将 X 线片上的棘间隙定为 B 点，经 B 点的水平线与小关节内缘的交点定为 A 点，测量 AB 长度，准确确定棘间隙 B 点，根据 AB 长度确定 A 点。经 A 点向外倾斜 5°进针触到骨质即为小关节。测量深度，退针到皮下，再垂直进针达原深度，注射 1% 利多卡因 2mL，找到小关节内缘并触到黄韧带，以下操作同椎板外切迹进路。

测定麻醉平面、评价治疗效果：穿刺前先测定双下肢的感觉和肌力，穿刺到位后，注射 2% 利多卡因 5mL，5 分钟后再测定双下肢的感觉和肌力。全部病例均出现相应部位的感觉减退，说明针尖确实到位。未发现麻醉平面过高表现和肌力明显减退，说明药物未进入蛛网膜下隙。确定针尖位置在侧隐窝后，再注射胶原酶注射液。

3. 经骶裂孔髓核化学溶解术　经骶裂孔进针，将硬膜外导管置入腰段硬膜囊前间隙称之为硬膜囊前间隙置管术。常用的硬膜外麻醉，无论是正中或旁正中穿刺，都是将导管置入硬膜囊的后间隙，注入的麻醉药液通过容积压力和浓度梯度抵达硬膜囊前间隙，作用于神经根周围从而产生并发挥临床所需的阻滞或麻醉作用，经骶裂孔硬膜囊前间隙置入的导管，虽然也位于硬膜外间隙，但却更接近神经根及其周围，因此对疼痛治疗学具有更重要的临床意义。操作方法及要点：

(1) 体位：可采取侧卧位或俯卧位（注胶原酶时，在 CT 下采取俯卧位比较方便，开机测量导管位置时不用变换体位，分娩镇痛则取侧卧位），俯卧位时，腹下垫一个 8~10cm 厚的软枕，使骶骨与腰椎角度变小（脊柱过度后凸者可不垫枕），以利于导管进入前间隙。

(2) 定位：瘦小患者，表面解剖清楚，两骶角明显，触摸即可定位。肥胖患者两骶角不清楚凹陷也不明显，且骶裂孔形状各异。可先在会阴部摸得尾椎末端，向上推移 4~5cm，摸至深部骨质凹陷处即可能是骶裂孔。总之，定位至关重要，定位不准，操作则不易成功。

(3) 操作要点：常规消毒皮肤（俯卧位，需将纱布垫于会阴部以免消毒液浸流），覆盖无菌巾，用 7 号短针头与皮肤成直角进针先做一皮丘，当针头穿过骶尾韧带时有明显落空感，推局部麻醉药液时阻力小，可作为进入骶管腔内的标志。用 18 号斜面穿刺针，调斜面缺口对骶骨前壁，由皮丘处刺入，针干先与皮肤成直角，直刺至骨膜后针干向尾椎方向倾斜，与皮肤呈 15°~30°角（角度大小取决于骶骨形状，直形骶骨角度偏大、过度弯曲则角度小），向上刺入，深度 3~6cm，进针深度不应超过髂后上棘连线平面（硬膜囊末端终止于第二骶椎平面）。然后针蒂接注射器回吸无脑脊液及血液，注入空气无阻力即证明进入骶腔。用连续硬膜外导管，内放置钢丝[钢丝尖端必须与导管尖端一致，计算好置管长度（进针点至欲达到点之距离）向上置入]。如确是在硬膜囊前间隙置管时不应有阻力，若遇阻力不能向上放置，可退出导管少许调整针尾角度继续置管。L_5~S_1 处 12~14cm，L_{4-5} 处 16~18cm。退出导针，若在 CT 下测量则不退出钢丝，若位置正确，拔出钢丝，再回吸无脑脊液及血液，即可准备注药。

骶裂孔为人体硬膜外腔最下端，穿刺针进入骶尾韧带通过弧形管道即到达宽敞的骶腔，是进入硬膜外腔的最佳入路，虽然到达腰部前间隙需 12~18cm，但导管是呈直线沿椎体后缘和硬脊膜之间向上行走。导管内钢丝不会与硬脊膜成直角，穿刺针只要不超过髂后上棘连线水平则不致刺破脊膜，所以安全、可靠。

4. 经椎间孔髓核化学溶解术　与盘内注射后外侧穿刺入路相似，患侧向下、侧卧于 X 线检查床上，透视定位核对椎间盘突出的椎间隙，向患侧旁开 6~8cm，作为穿刺进针点。消毒铺巾后设穿刺针道，用利多卡因 5mL 做局部麻醉，然后用特制穿刺针与腰骶部呈 45°~60°角进行穿刺，进针过程要调整针尖方向，避过横突、上下关节突、直指椎间孔上 1/3 与下 2/3 交界处，当针尖穿破黄韧带进入硬膜外腔时，动作要轻，不宜用力过大，当有一种落空感时宜进行负压试验旋转球管进行正、侧位透视确定针尖的位置，然后再用碳比乐或欧乃哌克非离子造影剂进行造影证实针尖确实位于硬膜外腔前间隙，再将用 5mL 生理盐水稀释的 1 200U 注射用胶原酶缓慢注入，然后拔针。局部用敷料包扎，回病房侧卧位 6 小时，24 小时后下地活动。

七、术后处理

国产注射用胶原酶治疗腰椎间盘突出症经Ⅲ期临床严密观察 5 000 余例均未发生过敏性休克和脊髓

病变，从这方面来讲是很安全的。盘内注射最常见，最主要的术后反应是腰痛，有时很严重，如不适当处理，患者难以忍受。间盘间隙感染极为罕见，一旦发生，在治疗上很棘手，而且患者经济负担也很重，故应严格无菌操作而不能完全依靠使用抗生素作为主要预防手段。至于术后腹胀、尿潴留均为暂时性的，对症处理后即可消失。

1. 术后处理　具体处理如下：

（1）用平车将患者送回病房，采取屈膝屈髋仰卧位，此种体位可使腰腹肌松弛，以降低间盘内压力，预防和缓解腰痛。

（2）保留静脉通道，主要目的是一旦发生迟发性过敏反应可立即静脉给药，其次是在患者未排气前适当补充液体。

（3）注射胶原酶前测血压、脉搏，注射后10分钟内至少测2~3次，术后前2小时密切观察患者血压、脉搏以及呼吸情况，以便及时发现过敏反应。

（4）为预防发生腹胀及尽快恢复胃肠功能以便早期进食，术前空腹，术后常规给患者口服通便中成药，必要时应用胃肠动力药新斯的明、针灸、穴位注射。

（5）术前训练床上排尿，术后热敷、按摩、针灸，必要时可行导尿。

（6）盘内注射后腰痛加重为最常见的术后反应，在处理上最为困难，直接影响患者及家属对该疗法的信心。因此，术前必须向患者及家属详细解释，让其有思想准备，知道腰痛加重是治疗过程中预料到的反应。

2. 腰痛分级　腰痛程度不等，分为三级：

（1）轻度：轻微腰部疼痛，翻身不受限，下地活动后腰痛加重，能耐受，不需麻醉性止痛药物，平卧即缓解。

（2）中度：腰痛，平卧缓解，翻身受限同时腰痛加剧。

（3）重度：持续剧烈腰痛，难以忍受，任何体位都不能缓解，有时麻醉止痛药也难以持续缓解。

盘内注射胶原酶后腰痛发生机制尚不清楚，国内外学者提出如下机制：①椎间盘内压力升高，刺激了窦椎神经。②椎间盘内产生无菌性炎症反应，刺激窦椎神经。无论哪种机制，临床实践观察到发生腰痛的程度与纤维环破裂程度、注入胶原酶的剂量以及患者的耐受性有直接关系。

3. 腰痛处理方法　轻度者卧床休息即可；对于中度者，先用麻醉止痛药，若还不能缓解可行骶管封闭；对于重度者，采用骶管封闭，可取得很满意的缓解效果。骶管封闭，可由骨科医师自行操作，与硬膜外封闭相比，简单易行，非常安全。

术后一般卧床5~10天，依患者腰痛反应情况和程度而定，下床行走时需用腰围保护。患者下床活动有时注射间隙常感到使不上劲、酸痛、活动多时腰痛加重现象，均为脊柱失稳表现，鼓励患者行腰背肌锻炼，一般会逐渐消失。

八、并发症

髓核化学溶解术的并发症发生率较低，Bouillet报道髓核化学溶解术并发症发生率为3.7%，其中严重病例为0.45%，而外科手术分别为26%和4.2%，死亡率亦较外科手术低。其主要并发症有如下几种。

（一）过敏反应

从理论上说，胶原酶是一种异体蛋白的生物制剂，注入人体存在发生过敏反应的可能性。过敏反应分为轻微过敏反应和严重的过敏性休克两种。注射用胶原酶引起轻微皮肤过敏反应如瘙痒、荨麻疹等其他皮疹已有报道，但发生率很低而且系自限性反应，无须处理而自愈。

注射用胶原酶致过敏性休克这种威胁生命的并发症，国内外鲜有报道，尽管如此，注射胶原酶时必须静脉给予肾上腺皮质激素作为预防措施，在注射过程中及注射后1小时内，要密切观察患者的呼吸、血压、脉搏等情况，以便及时观察到过敏性休克的早期征象，及时处理，因此，在注射胶原酶过程中及注射后必须保持静脉输液，以备一旦发生过敏性休克可立即静脉给药及补充液体。不应因报道发生过敏性休克少而存在侥幸心理，不做抢救准备工作。

药物致过敏性休克患者中，50%患者的症状发生于给药后5分钟内，10%出现于1小时后。过敏性休克的临床征象主要有：

1. 呼吸道阻塞症状　胸闷、心悸、喉头阻塞、呼吸困难等。
2. 循环衰竭症状　冷汗、面色发绀、脉搏快而细弱、血压下降等。
3. 中枢神经症状　意识丧失、昏迷、抽搐、大小便失禁等。
4. 皮肤过敏症状　皮肌瘙痒、荨麻疹等皮疹。

一旦发生过敏性休克征象，应分秒必争，紧急进行抢救。立即从静脉注入1∶1 000的肾上腺素0.5mg，若症状不缓解，每20~30分钟继续静脉注射1∶1 000的肾上腺素0.5mg，若症状仍不缓解，每20~30分钟继续静脉注射1∶1 000的肾上腺素0.5mg，直至脱离危险期为止。同时静脉滴注甲基泼尼松龙琥珀酸钠40mg或其他肾上腺皮质激素。静脉输注低分子右旋糖酐及10%葡萄糖溶液，保持呼吸道通畅，给氧。必要时行气管内插管，接呼吸机加压给氧。如心搏骤停者，应采取心脏按压等抢救措施。

（二）神经损伤

神经损伤的原因有：①穿刺过程中机械性损伤，采用局部麻醉可避免或减少其发生率。②误入鞘内，注射髓核化学溶解酶引起横断性脊髓炎。③巨大突出的椎间盘片段经盘内注射后引起马尾综合征。据称胶原酶对神经组织的不良反应较木瓜凝乳蛋白酶小，但胶原酶接触脊神经后对神经有无损害仍是值得注意的问题，因为无论盘内或盘外注射胶原酶均存在该酶和脊神经接触的可能性，为此，Rydevik于1985年使用临床推荐注射用胶原酶的浓度与实验兔的胫神经接触后2小时、4周及8周，通过荧光显微镜、神经电生理等进行观察，结果表明，胶原酶可引起周围神经内水肿，而神经内微血管床的渗透性无改变。4周及8周后，神经内有轻微纤维化，但神经电生理检查无任何神经功能损害，也不损伤神经外膜屏障功能，因此，脊神经根接触胶原酶后不会受到损害。

临床上用注射胶原酶行盘内、外注射治疗腰椎间盘突出症。只要脊神经根鞘膜及神经外膜完整，即便胶原酶与脊神经根接触也不会损伤神经根，但脊神经根屏障受到破坏或直接注入脊神经根鞘膜内就有损伤神经的可能。

临床已有报道有神经损伤并发症发生，多数为进针过程中直接损伤神经而并非由胶原酶所致。不过若胶原酶漏入或误注入蛛网膜下隙即会发生严重的神经系统并发症，故绝对不能注射到蛛网膜下隙内，因此穿刺进针5次不成功时，此次治疗应暂停。局部麻醉下可避免进针时损伤神经。

（三）椎间隙感染

此种并发症国内外均有报道，主要是由于操作过程中无菌技术不严格所致，预防的主要措施是严格无菌技术以及采用两针套刺技术，可减少发生率。如可能感染，可给予抗生素预防。穿刺部位有感染者严禁穿刺。

（四）其他

出血性蛛网膜炎、麻痹性肠梗阻、血栓性静脉炎、肺栓塞、化学性脑膜炎、硬膜外脓肿等并发症并不常见。

九、注意事项

基于大剂量的胶原酶可引起血管充血和点状出血，因而行胶原酶化学溶解术的患者注射前应常规检查出、凝血时间，如有异常则不适宜进行该治疗。

虽然硬膜对胶原酶具有一定的阻挡作用，但由于高浓度的胶原酶鞘内注射可引起点状出血和硬膜变薄，所以在行胶原酶化学溶解术时，进针部位一定要准确，如有损伤硬膜囊的可能，不宜当时注射胶原酶，至少隔1周后才考虑重新注射。

胶原酶肌内注射会引起肌肉坏死，腰痛可能与胶原酶渗漏到肌肉内引起肌肉变性坏死有关，所以注射部位一定要准确,严禁注入肌肉内,最好使用双套管技术。

实验表明,19U(按体重计相当于470U/人)的胶原酶对家兔椎间盘的髓核即有明显的分解作用,与38U和75U的胶原酶比较,无显著性差异,所以我们不主张增加单个椎间盘胶原酶注射的剂量来加强髓核溶解的作用,单个椎间盘内注射不应超过600U。

胶原酶在体外降解椎间盘髓核需要48小时,胶原酶体内注射椎间盘1天后,髓核仍具有很强的膨胀性,5天后才开始降低。因此,早期盘内注入胶原酶时溶解反应尚未完成反而增加了椎间盘内压力,引起腰痛和神经根压迫症状加重,这些症状往往于胶原酶盘内注射1~2周后才逐步缓解。

(王 兴)

第三节 经皮穿刺椎间盘切除术

一、经皮穿刺颈椎间盘切除术

颈椎病是由颈椎间盘组织退化及其继发病理改变累及周围组织结构(神经根、脊髓、椎动脉、交感神经等)而引起的。随着CT、MRI影像学诊断技术在临床上的应用,颈椎病的诊断和治疗有了明显的提高。目前所采用的传统的经颈前路椎间盘切除植骨融合或经后路椎板成形术等,虽取得了较为满意的临床疗效,但存在着植骨块脱落、植骨不融合、髂骨取骨区疼痛、脊髓损伤、感染等并发症,而且损伤大,费用高。随着微创技术的发展,有学者开始探索颈椎病的微创治疗。经皮穿刺颈椎间盘切除术(percutaneous cervical diskectomy,PCD)治疗颈椎病的临床应用,取得了令人鼓舞的临床疗效,使颈椎病的治疗进入了微创治疗的新领域。PCD最早由Conrtheoux(1992年)报道,国内周义成(1993年)、李健(1996)先后报道了各自的方法和经验,其有效率在85%左右。PCD是在总结经皮穿刺腰椎间盘切除术(percutaneous lumbar discectomy,PLD)治疗腰椎间盘突出症的基础上发展起来的,其作用机制是采用椎间盘切割器械,通过一直径约3~4mm的工作通道,在负压抽吸作用下或用髓核钳夹取,对病变椎间盘实行部分切除,以降低椎间盘内压力和体积,使突出的椎间盘表面张力减小,软化或缩小达到有效的机械减压,减轻或消除椎间盘突出对受累神经根的压迫及对周围痛觉感受器的刺激,使局部纤维对髓核的包容力消失,促进椎间盘的回纳,达到缓解症状的目的。目前已有较多PCD的临床和基础研究报道。开展PCD手术,首先要对颈前部的复杂解剖结构相当熟悉,掌握熟练的手术技巧,具备一定的开放式手术经验;同时也要了解PCD的原理、疗效、并发症及国内外的研究现状。我们通过将PCD与传统的颈椎间盘突出症的保守治疗及颈前后路手术治疗进行比较后认为:只要严格选择PCD手术适应证、规范化操作,是可以取得良好的疗效的;同时PCD具有创伤小、操作方法简单、安全、省时、费用低、患者痛苦小、不损坏椎体结构、不影响颈椎的稳定性、手术时间短、术后康复快等特点。PCD对于早期、单一节段的包容性椎间盘突出有较好的疗效,该手术并发症主要是穿刺过程中损伤甲状腺血管及术后椎间盘炎。如能选好穿刺入路,掌握好穿刺方法及加强无菌技术,以上并发症是可以避免的。

(一)PCD的作用原理

PCD的作用原理主要是采用穿刺切除器械在负压吸引的作用下对髓核实行部分或大部分切除或以髓核钳在套管的保护下对椎体后缘的髓核进行钳夹以降低颈椎间盘内的压力,从而间接使压迫脊髓颈神经根的髓核组织"回纳",缓解致压物对神经根的刺激。所以在PCD时必须充分切割出髓核组织。有学者在临床研究中发现PCD切除的髓核重达1g以上,患者拔针后即感症状、体征减轻或消失,远期效果也较好。由于PCD时以纤维环入针点为支点,穿刺针头尾可在水平面上摆动,除C_{3-4}椎间隙75°外,其余椎间隙均达90°以上。这可以切除足够的髓核组织达到手术目的。近年来,有关突出的椎间盘组织对周围组织产生物理及生化学方面变化的理论正日益受到许多学者的重视。Marshall LI等认为椎间盘组织突出到硬膜外可产生炎性介质直接对神经根产生刺激,导致一系列临床症状。因此,PCD通过切除颈椎间盘中央后部未突出的髓核,可减轻突出椎间盘组织对脊髓和神经根的压迫及减少其炎性化学刺激。

（二）适应证和禁忌证

适应证：①临床表现与颈椎间盘突出症的症状和体征相符，有颈、肩、上肢疼痛、麻木、肌力减退等一系列症状，经 2 个月以上保守治疗无效者。②包容型颈椎间盘突出。③经 CT、MRI 检查突出的椎间盘组织无钙化、纤维环未破裂、髓核无游离者。④颈椎间盘突出症，无骨性椎管狭窄、后纵韧带骨化、黄韧带肥厚等压迫因素等。

对颈椎间盘突出引起早期颈椎病的适应证：

1. 颈型　原则上不需要手术，对顽固性者可考虑此项手术。
2. 神经根型　①经非手术治疗 4 个月无效者。②临床表现与 CT、MRI 所见及神经定位一致，有进行性肌肉萎缩及剧烈疼痛者。③非手术有效，但症状反复发作者。
3. 脊髓型　①急性进行性脊髓损伤，经 CT、MRI 等证实有脊髓受压，应尽快行 PCD；②有轻度颈脊髓损害症状，连续 3 个月保守治疗无效者。③颈脊髓受压在 2 年以内，症状进行性或突然加重者。
4. 椎动脉型　采用保守治疗或外科治疗；如 CT、MRI 等示有椎间盘突出亦可试行 PCD。
5. 交感型　症状严重影响生活，经非手术治疗无效；影像学检查与椎间盘突出有关。
6. 其他型　有突出间盘压迫症状，经非手术治疗无效者。

禁忌证：①临床表现与 CT、MRI 等影像学检查不相符合者。②CT 显示突出的椎间盘已钙化或骨化，或纤维环破裂、髓核游离者。③椎间盘突出同时有骨性椎管狭窄、后纵韧带骨化、黄韧带肥厚或合并椎管椎体肿瘤、结核等病变者，椎间孔、椎间关节及钩椎关节骨质增生。④椎间隙退变狭窄而导致穿刺针不能进入。⑤甲状腺肿大者，颈部瘢痕影响操作者。⑥有严重心肺功能不全或同时合并其他脏器严重疾病者。⑦患有严重神经官能症者。⑧以前行过颈椎间盘前路手术者。

（三）手术器械

李健等发明的手动式颈椎间盘切除器械包括：空心导针、工作套管、双面刨削器、环锯、胶管、髓核钳、负压吸引器、C 形臂 X 线机等。

（四）实施条件

1. 基础设施　如下所述。
（1）X 线影像设备：具有高清晰度影像增强器的 X 线机，如 C 形臂 X 线机、CT 等，首选 C 形臂 X 线机。
（2）无菌手术室：PCD 要求在严格无菌手术室内进行，一般不主张在 X 线机房操作，以免发生感染。
2. 术者要求　①PCD 医师必须对 PCD 的原理、适应证的选择、手术操作规程及并发症处理等方面有较全面的了解。②独立进行 PCD 术之前必须在有经验的 PCD 医师指导下进行一段时间的专门训练；③PCD 医师最好熟悉颈前部的局部解剖知识和具有颈椎前、后路开放手术经验。
3. 术前准备　PCD 术前应做好以下准备：①术前血常规、出凝血时间、肝肾功能、颈椎正侧位、双斜位和动力性侧位片。②让患者了解手术的过程，以获得术中的配合，术前可适当用些镇静药。③对术中、术后可能出现的并发症及术后疗效的评估等情况应向患者家属交代清楚，以获得理解和签字。④术前预防性应用抗生素。⑤严格消毒颈椎间盘切除器械。

（五）手术方法

常规术前准备，患者取仰卧位，颈肩部垫软枕，使头稍后伸。在 C 形臂 X 线机的监视下确定穿刺间隙。以 2% 利多卡因 0.5～1mL 局部浸润麻醉，进针点约在中线旁开 2～3cm、颈动脉内侧 0.5～1cm 处（即甲状腺外缘与颈动脉之间），从右侧进针。先将颈动脉推向外侧，气管推向内侧，将 18G 细导针在 C 形臂 X 线监视下刺入病变椎间隙，正侧位检查确认穿刺针在切吸椎间盘内后，在导针入皮处做一约 2mm 的小横行切口，沿导针套入外套导管，压紧皮肤顺导针方向将套管针旋入椎间隙，拔出导针，再将尾部接有负压吸引器胶管的环锯送入套管内，在负压抽吸作用下，往复旋转切除髓核组织或用髓核钳经套管钳取髓核，并在水平面改变穿刺导管的方向切吸髓核组织至手术完毕，手术过程通常在 X 线荧光屏监视下进行，穿刺深度以不超过椎体后缘为宜。一般负压为 0.08~0.09kPa，持续时间约 5~10 分钟，取出的髓核组织约 1g。术后拔除外套导管后，用手指压迫穿刺部位约 3~5 分钟，以止血贴外贴，3~5 天伤口即可愈合。

（六）手术操作注意事项

（1）麻醉问题：利多卡因不宜注入太多，一般每个间隙不超过 1mL，过多可使麻药波及喉返神经，造成暂时性声音哑。

（2）进针方向：充分暴露出颈动脉鞘与颈内脏鞘之间隙，注意保持进针路线的正确性，入椎间盘点应在颈长肌内侧，椎间盘前方中外 1/2 处，以防过偏中线损伤气管、食管、喉返神经及甲状腺组织，过外损伤颈长肌导致出血。

（3）进针深度：切取髓核时必须在 C 形臂 X 线监视下进行，椎间盘切除器械不能超过椎体后缘，必要时可与患者对话，了解患者的感觉，若切除器械稍超过椎体后缘，可能刺激窦椎神经，此时患者可出现一侧肢体或者全身触电感，甚至损伤脊髓。

（4）刺入椎间隙的套管针应与椎间隙平行，若不平行则可在切除椎间盘的过程中损伤软骨板，造成出血、疼痛。

（5）在行 $C_{6~7}$、$C_7~T_1$ 间隙穿刺时，因肩部的遮挡作用，可致 C 形臂 X 线监视定位及手术操作困难，这时嘱助手将患者的两肩下拉，以使手术间隙透视清晰。

（6）严格无菌操作，预防椎间隙感染，应强调手术在手术室或专门介入手术室内进行。

（七）术后处理

（1）术后注意观察患者血压、脉搏等生命体征。

（2）注意伤口出血情况及颈部肿胀情况。

（3）术后 6 小时可戴颈围下床活动，并戴颈围活动 2~4 周。

（4）常规静脉注射或口服抗生素 2~3 天。

（5）术后常规使用脱水药 2~3 天。

（6）患者分别出院后 1 个月、3 个月、6 个月、12 个月到门诊随访复查，以后每半年随访一次。随访内容包括：患者自觉症状、体征，颈椎正侧位片，动力性侧位片，对术后 6 个月以上的患者，有条件者进行 CT 扫描或 MRI 复查。

二、经皮穿刺腰椎间盘切除术

经皮腰椎间盘切除术（percutaneous lumbar discectomy，PLD）是近 30 余年来发展起来的一项新技术。1975 年，Hijikata 首先采用经皮穿刺腰椎间盘切除术，他用一套标准器械，包括穿刺针、导管、套管、环锯、髓核钳等，借助于 X 线监视完成切吸术，命名为经皮髓核切除术（percutaneous nucleotomy），治疗腰椎间盘突出症获得成功。其手术原理为：经皮后外侧入路进入椎间盘，在纤维环上钻孔、开窗，切除部分髓核，有效地降低了椎间盘内压力，减少了椎间盘突出物的数量，从而缓解了神经根及椎间盘周围痛觉感受器的刺激，使症状缓解。髓核组织的切除有效地降低了椎间隙的高度，使神经根的牵张力明显下降，从而有效地缓解了神经根疼痛。

由于其创伤小、出血少、不干扰椎管内结构、不影响脊柱稳定性、并发症少和操作简单等优点而使其应用广泛。近年来，我国亦有许多医院相继开展了此项技术。1989 年发表文章总结其 12 年的 136 例经验，至 1993 年积累了 18 年 300 余例的经验，优良率为 72%。1983 年，美国 Kambin 报道用改良 Craig 器械从腰椎后外侧穿刺行 PLD 9 例临床经验，1989 年他报道 100 例，有效率为 89%。1985 年，美国放射科医师 Onik 发明并与 Surgical Dynamics 公司共同开发研制一切割、冲洗和抽吸为一体的气动式自动摘除器，将经皮腰椎间盘切除术改进为自动经皮腰椎间盘切吸术，由于其优越的性能和操作的改进，缩短了手术时间，使之在全球迅速推广起来。其治疗的机制是将部分髓核切割、吸出、降低椎间盘内压力，从而减轻对神经根及椎间盘痛觉感受器的刺激，手术并非直视下进行，而是"盲切"，术中未彻底切除椎间盘的突出部,减压不确切,影响疗效,使其应用范围受到限制。

自20世纪90年代起,国内多家医院报道了PLD,并取得了良好的疗效。PLD尚在发展与完善过程中,器械及手术方法仍在不断改进,其手术疗效仍存有争议。由于引起腰腿痛的病理机制是多方面的,腰椎间盘突出的病理类型复杂。因此,只有在严谨的诊断基础上,严格选择适应证,精确的手术操作,才能取得良好的效果。

(一)器械与方法

1. 器械 C形臂X线机、穿刺针、扩张管、弹性工作套管、髓核切割器等。

2. 手术步骤 如下所述。

(1) 麻醉与体位:局部麻醉或硬膜外麻醉。侧卧位,患侧在下,腰间垫枕。或者俯卧位。

(2) 后外侧穿刺入路穿刺点选择和穿刺方法:在C形臂X线监视下确定穿刺点,一般是椎间隙水平,自后正中线沿标记线向患侧旁开8~12cm定点穿刺,$L_5 \sim S_1$为6~8cm。穿刺针沿横向标记线平面,与躯干正中矢状面成45°~60°方向进入,直达纤维环后外侧,穿刺针进入纤维环时有明显的弹性阻力感,C形臂X线机定位证实(图13-6)。

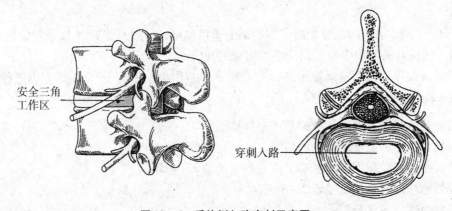

图13-6 后外侧入路穿刺示意图

(3) 侧方入路:患者侧卧位,侧方穿刺,C形臂X线透视下,穿刺位置正确后改为俯卧位。

(4) 髓核切除:将定位针缓慢送入椎间盘后1/3,置入导丝,拔除穿刺针,沿导丝依次由细到粗旋入套管针,抵达纤维环后外侧表面,将套管由小到大逐次旋入,将导丝及各级套管拔除,保留器械套管,沿套管置入器械,最后用环锯切开纤维环,髓核钳分次进入套管切取髓核组织。在穿刺针穿入过程中,若患者出现下肢反射痛,要重新置入穿刺针。再置入电动旋切器进行切割和抽吸,尽量从不同的深度和方向切割。切割的过程须观察有无椎间盘组织吸出,直至无椎间盘组织被抽出为止,冲洗伤口,退出套管,缝合皮肤,平卧送回病房做术后处理。

(5) 术后处理:口服3天抗生素;术后第2天即可下地活动,逐渐增加活动量,进行腰背肌锻炼。侧卧位穿刺时,由于穿刺部位在腰侧方,为避免损伤腹腔内脏器官,在操作中应注意:①个别消瘦或腰椎前凸度大的患者,穿刺前定位透视时应注意椎体周围有无肠气出现,若有则禁忌穿刺。②进针时针尖应尽量保持稍后方位置,待针进入腰大肌时再将针调整至椎体后1/3处,进入纤维环。③穿刺针应与椎间隙保持平行,否则容易损伤软骨板,甚至造成切割器头断裂滞留体内。④由于髂峰的阻挡,$L_5 \sim S_1$椎间隙的穿刺比较困难,皮肤的穿刺点需高于椎间隙水平,斜穿入椎间隙,进针点一般在髂峰线与骶髂关节切线交点。⑤手术应严格按无菌要求进行。

(二)适应证和禁忌证

严格掌握经皮腰椎间盘切除术适应证和禁忌证对预防并发症和提高临床疗效有着重要的意义。腰椎间盘突出症的诊断包括临床症状、体征和影像学检查。正确理解患者的病变特征及熟练掌握影像学的表现对适应证的选择尤为重要。

经皮腰椎间盘切除术主要适用于系统保守治疗无效、病史较短或年纪较轻、无椎管及侧隐窝狭窄或脱出碎片进入椎管的腰椎间盘突出症患者。对于游离型腰椎间盘突出症、椎间盘纤维环钙化、腰椎间盘突出症伴有椎体后缘骨赘及骨性侧隐窝狭窄、存在明显腰椎不稳或中央型腰椎间盘突出症伴马尾神经损伤者不宜进行经皮腰椎间盘切除术。

参照 Onik 的标准结合临床提出如下 PLD 适应证：①典型腰痛伴向一侧下肢放射痛，腿痛重于腰痛。②典型的腰部体征：平腰，侧凸，腰活动受限，椎旁压痛，放射痛。③直腿抬高试验或股神经牵拉试验阳性，膝、踝反射或第一趾背伸肌力改变。④所属神经支配区皮肤感觉改变。⑤脊髓造影、CT 扫描、MRI 或髓核造影其中之一项与临床定位检查相符合，证实有椎间盘膨出和轻、中度椎间盘突出。以上 5 项标准，必须具备至少三项。禁忌证：①既往有腰椎手术史，腰椎结构改变。②椎间隙明显变窄，小关节退变。③腰椎管狭窄：侧隐窝狭窄，黄韧带肥厚和肿瘤等。④腰椎滑脱或脊椎骨性畸形。⑤游离的椎间盘突出。⑥疑有纤维环破裂。⑦中央型椎间盘突出症伴马尾神经损伤。⑧脊髓造影显示椎管大部分或完全堵塞。⑨扫描显示椎间盘密度增高有钙化或骨化。⑩严重的内科疾病。

临床上患者选择的最大困难是椎间盘突出或脱出。一般来讲，严重的椎间盘突出或脱出，症状、体征都明显和严重，结合影像学检查容易明确诊断，这种患者最好不要考虑做经皮髓核切除术。否则效果不佳，仍须开放手术治疗，而且还容易增加椎间盘感染的机会，加重患者的负担。

（三）并发症及处理

1. 椎间盘炎　椎间盘炎是严重的并发症之一，目前国内外报道最多见。其发生与无菌操作不严格或穿刺器械消毒不彻底有关，而且术前未做仔细检查，患者有隐匿性感染病灶，如牙病、呼吸道感染等，或有内科疾病、免疫力低下等，都会增加感染的机会。椎间盘炎患者起病急，多在 2 周内发生，出现剧烈的痉挛性腰痛，腰部不敢活动。实验室检查：白细胞升高，ESR 加快，CRP 升高。X 线早期无明显变化，2～6 周后出现受累椎间隙变窄、椎体骨质疏松、椎间隙模糊、椎体破坏和硬化、椎体前后缘骨赘形成等，最终椎体融合。本病一经诊断明确，要及时使用大量的抗生素，绝对卧床休息，必要时采取手术治疗，行前路或后路的病灶清除术。李健发现采用经皮穿刺腰椎间盘病灶组织部分或大部分切除，将椎间盘内的炎症组织清除干净，利用负压吸引抗生素盐水持续灌洗引流，通过组织学及细菌学检查，指导用药，能使炎症反应得到有效的控制，避免了传统手术创伤大、风险高等缺点。所以，预防椎间盘炎的发生最重要的是严格无菌操作，减少反复的穿刺，加强术前、术后的抗生素使用。

2. 血管损伤　大血管损伤致大出血十分罕见，主要与手术操作粗暴、穿刺入路的解剖不熟悉或解剖变异以及没有良好的正侧位 X 线透视有关。Hijikata 报道出现 1 例血管损伤，分析可能损伤了髂腰动脉。而 Onik 报道无一例血管损伤的并发症发生。术中、术后一旦发生血管损伤，可通过动脉栓塞或外科干预等方法及时处理。

3. 神经损伤　神经损伤发生的概率极低。在手术操作中，穿刺针碰到神经，患者下肢会出现触电样的感觉，穿刺针变换角度就可避开神经。所以手术采用局部麻醉，能使患者较好地配合医师，可以随时监测患者的反应情况。

4. 腰大肌旁血肿　发生率较高，与穿刺器械粗大及操作不当密切相关。症状主要是腰部疼痛，可持续几周，通过卧床休息、理疗、止血药等，血肿多能自行吸收痊愈。

5. 脏器损伤　最可能损伤的器官是结肠，原因可能是穿刺针与冠状面的夹角过大有关，Hijikata 报道出现 1 例。术前仔细研究影像学检查，分辨穿刺通道的解剖关系，以及术中的良好定位，脏器损伤是可以避免的。

（王　兴）

第四节 经皮激光椎间盘减压术

一、概述

1984年，美国的Choy首先提出经皮激光椎间盘汽化减压术（percutaneous laser disc decompression, PLDD）治疗椎间盘突出症的设想。1987年，Choy首次报道非内镜经皮激光腰椎间盘减压术的实验和临床应用。1992年，Choy等报道采用激光进行腰椎间盘减压切除术333例，随访62个月，无一例发生严重并发症，且效果较佳。1994年，Hellinger首次将PLDD术用于颈椎病的治疗，国内朱杰诚（2003）也作了报道。相对于椎间盘突出症的其他微创治疗方法，PLDD有其独特的优势，如无化学不良反应、穿刺更简单、对正常结构损伤更小，故脊柱稳定性基本不受影响。PLDD技术以其损伤小、操作方便、术后恢复快等特点获得患者和许多骨科医师的青睐。

PLDD的作用原理是利用激光的汽化作用，使髓核组织汽化，从而降低椎间盘内的压力，来解除或缓解对神经根或脊髓的压迫，减少神经根和椎间盘周围疼痛感受器的激惹。髓核被激光汽化后经过一段时间椎间隙被软骨样纤维组织替代，这与开放性椎板切除术后病理改变相似。PLDD的有效率在75%左右，并发症约为0.4%~1%，主要是由于在激光汽化过程中所产生的热能损伤周围组织导致的一过性神经功能障碍。

（一）激光类型

激光（laser）从广义上讲也可以称为电磁波，波长为10^{-6}m，与红外线接近，为不可视光。激光仪的性能取决于：①激光沿光纤的传导能力。②组织对激光吸收、汽化能力及热能产生和传播能力。因此，选择不同性能的激光仪、光导纤维和不同的工作模式会直接影响临床疗效和安全性。目前已有不同发射机制的激光发射机用于脊柱疾病的治疗，如CO_2激光、Nd：YAG激光、KTP激光和半导体激光等。

1. CO_2激光　其波长为10 640nm。该激光具有良好的切割汽化能力，但没有凝固作用。由于发射CO_2激光需特殊的高压电源，且CO_2气管易损坏而需常更换，更主要的是CO_2激光没有良好的传输系统，限制了其临床应用。在PLDD开展的早期及实验研究中许多学者应用了CO_2激光，目前已趋向淘汰。

2. Nd：YAG激光和Ho：YAG激光　这两种激光技术成熟，临床应用广泛。前者波长为1 064nm、1 320nm，后者波长为2 100nm。它们的共同特点是凝固效果好，汽化效果稍差。目前看来Nd：YAG激光应用历史更长，技术上更成熟。而从理论上讲Ho：YAG激光具更大的优势，如其对周围组织的热损伤作用更小。

3. KTP激光　其波长为532nm。该激光对组织汽化效果好，凝固效果欠佳。由于该激光器重量及体积大，安装需特殊的高压电源，以及复杂的冷却系统，在临床上应用并不广泛。

4. 半导体激光　其波长为980nm、810nm。该激光具有良好的汽化、凝固效果。它的另一大优点是能以非常细的光纤进行传输，故可用18G套针进行穿刺，很适合PLDD操作。且激光器重量轻、体积小，搬动方便，具有良好的应用前景。

（二）作用机制

目前多数学者认为PLDD的主要机制在于经激光汽化部分髓核组织后，椎间盘内压大幅度下降，甚至引起突出的椎间盘组织回纳，从而减轻或消除神经根及痛觉感受器的压迫和刺激，使临床症状缓解或消失。椎间盘自身具有明显的容积弹性模数（bulk modulus）特性，即很小的体积改变就可导致较大的压力变化。Nerubay等对20个经CO_2激光照射后的犬椎间盘内压进行测定后发现，L_{2-3}椎间盘内压下降10%~55%，而L_{4-5}椎间盘内压下降40%~69%。髓核汽化纤维环弹性回缩，要求纤维环具有良好的弹性，能在脊柱活动椎间盘压力变化时随之变化，若椎间盘严重退变，纤维环失去弹性，均不能达到预期的临床效果。

二、经皮激光颈椎间盘汽化减压术

（一）所需器材

主要由穿刺针和激光机及其附属设备组成。
（1）激光器 1 台，目前国内多选用半导体激光治疗系统，波长为 810nm，功率为 15W。
（2）光导纤维 1 根，直径 400μm。
（3）观察镜 1 个，监视激光发光。
（4）直径 18G、长度 15cm 带芯穿刺针 1 根。
（5）Y 形三通管 1 个。

（二）手术适应证

需同时符合以下几项：
（1）肩颈部疼痛、沉重伴上肢根性酸胀、灼痛、麻木等症状。
（2）包容型颈椎间盘突出单纯性膨出，纤维环完整。
（3）临床症状和体征与 CT、磁共振等影像学诊断一致。
（4）保守治疗 2 个月无明显疗效。

（三）手术禁忌证

（1）纤维环破裂，椎间盘脱出或游离至椎管内。
（2）骨性椎管狭窄，椎间盘钙化、骨赘或后纵韧带骨化压迫。
（3）脊髓受压严重。
（4）精神异常或心理障碍者。
（5）出血倾向、严重心脑血管疾病。
（6）严重脊髓受压。

（四）操作步骤

1. 体位　仰卧位，颈肩部垫薄枕使头颈稍后伸。
2. 麻醉　2% 利多卡因 5mL 经皮肤、皮下组织、肌筋膜直达椎前外侧进行局部浸润麻醉。
3. 定位　应用 C 形臂 X 线机，先在颈椎正位定位，调整 X 线机显示出最大病椎间隙，正位定位时应从 C_7 向上依次确定椎间隙，侧位定位时应从 C_2 向下依次确定椎间隙。采用右前方入路，在椎间盘平面取颈动脉鞘与内脏鞘之间为穿刺点。将气管和食管推向对侧，注意避开颈部血管、气管和食管。
4. 颈椎间盘穿刺解剖特点　颈动脉鞘与食管气管间间隙的存在，是进行颈椎间盘微创介入技术治疗的解剖基础。该间隙内无重要血管、神经等结构，施术时向两侧推移气管、颈动脉，可使该间隙增大。向深部椎前挤压皮肤，可使部分走行于该间隙的血管、神经等被推移离开穿刺针道，因此，经该间隙穿刺比较安全。

$C_{2\sim3}$ 椎间盘前方毗邻体积较大的咽腔，且其前外侧结构复杂，在颈动脉鞘和咽腔之间有横行走向的舌动脉、面动脉及舌骨大角。因此这一间隙的穿刺有一定的困难，如果勉强进行穿刺，则有可能损伤面动脉和舌动脉，或刺入咽腔或经过血供丰富的颈长肌进入椎间盘内，导致术中、术后出血，从而产生严重的后果，如呼吸困难等。事实上 $C_{2\sim3}$ 椎间盘突出极其罕见，如果遇到这一间隙的椎间盘突出，宜采用传统术式为宜。$C_{3\sim4}$ 椎间盘水平，颈动脉鞘与甲状软骨上角毗邻，两者存在由疏松结缔组织相隔的间隙。临床上往往只需要轻轻向对侧推移甲状软骨上角，在颈动脉内侧进针，就可顺利地进入椎间盘内切除髓核。颈椎间盘突出最多发生在 $C_{5\sim6}$，其次为 $C_{4\sim5}$ 和 $C_{6\sim7}$。在这三个椎间隙水平，颈总动脉与甲状腺侧叶外缘毗邻。由于甲状腺侧叶的特殊解剖特点，使得在 $C_{4\sim5}$、$C_{6\sim7}$ 椎间盘水平，甲状腺与颈总动脉在自然状态下（与外力推移状态相对应）存在明显的间隙可供穿刺。在 $C_{5\sim6}$ 椎间盘水平，尽管两者有一定程度的重叠，但颈总动脉与甲状腺之间由疏松结缔组织相连，稍加外力则可把颈总动脉和甲状腺向两侧推开，就能找到一个潜在的间隙供穿刺进针。$C_7 \sim T_1$ 椎间盘穿刺时，尽管在此水平左右两侧颈总动脉与气管或甲状腺之间的间隙较大，穿刺进针比较容易。但此平面左侧有胸导管横过，而且其行径不很恒定。故左侧入路可能损伤胸导管，导致淋巴液渗漏。食管在 C_6 椎体水平续于咽以后，一般沿颈椎左侧下行，偶尔沿椎体正前方下行，罕见沿椎体右侧下行。因此 $C_7 \sim T_1$ 的椎间盘突出以右侧入路为宜，既可以避免食管损伤，又能防止胸导管损伤。当将颈前外侧皮肤向深部由颈动脉鞘与气管及食管之间的间隙满意地挤压向颈椎体表面时，椎间盘穿刺通过的理想层次是：皮肤、浅筋膜及颈阔肌、封套筋膜、胸锁乳突肌前缘与舌骨下肌群外缘之间的间隙、气管前间隙外份、气管前筋膜外份、咽旁间隙（即颈动脉鞘与甲状腺侧叶、喉及气管、咽及食管之间的疏松结缔组织间隙，属咽后间隙向两侧延伸的部分）、椎前筋膜、椎前肌（主要是颈长肌和头长肌）、椎前间隙、前纵韧带、椎间盘纤维环、髓核。

5. 术前检查光纤 用穿刺针在 X 线透视或 CT 引导下取与躯干正矢状面约 45°进针，刺入病变椎间隙中心部，正位位于棘突附近，侧位位于椎间隙中央。

6. 置入光导纤维 正侧位透视证实穿刺针位置准确后，退出穿刺针芯，安装置入激光光纤，固定在穿刺针内。激光光导纤维经穿刺针腔置入到颈椎间盘髓核的适当位置。将光导纤维连接到激光器上，并打开和调试激光器的各参数。

7. 汽化髓核 以半导体激光器为例，将激光功率调至15W，脉冲持续时间1.0秒，脉冲间隔时间5秒，消融能量控制在 600~1 000J。

8. 汽化注意事项 汽化过程中要不断调整激光纤维的深度和解度，以便能在预设能量范围内扩大汽化腔，汽化深度约1mm。

9. 退针 达到治疗能量后退出光纤和穿刺针，按压针眼3分钟，包扎穿刺口。

（五）操作注意事项

（1）应从患侧穿刺，有利于突出椎间盘的汽化。

（2）局部麻醉注射时要反复回抽，避免将药物注入血管；穿刺进针时，用手指在胸锁乳突肌和气管之间向椎体表面压紧，使气管和食管向中线移动，颈动脉向外侧移动，避免刺伤血管、食管。

（3）汽化过程要在 X 线透视下严密监视，防止意外灼伤。穿刺定位必须精确，穿刺针位于上下软骨板中央并与之平行，防止损伤软骨板。

（4）照射前应检查光导纤维尖端是否超出穿刺导针尖端3mm以上，否则激光导致金属穿刺针发热而灼伤针道周围组织。

（5）穿刺和汽化过程中应随时询问患者的感觉，如有异常要查明原因后再继续操作。热效应是激光汽化髓核组织的热能扩散对周围组织的刺激反应，随着照射时间和剂量的递增，大多数患者有一个反应过程。当患者主诉颈、肩、臂有发热感、酸胀或微痛时，可暂停照射，拔出光纤，使椎间盘内散热，或用注射器抽吸间盘内液体及气体，或稍移动针尖位置再进行照射；当患者出现上肢热、疼痛或照射剂量接近1 000J 时，应终止照射。

（6）在汽化过程中可有稀薄的烟雾从针管或三通管冒出，术者可嗅到焦煳味。患者有胀痛感时应及时经三通管抽出气体，或通过延长脉冲间隔时间让气体自然向外弥散，以减轻因气体积聚引起的椎间盘内压力骤升所造成的疼痛不适。

（7）每次调整针尖方向、位置时必须先拔出光导纤维，调整穿刺针并确认满意后再插入光纤，以避免折断光纤尖端。

（六）术后处理

（1）严密观察生命体征和肢体运动、感觉变化。

（2）卧床休息1~2天，起立时颈托保护2~3周。

（3）给予口服抗生素3天。

（4）如有神经根水肿症状，可静脉滴注七叶皂苷钠，共3~5天。

（5）如仍有症状，枕颌吊带行颈椎牵引2~3周。

（七）并发症防治

1. 颈动脉损伤　拔针后压迫10分钟，如无出血，重新穿刺完成手术。
2. 脊髓神经灼伤　由穿刺位置不正确造成，要注意透视引导。如有损伤，术后给予营养神经药物治疗。
3. 脊髓压迫　极少发生，多为术中髓核气体排出不畅导致髓核突出加重所致。因此，术者应及时经三通管抽出气体，或通过延长脉冲间隔时间让气体自然向外弥散。
4. 术中疼痛　多由气体积聚或长时间烧灼，局部温度过高和（或）压力增加所致。若患者出现疼痛，应及时停止汽化并排气。
5. 颈部血肿　多为甲状腺出血。术前应检查出凝血时间，术中操作要轻柔，拔针后要按压以利止血。
6. 椎间盘炎　PLDD为高温环境，椎间盘炎的发生率极小，病因不十分明确。预防措施包括术中注意无菌操作，术前和术后抗生素预防感染。

三、经皮激光腰椎间盘汽化减压术

（一）所需器材

同经皮激光颈椎间盘汽化减压术。

（二）手术适应证

需同时符合以下几项：
（1）腰腿痛、跛行、感觉异常且腿痛重于腰痛等临床症状明显。
（2）有脊神经受压的阳性体征，如直腿抬高试验、踇趾伸屈试验等。
（3）包容型腰椎间盘突出　单纯性膨出，纤维环完整。
（4）临床症状和体征与CT、磁共振等影像学诊断一致。
（5）经保守治疗3个月无效或反复发作。

（三）手术禁忌证

（1）突出的椎间盘已钙化。
（2）纤维环破裂，髓核组织脱出或游离于椎管内。
（3）合并腰椎管狭窄。
（4）椎间盘突出导致肌力下降，足下垂或膀胱直肠等功能障碍。
（5）精神异常或心理障碍者。
（6）出血倾向、严重心脑血管疾病。

（四）操作步骤

1. 体位　患者俯卧或侧卧位。
2. 麻醉　2%利多卡因5mL经皮肤、皮下组织、肌筋膜直达三角工作区附近进行局部浸润麻醉。
3. 术前检查光纤　透视下定位，病变椎间隙后正中线患侧旁开8~12cm，L_5~S_1椎间盘旁开6~8cm标记穿刺进针点。
4. 腰椎间盘穿刺解剖特点　$L_{3~4}$、$L_{4~5}$椎间盘的左前方为腹主动脉，右前方为下腔静脉，左右腰交感干分别位于椎间盘与腹主动脉、下腔静脉之间。两侧为腰大肌及其筋膜、壁腹膜的腰部及腹腔脏器。腰丛位于腰大肌的深层，横突的前方，腰丛和横突间有少量肌纤维。L_5~S_1椎间盘前厚后薄，前面隔壁腹膜与腹腔脏器相邻。两侧为髂腰肌、L_5神经根、髂总静脉和髂总动脉。L_5神经根自L_5~S_1椎间孔穿出行于L_5横突、髂腰韧带与骶骨翼之间形成的拱形隧道内。$L_{3~4}$、$L_{4~5}$椎间盘穿刺点为旁开后正中线8~12cm。进针方向与矢状面夹角为45°~60°，深度为11~13cm。在该范围内穿刺，进针入路依次为皮肤、浅筋膜、腰背筋膜、骶棘肌、横突间肌及韧带、腰方肌和腰大肌，斜向内进入三角工作区，沿下椎体上缘进入椎间盘达髓核中心。穿刺过程中没有重要血管 $L_5 \sim S_1$ 椎间盘位置较低，由于髂嵴阻挡，穿刺针很难在侧方进入椎间盘，需要在髂后上棘上方 $1 \sim 2 cm$ 选择穿刺点，旁开后正中线 $6 \sim 8 cm$。进针方向与矢状面夹角为 $45° \sim 60°$，与水平面呈向前下 $15° \sim 20°$，深度为 $8 \sim 10 cm$。有时可能仍会遇到穿刺失败，可以采用 Onik 的弧形穿刺法、髂骨钻孔法或前入路法。

腰脊神经从相应椎体的椎弓根下方穿出椎间孔向前下方斜行越过椎间盘纤维环，与下一椎体的上缘及其上关节突构成一个无重要结构的安全三角区，且表面无骨性结构阻挡，这是经皮椎间盘穿刺的重要解剖结构。

5. 进针 用穿刺针在 X 线透视或 CT 引导下取与躯干正矢状面 $45° \sim 60°$ 进针，刺入病变椎间隙中心部，正位位于棘突附近，侧位位于椎间隙中央或中后 1/3 处。

6. 置入激光光纤 正侧位透视证实穿刺针位置准确后，退出穿刺针芯，置入激光光纤，固定在穿刺针内。激光光导纤维经穿刺针腔置入到腰椎间盘髓核的适当位置。将光导纤维连接到激光器上，并打开和调试激光器的各参数。

7. 汽化髓核 以半导体激光器为例，将激光功率调至 15W，脉冲持续时间 1.0 秒，脉冲间隔时间 $2 \sim 10$ 秒。激光总能量可根据椎间盘突出的大小和变性程度控制在 $1200 \sim 1600$J。

8. 汽化注意事项 汽化过程中要不断调整激光纤维的深度和方向，以便能在预设能量范围内扩大汽化腔，一般汽化腔直径 1cm 左右为宜，尤其要尽量使椎间盘后部的髓核汽化。

9. 退针 达到治疗能量后退出光纤和穿刺针，包扎穿刺口。

（五）操作注意事项

同经皮激光颈椎间盘汽化减压术。

（六）术后处理

（1）卧床休息 $1 \sim 2$ 天，$3 \sim 5$ 天出院，可根据患者情况而定。
（2）使用抗生素 3 天以预防感染。
（3）明显腰痛者予以止痛药或低频理疗治疗。
（4）如有神经根症状，可静脉滴注七叶皂苷钠，共 $3 \sim 5$ 天。
（5）半年内加强腰部的适应性康复计划，正确进行腰部动作，避免重体力劳动和腰部的过度活动。

（七）并发症防治

1. 术中腰部胀痛 术中腰痛发生率约为 56.9%，经抽吸减压后缓解，考虑为激光汽化产生的气体增加髓核压力所致，及时抽吸减压即可。术中抽吸能有效避免或减轻气体对椎间盘周围组织的损伤作用，其机制可能是由于负压的作用，术中 PLDD 汽化所产生的炽热气体能及时引出体外，减少热量在体内的聚集，更重要的是避免炽热气体向椎间盘周围潜在间隙中的弥散，有效防止热损伤的发生，同时也防止了蛋白质中的硫、氮等成分在汽化过程中产生的氧化产物给组织带来的可能损伤反应。

2. 术后腰背痛 大约有 60% 的患者治疗后可出现腰背痛，多数程度较轻。其原因可能与热损伤引起椎间盘组织肿胀和水肿（即反应性椎间盘炎）有关或椎间盘内残留气体或穿刺创伤有关。一般不需特殊处理，数天后自行缓解。个别无菌性椎间盘炎引起的较剧烈的腰背痛，使用抗生素和止痛治疗后可消退。

3. 腰部肿胀 常为反复穿刺损伤或出血所致。腰神经根周围的腰动脉脊支、腰升静脉和腰旁静脉丛结构是穿刺中发生出血的解剖基础。因此要警惕对腰部血管的损伤，穿刺时尽量避开腰神经及周围血管结构。烧灼完毕后，拔针前用力抽吸并在负压情况下拔穿刺针出椎间盘后，不需继续负压抽吸拔针，以减少出血。

4. 神经根损伤和交感神经反射消失 穿刺和激光的热损伤都可能造成神经根或交感神经的功能障碍，虽然发生率低，但有个别患者的神经损害不易恢复，应引起高度重视。术前精确定位、术中缓慢穿刺、汽化过程中严密监视是预防这类并发症的有效措施。

5. 椎间盘炎 PLDD 为高温环境，椎间盘炎的发生率极小。预防手术包括术中注意无菌操作、术前和术后抗生素预防感染。一旦发生，应绝对卧床休息，并予以止痛药、肌松药和大剂量抗生素，必要时清除病灶，冲洗。

（王 兴）

第五节 经皮射频椎间盘髓核成形术

一、经皮射频消融颈椎髓核成形术

自20世纪90年代以来，随着高能射频技术的发展，射频消融髓核成形术（radiofrequency ablation-nucleoplasty）先后被用于治疗腰椎间盘突出症和颈椎间盘突出症。低温等离子体消融即"冷消融"（coblation）技术是利用射频电场产生等离子薄层，使离子获得足够动能，打断分子键形成切割和消融效果，使大分子分解成单元素分子和低分子气体（O_2、H_2、CO_2）。冷消融过程是一种低温（40~70℃）状态下细胞分子链断裂，功能有切割、紧缩、止血、焊接作用。当所设置的能量低于产生等离子体的阈值时，组织的电阻会导致热效应，从而使组织收缩或起止血作用。射频消融髓核成形术用于治疗颈、腰椎间盘源性疼痛和椎间盘突出症是运用40℃低温射频能量在椎间盘髓核内部切开多个孔道，移除部分髓核组织，完成椎间盘内髓核组织重塑，并配合70℃热凝封闭，使髓核内的胶原纤维汽化、收缩和固化，缩小椎间盘总体积，从而降低椎间盘内的压力，达到治疗目的。

1996年，Houpt等报道了人新鲜尸体椎间盘内射频产生热量所致温度变化情况，当探头尖部温度为70℃时11mm以外的组织温度不会超过42℃；而且不是对椎间盘的直接热变，仅是改变了椎间盘的生化状态。Troussier等在人新鲜尸体研究中发现，射频消融髓核成形术对髓核组织的消融和热固缩作用没有导致髓核组织坏死，并且局限于髓核内部，终板和椎体不受影响，热量引起的温度变化不超过3~4℃。Nau等报道髓核成形术的核心瞬时温度可达80~90℃，但高温和致命性热损伤只是在距核心很小的范围内，在其3~4mm处温度降低了60~65℃。Chen等研究发现，射频消融髓核成形术引起髓核的变化仅局限于髓核内，对周围组织（终板、椎体、后纵韧带、神经根）不会造成结构损害或热损伤；该术对椎间盘内压力的降低程度和脊柱的退变水平有密切关系，能明显降低没有退变的椎间盘内压力，而对高度退变的椎间盘没有减压作用。

经皮射频消融颈椎髓核成形术（percutaneous cervical disc nucleoplasty，PCDN）是美国Arthro Care公司首先开发的一项技术，起初用于关节镜手术、骨科腱性炎症打孔术、颅脑外科及耳鼻喉科等。由于是采用低温冷融切技术，因此组织损伤小、安全性较好。国外Lewis（2002年）首先报道，国内李展振（2002年）、王晓宇（2004年）也分别报道了PCDN的初步结果。PCDN的作用原理与PLDD有所不同，主要是将低温等离子体消融与微创热疗技术相结合，用冷融切的低温（约40℃）汽化技术去除部分髓核组织，再利用加温技术使胶原纤维收缩变性及聚合固化，使椎间盘体积减小，从而达到快速有效的椎间盘减压的目的。PCND技术由于临床应用时间较短，病例有限，暂未见明显并发症的报道。

（一）器械与方法

1. 手术器械　C形臂X线机、Arthro Care 2000型等离子体手术系统。
2. 手术方法　患者仰卧位，颈背部垫软枕，使头稍后仰。常规皮肤消毒、铺无菌巾。在X线荧光屏监视下确定穿刺椎间隙，进针点约在中线旁2~3cm（即甲状腺外缘与颈动脉之间）。从健侧进针：拇指紧贴椎体外缘将颈动脉向外推开，以2%利多卡因0.5~1mL局部麻醉后，将用等离子体手术系统汽化棒套管针在X线机下刺入病变椎间隙，拔出针芯，将汽化棒（Perc DC，颈椎刀头）通过套管进入椎间隙，连接主机并将功率设置为3挡，热凝约1秒，如出现刺激症状应立即停止并重置汽化棒；如无刺激症状则在X线机下缓慢来回移动并同时旋转汽化棒，采用多通道技术，一般3~4个通道，每个通道先消融约10秒后热凝约10秒。术中监测病情变化，术毕拔出汽化棒及套管，稍加按压后外敷止血贴即可。手术前后预防性应用抗生素，术后3天恢复正常活动，术后颈托保护2周。

术中注意事项：①颈背部软枕不宜垫得过高，以免患者产生疼痛不适。②局部麻醉药物不宜注射得过多。③穿刺部位不宜太靠近中线，以免损伤甲状腺组织，造成术中及术后出血。④无论采取仰卧位或侧卧位穿刺切割时，应密切注意穿刺器械的深度及患者的感觉，有时汽化棒接近椎体后缘或软性突出物时，患者可有一侧肢体或全身触电样感觉，可能是窦椎神经受到刺激所致，应予以注意，以免损伤脊髓前静脉丛或脊髓。⑤严格无菌操作，预防椎间隙感染。

（二）适应证和禁忌证

1. 适应证　颈肩部疼痛、上肢放射痛、麻木或有眩晕，排除其他相关疾病，且 MRI 证实有颈椎间盘突出患者。①单纯的颈椎间盘膨出或突出患者。②以膨出或轻度突出患者效果好。③中度突出也能收到满意的疗效。

2. 禁忌证　以下患者不宜进行髓核成形术：①后纵韧带肥厚。②椎体后缘骨质增生。③重度黄韧带肥厚及椎管狭窄。④颈椎短及肥胖者 C_{6-7} 由于肩部阻挡，不易看清椎间隙，手术应小心不要损伤周围组织。⑤巨大椎间盘突出或脱出，出现颈脊髓压迫征象者。

在临床实践中把握好手术适应证，除认真研究症状及体征外，仔细研究 MRI 中每个椎间隙在矢状面和冠状面的突出部位、方向及压迫程度十分重要。单纯的颈椎间盘突出症患者，过伸、中立、过屈的动态位 MRI 或 CT 检查显示，过伸位脊髓压迹加重、而过屈位压迹减轻的患者，射频消融髓核成形术能取得确切而良好的效果；过屈位脊髓压迹无明显减轻的患者，说明其纤维环已破裂，后纵韧带的弹性也差，而且已引起一定程度脊髓变性的患者，射频消融髓核成形术效果不佳；对部分颈髓变性患者，射频消融髓核成形术后也可有较好的恢复。

（三）并发症及处理

射频消融髓核成形术治疗椎间盘突出症临床并发症报道较少，主要为穿刺部位疼痛，或新出现疼痛区域，一般均可自行缓解，也有可能发生椎间盘炎、损伤脊髓、硬脊膜和神经根、损伤血管形成血肿等。Bhagia 等对 53 例射频消融髓核成形术的患者进行随访，76% 的患者术后出现穿刺部位疼痛，26% 出现麻木或麻痛感，15% 出现疼痛症状加重，15% 出现新的疼痛区，2 周后均自行缓解。此外，等离子刀头断裂的发生率较少。

二、经皮射频消融腰椎髓核成形术

自 20 世纪 40 年代 Mixter 和 Barr 成功地采用手术方法治疗腰椎间盘突出症，开创了腰椎间盘突出症手术治疗的新纪元以来，椎间盘开放式摘除术已成为治疗腰椎间盘突出症的标准术式，但随后数十年的临床研究和实践发现，开放式的手术对脊柱稳定性破坏相对较大，存在一定的手术并发症：如神经根损伤、神经根粘连、硬膜外血肿、硬膜破裂、椎间隙感染等。理想的手术应是以尽可能小的创伤有效地摘除椎间盘破碎组织，解除神经根的受压。随着现代微创脊柱外科的兴起与发展，国内外众多学者开展了广泛的研究，使腰椎间盘突出症的治疗从椎板切除、椎板间开窗，发展到化学髓核溶解、经皮穿刺椎间盘切吸、经皮激光椎间盘减压、经皮低温等离子射频消融髓核成形术、经皮内镜激光椎间盘切除术、显微内镜椎间盘摘除、椎间盘内电热疗法髓核消融（intradiscal electrothermal therapy，IDET）、纤维环成形术、显微腰椎间盘摘除术等微创手术，这些微创外科治疗方法相继成为研究热点。本节介绍经皮射频消融腰椎间盘切除术。

低温等离子射频椎间盘消融技术问世于美国。1996 年，Yeung 首先在经皮内镜（yeung endoscopic spinesystem，YESS）引导下，应用 ELLMAN 射频机的射频消融技术治疗 500 例腰椎间盘突出症，于 2000 年在《纽约西奈山医学杂志》报道其临床取得很好的疗效。该技术 1999 年获得 FDA 许可，目前主要应用的是 Arthro Care2000 型等离子组织汽化仪。国内学者于 2002 年报道低温等离子射频椎间盘消融术治疗颈、腰椎间盘突出症。

经皮低温等离子射频消融髓核成形术用于治疗腰椎间盘源性疼痛和椎间盘突出症，原理是运用 40℃ 低温射频能量在椎间盘髓核内部切开多个槽道，移除部分髓核组织，完成椎间盘内髓核组织重塑，并配合 70℃ 热凝封闭，使髓核内的胶原纤维汽化、收缩和固化，缩小椎间盘总体积，从而降低椎间盘内的压力，减轻椎间盘组织对神经根的刺激，以缓解症状，达到治疗目的。它是随着微创外科的发展而逐渐兴起的，是目前国内外已被广泛接受的应用介入微创技术治疗腰椎间盘突出症的一种方法。

（一）器械与方法

Arthro Care2000型等离子组织汽化仪，腰椎系统等离子刀头，C形臂X线机。

1. 术前准备事项　如下所述。

（1）将Arthro Care 2000等离子体手术系统、C形臂X线机连接电源，并认真检查，保证其使用性能的完好。

（2）安置手术体位：腰椎间盘突出症患者采用俯卧位时，安置体位前将小方桌置于手术床的尾部，并垫上毛毯，以利于操作C形臂X线机时不被手术床中央的柱子所影响。患者俯卧后在胸部、腹部、髂嵴部两侧垫上软枕，使胸、腹部悬空，不影响患者的呼吸及循环功能。

（3）由助手或巡回护士协助常规皮肤消毒，配制局部麻醉药液，用2%利多卡因与0.9%氯化钠注射液配制成1%利多卡因20~40mL。按无菌操作打开Arthro Care 2000型等离子手术刀头及连接线给术者并连接好机器，打开电源，使机器处于备用状态。

（4）由助手或放射科人员穿上含铅X线防护服，根据手术进展情况及定位要求协助操作C形臂X线机，并密切观察病情。

2. 操作方法　如下所述。

（1）手术取俯卧或侧卧位，常规消毒铺巾。

（2）在C形臂X线机下确定正确的椎间隙并定位，手术进针点取脊柱棘突中线旁开7~9cm范围，局部浸润麻醉，在C形臂X线机正侧位监视下将穿刺针与皮肤成15°~45°角置入椎间盘内。

（3）将与Arthro Care 2000组织汽化仪相连接的特制工作棒（直径0.8mm）在C形臂X线机监视下沿针芯进入椎间盘内，设置工作棒功率为4挡。

（4）脚踏开关，在椎间盘内以较慢的速度来回移动工作棒，对髓核组织进行汽化和固化。缓慢来回移动同时旋转汽化棒1周，汽化和固化过程各1~1.5分钟。汽化过程中如出现同侧腰或下肢抽搐、发麻，暂停汽化，调整汽化棒方向、深度或擦干汽化棒上的血迹后即可继续进行手术。

（5）退出工作棒及穿刺针，创可贴或纱布覆盖创口。

术毕即可行弯腰及直腿抬高，观察2~3天，常规应用抗生素3天，可同时给予脱水和神经营养药物治疗，第2天开始腰背肌锻炼；3天后戴腰围下床活动，活动量循序渐进。不同医师推荐的术后活动量不同，由于过度的活动或负重可能诱发椎间盘再次突出，因此，医师往往要求患者术后限制负重或弯腰活动3~4周。虽然这可能是目前采取的最为广泛的措施，但几乎没有文献报道支持这种长时间的活动限制。有报道表明术后无限制活动患者的手术成功率和再次突出率与限制活动的患者相当。

（二）适应证和禁忌证

经皮低温等离子射频消融髓核成形术是近几年国内外兴起的一种用于治疗腰椎间盘源性疼痛和椎间盘突出症的微创技术，像很多手术方法一样需要选择好正确的手术适应证才可以取得很好的手术疗效。从国内外学者近几年的临床报道我们概述出以下几种手术适应证及禁忌证。

1. 适应证　①轻中度椎间盘突出患者，椎间盘造影阳性。②腿痛（伴或不伴腰痛）6个月以上，保守治疗无效而又不具备开放手术指征者。③根性症状腿痛大于腰痛，直腿抬高试验阴性。④MRI证实包含型椎间盘突出（后纵韧带下或外层纤维环下），其突出物小（<6mm），只有1~2个节段突出，CT显示纤维环和后纵韧带没有破裂。⑤椎间盘源性下腰痛，椎间盘高度和邻近正常椎间盘相比>50%，椎间盘造影阳性。

2. 禁忌证　①脊柱和椎间盘严重退变，椎间盘的高度丢失多于33%，椎间盘内含水量严重减少。②椎间盘脱出，其脱出物大于椎管矢状径的1/3。③髓核游离。④侧隐窝狭窄。⑤椎间隙狭窄。另外，国外学者Salvatore等报道的还有椎体前移、先天性椎体发育异常、椎间盘及椎体感染、马尾综合征、椎间盘造影阴性及椎体不稳等也列为其禁忌证之中。

(三) 并发症

射频消融髓核成形术治疗椎间盘突出症临床并发症报道较少。从近几年多位学者的临床经验及国内外的文献报道看，其并发症主要有：

1. 疼痛　穿刺部位疼痛或新出现疼痛区域，一般均可自行缓解；国外学者 Bhagia 等曾对 53 例射频消融髓核成形术的患者进行随访，术后 24 小时 76% 的患者出现穿刺部位疼痛，26% 出现麻木或麻痛感，15% 出现疼痛症状加重，15% 出现新的疼痛区，2 周后均自行缓解。

2. 损伤　脊髓、硬脊膜和神经根。

3. 椎间盘炎　相对少见，呈急性或迟发性起病，多发生在术后 2~27 天，有或无发热，多数为不规则发热，也有体温达 40℃ 者。患者腰背部肌肉痉挛，活动后加剧，椎旁压痛和叩击痛，当神经受压时，可出现神经损害表现。其治疗要注意绝对卧床休息、促进炎症局限和消退、大量使用抗生素、腰部制动等，待临床症状消失后予以石膏或支具保护下床活动。国内学者张年春等报道采用射频消融髓核成形术治疗 28 例腰椎间盘突出症患者，术后随访 12~33 个月，并发椎间盘炎 1 例，进行腰椎融合术后治愈。

4. 损伤血管形成血肿（腹膜后出血等）　大血管损伤致大出血非常少见，其发生主要与术者操作不熟练、解剖变异以及没有正确的正侧位 X 线透视有关。术中、术后一旦发现有血管损伤，视情况轻重，轻者血肿形成后可自行吸收，重者可通过动脉栓塞或外科干预等方法及时处理。

5. 等离子刀头断裂　较为少见，主要与术者操作熟练程度及手法有关。

(四) 注意事项

(1) 必须严格选择手术适应证，因本法适应证要求较为严格，在腰痛伴有下肢放射痛，只有在纤维环和后纵韧带无破裂，即"包容型"椎间盘突出症时方可取得满意的疗效，而椎间盘脱出、髓核游离、侧隐窝狭窄、椎间隙狭窄、椎体明显唇样增生或钙化型椎间盘突出症等则应为禁忌证。

(2) 操作者须具有从事临床脊柱外科多年的工作经验，必须对髓核成型的原理、适应证的选择、手术操作规程及并发症处理等方面有较全面的了解，且独立进行髓核成形术手术操作之前必须在有经验医师的指导下进行一段时间的专门训练。

(3) 手术过程要严格在无菌手术室进行，一般不主张在 X 线机房操作，以免发生感染，另外手术室巡回护士要熟练掌握手术方法、手术步骤和 Arthro Care 2000 型等离子体手术系统及 C 形臂 X 线机的性能、操作程序、保养及术后处理，这样才能保证机器设备的性能保持完好的状态，更好地为患者服务，保证手术的顺利完成。

(4) 等离子射频消融术治疗椎间盘突出症是近几年开展的手术，且等离子体手术系统具有以下几点优越性：①融切温度低（不超过 54℃），热穿透仅 1mm，无周围组织损伤。②汽化棒可任意到达治疗部位。③同时具备融切、成形、清理、紧缩及止血等多种功能。④手术全程为汽化消融，无固体颗粒残留。⑤损伤极小（外套针粗细相当于 18 号注射针头），操作简单，耗时少，疗效佳，恢复快，并发症少，费用低。手术在局部浸润麻醉下进行，患者术前、术后不用禁食，手术无切口，术后无瘢痕，并且操作简便，术中、术后无出血，术后并发症少，患者痛苦少，住院时间 3~5 天，在适应证范围内患者和家属乐于接受。整个手术过程中，患者处于意识清醒状态，故做好术前访视，与患者进行有效的沟通，争取做到患者主动配合手术，是手术顺利完成的关键之一。给患者提供人性化服务，在手术允许的情况下，尽可能给患者提供舒适的手术环境。

从当前的研究结果来看，射频消融髓核成形术具有其他手术不可替代的优点，目前在国内外得到不断推广和应用，但其具体疗效也必须在与其他治疗椎间盘的方法相比较，在大量的病例随访被证实后，才可以被广大医务人员及患者所接受。射频消融髓核成形术是一种治疗腰椎间盘突出症的微创手术，其有效性和安全性对于治疗椎间盘源性下腰痛和（或）腿痛的包容型椎间盘突出，且经过保守治疗无效而又不具备开放性手术指征的患者是必须要考虑的。因该微创技术在临床应用的时间尚短，虽然近期疗效好，但远期疗效还需各位学者及临床使用者进一步观察和研究。

(王　兴)

第六节 经皮内镜下颈椎椎间盘摘除及固定

一、概述

经皮内镜下颈椎间盘切除术（PECD）是颈椎间盘突出手术治疗的一种新方法。在该手术方式中，通过经皮的前路手术方式，对突出的椎间盘组织进摘除，避免了大量软组织的切除。目前颈椎病前路手术方式治疗的金标准是颈椎前路颈椎间盘切除椎间融合术（ACDF）。但是，前路手术会造成各种并发症诸如喉返神经损伤后的声带麻痹，由于机械性损伤或食管自主神经损伤造成的吞咽和气道并发症，极少数患者出现气管变形、硬膜外血肿、神经损伤。并且术后的植入物及内固定相关性并发症并非少见。包括植骨块供区的并发症、假关节疼痛、植入骨块脱出、植入物失败、脊柱后凸畸形，以及植入物沉降等问题。而且有研究表明，前路钢板固定放置在距离邻近节段椎间盘5mm以内会造成前纵韧带骨化引起邻椎病。如果采用前路经皮内镜下椎间盘切除术可以避免这些并发症的出现，因为其采用直视下微创操作、不需要骨性减压及大量软组织去除。尽管PECD手术相对开放手术是有效的选择方式，但是其应用也有一定的局限性。如果存在节段性不稳或者颈椎的盘源性疼痛该技术是无效的。2002年，Ahn和Lee报道了首例经皮内镜下颈椎内固定手术。采用特殊设计的扩张管道可以在椎间隙完成固定和融合等操作，较之开放手术其并发症的发生率下降。

二、适应证和禁忌证

1. PECD的适应证　如下所述。
(1) CT和MRI等检查证实有颈椎椎间盘软组织压迫神经根或脊髓。
(2) 放射性疼痛症状与影像学检查吻合。
(3) 颈椎的盘源性疼痛由颈椎椎间盘突出软性压迫所致。
(4) 保守治疗6周无效的患者。
2. PECD的禁忌证　如下所述。
(1) 脊髓型颈椎病。
(2) 椎间盘突出硬化或游离。
(3) 伴有椎间隙狭窄的进性行颈椎病（<3mm）。
(4) 明确的节段性不稳。

三、器械和设备

内镜下减压的器械包括18号脊柱穿刺针、细导丝、逐级扩张管、工作套管、环钻、髓核钳、侧发射激光器即钇铝石榴石激光器（钬激光）。可视下经皮操作装置包括透视设备及WSH颈椎内镜设备（Karl Storz内镜公司，图13-7）。WSH颈椎扩张融合设备B-Twin（以色列赫兹利亚市Disc-O-Tech医疗技术公司）可应用于颈椎椎间融合手术中（图13-8）。

四、手术过程

手术在严格的无菌条件下操作。术前预防性使用抗生素（头孢唑林1g）和镇静剂（咪达唑仑3mg和芬太尼50~100mg）。患者仰卧于手术台上，颈椎适当后伸，采用局麻使患者保持适当清醒，并监测患者的症状或体征（图13-9）。皮肤及皮下组织采用1%的盐酸利多卡因局部浸润麻醉。颈部的解剖结构非常适合于经皮的前路操作。颈椎椎体前的空间具有良好的延展性，颈前间隙包含的组织（甲状腺、气管、咽、喉及食管）被深筋膜所包裹，可将其轻易地移动到对侧1~2指宽度。颈椎前路可以解决同侧或对侧症状。

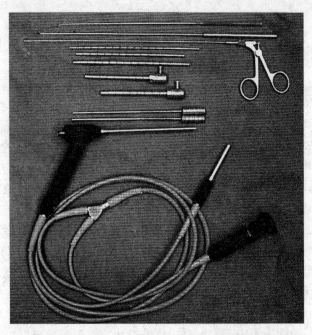

图 13-7 内镜及手术器械：能进行内镜下的减压
包括 WSH 颈椎内镜设备（Karl Storz 内镜公司），侧孔钬激光发射器以及各种规格的髓核钳

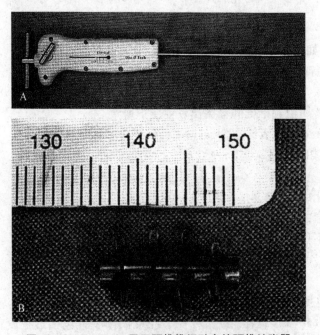

图 13-8 B-Twin 用于颈椎椎间融合的颈椎扩张器
A. 原始形状（直径 3.3mm）；B. 扩张形状（每个齿直径 5/7/7/6mm）

对于侧方的椎间盘突出患者，医者推荐采用对侧入路，因为该入路能提供较好的视野，可轻易摘除椎间盘。术者用示指将患者的喉和气管推向对侧，然后将示指滑到椎体前方直到触及要治疗的椎间盘前侧边缘。随后，术者用中指或其他手指触诊搏动的颈动脉，并将气管-食管推向内侧，颈动脉推向外侧。再次透视前后位像最终确认，将脊柱穿刺针轻柔的置入颈椎间盘前壁，然后在侧方透视监视下，将穿刺针逐渐推进到椎间盘组织内大约 5mm（图 13-10）。术中进行椎间盘造影的目的在于染色突出的髓核并观察髓核突出的类型，通过注入 0.5mL 靛胭脂和造影剂的混合物，使突出的髓核及纤维环在内镜视野下易从正常的椎间盘组织中辨认出来。将导丝通过穿刺针置入到髓核中，将皮肤做大约 3mm 的切口，然后分别用直径为 1mm、2mm、3mm 扩张套管顺序扩张，最后置入直径稍大的工作套管。

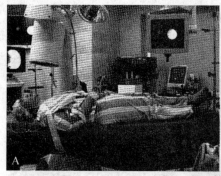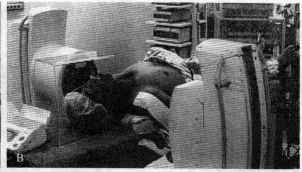

图13-9 术前准备：手术在局部麻醉和影像透视监测下进行。患者的体位为颈椎适当仰伸位，术前建议使用抗生素（头孢唑林1g）和镇静剂（咪达唑仑3mg和芬太尼50~100mg）

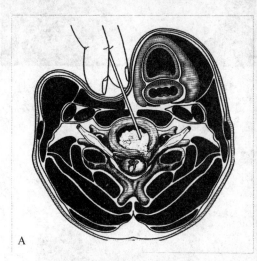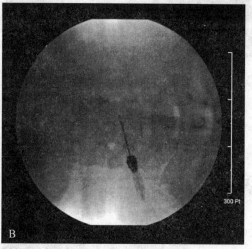

图13-10 置入穿刺针。向内侧推开气管和食管，向外侧牵开颈动脉，影像透视最终确认，将穿刺针置入椎间盘的适当位置

这种顺序性的轻柔操作有两个好处：避免了软组织的损伤和减轻了相关疼痛刺激。通过工作套管置入环锯，环形切开纤维环，在内镜直视下用内镜髓核钳选择性切除椎间盘，用钬激光环形固缩和消融突出的椎间盘组织。纤维环被充分固缩后，用内镜髓核钳可以很轻易地将突出的椎间盘组织的摘除（图13-11）。随后进一步去除残留的纤维化的、坚硬的椎间盘髓核组织。钬激光处理的设置为每搏能量0.5~1.0J，脉冲10~15Hz。采用前后位透视确定激光探头正对突出椎间盘部位。在椎间盘内，椎间盘后部缺口和纤维环的消融都是内镜直视下进行的。当通过纤维环上的裂缝看到减压的硬膜囊和出口神经根灵活移动时，手术可以停止。

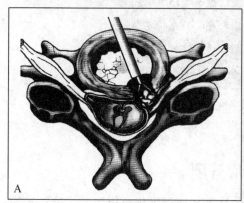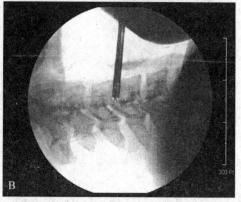

图13-11 选择性内镜下椎间盘切除。纤维环被充分固缩后，在内镜直视下用髓核钳选择性摘除突出的椎间盘。

在透视监测下完成PECD手术后,采用一次性使用置入系统将设计简化的植入物置入椎间隙。通过旋转扩张手柄使植入物在椎间隙内形成最终扩张形态。为避免植入物在椎间隙中位置不佳,在扩张过程中,需在影像监视旋转扩张手柄。一旦达到目标位置,将植入物从置入系统上脱离(图13-12、图13-13)。

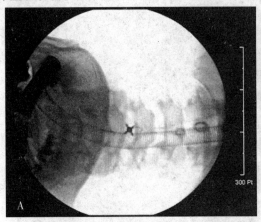
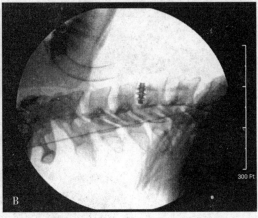

图13-12 术中影像监视下颈椎扩张器的置入。在透视监测下完成PECD手术后,采用一次性使用置入系统将设计简化的植入物置入椎间隙。通过旋转扩张手柄使植入物在椎间隙内形成最终扩张形态。一旦达到目标位置,将植入物从置入系统上脱离

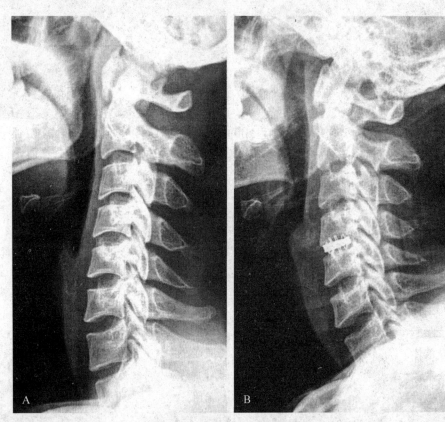

图13-13 术后颈椎序列变化。
A. 术前颈椎侧位片显示颈椎后凸;B. 术后颈椎侧位片颈椎后凸改善

五、术后管理

为预防并发症,术后患者需监测3h,如果24h后没有并发症出现可以出院。推荐术后口服抗生素和镇痛药物。根据患者的具体情况采用颈托保护3~14天。如果患者术后出现持续疼痛不适,给予适当的药物和采用类固醇激素、利多卡因的硬膜外注射均可有效帮助患者的恢复。这种治疗具有椎间盘减压

和类固醇激素减轻局部炎性反应的双重机制。在术后6周开始进行1周2次的颈部肌肉的康复训练及逐渐增加活动度，练习3个月。

六、临床结果

连续33例患者采用了PECD手术治疗后置入了B-Twin固定器。年龄28~78岁，平均年龄46.9岁，其中18例男性，15例女性。患者采用VAS评分系统评估颈部疼痛及放射痛的程度。疗效评估采用颈部功能障碍指数（NDI）进行评估。患者的满意度采用改良的MacNab标准进行评估。平均随访周期为29.6个月，平均住院日为3.2天。VAS颈部疼痛评分从6.1分显著下降到1.6分（$P<0.0001$）。放射痛的VAS评分从6.8分下降到1.6分（$P<0.0001$）。NDI指数从47.6改善到14.3（$P<0.0001$）。总体而言，33例患者中有28例取得了较好的治疗效果（优良率为84.8%）。在随访中，有2例患者由于减压不彻底转为开放手术（ACDF）。没有出现永久性神经损伤及感染的患者。

七、并发症及预防

首先，对于颈动脉、食管、气管、甲状腺等邻近组织器官的损伤必须避免。因此，术者须识别颈动脉并触及其搏动以确保在操作时使其远离脊柱穿刺针和工作通道。而且，操作者需在前后位透视下确认穿刺针及工作通道的位置，其示指必须触及颈椎椎体前壁以免损伤重要结构。为避免脊髓损伤，术者必须在侧位片透视确认导丝尖端、环钻、髓核钳及激光发射器的位置，以确保这些器械的末端不能超过椎体后缘连线2mm。椎间盘内操作时应采用冰生理盐水与抗生素的混合液持续冲洗，以免出现感染及血肿。

特殊设计的B-Twin椎间融合装置适用于微创技术，只需进行较少的组织分离。这种内植物在放置到椎间时处于紧缩状态，只需大约直径为5mm的空间。通过置入系统装置，该内置物可以扩张到最终状态，可达到足够维持椎间隙的高度。在本章中，我们阐述了一种与开放手术（ACDF）不同的用于治疗由颈椎椎间盘突出导致的放射痛或盘源性疼痛的新技术，证明了可以在局部麻醉下施行经皮颈椎椎间盘切除术及内固定术。这种微创技术可以保护颈椎前方结构和稳定性，防止术后脊椎后凸畸形，并将与入路相关的并发症降至最低。这一技术同样具有不影响美观的良好效果，减少了手术时间和住院时间，可使患者早日回到日常活动中。如果手术失败，还可以选择开放手术治疗。尽管本研究中未发现严重的并发症，但目前的研究处于早期探索中，病例的积累比较少。为了评估目前这项新技术的优势后期需要进行随机对照试验或高质量的队列研究。

（王　兴）

第七节　胸腔镜脊柱微创技术

一、概述

（一）发展史

胸腔镜技术在脊柱外科的应用始于20世纪90年代。90年代初，Michael Mack和John Regan等最先在德克萨斯脊柱研究中心进行了这方面的研究。几乎同时，Frank Eismont进行了动物实验。而Ronald Blackman则进行了动物、尸体和临床实验。1991年9月，一篇文章出现在《纽约时报》的医学科学专栏上，表示赞同胸腔镜技术是一种"进胸手术的新入路"。这项技术代表了一个革命性的进步，因为通过内镜置入胸腔的外科手术器械，而不必切断肋骨，并可以使用2.54cm长的切口而不必行20.32~25.4cm以上的切口。内镜与一个电视摄像头相连并通过套管置入胸腔，通过其他的鞘管可置入其他的手术操作器械。摄像头的光源可以使图像得到必要的放大。1992年3月23日，《时代周刊》杂志把内镜外科定义为"所有手术中最温和的一刀"，并惊呼：巴掌大小的电视摄像头、小型化的手术器械以及微小切口将手术的痛苦一扫而光（也就是使用微创技术来进行电视辅助下手术来去除外科疾病的痛苦）。1993 年，这项技术出现在爱尔兰都柏林的脊柱侧凸研究协会会议上，以及在加利福尼亚州圣地亚哥的北美脊柱协会（NASS）会议上。1993 年 11 月的《今日美国》杂志总结了脊柱胸腔镜技术的特点：带有多重芯片的图像技术的发展明显提高了外科医师通过小切口或套管在胸腔内辨认结构的能力；电视内镜在器械上保证了脊柱外科医师能够进行脊柱畸形的内镜下前路松解手术；取自髂嵴或肋骨的植骨块可通过一个狭窄的内镜套管置入椎间隙内；与开胸手术的 22.86～30.48cm 以上的切口相比，胸腔镜治疗脊柱侧凸的美学效果也有巨大的提高。

1993 年，Mack 等最先开展了胸腔镜下脊柱畸形前路松解手术。与传统开胸手术相比，胸腔镜手术用胸壁锁孔代替长的手术切口，无须切断背阔肌、前锯肌和肋间肌，对肩关节的活动和呼吸功能影响小，术后并发症少，恢复快，不留瘢痕。随着这一技术的不断发展和完善，胸椎侧凸的微创矫形治疗成为可能。Picetti 等于 1996 年 10 月开展了第一例胸腔镜下脊柱侧凸前路矫形术，至 1998 年 10 月，他们共完成了 50 例胸腔镜 Eclipse 矫形术，取得了良好的矫形效果。南京鼓楼医院脊柱外科于 2001 年开展脊柱侧凸胸腔镜前路松解手术，并于 2002 年 6 月在国内率先开展胸腔镜下胸椎侧凸 Eclipse 矫形术，均取得良好的近期疗效。

（二）术前准备

电视胸腔镜是一个非常具有技术性的操作，它需要有广泛的培训、实践和经验。获得这种手术经验的理想入路是在培训实验中心的动物、模型和尸体上进行实践，模拟以及进行混合对照操作（内镜下及开放手术）。设计器械和对其他方面提出改进建议的研究小组同样必不可少。山羊和绵羊是胸腔镜技术最好的动物模型，但也可以使用猪作为动物模型，因为猪容易获得并且成本较低。胸腔镜技术的掌握存在一条明显的"学习曲线"。Picetti 等行胸腔镜 Eclipse 矫形术，其手术时间平均为 6.1 小时，而后期的手术时间平均不到 4 小时，其初期平均侧凸矫正率为 50.2%，而后期的侧凸矫正率达到 68.6%。关节镜、腹腔镜手术对于胸腔镜技术的掌握很有帮助，而传统的前后路矫形技术的掌握则是开展胸腔镜手术的前提条件。胸腔镜手术的开展需一只专门的医疗小组，包括脊柱外科医师、胸外科医师、麻醉医师，以及护理人员等。只有各方面通力合作，才能保证手术的成功。

胸腔镜下脊柱侧凸手术适应证的正确掌握对于手术的成功至关重要。术前常规拍摄站立位全脊柱正侧位 X 线（片）、平卧位左右 Bending 位 X 线（片），以及骨盆 X 线（片）。了解脊柱侧凸的类型、柔软度，以及患者的生长发育情况。女性患者需详细询问月经情况。术前应详细询问患者有无肺炎、结核和开胸手术的病史，即排除胸膜粘连存在的可能性。术前常规检查肺功能，由于胸腔镜手术采用单肺通气，因此，患者术前的肺功能必须保持正常。另外，患者的凝血功能也必须保持正常。具体手术方案的制订应遵循个体化、特异性的治疗原则。根据患者的侧凸类型、Cobb 角的度数、Bending 位 X 线（片）的侧凸矫正率，以及患者的生长发育情况决定需要手术的节段。胸腔镜手术的节段通常包括 $T_5 \sim L_1$ 的 6～8 个椎体，有的患者可以延伸到 L_2。术前应将患者的病情、治疗方案，以及唤醒试验的方法等向患者及其家属作详细的交代，以取得患者及其家属的配合。

（三）麻醉与术中监护

胸腔镜手术对于麻醉的要求非常高，术前患者的肺功能、动脉血电解质等指标均需正常。麻醉师在插管前应对患者做详细的体格检查，观察患者的呼吸方式和节律、听诊呼吸音等。脊柱侧凸胸腔镜手术一般采用单肺通气。单肺通气可通过一个双腔支气管导管来完成，可以利用光纤支气管镜来帮助插入双腔支气管导管并判定其位置。在每一次变换患者体位后均需检查双腔支气管导管的位置，以确保患者呼吸顺畅。因此，在整个手术过程中，必须确保光纤支气管镜随时可以使用。麻醉师在铺单之前将非手术侧的肺萎陷，并且在 20 分钟内达到完全肺不张。

胸腔镜手术的术中监护非常重要，可通过桡动脉或股动脉插管监测血压、动脉血 pH、$PaCO_2$、PaO_2 等。通过颈内静脉或锁骨下静脉插管可测量中心静脉压，从而监测患者的血容量改变。用一根 Foley 导管插入患者的膀胱可于术中监测其肾功能的变化。胸腔镜手术时，内固定物的放置、脊柱的撑开、压缩和去旋转等操作，以及结扎节段性血管等，均可对脊髓的血供产生影响，从而导致神经系统并发症的发生。因此，术者在制订手术方案时必须考虑尽可能地减少脊髓的缺血程度和持续时间，增加脊髓对缺血的耐受性，以及尽早发现脊髓的缺血性改变。近年来，以体感诱发电位（somatosensory evoked potentials，SEP）和运动诱发电位（motor evoked potential，MEP）为代表的神经电生理监护方法被广泛应用于脊柱外科手术中，使得人们可以早期发现脊髓的缺血性改变，从而大大降低了神经系统并发症的发生率。

1. SEP　SEP是对躯体感觉系统（感觉或含感觉纤维的周围神经或感觉径路）的任一点给予适当刺激，在该系统特定通路上的任何部位所检出的电反应。SEP应用于脊髓功能的监护已有近30年的历史。当脊髓缺血时，SEP的波幅和潜伏期均会出现改变，More等将SEP波幅下降50%或潜伏期延长10%作为判断脊髓缺血的标准。Apel等在脊柱前路手术中应用SEP监测结扎节段性血管对脊髓血供的影响，他们将SEP波幅下降50%作为判断脊髓缺血的标准，阻断节段性血管后如SEP波幅下降50%，则表明脊髓出现缺血性改变，即该节段性血管对脊髓血供很重要，应放弃结扎。邱勇等发现在脊柱前路手术中阻断$T_{5\sim11}$节段性血管后2分钟，SEP波幅和潜伏期均出现明显改变。但随着阻断时间的延长，SEP逐渐恢复，当阻断节段性血管17分钟后，SEP已基本恢复正常，所有患者术后均无神经系统并发症发生。Pollock等应用SEP监测主动脉缩窄修复手术中的脊髓缺血性改变，阻断主动脉后15例患者中8例SEP无改变，6例阻断15分钟后SEP出现变化，当去除阻断5分钟后SEP恢复正常。1例患者阻断5分钟后SEP波形消失，去除阻断3分钟后SEP恢复正常。所有患者术后均无神经系统并发症发生，因此他们认为SEP是监测脊髓缺血的有效指标。

Grossi阻断狗的主动脉并观察其SEP变化，一组刺激胫神经（PN - SEP），另一组将电极置于$L_{1\sim2}$硬膜外，从而实现对脊髓的刺激（SC - SEP）。结果刺激脊髓组只需3秒经6次刺激后便可得到良好的SEP波形，而刺激胫神经组需90秒内连续刺激200次才能得到稳定的SEP波形。阻断主动脉后，刺激脊髓组SEP波形完全消失的时间显著长于刺激胫神经组［（13.7±1.0）分钟：（11.3±0.7）分钟］，去除阻断后刺激脊髓组SEP波形的恢复时间明显快于刺激胫神经组。因此他们认为对于判定脊髓缺血，SC - SEP比PN - SEP更加敏感。

2. MEP　MEP系用电或磁刺激大脑运动区或其传出通路，在刺激点下方的传出径路及效应器——肌肉所记录到的电反应。很多研究表明MEP是监测脊髓缺血性损伤的敏感指标。于泽生等认为脊髓前索缺血是导致MEP变化的解剖基础，而缺血时脊神经元兴奋性下降则是MEP变化的细胞电生理基础。脊髓缺血可使神经传导速度减慢，导致一过性神经传导阻滞，从而表现为MEP潜伏期延长。脊髓缺血还可以使运动神经元兴奋性下降，放电运动神经元的数量减少，从而表现为MEP波幅降低。David等通过狗脊髓缺血再灌注损伤实验发现MEP波幅的改变与脊髓组织病理损害程度呈正相关。Meylaerts等将MEP波幅下降75%或潜伏期延长10%作为判定脊髓缺血的标准，他们发现有些患者术中MEP波幅缓慢下降，而另一些患者术中MEP波形突然消失，虽经处理但MEP恢复缓慢。他们认为MEP缓慢改变表明脊髓的血液灌注处于临界状态，虽然运动通路信号的传导开始减慢，但神经元的活性尚能维持，当脊髓血供恢复后，MEP迅速恢复正常。而MEP突然消失，表明脊髓血供完全中断，此时神经元遭受严重损伤，因此当恢复脊髓血供后，MEP恢复缓慢。Laschinger等通过阻断狗的胸主动脉造成脊髓缺血并观察MEP变化，结果显示，阻断胸主动脉后阻断水平以下的脊髓组织出现缺血性改变，MEP逐渐消失。恢复脊髓血供后，MEP由脊髓近端向远端逐渐恢复，若远端脊髓建立了侧支循环，则阻断胸主动脉后，远端脊髓的MEP保持正常。

肌源性MEP即复合肌肉动作电位（compound muscle action potential，CMAP），Nakagkwa认为CMAP能同时体现脊髓前角运动神经元和运动传导通路的电活动。由于脊髓前角运动神经元对于缺血最为敏感，因此，CMAP表现出对脊髓缺血的超敏性。也正由于此，CMAP表现出一定的假阳性，即术中CMAP出现变化的患者，术后并没有全部出现运动功能障碍。因此，Nakagkwa等建议术中可联合其他方法监测脊髓缺血，Deletis认为最佳的脊髓监护方法应能够同时对脊髓的运动和感觉传导通路进行监护。Owen认为神经源性MEP（neurogenic motor evoked potentials，NMEP）同时包含沿运动传导通路顺行传导的电信号和沿感觉传导通路逆行传导的电信号。因此，NMEP能同时对运动和感觉传导通路进行监护。Pereon 等的研究证明了 Owen 的观点，他们碰到一例患者，术中 NMEP 出现改变，但术后未出现运动功能障碍，其左腿却出现了感觉异常。Kai 通过结扎狗的节段性血管造成脊髓缺血，并观察 NMEP 变化，结果表明，NMEP 对脊髓的缺血性改变非常敏感，当脊髓缺血时，NMEP 表现为波幅的下降和波形的改变（波峰从多相变为单相），而潜伏期则无明显改变。

对于手术结束时 SEP 和 MEP 仍不稳定的患者，其脊髓血供处于临界状态，手术结束后仍会发生脊髓缺血。因此，对于此类患者术后仍需进行一段时间的脊髓监护。Guerit 等认为术中脊髓监护只能反映当时脊髓的功能状态，由于术中患者处于低代谢状态，脊髓对缺血的耐受性相对较高，而术后患者的代谢加快，脊髓的血供需求增加，因此，术中监护正常并不能保证术后不出现神经并发症，特别对于低血压、贫血、情绪不稳定的患者，术后继续行神经监护尤为必要。术后 MEP 监护不可行，由于在清醒状态下电刺激会造成患者疼痛，而刚做完手术的患者尚处于镇静状态，经颅磁刺激不可靠，因此，SEP 便成为术后脊髓监护的唯一有效方法。

(四) 胸腔镜手术器械

胸腔镜手术的器械与传统开放性手术的器械明显不同，由于侧胸壁至脊柱的操作距离大约在 14～30cm 之间，因此，胸腔镜手术的器械较开放性手术的器械明显加长。通常胸腔镜手术的器械都标有刻度，有些器械末端带有角度，以便于视野暴露和手术操作。

1. 内镜　胸腔镜手术一般采用直径较大的硬性内镜（1cm 左右），以保证成像的清晰和视野的开阔。而直径较小或柔软的内镜成像效果较差，视野相对较狭窄。因此胸腔镜手术一般不予采用。

2. 锁孔装置　胸腔镜手术的操作是通过胸壁上的数个操作锁孔来进行的。锁孔装置包括套筒和套针两部分。套筒有硬性套筒和软性套筒两种，软性套筒可减轻对肋间血管和神经的压迫。套筒的直径有 7mm、15mm 和 20mm 等几种。

3. 软组织分离器械　包括各式组织钳、组织剪、牵开器、剥离器等。牵开器可以将肺组织牵开，以便于暴露脊柱。剥离器可将壁层胸膜从脊柱和肋骨表面分开，有助于节段性血管的分离和结扎。

4. 止血器械　包括各式血管钳、单极、双极电凝、血管夹、吸引器、骨蜡，以及可吸收明胶等。

5. 脊柱操作器械　包括整套刮匙、骨膜剥离器、咬骨钳、肋骨剪、持棒器、推棒器、螺丝起子、三叉型导向器、撑开钳、压缩钳、植骨器、特制克氏针、棒测量器等。

二、脊柱侧凸胸腔镜下前方松解手术

（一）手术适应证和禁忌证

现在几乎可以利用胸腔镜来治疗所有原先需要开胸手术的脊柱疾病。脊柱畸形手术的目的是将脊柱撑直，并且安全地获得正常的生理曲度。手术必须既矫正矢状面的畸形，又矫正额状面的畸形。术者必须努力使头、躯干和骨盆的位置得到平衡（即达到矢状面上的平衡），并且通过适当的关节融合手术来达到脊柱的持久稳定。最安全地矫正大的弯曲对于儿童患者是极为重要的。如果将纤维环、椎间盘和前纵韧带去除，松解了脊柱前方的软组织，那么超过 70°的僵硬性侧凸能够得到更为安全的矫正，并且可以获得更佳的美容效果。在 1993 年之前，脊柱外科医师们乐于在开胸的情况下进行脊柱的前路松解，这样可以增加椎体的活动度，降低脊柱的僵硬性，便于进行椎体间的融合，使畸形的矫正度更大而且更为安全。而现在将胸腔镜用于脊柱的前路松解的原因是其手术并发症比开胸手术要少得多。对于儿童患者来说，脊柱前路手术需要掀开软骨的终板，以便进行前路椎体间的植骨，这个操作增加脊柱融合的稳定性，并且可以在患儿的生长发育过程中预防曲轴现象。曲轴现象发生于骨骼尚未成熟的患者，当脊柱后路达到稳定的融合时，椎体前柱持续生长所造成的无法控制的畸形进一步加重。外科医师对儿童进行开胸手术进行前路松解和椎体间融合植骨感到为难，因为患者术后疼痛较重、呼吸系统并发症比较高以及有些患者出于"美容"的目的来接受手术却会在胸部残留有 22.86～30.48cm 的瘢痕。这些顾虑使得外科医师不得不先应用支具治疗，或者对患者进行观察，直至他们骨骼已经发育成熟。电视胸腔镜的应用使得脊柱前路松解的适应证进一步扩展，而没有开胸手术所带来的并发症和影响美观。

脊柱侧凸胸腔镜下前方松解手术的适应证主要包括Cobb角>75°、Bending位X线（片）侧凸矫正率<50%的僵硬性脊柱侧凸，以及>70°的后凸畸形，先进行前方松解手术可增加脊柱的柔软性，从而使后路矫形手术获得更好的疗效。对于Cobb角>50°、未发育成熟的儿童，在行后路矫形手术之前，可先行胸腔镜前路骨骺阻滞术，这样可以防止曲轴效应的发生。另外，对于一些胶原代谢性疾病、神经纤维瘤病所致脊柱侧凸，以及先天性半椎体畸形、严重的剃刀背畸形等患者均适合做胸腔镜下前方松解手术。

脊柱侧凸胸腔镜下前方松解手术的禁忌证主要包括术前存在严重的呼吸功能障碍、肺气肿、高气道压力等，以致不能耐受单侧肺通气的患者。对于曾有过肺炎、结核和开胸手术病史的患者，可能存在较广泛的胸膜粘连，由于胸腔镜下去除胸膜粘连非常耗时，且容易出血造成视野模糊，术后并发气胸和感染的概率也大大增加，因此，此类患者不宜行胸腔镜下前方松解手术。低体重儿童胸腔容积小、肋间隙狭窄、单肺通气困难、"操作距离"短，因此，体重低于20kg可作为胸腔镜手术的相对禁忌证。Newton认为脊柱侧凸越严重，则胸腔镜手术时从侧胸壁至椎体的"操作距离"越短，视野的暴露和手术操作也越困难，经一个锁孔所能切除的椎间盘数也越少，这就需要做更多的锁孔并且更加频繁地在锁孔之间调换手术器械。因此他认为对于非常严重的脊柱侧凸，尤其是神经肌源性脊柱侧凸和儿童患者，更适宜做开放性手术。南京鼓楼医院认为对于Cobb角>90°的严重脊柱侧凸，虽然操作空间狭小、椎体旋转严重、手术难度大，但通过术前的仔细评估和术后的细心操作，仍可获得良好的松解效果，且不会增加并发症的发生率。

（二）锁孔选择

胸腔镜下前方松解手术的锁孔选择与定位非常关键，正确设计锁孔的位置不仅可以减轻对肋间神经血管的压迫和损伤，防止术后胸壁皮肤麻木和肋间神经痛的发生，而且可以更加方便和彻底地切除椎间盘和上下终板，达到更好的融合效果。胸腔镜下前方松解手术的锁孔选择必须遵循一些基本的原则，如锁孔之间必须隔开一定的距离，以避免术者的双手及其与内镜之间的距离靠得太近，从而使术者获得充分的操作空间。用于牵开、吸引等操作的锁孔应位于腋中线的稍前方，一般在腋中线和腋前线之间，这样可以使术者的手臂处于一个相对自然、舒适的位置。插入胸腔镜的锁孔位置最好位于腋中线的稍后方，一般在腋中线和腋后线之间，这样可以保证内镜的位置位于术者的操作范围之外。

暴露上胸椎的锁孔选择：在腋窝的下缘作锁孔可以到达T_{1-5}椎体。由于腋窝内存在臂丛神经和血管，因此应避免在腋窝内做锁孔。第1、第2肋间由于锁骨下动静脉的存在，因此也不宜做锁孔。操作锁孔通常做在3、4肋间隙，而插入胸腔镜的锁孔位置应位于4、5肋间隙、背阔肌的前缘。

暴露中胸椎的锁孔选择：T_{5-10}胸椎位于胸腔的中段，因此较容易暴露而无须牵开膈肌。中胸椎的操作一般3~4个锁孔便可完成。如采用0°角的内镜，则锁孔的位置可设计成T形，如采用30°角的内镜，则锁孔的位置可设计成L形。对于脊柱侧凸前方松解手术而言，锁孔的位置设计成L形更加合适。

暴露下胸椎的锁孔选择：T_9~L_1椎体离膈肌很近，因此在暴露时需将膈肌向尾侧牵开。可适当升高手术台的头侧，利用重力作用使膈肌、肝、脾等腹腔内容物的位置下降。T_{12}、L_1椎体的暴露较为困难，可适当切开膈肌脚并尽量压低膈肌暴露其椎体，一般无须在腹膜后间隙另做锁孔。暴露下胸椎时，锁孔的位置设计成T形或L形均合适。

（三）手术操作

脊柱侧凸胸腔镜下前方松解手术时患者的体位为侧卧位，凸侧椎体朝上。由于大多数特发性脊柱侧凸患者的胸椎凸向右侧，因此一般患者取左侧卧位。将患者手臂置于高过肩膀处，以利于操作。用笔标记出肩胛骨边缘、第12肋，以及髂嵴等体表标志。C形臂X线机正侧位透视，定出须行松解的最上端和最下端的脊椎在侧胸壁的体表投影。在腋中线或腋后线上第6肋或第7肋间隙做第一个直径2cm的锁孔，插入胸腔镜镜头。由于卧位时，膈肌常升至第8或第9肋水平高度，所以第一个锁孔不宜过低，以免损伤膈肌。在做锁孔时应尽量靠近肋骨上缘，以免损伤肋间神经血管束。在插入镜头前，可用手指探入锁孔内，仔细分离，探查是否有胸膜粘连的存在。当镜头插入胸腔后，即可见萎缩的肺，根据需要松解的节段个数，再在腋中线附近做3~4个操作锁孔。手术器械可在锁孔之间相互替换操作。稍推开萎陷的肺，暴露出脊柱和肋骨，电刀切开椎体前方的壁层胸膜，在视野中可辨别出凸起的椎间盘、凹陷的椎体以及覆盖于椎体中部的节段性血管。钝性分离壁层胸膜，节段性血管电凝后切断。以电刀切开纤维环，使用髓核钳、刮匙等去除椎间盘组织及上下终板。在切除椎间盘后，取自体肋骨植入椎间隙。植骨完成后，再次查看有无出血存在。无须缝合椎体前方的壁层胸膜，通过最下方的锁孔放置胸腔引流管。术后引流量<50mL/8h时可拔除胸腔引流管。

清楚的视野暴露对胸腔镜手术至关重要，这就要求术者必须对胸腔内的解剖非常熟悉，并经过系统的训练以达到手眼合一。肋骨头是非常有用的参考标志，参考其位置可更加完全地切除椎间盘和上下终板，并且可防止损伤大血管和避免进入椎间隙损伤神经根。Arlet认为结扎节段性血管可更好地暴露脊柱，并可以更加彻底地切除椎间盘。而Sucato则认为保留节段性血管可减少手术对脊髓血供的影响，降低神经系统并发症的发生率。南京鼓楼医院的临床实践证明节段性血管的结扎在青少年并不构成脊髓损害的威胁，进行胸腔镜前路松解手术时，结扎节段性血管可节约手术时间，降低操作难度，更加彻底地切除椎间盘。近来，King等报道了采用俯卧位行胸腔镜手术，他们认为与传统的侧卧位相比，俯卧位具有以下优点：①有利于后凸畸形的矫正。②由于肺和大血管受到重力的牵引，因而无须插双腔管行单肺通气。③接着行后路手术时无须再次摆体位和铺单，从而节省了时间。④手术时间和出血量与侧位手术相当。

（四）并发症

脊柱侧凸胸腔镜下前方松解手术虽然是一种微创手术，但仍具有一定的并发症。

1. 出血　术中碰到出血时，术者需保持镇静，毕竟我们看到的图像已被胸腔镜放大了15倍。可先用吸引器将出血吸干净，然后用电刀止血或小块可吸收明胶压迫止血，也可适当应用一些止血药物。胸腔镜手术必须常规配备开胸手术的器械，以防紧急情况发生时，可立即开胸止血或改行开胸手术。

2. 肺损伤　虽然手术侧的肺处于萎陷状态并被牵开，但仍然容易遭受损伤。这就要求术者必须仔细分离胸膜粘连，并且确保每一个操作步骤均在胸腔镜直视下完成。

3. 硬脊膜撕裂　当看到椎体间流出比较清亮的液体时，就必须考虑有硬脊膜撕裂的可能。少量的脑脊液漏可以用生物蛋白胶或可吸收明胶止住，如脑脊液漏较严重，则需请神经外科医师会诊，决定进一步治疗方案。

4. 淋巴管损伤　在手术视野中出现牛奶样或云雾状的液体提示淋巴管损伤，可能是胸导管或是一个淋巴管的分支受损。通过使用内镜下的夹子或小的外科不锈钢夹或内镜下电凝装置可以使淋巴管损伤得到关闭。

5. 脊髓损伤　如术中SEP监护出现异常，表现为波幅的下降或潜伏期的延长，则表明有脊髓损伤的可能性。这时术者应立即停止手术操作，并改变患者体位，同时应用大剂量激素以保护脊髓。

6. 交感神经链的损伤　如果手术后患者诉双下肢的皮肤温度不一样，则需考虑交感神经链的损伤的可能。交感神经链损伤一般不会产生严重的后果，其产生的双下肢皮温和肤色的差异只是暂时现象，经过一段时间后便可恢复。

三、胸椎侧凸胸腔镜下矫形术

（一）适应证和禁忌证

由于镜下操作难度大，矫形力应用受限，因此，胸腔镜下脊柱侧凸矫形手术仅适用于年龄较轻、Cobb角较小、侧凸较柔软、脊柱矢状面形态正常或有轻度前凸的特发性胸椎侧凸患者，对于King Ⅱ型和King Ⅲ型脊柱侧凸尤其适合。对于King Ⅴ型脊柱侧凸，可采用选择性融合技术，即上胸弯较柔软时可仅融合下胸弯。对于Risser小于2的患者，胸腔镜Eclipse矫形术可消除椎体的生长潜能，防止曲轴效应的发生。Picetti于1996年10月开展了第一例胸腔镜下脊柱侧凸前路矫形术，他选择的病例均为特发性胸椎侧弯，平均年龄12.7岁，平均Cobb角58.1°。对于后凸型胸椎侧凸，行胸腔镜Eclipse矫形术时前方加压可加重已经存在的后凸畸形或产生曲轴效应。如胸椎前凸畸形过大，则会影响患者的肺功能，使其不能耐受单肺通气，并且会使胸腔镜下的操作空间变得更加狭小。因此，以上两类患者不适合做胸腔镜Eclipse矫形手术。患者的肺功能均需正常，无肺炎、结核和开胸手术的病史，即术前胸膜粘连存在的可能性很小。脊柱侧凸越严重，则胸腔镜手术时从侧胸壁至椎体的"操作距离"越短，视野的暴露和手术操作也越困难，经一个锁孔所能切除的椎间盘数也越少，这就需要做更多的锁孔并且更加频繁地在锁孔之间调换手术器械。因此，对于非常严重的脊柱侧凸，尤其是神经肌源性脊柱侧凸和儿童患者，更适宜做开放性手术。Picetti认为双主弯患者不适合做胸腔镜矫形手术，另外，未发育完全、存在后凸畸形的侧凸患者，术后脊柱前部的生长阻滞，而后部继续生长，可产生曲轴效应，故这类患者也不适合做胸腔镜矫形手术。

（二）锁孔选择

胸椎侧凸胸腔镜下矫形术的锁孔设计原则与脊柱侧凸胸腔镜下前方松解手术基本相同。术前用记号笔标记出肩胛骨边缘、第12肋，以及髂嵴等体表标志。C形臂X线机正侧位透视，定出须行内固定的最上端和最下端的脊椎在侧胸壁的体表投影。最上端锁孔位置应位于需固定的最上端椎体的中部水平，最下端锁孔位置应位于需切除的最下端椎间盘水平，这样可以使上、下端脊椎的螺钉置入变得更加容易。胸椎侧凸胸腔镜下矫形术的固定节段一般为$T_5 \sim L_1$，如膈肌位置较低，可固定到L_2，一般在腋中线和腋后线上做4~5个锁孔便可完成手术。由于卧位时膈肌常升至第8或第9肋水平，因此，第一个锁孔位置不宜过低，一般在腋中线和腋后线上第6或第7肋间隙做第一个直径2cm的锁孔，以免损伤膈肌。在做锁孔时应尽量靠近肋骨上缘，以免损伤肋间神经血管束。

（三）手术操作

胸椎侧凸胸腔镜下矫形术的初始步骤与胸腔镜下前方松解手术基本相同。全身麻醉，双腔管气管内插管，选择性单肺通气，手术侧肺叶压缩塌陷。手术体位为凸侧在上的全侧卧位，上肢尽量向头向屈曲，以避免肩胛骨影响上胸椎的镜下操作，肾区位于手术床腰桥部位，术中可适当升高腰桥，便于下胸椎的操作。当镜下松解手术完成后，便可在C形臂X线机引导下置入Eclipse中空螺钉。螺钉置入的位置一般位于肋骨小头的前方，椎体的中央。透过操作孔置入相应长度的短棒，从下向上依次抱紧压缩Eclipse螺钉，矫形固定。无须缝合椎体前方的壁层胸膜，再次查看有无出血存在，通过最下方的锁孔放置胸腔引流管。术后引流量<50mL/8h时可拔除胸腔引流管。出院时石膏外制动，为期3个月。

螺钉置入位置必须位于椎体的中央并且与终板平行。螺钉位置的偏斜可产生两种情况，一种是置棒困难。当棒强行置入螺钉后，位置偏斜的螺钉处便可产生很大的应力，很容易导致脊椎骨折。另一种情况是棒的置入变得更加容易，但产生的矫正力减弱，从而达不到预期的矫形效果。节段性血管的结扎在青少年并不构成脊髓损害的威胁，但对于胸腔镜矫形手术，节段性血管不宜过早切断，切除椎间盘时并不一定要切断节段性血管。这样可减少出血，使手术野更加清晰，而且在钻入椎体钉时，位于椎体中央的节段性血管还可作为进钉的参考位置。在手术过程中T_5和T_{12}的椎体钉最难钻入。T_5椎体较小，侧壁前倾，导引器易向前打滑，容易损伤前方的奇静脉或半奇静脉。T_{12}椎体部分被膈肌阻挡，进钉困难且容易损伤膈肌。因此，钻入这两个椎体钉时须反复透视，小心操作。

（四）并发症

胸椎侧凸胸腔镜下矫形术的并发症除具有与胸腔镜下前方松解手术相似的并发症以外，还具有一些特殊的并发症。胸椎侧凸胸腔镜下矫形手术时由于内固定物的植入，缝合椎体前方的壁层胸膜较为困难，因此，术后的胸腔引流量较胸腔镜下前方松解手术多，且患者更容易出现呼吸系统并发症。另外，胸椎侧凸胸腔镜下矫形手术后还会出现一些内固定方面的并发症，如螺钉的拔出、内固定物的松动等。远期并发症主要包括脊椎不融合、假关节形成，以及矫正丢失等。因此，术者在进行胸椎侧凸胸腔镜下矫形手术时必须严格掌握手术适应证、熟练掌握手术技巧、规范操作，这样才能最大限度地防止并发症的发生。

四、胸腔镜辅助下小切口胸椎侧凸前路矫形术

（一）背景知识

近年来胸椎侧凸前路矫形术越来越受到重视，与传统后路矫形手术相比，前路矫形手术的融合节段明显缩短，其融合范围一般是从上终椎到下终椎，这样可保留较多的腰椎活动节段。Betz 比较了 78 例前路矫形手术和 100 例后路矫形手术的融合节段，结果前者比后者平均少融合 2.5 个节段。前路矫形手术的另一个优点是对胸椎矢状面的形态有良好的矫正效果。Betz 发现前路矫形手术胸椎后凸的重建效果明显好于后路手术，在胸椎后凸减少的病例，后路矫形手术组有多达 60% 的患者后路矫正不满意（T_{5-12} 小于 20%），而前路矫形组 81% 的患者术后恢复了正常的胸椎后凸。对于低骨龄儿童患者，前路矫形手术还可以同时切除融合区域内的椎间盘和上下终板，消除融合区域脊柱的生长潜能，从而防止曲轴效应的发生，前路矫形手术对腰背肌肉无损伤，因此术后下腰痛的发生率大大降低。

胸椎侧凸前路矫形手术的方法很多。传统的如双开胸前路矫形手术、单开胸经皮广泛游离前路矫形手术，近年来又出现了胸腔镜下胸椎侧凸矫形手术，然而这些手术均具有一定的缺点和局限性。全开放胸椎侧凸前路矫形手术创伤较大，恢复慢，伤口长，不美观，在处理上下终椎区域时，全开放前路矫形手术较困难，终椎区域的椎间盘和上下终板常不能彻底地切除，从而造成松解的不彻底和远期假关节的发生，胸腔镜下胸椎侧凸矫形手术虽然克服了全开放前路矫形手术的上述缺点，但是自身也具有一定的局限性，如手术适应证相对较少，它仅适用于年龄较轻、Cobb 角较小、侧凸较柔软、脊柱矢状面形态正常或有轻度前凸的特发性胸椎侧凸患者，胸腔镜手术对肺功能的要求较高，另外，它还存在技术要求较高、操作复杂、术者过量接受 X 射线等缺点。

胸腔镜辅助下小切口开胸前路矫形手术是一种新型胸椎侧凸前路微创矫形手术，它将传统开胸矫形手术和胸腔镜手术的优点融合在了一起，克服了两者的缺点和局限性。胸腔镜辅助下小切口开胸前路矫形手术的适应证与传统开胸前路手术一样，但是创伤大大减少，外形更加美观。由于采用胸腔镜技术，因此在处理上下终椎区域时，操作难度大大降低，与胸腔镜前路矫形手术相比，其技术难度较低，费用减少，术者也无须接受大量 X 线的照射。

（二）手术方法

患者取侧卧位、凸侧朝上，经第 6 或第 7 肋进胸，手术切口长约 8cm，前端位于腋前线偏前 1~2cm，后端位于腋后线偏后 1~2cm，进胸后的操作与传统开胸前路矫形手术一样，将壁层胸膜打开，结扎节段性血管，然后直视下切除侧凸中间区域的椎间盘和上下终板，分别于腋中线水平切口上下 1~2 个肋间隙做近端和远端锁孔。利用胸腔镜手术器械进行节段性血管的结扎和上下终椎区域脊椎的松解和螺钉的置入，其操作既可于直视下完成，也可以在胸腔镜的辅助下完成，置入相应长度的短棒，在胸腔镜辅助下从下向上依次拧紧压缩椎体螺钉、矫形固定，植骨完成后缝合椎体前方的壁层胸膜，再次查看有无出血存在，通过远端的锁孔放置胸腔引流管，术后引流量小于 50mL/8h 时可拔除胸腔镜引流管，出院时石膏外制动，为期 3 个月。

五、小切口胸腰椎侧凸前路矫形手术

（一）胸腰椎脊柱侧凸前路手术的标准入路

T_{10} 至腰段脊柱的暴露通常需要经过胸膜外腹膜后入路或经胸腹膜后入路。对于胸腰段脊柱如果没有特殊的禁忌证，通常可以采用胸膜外腹膜后入路，因为这种入路创伤较小而且由于没有胸腔引流管，术后恢复较快。采取胸膜外入路时，因为胸膜比较薄，需要小心地将壁层胸膜从胸壁上分开，避免胸膜的破裂因为儿童和青少年的胸膜通常较成年人厚，对于幼年患者通常更适于采用胸膜外入路。

胸腰段手术通常需要暴露 T_{10} 以下的脊柱，所以一般采用切除 T_{10} 或 T_{11} 对应的肋骨进行胸腰段暴露：肋骨软骨连接处是胸和腹部的分界点，同样也是缝合时的重要标志。如果侧凸累及 T_{12}、L_1 和 L_2，由于这些椎体通常被膈肌覆盖，传统方法均采用切断膈肌的方法显露胸腰段脊柱进行内固定。

在切开膈肌前,依次切开腹外斜肌、腹内斜肌和腹横筋膜,在切开肋软骨连接部后找到腹膜后间隙,从膈肌下面用手指或纱布钝性分开腹腔内容物,显露腰方肌和腰大肌。在腹膜后很容易发现输尿管,注意避免损伤。当腹膜被推向中线后可以安全地进行膈肌切开操作。膈肌切开的位置通常在距膈肌肋骨止点10~15cm,横向切开膈肌有可能损伤膈上、下动脉和膈神经运动支。支配膈肌的膈神经走行于膈肌的中部,一般采用从膈肌的边缘切开既节省时间又避免膈神经损伤。膈肌切开时需要留一些缝线以作为缝合时的对合标志。

进行胸膜外腹膜后暴露,最重要的是将胸膜从胸壁上分开同时保证胸膜外和腹膜后的相通。如果在暴露时出现胸膜的破裂,可以将破裂口缝合以保证胸膜外手术的继续进行。暴露完成后可以用温水注入,看是否有气泡产生以测试胸膜的完整性。以上不管是经胸或胸膜外的腹膜后入路,均需切开膈肌,分离膈肌在脊柱上的止点。

传统切断膈肌显露胸腰段脊柱的方法具有技术难度小、脊柱暴露充分、操作空间大等优点。然而此种入路创伤较大,切开膈肌后容易产生一些潜在的并发症,如术后腹式呼吸减弱、膈肌麻痹,甚至肺不张等,患者术后恢复相对较慢,且残留较大手术瘢痕。南京鼓楼医院采用保护膈肌的小切口行胸腰段侧凸前路矫形手术,有效克服了传统切断膈肌手术入路的缺点,取得了良好的疗效。

(二)小切口不切开膈肌的胸腰椎前方暴露操作

患者采用常规的凸侧在上的侧卧位。脊柱的暴露分为两步,首先是$L_{1~4}$的腹膜后暴露,沿第10或第11肋的前1/3向前下腹壁做一长约8cm的切口。肋骨部分用电刀切开骨膜,钝性剥离骨膜后切除此肋的远端1/3部分,但保留肋软骨部分以作标记。将肋软骨沿中线剖开后找到腹膜后间隙,从膈肌下将腹膜连同腹腔内容物向中线方向推开,并依次切开腹外斜肌、腹内斜肌和腹横肌,此过程中注意防止损伤腹膜。将后腹膜与深部肌筋膜从腰方肌和腰大肌上分离,在腰大肌前缘向后钝性分开腰大肌显露$L_{1~3}$(或L_4)的脊柱,结扎节段性血管并切除T_{12}~L_3(或L_4)的椎间盘组织。第二步为沿同一肋的后部做一长8cm的切口(两切口间隔7~12cm),切除同长度的肋骨,经胸或经胸膜外分离直达脊柱。在膈肌上分离壁层胸膜,结扎$T_{11~12}$节段性血管,暴露出T_{11}或T_{12}。紧贴脊柱分离膈肌角并进入下方的腹膜后间隙,使膈肌上间隙与膈下腹膜后间隙相同,但此时特别注意可能存在于膈肌角下方的L_1节段性血管,因为视野小,易造成损伤出血,应当在直视下分离结扎。虽然T_{12}~L_1椎间盘通常在膈肌下切除较在膈肌上切除更为方便,但从膈肌上切口有时也可切除,总之,T_{12}~L_1椎间盘的切除应当耐心、彻底,因为视野小和受膈肌的阻挡,此椎间盘不易切除彻底。

(三)传统手术入路和小切口下保护膈肌的手术入路比较

胸腰椎脊柱侧凸前路矫形因具有以下优点而成为目前公认的手术方法之一:①从前路可获得对旋转更好的纠正,矫形力可直接作用于脊椎中旋转的椎体。②前路矫正侧凸通过缩短而不是延长脊柱,从而减少了因脊髓受牵拉而致神经损伤的可能性。③前路矫正手术可以融合较少的节段,使骨盆上方保留更多的可以活动的椎间盘关节,使远期下腰部的退变、失代偿以及下腰痛等并发症的发生率明显减少。但标准方法经胸、腹膜后入路需要切开膈肌,才能暴露胸腰段脊柱和在直视下进行内固定矫形,此入路虽然暴露好、操作容易,但膈肌作为分隔胸腔和腹腔的重要结构,切开后可能发生一定的并发症,如手术后腹式呼吸减弱、膈肌麻痹,甚至肺不张等。采用保护膈肌的小切口胸腰段前路矫形手术的主要目的是应用微创技术的理念,减小手术创伤,避免切断膈肌,以预防相关并发症,同时可减小皮肤切口瘢痕。

在解剖上,膈肌角正好附着在L_1椎体上,T_{12}、L_1椎间隙以及L_1节段性血管被膈肌覆盖,传统的胸腰段侧凸前路矫形必须暴露出上述结构方能进行操作。本组结果显示,对胸段和腰段分别采用小切口暴露的方法,避免切开膈肌,而仅在膈肌角处开一小孔道,同样可在保护膈肌的前提下完成T_{12}~L_1椎间盘的切除以及L_1节段血管的结扎,说明在膈肌开孔处穿入矫形棒、置入螺钉完成矫形、保护膈肌的胸腰段前路手术完全是可行的。

Johnston报道用TSRH内固定行前路治疗18例特发性腰椎和胸腰椎侧凸患者,术后随访12~29个月,矫正率为73.5%,无矫正丢失。而Hopf报道采用前路CDH对胸腰段脊柱侧凸进行矫形,矫正率为

79.4%。南京鼓楼医院采用保护膈肌的小切口行胸腰段侧凸前路矫形手术,术后 Cobb 角矫正率达 80%,矢状面重建良好,与文献报道的全开放标准入路矫形结果相比,矫正率类似,无内固定并发症,无明显矫正丢失。该手术入路在减少手术创伤的同时,能够达到与传统入路相似的临床疗效,同时由于创伤减小,术后恢复较传统手术快,也没有因为手术操作难度的增加而使并发症增加,具有较大的临床实用价值。

(王 兴)

第十四章

脊柱术后并发症

第一节 脊柱骨折脱位复位不良的并发症

脊柱骨折脱位的治疗原则是尽早的整复骨折脱位，使脊髓减压并稳定脊柱。骨折块或脱位椎压迫脊髓，应尽早整复骨折脱位恢复椎管矢状径，则脊髓减压；存在椎体骨折块、椎体后上角或椎间盘突出压迫脊髓者，须行前方减压，并给予脊柱稳定。对伴有脊髓损伤的骨折脱位，其复位要求较单纯骨折者更为严格，因骨折脱位时对脊髓构成压迫者是脱位脊椎或骨折致椎管矢状径减小，只有完全复位并恢复了椎管的矢状径，才能完全解除对脊髓的压迫，为其功能恢复创造条件。在整复胸椎或腰椎骨折或骨折脱位时，应达到以下三项标准：①脱位完全复位；②压缩骨折椎体前缘张开达正常的80%；③脊柱后弓角恢复正常，即胸椎≤10°，胸腰段为0°~5°，而颈椎、腰椎需恢复生理前突。如在手术中达到：①脱位的棘突间隙，恢复到与上下者相同；②上下三个椎板在同一平面；③关节突关节完全重合时，则基本达到上述3项标准。整复的方法首先依靠手术台调整，以人牵引躯干与下肢达不到过伸；依靠术中固定器械，能做一定的调整；最主要且最有效的方法是手术台的过伸，使脊柱过伸，过伸30°可使脱位完全复位，过伸45°，才使椎体张开80%及后弓角消失。

在临床诊治过程中，由于治疗延误及未完全按照上述方法致使脊柱骨折脱位未完全复位，常常造成畸形，疼痛及脊髓未完全减压等如下的遗留问题，而造成患者的功能障碍。

一、复位不良的后果

（一）对脊髓等神经组织的压迫解除不彻底

复位不良造成脊髓减压不彻底，从而造成脊髓及马尾神经损伤的症状无明显缓解，减压手术效果差。脊髓残留压迫，使脊髓功能的恢复失去了其适宜的环境，阻碍了神经功能进一步恢复，同样影响了其他治疗措施的效果。对于脊柱骨折脱位应力求完全复位，以彻底解除对神经组织的压迫和恢复脊柱的力线为目标。

（二）腰背痛

脊柱骨折脱位复位不良遗留的脊柱后凸畸形，使脊柱长期承受病理载荷，脊椎楔形变和后凸畸形加重，渐进性的畸形使得脊柱及其附着的软组织长期受牵拉载荷，从而出现局部疼痛。另外疼痛也可源于脊柱畸形造成的脊柱的过早退变。腰背痛多为持续性，疼痛位于后凸畸形部位，屈曲、抬举、扭转、久坐及久站均可使疼痛加重，常伴有活动障碍，常给患者的工作和生活带来很大不便，急性发作时对症处理常可暂时缓解症状，多数患者日后会反复发作。针对疼痛，应首先采取保守治疗，包括理疗、运动疗法、药物、心理疗法。胸腰段后凸畸形，还可使腰椎生理前凸代偿性增大，从而引起下腰痛。若保守治疗无效，在明确腰背痛确实来源于受伤椎节后可考虑手术纠正畸形及骨折脱位以缓解疼痛。

后路手术需要对椎旁软组织的广泛剥离，可导致术后支配肌肉的神经支损伤，而发生腰背痛。但不少患者也可因为手术者对手术器械不了解，造成术后内固定位置欠佳，对后路的软组织造成刺激引起，以及术后相邻节段的应力改变，内固定物的松动断裂，也可引起腰背痛。

（三）后凸畸形

脊柱骨折尤其是爆裂骨折，由于未及时处理或初次处理未完全复位可导致受伤阶段出现进行性后凸畸形。脊柱后凸的生物力学结果是重力线的前移，使得维持脊柱平衡与稳定的阻力力臂延长，从而使脊柱的前柱承受过度的压应力，后柱承受过度的张应力，脊柱长期承受这种离心载荷使得脊椎楔形变畸形和后凸畸形加重，渐进性的畸形使得脊柱及其附着的软组织长期超载荷，从而出现局部疼痛及神经功能障碍。当陈旧性脊柱骨折患者出现神经功能障碍、影响工作生活的局部疼痛、严重的外观畸形、脊柱不稳定或生物力学上的潜在不稳定，经过系统康复理疗或药物等保守治疗无明显效果时应考虑手术治疗纠正后凸畸形，解除狭窄及压迫，恢复脊柱的力线和正常的生理屈度。

后凸畸形的出现以颈椎及胸腰椎多见，又以胸腰段最常见。外伤僵硬性胸腰段后凸畸形常并有脊髓损伤、腰背痛，由于存在脊髓的压迫，影响脊髓功能恢复，腰背痛影响患者坐卧，进而呼吸功能下降，使患者生活质量下降。

二、脊柱后凸畸形的矫正

许多学者认为椎体截骨术是治疗创伤性僵硬后凸畸形较为理想的方法。1945 年 Smith - Petersen 首先报道椎体开放/闭合截骨的方法，这种术式要求脊柱前柱张开，后柱闭合，其轴点位于中柱，手术操作难度非常大。其纠正度数可达 20°~40°，然而椎体开放/闭合截骨与经椎弓根楔形截骨术截骨相比，最大的危险就是截骨处形成假关节，损伤前方大血管及胸腹膜等结构，Weatherley 报道要纠正 45°，前方需延长 2cm 以上，而创伤性、硬性脊柱后凸畸形患者椎体前方的大血管，通常与椎体粘连，椎体前缘的开放延长，易造成大血管损伤，这种手术死亡率为 4%~10%，神经损伤也高达 30%。

胥少汀于 1989 年首先报道自 1980 年用椎体楔形切除治疗胸腰段骨折脱位并脊髓损伤合并驼背畸形。后路的椎体楔形截骨术是治疗创伤后残留的脊柱后凸畸形较为理想的方法，可获得满意的减压和后凸畸形的矫正，同时有利于脊柱的稳定和截骨的愈合，最大限度地减少了前方血管损伤的危险。对此李放等利用尸体标本对后路经椎弓根椎体楔形截骨术进行了研究，（图 14-1）认为单节段椎体楔形截骨可纠正脊柱后凸畸形 36°，椎体前缘增高仅 2~4mm。

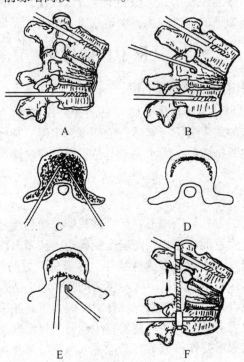

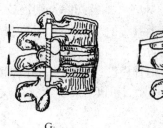

图14-1 传统后路椎弓根楔形截骨矫形术

三、严重驼背畸形矫正术

手术设计：胸腰段严重驼背畸形矫正术前计划包括测量X线片上驼背和在X线片剪纸上设计椎体切除的范围两部分。

1. 驼背或脊椎后凸角测量 用脊柱侧位片，测量如图14-2所示。以向前脱位椎体的上缘延长线与骨折椎体下缘延长线相交之角为后凸角，在胸腰段此角正常不超过10°。

2. 骨折椎截除角的测量 如后凸角为30°，那么纠正驼背之角为25°左右，纠正30°则胸腰直。25°之测量以向前脱位椎体下缘为基线，做25°角的另一边线，由a线向骨折椎体做一条25°的边线至椎体后缘，夹角之内即为骨折椎体的截除骨量，此角内包括脱位椎与骨折椎间的椎间盘，测量角内骨椎体后的长度（减去放大数）即为截骨线，多在椎弓根之下方。截除角最大限度可至椎弓根下缘，大约可纠正30°成角。

麻醉：硬膜外麻醉，全麻或局部浸润麻醉。

体位：俯卧位。

手术步骤：

1. 切口及显露 后正中切口。显露以脱位间隙为中心的上2及下3个椎板，共计5个椎板。脱位间隙的下位椎常是有压缩骨折的脊柱，需显露双侧关节突关节及横突根部，此脊椎在后弓位，在手术野中最为表浅，为拟行次全切除的脊椎。

2. 椎板关节突切除 先切除脱位间隙下位椎的棘突及椎板，再切除其上下关节突及双侧椎根（图14-3A）。至此，此段脊髓及神经根的后面及两侧均显示于视野中，多呈折弯紧张状态。切开硬膜可见脊髓被前方压迫及牵拉，脊髓损伤范围向上多至脱位椎板之下，故该椎板亦可切除其下半部或全部切除，但关节突必须保留，如脊髓在此椎板下缘已无损伤，则不需切除。术前MRI脱位椎脊髓正常者，不切开硬膜。

3. 显露椎体 如下所述。

（1）于两侧横突根部，沿椎体边缘凿折横突（图14-3A）。用弧形骨膜起子，沿椎体侧缘，慢慢向前剥离，推开软组织，可能包括脊椎横血管（肋间或腰横动脉）在内直至两侧骨膜起子在椎体前汇合（图14-3B）。主动脉等大血管，已隔开在骨膜起子前方。此分离过程中的出血，以纱布填塞压迫止血。显露的范围是脱位间隙下位椎的全部、脱位间隙椎间盘及上位椎的椎体下部。此显露过程中，需注意保护从脱位椎孔出来的神经根，其正跨过椎间盘两侧，用牵钩将其向头侧牵开，显露椎间盘及上位椎体下部和本椎体切除椎体，用环锯自一侧椎体后侧缘，硬膜外椎根处，斜向对侧椎体前外侧，钻除骨质，至完全锯透时，连同骨芯拔出。然后对侧同样切除一环锯骨质，以后逐渐向椎体侧前拧锯去除椎体，去除之范围为椎体的头端4/5（图14-3C），留下尾端1/5于原位。前部椎体去除后，留下硬膜前的骨质，可用气动钻细心钻除，或仅剩一薄层椎体后缘皮质，以塌陷法去除之。

（2）椎间盘需完全切除，脱位椎体下缘除去骨板，露出骨粗面，以利于椎体间融合（图14-3D、图14-3E、图14-3F）。

（3）检查硬膜前的骨质及椎间盘去除完全后，此时切除椎体后的间隙，已渐缩小，冲洗此间隙残留骨碎屑，准备复位。观察脊髓情况，此时已无张力、松弛、记录脊髓情况，可缝合硬膜。

4. 复位　助手用钳子向后提拉脱位椎的棘突（如已切除，则提拉其上位椎的棘突），术者向前压迫下位椎的椎板，同时台下助手将手术台的上半身台面头端升高，使脊柱后伸，至脱位椎的下关节突，复位到全脊椎切除后的下位椎的上关节突后侧暂停。观察硬膜情况，如无挤压或压迫，则进而完全复位，以后关节有部分重合为复位。如完全重合，则脊柱已达过伸位，在胸腰段是应避免的。恢复脊柱至伸直位即可，在腰椎则应恢复生理前突（图14-3E、图14-3F）。

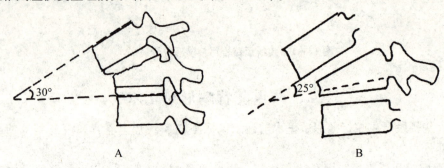

图14-2　脊柱后凸矫正设计
A. 术前测量 X 片上后凸角；B. 术前测量切除范围

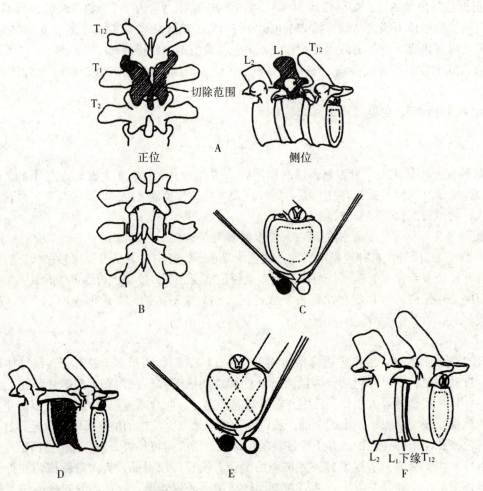

图14-3　后正中次全脊椎切除术
（以 $T_{12} \sim L_1$ 陈旧骨折脱位为例，切除 L_1 脊椎）
A. L_1 棘突椎板关节突及椎根切除正、侧位观；B. L_1 两侧横突根部切断；C. 骨膜起子插入椎体前方保护大血管；D、E. 用环锯切除 L_1 椎体大部，$T_{12} - L_1$ 椎间盘及 T_{12} 椎体软骨板；F. 脊椎复位，T_{12} 与 L_1 残存椎体融合

5. 内固定　全脊椎切除后，脊柱很不稳定，需行内固定。一般固定4个脊椎，即切除椎的上下各2个脊椎。可选用椎弓根螺钉内固定、AF 或 SDRH。椎板不需植骨融合，因切除椎体的下位 1/5，与上位椎体下缘将融合（图 14-3G）。在脊椎复位后其接触大多紧密，如固定在脊柱后伸位，此椎间隙前面将张开。

6. 置负压引流，缝合切口　术后处理：一般卧床2个月，待脊柱基本融合，可根据截瘫恢复情况，起坐或下床活动。

（刘正杰）

第二节　脊柱后路内固定并发症

一、椎弓根固定系统早期并发症

（一）螺钉位置不良

在脊柱骨折的治疗中发生率为 1%～25%，在治疗脊柱退行性变时螺钉位置不良的发生率为 4.2%。邱贵兴等报道椎弓根内固定术后螺钉的矢状角（SSA），理想角度应为0度，其报道的一组病例，螺钉方向不佳的发生率为 8%。

常见不良螺钉位置：

（1）螺钉过长，穿透椎体前缘皮质，易致大血管损伤。

（2）螺钉位于椎弓根外侧，固定作用减弱。

（3）螺钉的横向角过大，进入椎管，易致脊髓损伤。

（4）螺钉位置过低，容易损伤神经根。

（5）螺钉后方过度加压，导致腰前凸增加，椎间孔狭窄，神经根受压。

预防：避免螺钉位置不良发生的关键在于以下几点。

（1）正确选择椎弓根内固定系统进钉点。

（2）正确掌握进钉方向的横向角（TSA）和矢状角。

（3）螺钉的正确置入依赖于进钉点及进钉方向的正确选择。TSA 偏大，螺钉将穿出椎弓根内侧皮质；TSA 偏小，螺钉易从椎弓根前端穿出椎体外而使固定失效。矢状角大小欠佳，螺钉将突破椎弓根上下壁而置入椎体间或周围组织内。

（4）螺钉应与椎体终板平行，避免螺钉穿入椎间盘。

（5）术中避免反复重置椎弓根螺钉。

点评：为避免术中椎弓根螺钉位置不良的发生，近年来有学者提出使用计算机辅助导航技术以提高螺钉的正确置入率。在技术发展的早期，Gaines 等认为，导航技术的应用并不能提高螺钉的准确置入率，反而增加了手术时间及费用，并使潜在的并发症发生率明显增加。

螺钉位置不良同术中及术后的脊髓马尾神经损伤及硬膜损伤密切相关，多数位置不良的螺钉并未导致脊髓神经损伤的发生，但不良位置的螺钉可导致固定强度的下降，降低术后的疗效。

（二）椎弓根爆裂、骨折

最常见的是椎弓根螺钉造成椎弓根内外侧的皮质割裂，其次是螺钉切出椎弓根骨皮质，此常见于胸椎的椎弓根螺钉内固定。螺钉完全穿出椎弓根及椎弓根上、下缘穿钉性骨折发生较少见。术前根据 CT 对椎弓根的测量结果选择合适直径的螺钉，术中仔细探测骨隧道并确认孔道位于椎弓根管道内，并根据椎弓根解剖的节段性差异选择适当的椎弓根固定是预防椎弓根爆裂及骨折的关键，对于骨质疏松患者选择的椎弓根螺钉直径不应超过椎弓根外径的 70%，以防椎弓根爆裂的发生。

（三）椎间隙定位错误

原因：

（1）对脊柱正常解剖知识掌握不全面。尤其在脊柱损伤患者对损伤后脊柱病理改变估计不足，术中遇到脊柱骨折、脱位后脊椎后方结构严重紊乱时，不能借助正常解剖知识而做出准确定位。

(2) 忽视术前定位的作用，仅凭经验操作。

(3) 术中不透视定位或术中摄片不清晰。

(4) 手术训练不足，缺乏脊柱手术的经验。为避免术中发生定位偏差，近年来提倡的 C 形臂 X 线机定位监测下行经椎弓根内固定，较过去靠影像增强器下的手术操作定位错误的发生率明显下降。

预防：术中定位的关键是必须透视到关键椎体，比如说骨折椎体，脱位间隙，C_2 椎体，T_{12} 及 L_1 椎体，L_5、S_1 椎间隙等进行脊柱节段的定位。

(四) 血管、内脏损伤

大血管及内脏的损伤在椎弓根内固定时尽管少见，但若不注意操作及选择过长的螺钉，则术中可能导致血管损伤及内脏损伤等并发症的发生。胸椎椎弓根螺钉对血管及胸膜、肺脏等周围脏器的损伤，术后可导致血气胸，甚至心包压塞而引起患者的死亡（图 14-4）。而在腰椎经椎弓根内固定时若螺钉向外侧倾斜角度无穷大，在拧入螺钉的旋转操作过程中可将输尿管周围组织和输尿管一并拧入，从而导致输尿管损伤的发生。因而在置入椎弓根螺钉时要注意方向，并且螺钉不能过长，通常进钉的深度应为椎体前后径的 50%～80%，避免穿破椎体而造成副损伤，但椎弓根螺钉过短则会造成固定强度的下降。

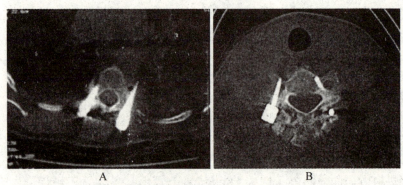

图 14-4 椎弓根钉的血管及内脏损伤
A. 胸膜及肺损伤造成血气胸；B. 螺钉进入颈椎横突孔造成椎静脉损伤

(五) 硬膜、神经损伤

经椎弓根内固定时对椎弓根钉进针位置、角度误差等可导致螺钉位置不良而引起脊髓及马尾神经根的损伤，其是椎弓根内固定手术神经损伤的最常见的原因，此乃由于螺钉穿破皮质进入椎管或皮质破损后的血肿及骨块压迫所致，患者常出现手术后的肢体疼痛及感觉异常。此外，手术时选择过粗的螺钉可能挤爆椎弓根，而导致脊髓神经根的损伤；还可能因术中反复重新置钉增加了螺钉对椎弓根和椎体的剪切作用或者破坏了椎弓根，导致在患者行撑开及加压操作时，或术后对椎弓根进一步切割造成患者出现神经损伤症状（图 14-5）。文献报道经椎弓根内固定手术后神经根或马尾损伤的发生率为 1%～11%。

(六) 术后早期感染

脊柱内固定术后的早期感染常同患者术前准备不足有关，如术前未发现患者潜在的牙科感染及泌尿系感染而导致术后的血源性感染，此外局部的消毒不严格可导致种植性感染，螺钉误入椎间隙术后可能导致椎间隙的感染。术前患者的全身状况亦同术后的感染发生密切相关，对于营养状况较差的患者，术前应予以积极的支持疗法、增强患者的抵抗力，减少术后感染的发生。

另外，还应密切关注肥胖、糖尿病患者、手术节段较多、手术时间较长、高龄等具有感染风险因素的患者，并积极的处理切口的并发症，比如说对于脂肪液化应早期的处理，必要时可开放切口，通畅引流，对于早期的表浅感染早期处理，避免出现深部及严重感染。

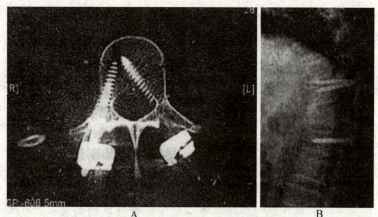

图 14-5 椎弓根造成硬膜式神经损伤
A. 椎弓根钉破内侧皮质；B. 椎弓根钉切割椎弓根

二、椎弓根固定系统晚期并发症

（一）腰背痛

后路椎弓根内固定时由于手术中需要行椎旁组织的广泛剥离，可导致椎旁肌肉丧失神经支配，而发生腰背痛，但不少患者系由于手术者术前不了解患者的情况及各种手术内固定器械的特点，使用后导致术后钉尾过长，内固定连接板、棒压迫皮肤刺激肌肉、筋膜等软组织而导致术后的疼痛，此外由于操作不当（如内固定螺钉紧固不佳、术后内固定松动及固定节段上下的代偿性活动增加或退变加速）亦可导致术后的腰背痛。研究表明脊柱内固定融合后对邻近运动节段产生额外的应力，固定节段越长，固定节段的刚度越强，其邻近运动节段应力的增加也越明显，邻近关节突关节的应力增加，高应力环境下软骨的退变可导致软骨基质的破坏加剧，小关节局部发生骨关节炎等退行性变，刺激脊神经后支而引起术后的下腰痛。另外，有研究报道，因椎弓根螺钉的置入进针点位于上关节突外缘，钉尾往往会刺激关节囊，部分椎弓根钉有可能穿越关节，从而引起腰背痛；植骨不融合及假关节形成也可以引起腰痛。此外，内固定的应力遮挡效应、螺钉骨界面的高应力和微动亦是导致术后腰背痛的原因之一。Wetzel等报道椎弓根内固定术后背痛的发生率2年时可高达30%。

（二）椎弓根内固定钉、棒断裂

内固定术后发生螺钉断裂、弯曲可能与螺钉的设计和材料有关、同手术的操作技术亦密切相关如脊柱爆裂性骨折的前柱未得到重建，患者术后早期活动和负重、医师脊柱手术的经验不足等均可以引起术后内固定的弯曲、折断。手术操作时螺钉矢状角过大，螺帽拧紧后钉棒接触区剪力过大容易造成术后的断钉；术中椎体撑开过度，脊柱周围肌肉韧带的反作用力，增加了椎弓根螺钉的剪力，可造成术后的断钉。椎弓根螺钉长度过短、钉尾残留在椎弓根外长度过长，螺钉对抗扭转达负载及伸直负载的能力下降，导致术后螺钉的断裂。术中选用过细的椎弓根螺钉、植骨不充分、术后植骨不融合假关节的形成以及金属的过度疲劳常可发生内固定的折断，螺钉通常在屈曲应力或剪力下发生断裂，压缩应力通常不易导致螺钉的断裂，因而手术时通过充分的植骨融合、增加脊柱的稳定性，对减少椎弓根内固定系统所承受的轴向载荷应力作用、钉棒接触区的剪力及螺钉的疲劳，预防螺钉折弯、折断有一定的意义。此外，手术方案的选择设计不当导致内固定物的应力增加亦可导致内固定断裂失败，Yerby等提出在固定节段遭受高应力的情况下附加椎板钩固定，可减少术后短节段椎弓根内固定螺钉所受到的应力及螺钉的移动，从而降低术后因内固定物应力增加而导致的内固定失败，并可延长内固定在体内的寿命。

（三）螺钉棒连接松动、脱落

手术操作不规范、手术医师经验不足及椎弓根内固定技术使用不当，术中钉棒连接不良、螺钉紧固不佳以及锁定装置使用不当均可导致术后螺钉棒连接松动而导致术后连接杆滑动甚至脱落，螺钉连接杆的微动亦可导致螺钉棒连接松动、脱落。

(四) 椎弓根螺钉松动、术后拔出

螺钉拔出及螺钉连接部的脱落体外测试及手术后均时有发生，其同螺钉的放置技术有关。术中多次钻孔或置钉，可致螺钉的把持力下降使内固定力量减弱，导致术后螺钉松动、移位或退出。置入的螺钉过短及骨质疏松也易于发生螺钉的松动和拔出。近代脊柱生物力学研究表明，脊柱在三维空间每相邻两个节段的椎体是处地 X、Y、Z 轴三维空间力和力矩作用下，有 6 个自由度的生理功能状态；椎弓根内固定具有三维多重矫正力的作用，短节段内固定时螺钉固定于 X 轴上，并在 X、Z 轴上（矢状面）构成上下、左右（脊柱中轴）为对称轴的长方形结构；左右二杆（或正反螺纹套）固定在 Y 轴上，横连杆在 Z 轴上；这种结构符合脊柱生物力学要求。若上下左右螺钉不对称，或 1 枚螺钉未经椎弓根或进入椎间隙等，当人体脊柱承受数以百万次的载荷后，螺钉、钉杆受力不均，应力集中的那枚钉就容易松动、脱出或折断。同时生物力学的研究亦表明椎弓根螺钉较椎板钩有较强的抵抗拔出的作用。椎弓根螺钉，特别是远侧的螺钉常经受较大的拔出力和力臂，远侧附加椎弓根钩的应用可明显增加脊柱的抗扭应力能力，因而在骨质疏松及伴有脊柱旋转不稳定的患者在经椎弓根内固定时应在远侧合并应用椎板加压钩以降低椎弓根钉的拔出，也可给予经椎弓根的椎体内植骨。对于严重骨质疏松患者术中可通过骨水泥的应用，增加椎弓根螺钉的把持力，预防术后椎弓根螺钉的拔出。

(五) 植骨不融合、假关节形成

椎弓根内固定术后明显提高了脊柱融合术的融合率，文献报道融合率约 90%，但一些学者认为脊柱后路融合术后假关节的发生率可自 0~30% 不等，植骨不融合、假关节形成常可导致术后的疼痛，并可引起椎弓根螺钉及杆连接部位的微动而导致术后椎弓根螺钉的疲劳松动，甚至折断，但并不是所有的假关节形成均与术后的疼痛有关，因而术后假关节的发生对脊柱后路手术疗效的影响尚有待于进一步研究。由于术后金属的伪影，X 线片及 CT 常不能准确确定假关节的发生，手术探查是了解骨融合状况的金标准，由于其创伤性临床上不能广泛应用，迄今尚无确切诊断术后假关节发生的影像学标准，通常根据术后 X 线片显示植骨块骨小梁的贯通情况及有无所固定运动节段的过度活动来诊断假关节的发生。CT 矢状位重建比 X 线片更容易显示椎间隙内骨小梁的贯通情况，所以在判断融合与否是应给予行 CT 三维重建检查。

(六) 矫形丢失

原因：

(1) 螺钉的角度不当、穿透椎体终板、进入椎间隙，螺钉位于椎体外，脊柱不能对抗扭转负荷及屈曲负荷应力，术后内固定承受的剪切力加大及其恢复加强后柱的作用丧失，容易导致矫形丢失的发生。

(2) 植骨不融合假关节形成，内固定松动及失败亦可导致术后矫形的丢失。

(3) 手术方法选择不当如对椎体严重的爆裂性骨折仅予后路固定融合而忽视了对前柱的重建，术后容易导致矫形的丢失。

(4) 有文献报道胸腰段后路固定位置满意时，仍会有 15% 患者出现复位的丢失，主要是由于前路骨折椎体后路撑开复位后椎体空虚，未行椎体内植骨及前路的重建，部分患者在固定存在的情况下就会出现椎体的塌陷，有些患者则在取出内固定后出现复位的丢失。

预防：主要是术中应注意前路的重建，有条件的患者应给予椎体内的植骨，或者行前后路联合的手术，利于前路的重建。

(七) 邻近椎体节段应力变化

脊柱存在有四个生理弯曲，可像弹簧一样缓冲纵向压力，各个椎体之间由椎间盘、椎间小关节构成五点闭合系统，像锁环一样环环相扣，完成脊柱各个方向的活动，当某运动节段的椎体行内固定后，整个脊柱的生物力学就发生了改变，尤其是相邻的运动节段。通过静态运动力学分析模型和有限元分析模型，已经证实椎弓根内固定术后其邻近节段的活动增加，从而导致邻近节段的退变。有学者通过研究发现，椎弓根内固定术后邻近节段的椎间盘内压力发生明显增加，因此有染是由术中接种所引起的观点。

(八) 其他

1. 迟发性椎体压缩　脊柱不稳定性骨折脱位及老年患者经椎弓根内固定术后应辅以适当的外固定

支持，否则由于老年患者的骨质疏松及脊柱不稳定，术后过早下床活动及负重，导致椎弓根螺钉松动、骨螺钉界面稳定性的丧失，而产生迟发性椎体压缩。内固定的强度不足是骨质疏松患者发生椎体迟发性压缩的常见原因，因而Suzuki等提出使用椎弓根螺钉连接器来增加椎弓根螺钉的把持力，预防骨质疏松患者术后内固定的失败及迟发性椎体压缩。

2. 椎弓根应力性骨折　脊柱经椎弓根内固定融合后，特别是在内固定去除后可能发生椎弓根的应力性骨折，骨折的发生可能系重复负荷及前方的椎间盘继续活动而导致椎弓根的应力增加所致，骨折常发生于融合的上方椎体。

3. 迟发性神经炎　经椎弓根内固定手术若不能正确掌握椎弓根内固定系统固定的生物力学特点及固定技巧，术中导致椎弓根皮质穿破或爆裂及椎弓根螺钉的位置不良均可对神经根产生刺激，导致术后迟发性神经炎的发生。

椎弓根内固定的应用使脊柱三柱连为一体、固定作用坚强，能够恢复脊柱的连续性，恢复脊柱的生理曲线，临床对脊柱疾病治疗的疗效确切，但应注意正确的手术操作。熟悉椎弓根的解剖特点和椎弓根螺钉的钻入技术，并根据不同的患者选择合适的内固定材料，注意术后进行合理的功能锻炼，方能提高手术疗效，降低手术相关并发症的发生。

三、颈椎侧块钢板内固定并发症

颈椎骨折脱位发生椎板骨折内陷压迫脊髓、椎间关节交锁、创伤性节段性不稳定伴发育性椎管狭窄等情况时，则多采用颈后路切开复位减压术，传统的颈后路内固定技术如棘突钢板、棘突间钢丝捆扎、Luque棒等，难以提供坚强的固定，特别是对椎板或棘突骨折、多节段骨折、关节突骨折等情况难以适用。RoY-Camille等于1970年首次报道应用颈后路侧块钢板治疗颈椎骨折脱位，为颈后路坚强内固定提供了一种新的方法。该固定具有稳定性强、短节段、利于复位等特点，特别是不受椎板、棘突骨折的影响，但其有损伤椎动脉和神经根的风险，对手术者经验及手术条件有一定的要求。近年来由于内固定材料及工具的发展，颈后路侧块钢板获得较广泛的应用。颈后路侧块钢板主要适应证：①椎板骨折内陷压迫脊髓并颈椎脱位或不稳；②一例或双侧关节突骨折并颈椎脱位或不稳；③一例或双侧小关节脱位或半脱位；④关节突骨折并神经根损伤；颈椎后方结构（椎板、棘突、棘间韧带、棘上韧带等）牵张性损伤并颈椎后凸畸形或不稳；⑤颈椎椎管狭窄、不稳并颈髓损伤需行后路减压。由于C7椎体侧块较小，不适合侧块螺钉的置入，容易引起螺钉的豁出，故C7为侧块螺钉固定的相对禁忌证。

（一）内固定松动、脱出、断裂

由于颈椎侧块主要为骨松质，故颈椎侧块钢板的固定螺钉较易发生松动。常见的原因有：①由于怕误入椎管，术者容易下意识地将进钉点外移，在旋入螺钉时造成关节突外缘皮质破裂，改变进钉点后，获得稳定；②术者有时因害怕损伤椎动脉或神经根，不敢钻破对侧皮质，螺钉仅通过一例皮质，经重新钻破对侧皮质、更换螺钉后得以改正，获得稳定；③由于选择进钉点不准确，多次反复钻孔；④在已发生骨折的侧块上钻钉固定；⑤在C7侧块上进行固定；⑥单纯使用侧块螺钉进行颈椎畸形的矫正，由于侧块螺钉的固定强度没有椎弓根螺钉强，故其不适宜单独使用而进行畸形矫正，由于应力较大，容易造成内固定的松动和脱出。

（二）内固定断裂

主要原因为：①固定节段选择偏小，达不到有效的固定，使得骨折未愈合或未融合，从而导致螺钉局部应力增大，长期累积导致断钉；②植骨不充分导致未融合，从而使得螺钉应力长期累积而断裂。若发生内固定断裂应及时取出，并行进一步有效固定和植骨促进骨折愈合，或增大固定范围。

（三）侧块骨折

螺钉与矢状面的夹角偏大时虽然降低了损伤椎动脉的危险，但固定的骨质较少且容易使侧块骨折，导致固定失败。如此侧块骨折块较大不能使用时，应延长一个节段进行固定。

(四) 椎动脉损伤

行走于横突孔内的椎动脉位于颈椎侧块的前方略偏内，保持螺钉向外偏斜25°方向进钉即能避免损伤椎动脉，螺钉与矢状面的夹角偏小时容易进入椎动脉孔。侧块螺钉损伤椎动脉的可能性为1.3%~3.1%。

原因：①椎动脉解剖异常，分离 C1 侧部时损伤椎动脉；②钻孔时方向不正，向外侧偏离；③螺钉太长刺伤椎动脉。

临床表现：椎动脉损伤时表现为猛烈喷射性大出血，在寰椎后弓外侧者，可以显露或钳夹止血，一般修复困难，在 C_1、C_2 之间或下方者，切忌盲目钳夹，以免损伤脊髓等神经结构，立刻填塞止血，用大块明胶海绵填塞压迫止血，忌用小块骨蜡，以防进入血管引起脑梗死。若出血仍无法控制，立刻请介入科医生行 DSA 检查椎动脉破口大小，必要时要给予栓塞控制出血。

预防：正确钻孔方向及适当长度螺钉，在 C 形臂 X 线机监视下操作，以避免之。另外，AXIS 侧块钢板螺钉头为球形，即使进入椎动脉孔也不易损伤椎动脉。

(五) 颈神经根损伤

颈神经根经椎间孔出椎管，位于侧块的上下方，颈椎侧块置钉神经根损伤率为：Roy – Camille 法 25%，Magerl 法 14%，An 法 7.7%，以后者为安全。预防之方法为术前根据影像学资料，确定进钉位置。Pait 等将将颈椎关节突背面分成4个象限，只有外上象限没有神经根和血管通过，钻孔置钉时应向外侧倾斜，如果保持进钉方向向头侧倾斜30°~40°，即与小关节面方向一致，一般不会损伤神经根。An 则认为从关节突背面中心结节略偏内进钉，向外上方置入螺钉比较安全。术中用 SEPs 监测，也有助于及时发觉神经根损伤而采取措施，局麻下手术时，患者可有感觉并诉述，也有有助于防止神经根损伤，应更改进钉方向和钉道；若术后发现，若症状仅为麻木，则给予非手术药物治疗；若持续性疼痛，相应节段神经根支配的肌力减退则应及时取出相应螺钉，另选择合适的钉道固定。

(六) 其他

1. **小关节突关节面损伤** 侧块螺钉需要头倾与关节面尽量平行放置，若没有足够的头倾，使螺钉贯穿关节突关节，则可造成关节软骨的损伤。

2. **硬膜及颈髓损伤** 由于进钉点及方向都离椎管较远，故发生脊髓损伤的概率较低。但若局部解剖层次暴露不清从而没有掌握进钉点及进钉方向，使得螺钉指向椎管，则有可能发生此并发症，发生后应立即取出螺钉，并按照急性脊髓损伤处理。

3. **颈部疼痛** 同样存在后路剥离肌肉等软组织、损伤颈脊神经后支等引起的颈部疼痛，应给予非手术治疗，必要时可给予封闭治疗；除了颈后项韧带、棘突上及棘突间韧带以外，颈后路剥离时注意保护颈后半棘肌（图14-6），其在维持颈椎生理后凸中发挥了重要的作用，所以术中应注意保护其在 C_2 棘突上的附着点。

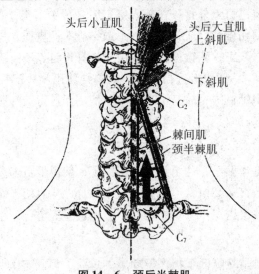

图14-6 颈后半棘肌

4. 相邻节段的应力改变、退变加速是应当引起注意的问题 颈椎大范围固定及融合，必然加重其邻近关节的负担，加速其退变，固定节段愈多，则加于其上下邻近关节的负荷愈重。邻近节段退变可表现为骨赘形成，韧带钙化，椎间盘突出，甚至不稳定，又可出现颈痛，因此对颈椎长节段固定的适应证应严格掌握，相邻节段退变发生率为2.8%～35.7%，出现的时间在术后5～32个月，而一旦出现则处理困难，因不宜再将其固定与融合，只要未压迫脊髓和神经根，可采用外固定或颈围保护。

5. 其他 植骨不融合，假关节形成；异物排斥反应；迟发性感染等后路固定的并发症。

（七）Margerl 技术要点

严格掌握侧块螺钉手术操作要点（Margerl 技术）可以减少并发症，提高固定的效果（图14-7）。

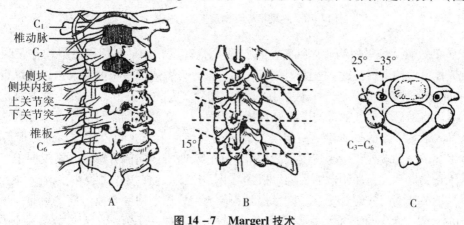

图 14-7 Margerl 技术

1. 进钉点与进钉方向 进钉点在侧块中点内上1～2mm处，此进针点从理论上讲增加了螺钉经过侧块内的长度，即增加了固定的牢固性；进针方向（即进针角度矢状面向头侧角度）与上位关节突平面平行，具体操作时可用1枚细克氏针插入关节突间隙，以标示进针的矢状位方向；因侧块后壁中心点与横突孔平均距离为9.25～11.18mm，故进针方向必须向外倾斜20°～25°，以避开颈髓和椎动脉。

2. 钻头及螺钉的长度 限定钻头长度为13mm左右（最长不超过15mm），这样可有效地避免损伤侧块前部的血管和神经。由于侧块厚度变化较大（厚度范围为4.12～13.20mm），所以术中要注意测深，而不是使用固定长度的螺钉。另外由于侧块的平均宽度介于7.76～10.32mm，宜选用直径为3.5mm的螺钉。

3. 固定节段 颈椎侧块螺钉固定的使用范围一般为$C_{3\sim6}$，随着颈椎侧块技术的发展，在C1、2侧块螺钉固定技术逐渐成熟和安全。由于C_7侧块较小，不适宜行侧块固定，所以在C_7多使用椎弓根固定。另外，固定节段一方面要考虑恢复颈椎的稳定性，另一方面要尽量实行短节段固定，以保留较多的颈椎功能。原则为选择能固定和能植骨融合的最少节段。

四、后路骨钩固定并发症

骨钩主要有椎弓根钩、椎板钩、横突钩三种。椎弓根钩通过插入小关节紧顶在胸椎椎弓根，主要用于胸椎的牢固固定，椎弓根钩方向朝上用于T_{10}或以上部位。椎板钩用于脊柱其他部位。根据所需要力的方向，这些钩可以放置在椎板的上缘或下缘。

（一）各种骨钩的放置

1. 椎板钩的放置 根据预计的受力方向，将椎板钩置于椎板的上缘或下缘。慎重选择椎板钩的类型，使之尽可能地与椎板的形状相匹配，以免骨钩突入椎管。腰椎区域，椎体间一般有足够的间隙允许置入骨钩而不用去除骨质。而在胸椎区域，必须先去掉上位椎体的棘突。椎管打开后，去除上位椎体的下关节突的内侧部分，向侧方扩展显露区以使有足够的空间插入胸椎椎板钩（图14-8）。在胸腰椎交界处，骨钩常以压缩的方式使用。使用与椎板匹配的最小的骨钩来防止骨钩刃过深地进入椎管内。这可能要求使用开口的胸椎椎板钩。

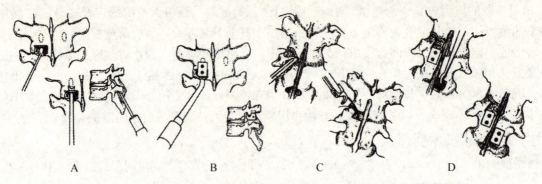

图14-8 胸椎椎板上钩及下钩的安置方法

2. 椎弓根钩的放置 椎弓根钩通常以向上的方向置于$T_{1\sim10}$，如果要用椎弓根钩在三维方向上移动椎体，正确放置椎弓根钩就很关键。去除下关节突的一部分，置入椎弓根的双叉钩，使纵行截骨部与棘突轴心相距7mm。在两侧横突下缘连线下方4mm横行截骨。去除小关节骨片后，使用刮匙去掉小关节的透明软骨。然后将椎弓根探叉插入间隙，轻轻抵住椎弓根。在使用探叉时应注意保证其能够进入小关节内，而不是进入下关节囊的骨质中。一定要沿着上关节突滑入，找到合适的通道。椎弓根探叉就位后，通过椎弓根起子的尖端外移检测其位置。如果起子移动时椎体向侧方移动，则说明椎弓根探叉的位置是正确的。用持钩器和成角插器插入椎弓根钩（图14-9）。在操作过程中，确保双叉钩的角位于小关节内而不是下关节突的残端骨质中。椎弓根骨钩插入到位后，用锤子捶击使之更紧地顶住椎弓根。

3. 横突钩的放置 横突钩是椎弓根与横突爪形结构系统的一部分。在大多数脊柱侧弯的手术中，在凸侧的上端使用这种爪形结构。在僵硬的脊柱侧弯病例中，如果在凹侧使用二根撑开棒，那么在凸侧和凹侧的上端都使用爪形结构。在横突头侧缘放置横突钩，用横突起子准备局部，用起子的锐边分开肋横韧带。放置横突钩并且检查其与椎弓根钩的位置关系。

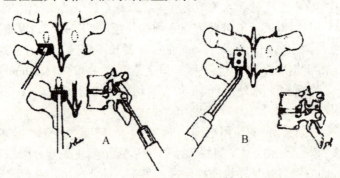

图14-9 椎弓根钩的放置

（二）脊髓损伤

偶有发生，系钩子向中间滑移损伤脊髓所致，如系在局部麻醉下手术，可因患者主诉疼痛及下肢麻痹而发觉，如系全身麻醉，术中损伤脊髓时，可能发生下肢的跳动，即肌肉突然收缩一下，应引起术者注意。

原因：发生钩子突然内移的原因是在椎板下缘做出容纳钩子的缺口时，其横面的方向不是向外侧倾斜而是平的，或更向中线倾斜，当加大撑开力时，钩子外侧有关节突阻挡，而向中线突然滑动，损伤脊髓。

处理：应立即取下钩子并减轻撑开力，如术中不知道，术后发觉者应立即手术取下钩子。处理脊髓的其他方法，如药物治疗等，同本章前几节中所述。

预防：术中要慎重选择椎板钩的类型，使之尽可能地与椎板的形状相匹配，以免骨钩突入椎管造成损伤（图14-10）。钩子安置于椎管，应当置于关节突下，并且进入关节突关节，才能使钩子不处于脊髓的背面，做容纳钩子的缺口时，应在椎板关节突处，并且使其向外侧倾斜，当撑开时，可防止钩子向中线移位。

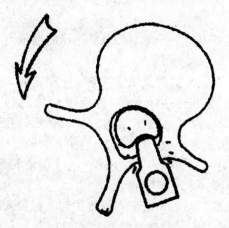

图 14-10 椎板钩的放置

（三）椎板骨折

多发生于胸椎。插入椎板钩时，最常见的问题是骨钩在椎板下的插入不够。如果这个骨钩位置不佳，当撑开棒插入和旋转时，就产生一个向后的外力，可能发生骨钩脱出和椎板骨折。上中胸椎的椎板间隙很小，如叠瓦状，上下椎板有较多重叠，特别在后伸位时，做出接纳钩子的缺口时，常需将椎板切除近半，才能置入钩子，椎板部分切除后，强度降低，当撑开力过大时，有可能使椎板骨折，一旦骨折，承受应力能力下降，则需更换上或下一椎板安置钩子。预防方法是使钩子一半在椎板，另一大半入关节突关节中，可承受更大的应力。

（四）关节突骨折

插入椎弓根钩时，骨钩不能太水平，否则可能导致上位椎体的下关节突骨折；如果骨钩插入太垂直，下位椎体上关节突容易发生骨折。在手术过程中，应该避免几个潜在的技术问题。

（五）硬膜或马尾神经损伤

椎板钩在置入椎板下时应特别小心，若椎板与硬膜存在粘连而没有分离，强行插入则容易引起硬膜囊的撕裂，甚至马尾及脊髓损伤。术中出现硬脊膜撕裂后，可见有清亮的脑脊液溢出。

处理：

（1）若撕裂口很小，局部以明胶海绵及脑棉片压迫后，如硬脊液溢出可停止，则无须修补硬脊膜。

（2）经以上方法无效后可能为较大的撕裂，则需扩大显露以无创缝线进行间断缝合，缝合处以明胶海绵加生物蛋白胶覆盖。

（六）脱钩

原因：插入椎板钩时，最常见的问题是骨钩在椎板下的插入不够。如果这个骨钩位置不佳，当撑开棒插入和旋转时，就产生一个向后的外力，可能发生骨钩脱出。

处理：除脊柱侧凸于手术矫正畸形同时，做长节段的植骨融合外，其他应用椎板钩固定者，大多并不做长节段融合，在脊柱活动中，椎板钩有脱出之可能，特别在患者练习前屈活动时，上钩可从椎板下脱出，致固定失败，此种脱钩，尚无有效方法预防，除非禁止患者进行康复锻炼，而这也是不可能的，因此，在不行脊柱融合的情况下，脱钩在所难免。另外为了将椎板钩放置在准确位置，常常需要去除部分的椎板骨质，从而造成局部承受应力的能力降低，在功能锻炼的时候造成椎板骨折后或者割裂骨质后造成脱位。另外由于在椎板钩放置时，不注意保留下关节突的外侧则容易造成侧方脱钩。在腰椎区域插入椎板下骨钩时，切记椎板下缘是向后向下走行。因此，骨钩一定要以同一方向插入。通常，需要削薄椎板以使骨钩良好就位。

预防：置入椎弓根钩时应该小心将椎弓根骨钩插入关节间隙内，注意椎弓根确实位于骨钩的分叉部，尽可能减少骨钩的脱出。

（七）其他

1. 神经根损伤　在插入椎弓根钩时，若使用暴力或选择的型号不合适时，有可能造成神经根的压迫损伤，从而产生相应的症状。

2. 钩子与连接杆连接困难　如脊椎损伤或脱位，整复不完全时，可残存驼背或横向移位，安置钩子后，插入连接杆可能发生困难，需将连接杆预弯，才能插入钩子，如此将丧失部分撑开矫正能力。

3. 连接杆折断　与上述道理是一样的，固定脊柱一定时间后，包括胸、腰椎损伤合并截瘫者，康复期必然起床锻炼活动，如钩子安置较牢固，则可能将连接杆折断，任何金属，在反复千万次接受应力的情况下，难免发生疲劳折断，连接杆折断多发生在其结构上的薄弱部位，故多于此处折断，折断后即应取出。

4. 最下椎板钩处脊柱后凸畸形　在插入最下方椎板钩时，保留棘间韧带和小关节囊以预防撑开棒远端的脊柱后凸。在这个节段融合时不要包括小关节。

5. 脑脊液漏　由于术中未发现硬膜损伤，或者硬膜损伤后修补不严密可造成脑脊液漏，表现为引流物为清凉液体。一旦出现脑脊液漏，保持切口敷料清洁，预防感染。且取平卧位或头低位。切口不能负压引流，并尽早拔除引流。经保守治疗基本均可痊愈。

五、后路钢丝固定并发症

钢丝固定于脊柱的方法有椎板下钢丝固定法和棘突钢丝固定法，由于后路内固定技术的发展及钢丝固定的诸多弊端，现在已经很少应用，仅在个别情况如患者经济情况有限下使用。

（一）钢丝割裂棘突或椎板

在拧紧钢丝时，可能将穿过的棘突或椎板割裂，割裂后将丧失一个固定节段，为此有将纽扣附于棘突上，以加大承受钢丝之切割力者，笔者则将双股钢丝穿过横突及肋骨，此可减小切割力。而在儿童骨质松软者，也可将其割裂，预防方法是拧紧的程度应适当，不可太紧。

（二）脊髓损伤

椎板下钢丝有损伤脊髓的可能，当存在椎管狭窄，硬膜外间隙小或椎板下钢丝的弯度不适当，或置入时方向不是沿椎板下缘内缘走行时，则有损伤脊髓的可能，如果固定6个脊椎节段，两侧共12根钢丝穿过椎板，此时脊髓损伤概率不少。若在局麻下手术，患者当即可诉述，在全身麻醉下施行手术，则只有手术醒来才可察觉。

脊髓损伤的处理主要是除去椎板下钢丝，在局部麻醉下手术，当时即可知道，即可抽出钢丝，而在全身麻醉下手术，术后发觉者应摄X线片、CT片，观察哪一根钢丝可能造成脊髓损伤，如果不能确定哪一根钢丝，只有全部抽出，改换固定方法，其他药物治疗同本章前节所述。另外，取出椎板下钢丝时亦有损伤脊髓的可能，钢丝虽较软，但仍有一定弹性，如果抽出钢丝时，用力过猛或过快，则钢丝在椎管内弹动，可能损伤脊髓，避免的方法是，尽量地靠近椎板上缘剪断钢丝，椎板外露之钢丝应平滑，不可有折弯，于椎板下缘之钢丝端，以钳子夹住，向抽出方向即尾侧扭转将钢丝缠绕于钳子上，慢慢抽出。

（三）其他

钢丝固定失败因其的固定作用丢失可造成脊柱融合的失败，及脊柱骨折不愈合及不稳定，从而有其相应的神经症状。

1. 钢丝断裂　在术后患者恢复起立活动之后，受牵拉应力增大，可能发生断裂，从而使固定失效，钢丝连接杆可翘起突出于皮下，刺激皮肤引起疼痛。

2. 固定作用部分丧失　钢丝在连接杆上不可能扭得太紧，在患者起床活动中，钢丝与连接杆之间，可有某些滑移，从而使固定作用部分丧失，脊柱固定的角度部分改变，或滑脱再发。

3. 钢丝松动　随着患者下床后功能锻炼及伤段的活动，造成钢丝打结部位松动，从而影响固定效果，造成脊柱后凸畸形。

4. 钢丝割裂骨质　长期应力作用下可逐渐割裂骨质，使固定失败，失去固定作用，脊椎成楔形而形成驼背，尤其在短节段固定的患者，因此对需短节段脊柱固定与融合的患者，不宜选用后路钢丝固定。

（刘正杰）

第三节　脊柱前路内固定并发症

虽然脊柱前路内固定手术近年来逐渐成熟，仍应重视其相关并发症的预防和处理。

一、颈椎前路钢板内固定

（一）椎体及间隙定位错误

原因：主要原因是过于相信解剖标志或体表定位，或患者肥胖、短颈导致下颈椎显示不清而引起，最终导致手术在错位间隙或椎体进行。经 X 线检查发现手术位置错误，

处理：如术中发现定位错误，则立即予以矫正。术后发现需再次手术矫正。

预防：术中在椎间隙内插入 1m 长的针头，摄片或在 C 形臂 X 线机透视下定位，并结合术前的 X 线片作出准确的判断。

（二）硬脊膜撕裂、脑脊液漏

原因：硬脊膜撕裂主要出现于下列几种情况。

（1）脊柱爆裂性骨折骨块已刺破硬脊膜，摘除骨块后出现硬脊膜裂口。

（2）椎间盘摘除或骨块摘除时损伤硬脊、膜。

（3）尖刀切除粘连带时，损伤硬脊膜。

（4）采用 Kerrison 钳减压时可因夹住硬脊膜或硬脊膜上的粘连带，导致硬脊膜撕裂。

（5）颈椎手术时环锯误入椎管，穿破硬脊膜并可伤及脊髓。

临床表现：术中出现硬脊膜撕裂后，可见有清亮的脑脊液溢出，撕裂口可小如针头。如术后有持续脑脊液漏，可将引流液滴在一块干纱布上，可见中央为血液，而周围一圈则为水迹，或见切口敷料有黄色清亮液体渗透。少有形成硬脊膜囊肿者。

处理：

（1）若撕裂口很小，局部以吸收性明胶海绵及脑棉片压迫后，如硬脊液溢出可停止，则无须修补硬脊膜。

（2）较大的硬脊膜撕裂，则需以无创缝线进行间断缝合，缝合处以吸收性明胶海绵加生物蛋白胶覆盖；如硬脊膜缺损过多，可用深筋膜或人工硬脊膜修补，维持脑脊液正常循环。

（3）一旦出现脑脊液漏，保持切口敷料清洁，预防感染。且取斜坡卧位，局部可压沙袋。切口不能负压引流，并尽早拔除引流。

预防：

（1）直视下操作，注意松解粘连带。

（2）用 Kerrison 钳减压前游离硬膜与骨韧带的间隙，避免钳夹硬脊膜。

（3）不能发生环锯误入椎管，可以在透视下观察环锯的深度。

（三）脊髓损伤

原因：颈椎前路手术后可出现脊髓损伤、脊髓损伤加重或损伤平面上升，可以出现在前路减压的环节，也可以出现在前路内固定的环节。主要原因如下。

（1）Kerrison 钳在椎体后缘减压时，冲击脊髓，或失手直接撞击脊髓。

（2）刮匙或骨刀行椎体后部减压时，不慎滑入椎管，或骨块移入椎管。
（3）术中止血不彻底，造成术后血肿压迫。
（4）在颈椎不稳患者，如颈椎过伸，或大力敲击环锯的内芯，也可出现脊髓损伤。
（5）植骨时，植骨块太小，但敲击力量太大，骨块突然陷入椎管。
（6）术中出血，盲目或者慌张进行压迫止血，直接压迫脊髓。
（7）有文献报道其他少见的原因有吸引器金属头、镊子掉进减压骨窗内。

临床表现：如术中有体感诱发电位监测，可出现脊髓损伤异常电位改变。术后患者可出现脊髓损伤表现，如运动、感觉及大小便功能障碍，或者原有脊髓损伤加重或损伤平面上升。如为脊髓震荡伤，一般可以自行恢复或部分恢复。术后血肿压迫症状出现较晚一些，且逐渐加重。

处理：
（1）若术中体感诱发电位出现潜伏期延长56%，或波幅下降30%~50%，则必须停止手术，尤其是应即刻将内固定装置复原，即便如此，许多时候亦难改变脊髓损伤的现实。
（2）若明确存在术中的脊髓损伤，则即刻按照急性脊髓损伤进行处理，给予大剂量MP进行冲击治疗，可予以脱水及神经营养药物治疗。
（3）复查MRI证实为血肿压迫所致，可手术清除血肿，以利于瘫痪恢复。

预防：
（1）脊髓损伤是脊柱外科中最严重的并发症之一，思想上要高度重视。
（2）从此并发症的发生原因可以看出，最主要问题都是出现在手术器械的使用环节上，因此，器械操作要轻柔，不能粗暴，要准、稳、熟练，不能失手。
（3）术中止血应彻底，宁可放慢手术速度，也要在保持术野清晰的情况下进行操作。
（4）如有条件可使用术中脊髓监护系统。

（四）喉返神经损伤

颈前入路解剖结构复杂，临床外科显露较困难，最常见的并发症是喉返神经损伤。绝大部分文献报道喉返神经损伤造成的声音嘶哑是暂时的，但也有1%~2%为永久损伤。

原因：结扎甲状腺下动脉时误扎喉返神经；喉返神经的解剖变异；过度牵拉和长久机械压迫喉返神经；在喉返神经附近过度吸引。此外，还有气管插管与拉钩对喉返神经的夹持伤等。颈前路手术暴露时，喉返神经损伤多与术者不熟悉解剖结构、操作粗暴有关。牵拉伤多为暂时性，能自行恢复，切断伤或挫伤会遗留永久性症状。

临床表现：主要表现为声音嘶哑，多为单侧；若双侧，则会导致声门关闭引起呼吸困难；因双侧损伤可引起呼吸困难，故有条件的情况下，可在术前常规行间接喉镜检查以明确患者是否预先存在一侧的声带麻痹。

预防：
（1）要熟悉喉返神经的解剖并注意有无变异的可能。
（2）术中不必刻意寻找喉返神经，仔细操作，保护软组织，避免盲目钳夹。
（3）显露椎前筋膜后将气管、食管一起牵向对侧，使用钝齿的拉钩置于颈长肌的下方，间歇、短时间和非过度牵引。
（4）在切断甲状腺下动脉时，应在血管分叉的近端进行。
（5）必要时监测术中气管内压力，及时调整拉钩位置和压力。

（五）植骨块脱出或滑入椎管

原因：植骨块脱出或滑入椎管并不少见，尤其在未普遍采用脊柱前路内固定之前，但是即使采用内固定，也可能发生植骨块脱出或滑入椎管。一般在术后早期出现。有下列一些原因。
（1）植骨块太小，比减压骨窗小或长度不够，嵌入骨缺损部后结合不紧密。
（2）骨槽太浅，或者减压的骨窗呈外大内小，术中骨块嵌入即使比较平整，但骨窗与骨块之间的嵌合作用较差，术后颈部稍过伸，骨块就可能脱出。

(3) 术后颈部制动不够，植骨部异常活动导致植骨块脱出或滑入椎管。

(4) 钛板固定时，尤其采用植骨块螺钉固定时，由于钛板弧度与患者颈椎前面不贴合，如颈胸交界部固定时，钛板没有预弯或预弯不够，或者植骨块不平整，螺钉部就出现一种"拔出"力，或者钛板螺钉误入间隙，或有骨质疏松等，钛板可松动脱出或翘起，也可将植骨块带出。

临床表现：出现明显植骨块脱出，可压迫食管，造成吞咽时有异物感或者吞咽困难。植骨块滑入椎管主要造成脊髓压迫的症状。术后 X 线摄片检查以及 CT 扫描检查均可确定植骨块及钛板的位置。

处理：如果植骨块脱出比较明显（超过 1/3）或有钛板翘起，或植骨块滑入椎管，一般均需要进行再次手术。如果植骨块脱出程度在 1/3 内，患者可没有临床的症状，可以在严密观察下加强颈部制动，如可进行头颈胸石膏固定，以待植骨融合。

预防：

(1) 植骨块大小应合适，一般应大于骨窗 2mm，从而可以与骨窗密切嵌合，并将植骨块表面敲击平整。

(2) 减压的骨窗应内外一致，不能越往深部越小，不但起不到减压作用，而且与植骨块嵌合不紧。

(3) 钛板预弯合适，不能出现向外翘起的力量，钛板固定时螺钉应确实在骨质内。

(4) 术后无论采用内固定与否，都需要辅助制动，如使用颈托等，以利植骨融合。

(5) 内固定装置一般应选用钛合金材料。可以进行术后的 CT/MRI 检查，以便于术后观察随访。

(六) 钛板位置过于偏斜

原因：主要是由于手术视野显露不充分；术中正位透视困难和手术医师的经验不足造成的（图 14-11）。

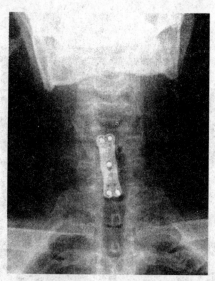

图 14-11　钛板放置偏斜

预防：

(1) 一般情况下，钛板的放置应以两侧颈长肌为界，过于偏斜有可能导致椎动脉误伤。

(2) 术中可使用临时固定针固定后透视观察钛板位置，若不中置可进行调节。

(3) 熟悉器械的设计及特点，某些钛板的特殊设计，有利于钛板的中置，比如说美敦力 Atlantis 颈椎前路钛板固定系统其钛板外侧视窗较大，便于观察和中置。

(七) 螺钉未能完全锁定，超出钛板平面

这是颈椎前路带锁钛板最常见的并发症，多发生于近端螺钉（图 14-12）。

原因：可为钛板放置过于偏斜和螺钉角度未控制好。AO 颈椎带锁钛板近端螺钉孔为向尾端倾斜 12°设计，虽有导钻控制进钉角度，但准确地把握更多地取决于手术医师的经验。

处理：螺钉未完全锁定易导致螺钉松动和滑脱，但患者如无临床症状，只需注意颈部保护，不必手术修正。因其表面多有软组织瘢痕形成保护，不至于产生临床症状和造成重要器官损伤，但需要临床密切的长时间的随访。合并不融合或后凸畸形或螺钉松动并超出钛板平面5mm以上，有损伤气管，食管之虞者，需再次手术。

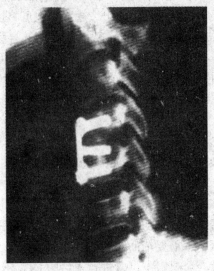

图14-12 螺钉未完全锁定

预防：应确保螺钉的锁定。熟悉不同器械的置钉角度和锁定技术，术中暴露要充足和清晰，有足够的空间和角度置钉。

（八）螺钉误置入椎间隙

多发生于行下颈椎或颈胸交界段内固定者（图14-13）。

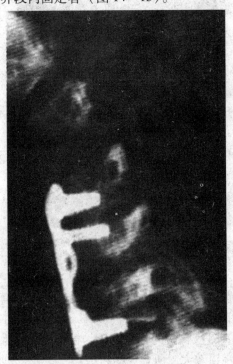

图14-13 螺钉误入椎间隙

原因：由于在上述节段术中透视有时难以显示清晰影像，特别是矮胖和短颈的患者更易发生，此外还和手术医师的经验有关。

处理：误置入椎间隙易导致钛板螺钉滑脱，使内固定失败，一旦发生应尽早修正或取出内固定。

预防：为避免螺钉误置入椎间隙，在手术操作过程中应注意保持螺钉距椎体终板的距离在2mm以上。必要时在术中给予针头探查间隙。

（九）钛板螺钉松动、滑脱

这是颈椎前路带锁钛板最危险的并发症之一（图14-14）。

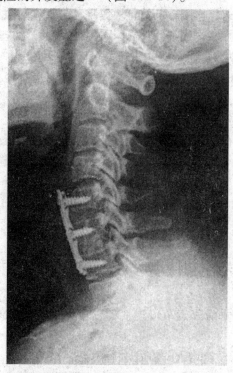

图14-14　钛板螺钉松动、脱出

原因：螺钉未与钛板完全锁定，螺钉尾端超出钛板平面或螺钉误置入椎间隙。另外，钛板的预弯不够，其弧度与颈椎曲度不符，而强行固定，导致钛板不服帖，术后保护固定差，久而久之引起钛板拔出。Vaccaro等认为多节段固定易发生螺钉松动和滑脱，Grubb等则认为植骨不愈合或假关节形成必然导致螺钉松动。此外，不适当的颈部过度后伸活动也容易导致此并发症。

损伤：螺钉一旦滑脱，极有可能导致气管或食管损伤，造成继发食管及食管瘘。

处理：如有明确的影像学依据证实钛板螺钉滑脱，应立即手术翻修或取出内固定，以免造成继发性的重要组织结构或器官损伤。

（十）螺钉、钛板断裂

原因：

(1) 植骨不融合或假关节形成。

(2) 手术未能恢复颈椎生理性前凸。

(3) 钛板置入前没有预弯以适应颈椎的生理曲度。

(4) 多节段固定。

(5) 术后颈部过度活动。

发生机制：从生物力学的角度来说，颈椎前路锁定钛板在颈部的伸屈活动过程中分别起着张力带和支持钛板的作用，当上述原因存在时，导致钛板螺钉的应力集中，特别是在颈部后伸活动时，下位螺钉张力明显增加，过多的颈部活动将有可能产生钛板或螺钉断裂或钛板螺钉脱出椎体，由于钛板强度显然大于螺钉，且螺钉被锁定于钛板，钛板两端又各有2枚螺钉固定，其抗拉出强度也较强，因此，发生螺钉断裂的可能性更大。

处理：钛板螺钉断裂，意味着内固定失败，且断裂的钛板螺钉有发生再移位的可能，因此，无论患者有无临床症状，都应尽早将内固定取出，以免造成严重后果。

（十一）植骨块塌陷、吸收、假关节形成

一般在植骨融合后晚期出现此并发症。主要原因有：①终板处理不到位，影响融合；②固定不确实，局部有异常活动；③植骨块支撑强度不够；④采用异体骨植骨，存在免疫反应；⑤采用人工骨植骨；⑥钛板刚度太大，出现应力遮挡作用；⑦植骨块偏小，与骨床间隙较大。

临床表现：有颈部的酸痛等症状，或神经功能障碍体征，X线检查提示椎间隙高度丢失，植骨块边缘有透亮区（线），植骨块密度明显降低等，动力位可见局部不稳。

处理：严格颈部制动，必要时取出钛板，若局部不稳明显且有神经症状，则必须再次手术进行植骨融合。

预防：相对于腰椎来说，颈椎间盘融合失败的发生率并不高，但此并发症甚难完全克服，因为在钛板等坚强内固定作用下，由于载荷共享作用，生理载荷大部分通过钛板传递，而植骨块承受的载荷量很低，常可引起植骨块的吸收。如无坚固内固定，则必须提供植骨块足够的强度以及消除局部不良的活动。可以尝试以下预防措施。

（1）仔细处理椎间隙的终板软骨，刮除至软骨下骨皮质的点状渗血。
（2）尽量采用有三面骨皮质的自体植骨材料，以保证植骨块的强度。
（3）术后严格制动。
（4）定期X线检查，尽可能早期去除内固定，以减少应力遮挡作用。

（十二）邻近节段退变

原因：颈椎前路椎体间融合术后邻近节段退变的发生率为6%~60%，发生于颈椎融合术后的中晚期。

1. 颈椎融合术后邻近节段活动度增大　脊柱融合术后，在融合节段内，刚度增加，活动幅度明显下降或消失，而脊柱节段活动度将发生重新分配，融合节段的活动度会转移到剩余的运动节段。在体及离体研究均证实了这一点。颈椎前路融合术后邻近节段的活动度明显增大，且在多节段融合时更为明显，增大幅度可达24%。可见，脊柱融合术后脊柱的运动学变化是非常显著的，邻近节段活动度增大的累积效应将不可避免地促使邻近节段退变的发生及加重。

2. 邻近节段关节突负荷加大　脊柱融合术后邻近节段活动度增大，可表现为椎间关节活动度增大，使关节突应力集中，负荷增大，导致关节突肥大及骨关节炎。动物在体实验亦表明，脊柱融合术后邻近节段关节突负荷明显增加。

3. 颈椎前路内固定因素　有报道颈椎前路钛板固定并融合者，经5~9年随访，邻近节段X线检查有退行性改变者达60%。而没有内固定的颈椎前路椎间盘摘除及融合者，经平均8.8年随访，邻近节段退变仅6%。

临床表现：颈椎融合术后邻近节段退变的病理改变主要是颈椎病样改变，如颈椎体前后方骨赘形成、椎间隙变窄、椎体滑移等，亦可发生椎间盘突出、黄韧带肥厚及钙化，甚或椎管狭窄。邻近节段退变可以发生于融合平面的上、下节段，但多见于融合部的上方节段。

处理：出现邻近节段退变后，则按照退变引起的病理改变予以处理。若退变引起了神经根及脊髓的压迫经非手术治疗无效时，仍应考虑手术治疗。

预防：术中暴露时应注意保护与邻近节段稳定相关的韧带、关节囊、纤维环等结构；术前尽可能通过影像学定位椎间隙，避免盲目地使用定位针穿刺椎间隙而定位，从而导致椎间盘的退变；术中应尽可能地减少融合的节段；减少融合部位的活动，提高肌肉的强度以保护脊柱。尽可能减少融合节段。

（十三）食管瘘

原因：术中拉钩长时间压迫食管，致牵拉处食管缺血坏死；颈椎内固定物松动脱落致损伤食管；颈椎植骨块松动脱落，致食管损伤；手术中器械直接损伤食管；手术中颈椎内固定物将食管嵌入，致食管损伤。

据文献报道，颈椎前路手术合并的食管瘘多发生于颈椎外伤患者。Gaudianez 等报道一组颈前路手术后出现食管瘘的 44 例中，34 例为颈椎骨折脱位患者；国内马庆军等、陈雄生等各报道 2 例食管瘘，均为颈椎骨折脱位患者行前路手术后出现的。颈椎外伤可能对食管造成不同程度的损伤，食管壁的缺血和创伤反应可能是食管瘘的病理基础，再加之术中长时间对食管的牵拉和压迫引起食管壁的缺血，从而引发食管瘘。

临床表现：主要表现发热、颈痛、咽痛、吞咽困难、引流管内引出类似流质的食物、颈部伤口周围局限性硬结，吞食亚甲蓝从伤口渗出而确诊，可发生于早期及晚期。

处理：术中发现食管瘘，应立即请胸外科会诊，立刻行行探查修补术，术后留置胃管、禁食水，给予静脉营养；若术后发现食管瘘，则立即禁食水，给予鼻饲饮食或静脉营养，必要时需要拆除切口缝线或伤口切开引流，换药，给予全身支持治疗，静脉应用抗生素预防感染。

预防：颈椎前路手术中应仔细操作，注意避免锐利器械直接损伤食管；术中避免持续牵拉食管，牵拉食管、气管间歇放松一次；合理使用 Caspar 撑开器；安放内固定物时应注意避免直接压迫食管；提高植骨及安装内固定技术，避免其松动脱落损伤或压迫食管；对于颈椎外伤行颈椎前路手术者，由于食管可能同时存在不同程度的损伤，更应注意避免发生食管瘘。

（十四）术后颈部轴性疼痛

颈部轴性疼痛是指颈椎中轴及其周围软组织的疼痛，影像学上往往可以看到椎间隙的过度撑开，系由于与颈椎相关的韧带和肌肉紧张所致。多发于采用 Caspar 撑开器的患者，主要表现为颈后部正中或两侧棘突旁疼痛，严重者影响日常生活，采用消炎镇痛药对症治疗，多数在 3~6 个月后缓解。

二、胸腰段前路内固定手术暴露损伤

胸腰椎前路减压固定技术已成为脊柱外科医师治疗胸腰椎骨折伴截瘫的一种常用术式。随着这一技术的开展，偶闻其严重并发症致患者死亡和伤残的报道，如：腹主动静脉损伤、失血性休克、化脓性感染、螺钉进入椎管损伤脊髓等，这些严重并发症随着现代影像学、解剖学及材料学发展已越来越少见。

胸腰椎前路减压固定术的并发症可分为四大类。

（一）大血管损伤

胸腰段前路的显露涉及胸腹联合部位及膈肌，需要切除肋骨，椎体前方又存在重要的血管及神经，可以引起手术入路所经过结构的损伤。

原因：胸、腰、骶椎前路手术则容易发生胸主动脉、腹主动脉、下腔静脉及髂总动、静脉的损伤。胸腰椎前路内固定的螺钉太长切迹过高，直接接触大血管，由于血管的长期搏动，可造成慢性损伤。

临床表现：大血管急性损伤后即出现难以控制的大出血。慢性损伤则形成假性动脉瘤，根据影像学检查可以确诊。

处理：急性损伤应立即予以修复，暂时阻断血管，进行修补，或者用人造血管移植重建。螺钉过长刺激形成假性动脉瘤时，则及时去除内固定，若假性动脉瘤较小，可密切观察。较大则需采用介入技术进行治疗。

预防：大血管损伤是非常严重的并发症，要引起高度注意。

（1）在入路选择上，一般取左侧，可以避开下腔静脉，因为动脉壁比静脉壁厚，且有弹性，能触及，较不易损伤。

（2）在显露胸腰椎椎体时，应紧贴椎体表面进行，在椎体的侧方开始进行，将大血管、食管、胸导管和神经干等均连同椎前组织一并推向前方，并自然向对侧移位，不必一一解剖寻找这些结构。

（3）使用手术器械要稳、准，防止失手。

（4）螺钉长度合适，在胸腰椎椎体固定时，稍过对侧皮质，且方向不能偏向前外侧。

（二）胸膜及肺损伤

原因：在胸椎前路手术以及胸腰椎胸膜外手术时，均可能出现胸膜、肺损伤。主要原因：邻腰椎胸膜外入路时，损伤胸膜未发现而未及时修补；原有胸膜腔炎症，造成胸膜粘连，剥离显露时引起肺损伤；切开胸膜时误伤肺脏。

临床表现：胸膜、肺损伤后如未及时修补，术后可出现气胸或血胸，患者出现呼吸困难。有报道颈椎前路手术损伤对侧胸膜顶致对侧出现血胸者。X线检查可以确诊。

处理：对胸膜、肺损伤应及时发现，予以修补。若术后出现气胸，应给予胸腔闭式引流。

预防：

(1) 熟悉解剖，尤其是胸膜顶以及胸膜返折部的解剖，胸膜外手术时切勿损伤胸膜。

(2) 胸膜、肺损伤后及时修补。

(3) 闭合切口前，切口内注入生理盐水，常规使肺膨胀扩张，观察是否漏气。

(三) 膈肌疝

原因：胸腰椎前路手术时切开膈肌，术中没有完好修补，尤其是弓状韧带部分，而出现膈肌局部缺陷或薄弱。

临床表现：术后因腹腔脏器疝入胸腔内，患者可出现腹痛、呕吐等症状。偶可在术侧胸部听到肠鸣音。胸部X线检查或口服钡剂透视可见有腹腔脏器进入胸腔的征象。

处理：膈肌修补术。

预防：在膈肌脚距离止点2.5cm处，切断弓状韧带后，断端置以缝线。处理病灶或内固定后，仔细予以缝合修补。

(四) 肋间神经损伤

患者术后感术侧中下腹壁麻木、疼痛，体检局部感觉减退，诊断多可明确。主要在解剖肋骨，剥离切除肋骨头，结扎肋横突附近肋间血管，缝合胸壁伤口时发生。牵拉或挫伤肋间神经根，术后1~2个月症状多自然消失，若系术中切断、钳夹、缝扎了肋间神经也会发生感觉分布区的代偿。

(五) 腰神经、生殖股神经、股神经损伤

这3条神经均起源于胸腰神经根，在腰大肌的表面或深面通过，向后牵拉腰大肌显露椎体侧方时易损伤。

原因：在腰椎行前路钛板内固定时，可因股神经根或干直接跨越固定螺钉的表面，而出现神经损害。解剖不熟悉、操作粗暴及助手配合不当有关。作者曾遇到1例。

临床表现：内固定侧大腿部疼痛，股四头肌萎缩并伴肌力下降，股神经牵拉试验阳性，肌电图示股神经不全性损害。

处理：在植骨融合后即去除内固定。

预防：在内固定置入物表面与神经根（干）之间以薄层肌肉组织相隔，可有效预防股神经损伤。

(六) 输尿管损伤

两侧输尿管位于腹膜后相当于腰大肌内缘的椎旁部位。在腹膜后剥离的过程中，切勿损伤，避免的方法是：在腹膜于腰大肌分离的过程中，总是沿着腰大肌前鞘肌膜分离，可将输尿管与腹膜一同剥离至椎体前方，而不必显露它。一旦损伤，应予以吻合。

(七) 腹膜损伤

腹膜撕裂多发生在有粘连的情况下，首次手术临床上很少见，一旦撕裂，只有将腹膜充分游离后，才能缝合腹膜裂口。

(八) 交感干损伤

腰交感干由3个或4个神经节和节间支构成，位于脊柱与腰大肌之间，并被椎前筋膜所覆盖，上方连于胸交感干，下方延续为骶交感干。左、右交感干之间有交通支。左腰交感干与腹主动脉左缘相邻，二者相距0.5~2cm，其中以相距1cm者为多见。干的下端位于左髂总静脉的后方。右腰交感干的前面除有下腔静脉覆盖外，有时还有1或2支腰静脉越过，干的下段位于右髂总静脉的后方。交感干位于椎

体前外侧与腰大肌内侧缘之间，前方入路需要清楚地显露椎体侧方时要将其向一侧分离或切断位于脊柱前方的交感干。如术中需要切断交感干应告知患者术后会有手术侧的足部发热感。

所以，在前方入路中为了达到清楚的显露常常要牺牲或损伤到交感干。应预先告知患者，术后肢体温度可能会有所不同，交感干切除一侧的肢体会有发热感。

三、胸腰段前路内固定减压及固定并发症

（一）硬膜囊损伤、脑脊液漏

原因：骨碎片刺破硬膜囊，术中骨刀切破硬膜囊，严重的骨折脱位致硬膜囊撕裂脊髓马尾横断。

临床表现：术后引流管内除了引流出血液以外，还有淡红色脑脊液，患者没有特殊不适，部分患者可主诉头痛及头晕。若48~72h拔除引流管，引流口敷料仍有脑脊液流出，诊断应该明确。

处理：术中若发现硬脊膜破裂，应行修补术。小的破口和修补后的破口在其表面应放置两层以上吸收性明胶海绵。若严重骨折脱位引起的脊髓马尾完全断裂，可用吸收性明胶海绵堵塞截骨残腔。若术后引流口有脑脊液漏可行引流口加压缝合。采取头高足低位的非手术治疗。此外，患者可口服醋氮酰胺250~500mg，每日2次，以减少脑脊液分泌。

（二）神经损伤

1. 脊髓损伤或脊髓损伤加重　脊髓损伤或脊髓损伤加重：在脊髓前方去除压迫脊髓的骨折片及创伤性间盘突出时，有可能损伤脊髓。常由于术者操作不熟练或粗暴操作。要求术者熟悉局部解剖，仔细解剖，未看见相关解剖标志前切勿盲目操作。

2. 神经根、马尾神经损伤　Gertzbein等报道了可逆性L4神经根损伤。Rajaraman等报道了运动神经损伤。主要是粗暴操作所致。

（三）减压不充分

原因：主要为术野暴露不清，解剖结构不熟悉，造成减压范围不够，尤其位于手术入路的对侧。应显露伤椎的椎弓根，及其上下椎间孔和椎体后部，咬除椎弓根显露硬脊膜，切除椎体后上1/3和上位椎间盘。

临床表现：可造成残留压迫使神经功能恢复欠佳，创伤性脊髓病、神经根病等。

处理：若患者为不全瘫痪，则存在继续恢复的可能性，应积极给予彻底减压，为神经功能的恢复创造条件。

（四）螺钉位置不当

原因：局部显露不清楚，对胸椎及胸腰段进钉点的选择混淆。胸腰段一般为椎体后上下8mm处，胸段椎体为椎体后上下4~5mm处（图14-15，图14-16）。

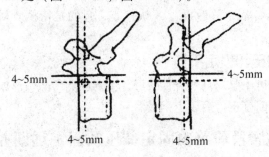

图14-15　螺钉位置

临床表现：螺钉位置不当引起螺钉应力改变，以及螺钉抗拔出能力降低，总之使得前路钛板螺钉的固定效果降低，远期可引起内固定失效。

(五) 螺钉长短选择不当

原因：术前准备不充分，没有根据CT测量螺钉长度；术中没有测量切除椎体的宽度；术中测深不仔细。

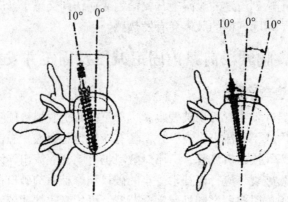

图14-16 Z-plate钢板系统螺钉固定的方向

临床表现：螺钉选择过短可引起螺钉抗拔出能力降低，从而降低了前路钢板螺钉固定效果，为远期内固定松动、失效埋下了祸根。若螺钉过长，则可穿过对侧皮质，并推顶局部的血管等结构，久而久之造成损伤。

预防：术前预测；术中精确测深，并严格掌握螺钉的进钉方向。

(六) 植骨块放置不当、滑脱

原因：

(1) 植骨块太小，比减压骨窗小或长度不够，嵌入骨缺损部后结合不紧密。

(2) 骨槽太浅，或者减压的骨窗呈外大内小，术中骨块嵌入即使比较平整，但骨窗与骨块之间的嵌合作用较差。

(3) 术后制动不够，植骨部异常活动导致植骨块脱出或滑入椎管。

(4) 胸腰椎前方减压时，没有制备植骨块的骨槽，植骨块出现滑移进入椎管。

(5) 钛板固定时，未做适当的加压，或植骨时体位未做适当的后伸，植骨块嵌插不稳，从而引起植骨块滑脱。

临床表现：滑脱入椎管则压迫脊髓或马尾神经引起相应症状，需要再次手术治疗；应给予术中透视定位骨块位置。

预防：

(1) 注意骨槽的制备，骨槽大小要稍小于骨块大小，这样嵌合后植骨块较稳定。

(2) 术后尽量卧床至术后2周，然后再行X线检查，目的是待植骨块周围纤维瘢痕组织愈合后，再挪动患者行各种检查。

(七) 钢板螺钉撑开加压和锁定不当

钢板撑开加压及锁定不当可引起局部的脊柱畸形，主要以侧后凸畸形或后凸畸形多见。钢板锁定时应放下腰桥，查看脊柱的生理曲度正常后锁定钢板。

四、胸腰段前路内固定减压及固定远期并发症

如钢板螺钉松动断裂、假关节形成、脊柱后凸畸形加重、创伤性脊髓病等。

(一) 钢板螺钉松动、断裂

原因：比较常见。有下列一些原因。

(1) 置入物设计上的缺陷，如Sofamor Danek公司设计的第一代Z形胸腰椎前路钛钢板系统，没有防止固定螺钉松动、旋出的技术。

(2) 骨质疏松。
(3) 反复调整螺钉方向，使攻丝后骨螺纹消失。
(4) 术后制动不充分。
(5) 螺钉进入植骨块界面或进入椎间隙。
(6) 起床或功能锻炼过早，盲目相信内固定器的坚固性，前路手术适应证选择不当等，脊柱的稳定性早期靠内固定，晚期靠牢固的骨融合来维持，没有骨融合的内固定，内固定器最终会松动、断裂。

临床表现：一般没有明显的临床症状，但若存在骨折未愈合及植骨未融合时伴有疼痛，经 X 线检查可以明确诊断。

处理：限制活动，待植骨融合后应及时去除内固定置入物，若出现后凸畸形，及进行性的神经功能损害，则需要手术干预。

预防：
(1) 螺钉固定应一次成功，避免反复调整。
(2) 确保螺钉位于正常骨质内。固定前可用定位针探查钢板螺孔下位置是否正确，避免进入植骨块界面或椎间盘，必要时应用 X 线透视或摄片协助确定。
(3) 胸腰段前路固定，抗扭转力较差，术后应严格制动，需要辅以外固定支具。
(4) 在严重骨质疏松患者应慎用内固定。
(5) 选择合适的适应证。

(二) 后凸及侧后凸畸形

原因：多与植骨块撑开加压不当、锁定钢板前未放平腰桥、不熟悉内固定器的特性、植骨块或钛网位置不当有关。

预防：主要为术中应将患者置于标准侧卧位，熟练掌握胸腰椎前路手术的操作程序，注意将植骨块或钛网置于椎体的前中 2/3，软骨下骨终板有塌陷时应注意植骨的形状。

处理：详见相关章节。

(三) 其他并发症

1. 假关节形成　多由于终板处理不到位，内固定失效，植骨量少，不恰当引起。通常在术后 3~4 个月植骨的融合已经发生，而内固定器的骨-螺钉界面已经松动，此时不恰当的行走、坐轮椅或参加重体力劳动都非常危险。坚强的骨融合需 6 个月以上，恰当的康复指导以及术中减少固定椎体的循环破坏非常重要。

2. 创伤性脊髓病　详见相关章节。

(刘正杰)

第四节　经皮椎体成形术和后凸成形术并发症

1984 年，Galibert 等首次将聚甲基丙烯酸甲酯骨水泥注入椎体来治疗侵袭性血管瘤，缓解了患者的长期疼痛，稳定了病变的椎体，这种手术被称为椎体成形术（percutaneous vertebro plasty，PVP）。此后，该手术的适应证扩展为骨质疏松症、骨髓瘤和骨转移瘤引起的椎体骨折和骨质破坏。虽然经过 PVP，大多数患者疼痛都能得到缓解，但是这一手术不能恢复塌陷椎体的高度。2000 年，Wong 等经皮穿刺，在塌陷的椎体内置入可扩张球囊，通过扩张球囊抬升终板，并向椎体内注入骨水泥来强化椎体，使病椎原有的高度大部分得以恢复，部分矫正了脊柱的后凸畸形，恢复了脊柱的生理弧度和力学强度，即椎体后凸成形术（percutaneous kypho plasty，PKP）。对于 PVP 术和 PKP 术的安全性和疗效，近年来的文献均做了肯定的评价，但迄今仍缺乏大样本前瞻性的随机对照研究，虽然椎体成形和后凸成形术具有快速止痛，即刻稳定，早期负重的优势，但 PVP 及 PKP 两种手术均要在病椎内永久性地注入填充剂，目前主要使用骨水泥。骨水泥的注入会产生特殊的并发症，而且这些并发症可能会带来严重的后果。骨水泥的注入要具有一定的流动性和注入压力，这就存在了骨水泥可以通过椎体的任一个解剖间隙的可能。骨折裂缝和骨质破坏的缺损，渗漏至椎体外，对周围组织产生挤压伤和热损伤，骨水泥颗粒可进入血液循环，导致骨水泥栓塞，组织梗死。此外，骨水泥的弹性模量和骨不同，注入椎体后会引起被强化椎体乃至整个脊柱生物力学特性的改变，远期可能会增加相邻椎体骨折及脊柱退变的风险。实施此手术首先必须具备脊柱解剖知识、影像学的定位引导和病例的选择标准。然后，要尽可能减少并发症，就必须在手术过程中使用高质量的 X 线透视系统。尽早预防和及时处理并发症已经成为椎体成形和后凸成形术得以进一步开展的关键。

一、骨水泥渗漏

常见的并发症是骨水泥填充剂的渗漏，在 PVP 可高达 9%～74%，一般的渗漏并不导致明显的临床症状，但严重的渗漏可导致局部神经根性损害与脊髓损伤。

（一）椎管内渗漏造成脊髓损伤

骨水泥可通过碎裂或破坏的椎体后壁以及滋养孔经静脉窦进入椎管内，引起脊髓损伤（图 14-17）。Lee 等报道有 1 例出现脊髓压迫，因骨质疏松性椎体压缩骨折行椎体成形术，术后患者出现 T11 平面以下的感觉功能和运动功能的完全丧失，患者随即行脊髓后方减压术，见骨水泥渗漏入椎管，脊髓受到压迫，局麻下当场即发现，应立即停止骨水泥注入，行椎管探查手术。

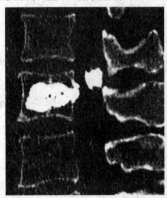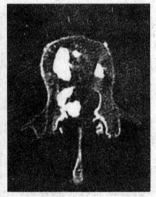

图 14-17 骨水泥椎管内渗漏

（二）椎管内渗漏神经根损伤

神经根损伤是由于骨水泥通过椎体后壁及静脉渗漏入椎间孔或硬膜囊穿破骨水泥进入硬膜内，压迫神经根而产生的，通常在局部注射类固醇和麻醉药后或口服非甾体类抗炎药等治疗后症状消失，然而存在有个别病例，神经根症状用药物难以解除，要手术摘除椎间孔骨水泥。通常情况下，这些神经根症状在恶性肿瘤患者中发生率为 3%～5%，而在其他适应证中＜1%，因为前者有较高的渗漏性。在胸段主要引起肋间神经痛。可经局部封闭治疗而好转。在腰段可导致根性损伤，表现为相应支配区的失神经支配表现，如严重的腰腿痛、麻木、无力等，需手术去除硬膜外骨水泥，探查硬膜囊有无破口，有时硬膜囊内进入骨水泥，并出现骨水泥包裹神经根时，要使用高速磨钻磨薄骨水泥。有文献报道由于骨水泥渗漏引起严重的神经根性疼痛，检查示神经根压迫不明显，考虑为骨水泥热损伤所致，未行减压手术，仅予对症处理，后症状缓解。

（三）椎旁软组织损伤

骨水泥偶尔会沿套管的外面反流并渗漏入椎旁的软组织（图 14-18）。这种渗漏通常没有症状，并可以通过几种途径预防。使用经椎弓根入路可以增加骨水泥达椎体外部的路径长度，从而减少了骨水泥渗漏的可能性。当用槌子将导针敲入时，理论上说导针与周围骨组织的接触更紧密，因为穿刺过程中导针的晃动比较小。用手将导针旋转推进时，可能会使进针路径变宽，从而增加了导针与周围软组织之间的间隙。因此增加骨水泥的渗漏。在手术的最后，残留在套管内的骨水泥有时会在拔除套管时无意中漏出,这种无意的漏出可以通过在骨水泥聚合时旋转一下套管而避免,这样在套管内的骨水泥就会与已经注入椎体内的骨水泥分离。这样做也可预防套管固定于椎体内的骨水泥团中。

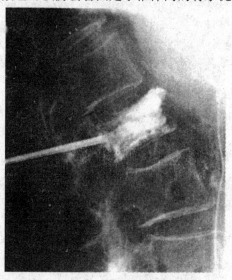

图14-18 骨水泥椎旁渗漏

骨水泥还可以通过由原发损伤或肿瘤破坏造成的椎体骨皮质缺损而渗漏至椎旁软组织,这种渗漏可以通过术中正、侧位的X线透视仔细监测而发现或减少其发生,因此很少会出现。骨水泥可渗漏至椎旁软组织引起局部损伤,有报道骨水泥腰大肌渗漏,引起股神经麻痹,术后3天好转。Tsai等报道了1例69岁男性患者T12椎体行PVP术后1个月出现剧烈背痛,胸部X线片显示骨水泥渗漏至椎体的前方,经胸腹入路手术取出渗漏骨水泥而消除疼痛。

(四)骨水泥椎间盘渗漏

骨水泥可通过破碎的终板渗入椎间盘,椎体成形及后凸成形术均有骨水泥椎间盘渗漏的报道,但一般不会引起症状。骨水泥漏入椎间盘与骨皮质骨折和椎体终板溶解有关(图14-19)。虽然临床意义不重要,但可影响邻近椎体活动,特别是骨质疏松的患者有引起继发性椎塌陷的危险。穿刺针放置在半侧椎体可避免这种情况的发生。

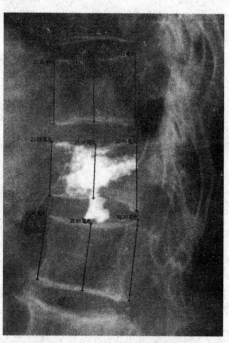

图14-19 骨水泥椎间盘内渗漏

（五）骨水泥硬膜内渗漏

硬膜内渗漏非常少见，2006年Chen等报道1例90岁女性患者T12、L1椎体行PVP手术后两腿无力，肌力2级，脊髓造影检查显示骨水泥漏入硬膜内压迫神经根，患者因年龄问题拒绝手术取出渗漏的骨水泥，经脱水减压保守治疗，4个月后肌力无变化。

（六）预防骨水泥渗漏的措施

1. 严格掌握适应证按要求操作　骨水泥的渗漏率因适应证不同而异。在行椎体成形术时，椎体转移瘤的患者有65%的渗漏率，而骨质疏松性压缩骨折的病例仅30%发生骨水泥渗漏。椎体后凸成形术因为使用了球囊扩张的技术，压迫椎体内骨小梁，形成相对致密的骨壁，从而封闭了骨水泥沿骨折裂缝和静脉渗漏的通道，并在椎体内形成空腔，使骨水泥以高黏滞和低压力的状态注入椎体，能有序地集中分布于球囊扩张所形成的区域内，骨水泥的渗漏明显减少。

2. 准确放置球囊　为尽可能避免骨水泥渗漏，在行椎体成形及后凸成形术时，应严格按步骤进行穿刺并准确地放置球囊。

（1）如选择经椎弓根入路，则由椎弓根外上缘进针，左侧10点钟位，右侧2点钟位；正位针尖达椎弓根影中线时，侧位针尖达椎弓根1/2处；正位针尖达椎弓根影内缘时，侧位针尖达椎体后壁；正位针尖达椎弓根影与棘突连线中点时，侧位针尖达椎体1/2处，只有正确的椎弓根穿刺，才能避免椎弓根穿破，保证工作通道四周均为骨壁，防止骨水泥注入时经椎弓根破口渗入椎管或椎间孔。

（2）老年骨质疏松性脊柱骨折以椎体前中部高度丢失为主，应由后上向前下倾斜穿刺，球囊只有置于伤椎的前下部，塌陷终板下方，进行扩张时才能有效提升终板，形成骨水泥填充的空腔，且空腔不与椎管相贯通。

（3）推注骨水泥的整个过程应在高质量的双向透视监控下进行，一旦发现骨水泥靠近椎体后壁应立即停止骨水泥注入，如仅为侧位透视，椎内骨水泥影将可能与侧方渗漏骨水泥影相重叠，从而无法早期发现侧方渗漏，不应强求骨水泥的注入量，而控制骨水泥的注入量是避免骨水泥渗漏的关键，骨水泥的注入量和患者的疼痛缓解程度并不呈正相关。北京军区总医院随访了2004年至2007年间的60例椎体成形术患者，均采用单侧入路，发现无论是采用PKP还是PVP，骨折椎体高度的恢复均不甚满意，但疼痛缓解均较好，注入骨水泥的量1~5mL，平均2.38mL；术前平均VAS评分为8.4分（5.3~10分），术后第2日平均VAS评分为2.1分（0~7.6分），随访时VAS平均为1.6分（0~4.4分），所以我们认为临床效果与椎体高度恢复及骨水泥注射的量没有明显的相关性，国外其他的临床研究也得到了类似的结果。

（4）骨水泥的固化时间因生产厂商和调配方法不同而不同，手术者术前应详尽了解，以免影响手术。

（5）如果术中发现骨水泥已经渗漏，应立即停止注射。如非椎体后方渗漏，可观察30min，待先期注入的骨水泥进一步聚合固化并封堵渗漏口时再试行注射，或者就此终止手术。

（6）一旦出现神经系统并发症，要有立刻手术减压的准备。可采用外科控制下椎体成形术，即在显微镜下行预防性椎板开窗进入椎管，控制硬膜囊腹侧，一发现骨水泥椎管内渗漏，立即予以去除。

（7）在手术的影像学设备上，具有三维重建和多角度线透视双重功能的C形臂X线机，将有利于全面了解穿刺通道和伤椎复位情况，早期发现骨水泥渗漏，并减少手术医生接受射线的剂量。

二、骨水泥栓塞

脊柱的动脉血供为节段性，且与椎体及椎旁肌肉结构有关。在腰椎及胸椎，骶动脉、腰动脉及肋间动脉供血给椎体及其内部结构，腰膨大的动脉亦叫作Adamkiewicz动脉，有75%由T9~12肋间动脉发出，常见于左侧；该动脉与脊髓前动脉吻合，供血至脊髓前部。理论上行椎体成形术时会发生对该重要动脉的损伤，但到目前为止未有关于椎体成形术中损伤该动脉的报道。

对脊髓静脉系的全面认识可以帮助认识椎体成形术中的骨水泥外漏。三套相互交通的无瓣膜的静脉网（骨间、硬膜外、椎旁）组成椎体静脉系统。椎体内的小梁间隙包含无数的血管通道，这些通道可来自一根或更多的汇入血管。这些髓内静脉通道可与椎基底丛相连，后者由椎体后面发出，汇入腹侧硬膜外（椎内）静脉丛。另外，椎体静脉丛向前走行，汇入椎体前外静脉丛，或向外走行汇入腰升静脉或肋间静脉。

脊柱的静脉没有静脉瓣，血流呈双向性，椎体周围静脉流入椎体中央静脉，经椎体后部的滋养孔入静脉窦与椎管内静脉交通，椎管内静脉经椎间孔、椎弓间静脉进入椎管外静脉，经腰升静脉注入奇静脉，汇入下腔静脉回右心房入肺动脉。

（一）近期肺栓塞

肺栓塞是一种严重的致命性并发症。在向椎体内注入骨水泥过程中，骨水泥单体、骨髓或脂肪颗粒有可能在压力作用下进入肺循环，导致呼吸及循环衰竭。近年来有不少文献报道了 PVP 或 PKP 术后发生肺栓塞的情况。Katrien 等报道 1 例 T_{11} 椎体 PVP 术后巨大骨水泥栓子进入右肺动脉的患者，经过开胸手术取出栓子。Hulme 等总结 PVP 和 PKP 术后肺栓塞的风险分别是 0.6% 和 0.01%。另外，有研究表明部分肺栓塞病例无明显症状或仅有一过性的胸痛，因而被忽视和漏诊。Choe 等认为椎体强化术后无症状的 PMMA 进入肺循环的发生率达 4.6%。Duran 等观察 73 例 PVP 术后患者的胸片及胸部 CT，发现影像学上有肺栓塞表现的比例高达 6.8%。因此，Hulme 等建议，无论是否有症状发生，术后应常规拍摄胸部 X 线片，以早期发现骨水泥栓子。肺栓塞一旦引起临床症状病情凶猛，因而重在预防。

（1）控制手术节段：有研究表明发生心肺并发症的概率与一次手术的椎体数量及 PMMA 注入量呈正相关关系。应以临床症状为主要依据谨慎选择责任椎体节段，一次手术不宜超过 3 个节段。

（2）避免在稀薄期注入骨水泥，推注过程缓慢，以降低注射压力。PVP 手术中为减少渗漏，可先注射 0.5~1mL，稍等片刻（15~20s）后再继续注射。

这种并发症可能由于过多注射骨水泥或骨水泥渗漏入椎旁静脉引起。骨水泥从右椎旁静脉进入下腔静脉进而引起肺栓塞。需要指出的是，并非所有的肺栓塞都有临床症状出现，此要由肺部专科医生进行处理，措施包括药物治疗和抗凝治疗，必要时要手术取栓。

（二）骨水泥渗入椎旁静脉

骨水泥经常会渗漏入椎旁静脉。然而，如果在 X 线透视下一旦发现渗漏就停止注射的话，很少会有临床不良后果。如果没有停止注射，就会有骨水泥通过奇静脉或腔静脉造成肺栓塞的危险或造成局部疼痛加重（图 14-20）。

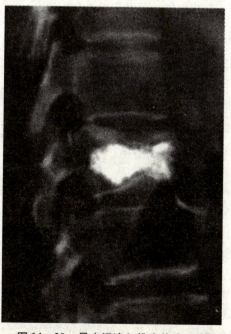

图 14-20 骨水泥渗入椎旁静脉系统

骨水泥还可以渗漏至硬膜外静脉，但同样，如果能迅速停止注射并且渗漏少的话，也很少会引起相关的临床问题。如果手术医生使用良好的侧位X线透视监测，当骨水泥一到达椎体后壁时即停止注射，这种类型的渗漏也是可以避免的；如果骨水泥渗漏入椎间孔静脉，会引起神经根的症状。

（三）脑梗死

文献报道1例行PVP后多发性脑栓塞，在全麻的恢复阶段，发现患者右侧肢体轻度瘫痪，头颅CT显示：大脑中动脉左侧供血区急性脑梗死，脑的外周血管也发现骨水泥栓塞。分析是多发性肺栓塞导致右心压力升高，血液出现由右向左的分流而促使骨水泥栓子从未闭的卵圆孔进入体循环，同时作者还认为出现栓塞的原因在于：一方面即使在透视下也未发现骨水泥的静脉渗漏，另一方面在一个患者中骨水泥注射的椎体过多。所以不要在全麻下进行该治疗，以便能早期发现神经系统的并发症。或在注射骨水泥前，先注入对比造影剂，以了解椎体内静脉的引流情况，发现潜在的渗漏，如出现造影剂渗漏，则应调整穿刺针的方位。

三、与穿刺入路及穿刺针有关的并发症

在颈椎行经皮椎体成形术时，必须注意不要损伤颈动脉和颈静脉，颈动脉和颈静脉用手容易摸到。在胸椎为侧后方入路，应该避开胸膜。在胸椎和腰椎经弓根入路，不要破坏椎弓根内侧骨皮质。在上位胸椎更应注意，此处椎弓根直径较小，可采用较细的穿刺针（12~15号），仔细操作不要穿过椎弓根内侧皮质。操作应该在透视或CT监视下进行。穿破椎弓根内侧皮质就增加了聚甲基丙烯酸树脂进入神经根管和椎管的危险。前外侧或后外侧直接椎体入路增加了沿穿刺路径漏出的危险。当两个针穿刺时，第一根针应放在原位不抽出，防止第二根针注射时聚甲基丙烯酸树脂沿第一根针在椎体皮质上的针孔漏出。

当使用锤子敲击穿刺针通过椎弓根时，小心不要折断穿刺针近端。注射后拔出穿刺针到达椎体皮质时，沿针纵轴旋转，轻轻拔出，避免带出椎体内的骨水泥。

腰椎骨折行椎体成形术也可造成腰动脉的损伤，Sam报道1例L5椎体压缩骨折行PVP术后10d因手术位置出血再入院病例，选择性腰动脉血管造影发现腰动脉一个分支被手术穿刺针刺破而出血，予以血管结扎止血。所以，对于穿刺入路相关并发症，熟悉局部解剖结构，熟悉穿刺器械，提高手术熟练程度，是预防椎体成形术后并发症发生的重要措施。

四、远期肺栓塞

2007年，Anesth Analg杂志报道了一例行腰椎PVP术后5年发病的肺栓塞患者。此例患者在5年前曾行L2椎体PVP治疗，疼痛明显缓解，但近期出现了胸闷及水肿，行胸片、CT及经食管的心脏超声检查发现在下腔静脉、右心房、肺动脉内存在长条形异物，后经手术取出的栓子证实其核心为长13cm的骨水泥栓子。这一个案报道需引起我们对肺栓塞并发症的重视，早期的肺栓塞可能并不表现出症状，但可以逐渐在骨水泥栓塞物周围形成更大的血栓，从而逐渐出现症状，所以对于行椎体成形术的患者术前和术后都应该常规进行胸片的检查，以便早期发现肺栓塞。

五、邻近椎体继发性骨折

由于弹性模量和骨松质不同，经骨水泥强化处理后的椎体强度大于相邻椎体，这也会使邻近未治椎体将来骨折的可能性增加：椎体成形及后凸成形术由于治疗本身以及机体对骨水泥的异物反应会加速局部的骨质吸收，从而增加经治椎体再发生骨折的风险；另外，骨质疏松患者手术后虽然疼痛得到了缓解，但没有进行规范的抗骨质疏松药物治疗，从而引起骨量的进一步丢失，而引发邻近椎体及其他部位的再骨折。

PVP通过注入骨水泥到病变椎体内，从而迅速缓解疼痛和部分恢复椎体高度达到治疗目的。但是，注入骨水泥后的椎体将更坚硬，其刚度上升，与邻近节段椎体形成明显的硬度梯度差。Rotter等通过生物力学测试证实，这种增强的硬度能减少邻近椎体的极限载荷8%~30%，使力学负荷转移至相邻椎

体，故增加了相邻椎体的继发性骨折。David 等分析 38 例骨质疏松性椎体压缩骨折患者共 47 个椎体行 PVP 术后，有 10 例患者 17 个椎体出现继发骨折，其中 9 个发生在毗邻椎体，4 个发生在稍远一位椎体，4 个出现在更远椎体；其中 8 例保守治疗者 4 个月后随访疼痛缓解，1 例因肺部感染死亡，只有 1 例 79 岁女性患者 L3 椎体压缩骨折 PVP 术后 10 个月，因 T9 和 T10 继发骨折再次行 PVP 术，疼痛完全缓解。Uppin 等报道 177 例（145 例骨质疏松椎体压缩骨折、32 例椎体血管瘤）患者行 PVP 治疗，共 22 例（12.4%）患者 36 个椎体发生继发性骨折，其中有 24 个（67%）继发骨折出现在毗邻节段椎体。徐晖等在压缩骨折三维有限元模型上模拟 PVP 术试验，结果显示注入骨水泥后椎体强化过度将导致相邻椎体骨折发生率增加，但若注入较小剂量的骨水泥，则不足以增加邻近椎体的骨折危险。

六、加速邻近椎间盘的退变

由于经强化的椎体和未强化的椎体在生物力学特性上不同，并且骨水泥不会降解，将永久性植于体内，这可能会加速脊柱的退变；另外，对于出现骨水泥椎间盘内渗漏的患者，已经有动物实验证明，渗漏入椎间盘的骨水泥可以导致人椎间盘髓核细胞分泌细胞外基质的减少，从而引起髓核含水量的下降，导致椎间盘退变的加速及椎间盘活动度的下降，从而导致脊柱应力的改变，容易导致邻近节段椎体的再骨折。

七、其他并发症

1. 硬膜囊撕裂　杨惠林组和 Amar 组均报道手术导致硬膜囊撕裂，杨惠林组 1 例术中一侧穿刺管内有脑脊液流出，该侧即终止手术。

2. 一过性疼痛加剧　术后一过性疼痛加剧较少见，可能与手术操作过程、高压注射骨水泥、骨水泥聚合效应、炎症反应和局部缺血有关，可以用非甾体类药物或类固醇类药物治疗，几乎所有患者可在 48h 内缓解。

3. 一过性发热　很少见，可能与引起一过性疼痛加重的因素有关，根据我们的经验，使用非甾类体类抗炎药治疗，这种发热也能在 48h 内缓解。

4. 脊椎感染　十分少见，至今只有一例报道。该患者在 PVP 后出现感染（脊椎炎），表现为术后背部疼痛加重和几个星期的发热，经过静脉应用抗生素治疗和制动 3 个月，感染才治愈。当然，脊椎感染的特殊治疗计划要根据影像学的表现和是否存在神经系统症状来确定如果患者的全身状态较差或有免疫抑制，就会有很高的感染危险，这时应预防性应用抗生素。存在免疫抑制是将抗生素加入骨水泥的唯一指征。

5. 硬膜外血肿　有个例报道，由于术后需使用肝素而出现硬膜外血肿，经血肿抽吸后恢复良好。

6. 肋骨骨折　多见于严重骨质疏松患者，都与置入导针的方法有关，骨折可能是穿刺过程中胸廓被挤压的结果。在骨质疏松患者，应该要预计到这种压迫会引起肋骨骨折，理论上，这些骨折可以通过使用小锤将导针轻轻敲入而避免。然而，必须说明，使用这种穿刺技巧能否有效减少肋骨骨折的发生未经过验证，有的患者甚至觉得这种敲击比徒手置入导针会更痛。

7. 气胸　约占并发症的 2.6%，一般发生在胸椎或上腰椎（肺气肿严重的患者）的病变，主要是进针点和进针角度太靠外，或进针时没有选在椎弓根入路，以致穿刺针刺破胸膜引起气胸。若胸膜腔内出现气体应给予相应的处理，肺压缩达 20% 可放置胸腔闭式引流。

8. 头痛　有文献报道 2 例椎体成形术后出现头痛，72h 后自行缓解，作者认为这可能是一种经蛛网膜作用的结果。

9. 一过性低血压　在骨水泥注射时出现一过性低血压，可能与骨水泥的毒性有关。由于上述情况的存在椎体成形及后凸成形术时，心电监护，血气分析及诱发电位监测是必要的。

10. 骨水泥长期置入椎体可能发生沉降　有待于进一步观察。在填充剂的改进上，磷酸钙骨水泥，因具有可吸收性和生物活性，目前对其研究较多，该材料已成功地应用于非承重部位骨缺损的修复。虽然磷酸三钙骨水泥能恢复椎体强度，但不能恢复椎体刚度。目前已在欧美国家临床应用，研制负载的有骨传导性和骨诱导性的填充剂，是填充剂发展的重要方向。

下腔静脉滤过器是为预防下腔静脉系统栓子脱落引起肺动脉栓塞而设计的一种装置，理论上它也可预防骨水泥栓子引起肺动脉栓塞，该装置应用于椎体成形及后凸成形术中尚未见报道；要完全避免具有流动性的骨水泥渗漏，只有在骨水泥和椎体之间构筑屏障或寻找不会发生渗漏的骨水泥替代物，因此使用生物可吸收球囊或生物相容性好的球囊永久置入体内是一个好的方法，但是球囊壁阻挡骨水泥渗漏的同时也阻挡骨水泥沿骨小梁嵌合入椎体内微小的骨折裂隙，将无法锁固微小骨折，出现光滑界面支撑粗糙界面情况，这会使椎体的强化效果下降。

由此可见椎体成形及后凸成形术并不是一种简单，无风险的手术，可能由于治疗本身以及手术者操作不当，发生诸多并发症，因此手术者应经严格的训练，必须配置高质量的放射影像设备，同时要有即刻处理并发症的准备。

（刘正杰）

第五节　脊髓火器伤手术并发症

临床特点：脊髓火器伤，在战时的发生率为 0.94%～12%，平时亦有发生。在美国，已继交通事故、高处坠落伤之后成为第三位发生脊髓损伤的原因。在我国近些年也屡有发生，除火器伤外，刀刺脊髓伤也常见到，由于是开放伤，都须进行清创。刀刺伤者刀尖多从背后或侧方经椎板间隙进入椎管，刺断脊髓，刀伤虽然经过衣服等污物，但经过软组织方至脊髓中，污染情况较轻，在我们治疗的患者中，大都未遗留脑脊液漏或脑脊液感染。在火器伤则不然，除截瘫的并发症外，主要是火器弹丸损伤脊硬膜并招致感染。这些均是危及生命的并发症。

第二次世界大战，美军在欧洲战场的 1 260 例脊髓火器伤中，发生硬膜外脓肿 5.6% 脑脊膜炎 1.3%。农绍友报道的 54 例脊髓火器伤中脑脊液漏 4 例，椎管内感染脊髓炎 2 例，李主一等报道的 170 例脊髓火器伤中脑脊液漏 8 例（4.7%），化脓性脑膜炎 5 例。Aarabi 等报道的 145 例，发生脑脊液漏 17 例，脑膜炎 15 例，感染败血症 6 例。可见脊髓火器伤清创术后的主要并发症是脑脊液漏与脑脊液感染，还因弹片的不同及是否为贯通伤而有所不同（表 14-1）。

表 14-1　投射物与脑脊液漏或感染的关系

投射物	脑膜炎	局部感染	脑脊液漏
泡弹	11/138	6/138	12/138
炸弹	3/60	1/60	5/60
枪弹	1/7	1/7	
贯通	10/141	5/141	11/141
盲管	5/50	3/50	5/50

脊椎脊髓火器伤的弹道，大多不是直接到脊柱与脊髓而是穿过胸腔或腹腔才到脊柱，腹腔脏器如肠道等含有大量细菌，沾染投射物，椎管内感染与弹道经过腹腔脏器有关（表 14-2）。

表 14-2　局部感染与弹道脏器损伤的关系

内脏伤	手术 117		未手术 88		合计
	未感染	感染	未感染	感染	
大肠	5	5	6	0	16
肝脾	8	1	3	0	12
泌尿道	6	0	5	0	11
小肠食管	1	0	2	1	4
无确切指征剖腹	4	0	1	1	6
合计	24	6	17	2	49

可见在肠损伤者感染率高。

临床表现：脑脊液漏的发生系由于投射物进入椎管直接损伤硬膜所致，清创时未打开椎板，或者有硬膜为投射物弹道（热或冲击波）损伤，但当时表面并未破裂，而在数日后损伤之硬膜坏死而漏脑脊液，故脑脊液漏多在伤后数日内出现，开始伤口引流物为血性，以后如渐成为清液，将此液收集，如化验含葡萄糖，则证明是脑脊液，可诊断为脑脊液漏，急性脑脊液漏，可以有颅压低之症状，如头晕、头痛、不能起床等，慢性脑脊液则多无头部症状。

脑脊髓膜炎和脊髓炎。脑脊液漏如久不处理使之闭合，则蛛网膜下隙与外界相通，感染发生脑脊髓膜炎的机会增多，或者在开放伤时脑脊液已被污染而感染，脑脊髓膜炎发生后如及时处理并控制其发展，则感染可消除，否则脑脊液感染将使脊髓化脓成为脊髓炎，大多导致死亡。火器伤脑脊髓膜炎的症状与普通脑脊髓膜炎相同，可有头痛、发热、颈项强直，Kernig征阳性等。

处理：

1. 脑脊液漏较少自行闭合，故应积极处理　在无菌手术探查脊髓后也可发生脑脊液漏，由于系缝合不严密，或有小裂口术中未发现，可因引流管或引流条漏出脑脊液而诊断。其处理较简单，拔除引流，压迫伤口，有颅脑症状者，给予补液，即可使脑脊液漏闭合，鲜有须再次手术缝者。但火器伤则不然，其硬膜伤口并不是一点裂隙，而常常是一块缺损，因而不能自行愈合，须手术处理，方式有以下几种。

（1）直接修补：脑脊液漏口并不在脊柱后正中，而是在原伤口，在伤口引流通畅无感染的情况下，由后正中入路，打开椎管，探查硬膜之破口，直接修补，从椎旁切取一块筋膜，盖在漏孔上，周边与硬膜缝合，脊柱后正中切口缝合，仍引流原伤口。

（2）脑脊液漏口就在背正中的原伤口：此种情况伤口引流通畅，控制感染，术前2~3d应用抗生素（根据术前培养及药敏），手术系将原伤口再清创，进入椎管，探查硬膜漏孔，局部清理后以筋膜修补之，如有炎症，游离筋膜有感染之可能，可用椎旁肌瓣堵塞漏孔周围与硬膜缝合，伤口闭合，应用抗生素。

2. 脑脊髓膜炎和脊髓炎　如脑脊髓膜炎为闭合无脑脊液漏者，其治疗与普通脑脊膜炎相同，可全身应用抗生素、脑脊液穿刺，鞘内注入抗生素及全身支持治疗。如有脑脊液漏并发感染，则主要是应用抗生素，控制感染然后修补硬膜漏孔，治疗脑脊髓膜炎，则预防了脊髓炎，而一旦脊髓炎坏死，则感染难于控制而危及生命。

预防：关键是预防脑脊液漏的发生，凡火器伤或刀刺伤侵入椎管，则清创时应打开椎管探查，清创后缝合或修补破裂之硬膜，关闭椎管外软组织，应用抗生素，控制感染发生，术中未能发现之硬膜破口，术后出现脑脊液漏应早日再手术修补漏孔，如此则可预防脑脊髓膜炎和脊髓炎的发生。

（刘正杰）

第六节　脊髓损伤后痉挛和疼痛

脊髓损伤后，不论是否经手术处理，在患者截瘫之后，可发生一系列并发症，如呼吸道肺部感染、深静脉血栓、压疮、排尿功能障碍与感染等，本节仅介绍脊髓损伤后，肢体躯干痉挛和神经性疼痛。

一、脊髓损伤后痉挛状态

临床特点：脊髓损伤后肌肉的痉挛状态系由于失去大脑至脊髓的上位神经元控制，损伤平面以下脊髓中枢兴奋性增加所致，肌肉有2种反射，一为牵张反射，由肌肉内本体感受所激发，另一为屈肌反射，或称伤害性感觉反射，由皮肤刺激，主要是疼痛刺激所激发，每个肌梭内有梭内肌，具有收缩能力，受脊髓前角γ运动神经元支配，在梭内肌的膨大部分有螺旋状感受器，对肌肉牵张极为敏感，当肌肉受到被动牵拉或γ运动神经元兴奋而引起梭内肌收缩时，通过感受器的传入神经，经后根传入到脊髓灰质，与脊髓前角α运动神经元构成兴奋性突触，再通过α纤维传出，引起梭外肌即骨骼肌的收缩，由于失去中枢神经控制，引起反射扩散，从一个叩击点的传导波足以刺激传导途径上所有的肌肉的肌梭，从而使肌肉收缩呈痉挛状态。

临床表现：

（1）损伤节段与肌肉痉挛，颈脊髓损伤多出现背肌、腹肌与下肢肌的痉挛，上肢肌、手肌痉挛可在 C_5 以上损伤中出现，C_5 以下损伤，上肢肌肉瘫，少出现痉挛，胸脊髓损伤，下肢肌出现痉挛状态，胸腰段损伤及腰椎马尾损伤，下肢为软瘫，不出现肌肉痉挛。

（2）SCI 后肌肉痉挛出现的时间，由于下肢肌肉痉挛主要发生在颈椎胸椎脊髓损伤，特别在颈椎脊髓损伤，伤后脊髓伤平面以下呈现休克状态，时间常常长达 2 个月，脊髓休克完全消失，脊髓本身功能恢复，此时下肢肌肉从软瘫状态，转而出现痉挛，一般说来，脊髓损伤后 2 个月，牵张反射出现并可出现阵挛，伤后 3 个月，骨骼肌肉运动反射达到功能状态，球海绵体反射恢复，表明脊髓休克期已过。

胸椎脊髓损伤后的脊髓休克期较短于颈脊髓伤者。

（3）脊髓损伤程度和类型与痉挛状态之关系。完全脊髓损伤与较严重的不全脊髓损伤，均可出现下肢的痉挛状态，较轻的不全脊髓损伤，中央脊髓损伤，下肢功能恢复较好，一般无痉挛状态，胸椎无骨折脱位脊髓损伤，上升性脊髓损伤，损伤平面以下或截瘫平面以下，胸脊髓缺血坏死，脊髓神经细胞功能丧失，下肢也不出现痉挛状态。

（4）痉挛状态的表现是脊髓损伤平面以下肌肉的阵发性痉挛收缩，背肌、腹肌痉挛收缩，患者自觉难受，一般躯干无活动表现，最典型的是下肢痉挛：常发生在下肢皮肤受刺激时，例如将患者下肢的盖被掀起时，患者双下肢所有肌肉立即痉挛收缩，下肢或伸直抖动，或屈髋屈膝痉挛；以屈型为多见，痉挛收缩持续数分钟，逐渐缓解，而肌肉松弛，下肢恢复伸直状态，此时如手再去触摸下肢皮肤或被动活动下肢又可引起下肢刺激，患者亦可出现下肢痉挛状态。

（5）痉挛发作时，患者感到难受，有的伴有痉挛痛，甚至夜间难以安眠。下肢肌肉痉挛，可分为三种表现：①下肢屈曲，屈髋屈膝；②下肢伸直抖动及下垂；③下肢伸直内收，双下肢交叉，特别是女性患者在排便排尿时，在臀后置便器时，常引起下肢内收痉挛的发生，致使会阴处理及清洁发生困难，在不全截瘫患者可起立行走者，由于双下肢内收痉挛：呈剪刀步态，在后的腿欲迈步向前时，因交叉足在对侧腿之后，而受阻挡，不能迈向前（图 14 - 21）。

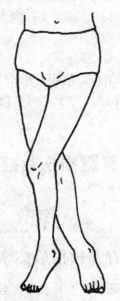

图 14 - 21　双下肢剪刀步

预防：

（1）脊髓损伤后，损伤平面以下失去上神经单位（中枢脑）控制，下肢痉挛是脊髓本身的功能所致，故不能预防其发生，但可预防严重的不良状态的痉挛发生，如严重的屈曲痉挛和内收痉挛，脊髓伤后，截瘫或四肢瘫，常须翻身，以预防压疮，采用俯卧位双下肢伸直，有利于防止屈曲痉挛，在做下肢被动活动时，动作要轻，待痉挛缓解后再活动，不能与之对抗，盖被掀开时轻而缓慢，减少刺激痉挛发生。

(2) 身体感染刺激，如压疮、泌尿系感染，可以刺激下肢痉挛发生频率增加，避免感染，可减少刺激。

处理：

1. 非手术处理　对痉挛痛苦较大者，可服 Baclofen 制剂，从小量开始，以减轻痉挛即可，不能强制使痉挛不发生。因口服量较大，有于蛛网膜下隙置管，通至肋下储药器，每日用注射器通过皮肤向储药器内注 Baclofen 药，然后按压储药器，使一部分药进入蛛网膜下隙直接作用于脊髓，此方法用药量很小。

除药物外脊髓电刺激，可能减轻痉挛发作。笔者用脉冲电刺激脊硬膜阴极在损伤处之上，阳极在损伤平面以下，每次半小时，每日 1 次，达 3 周以上，有的病例下肢痉挛减轻。

2. 手术处理　如下所述。

(1) 内收肌痉挛挛缩剪刀步者，可行内收肌切断术，并剪断闭孔神经前支，即在股内侧耻骨支附丽点处做局部麻醉，先切断内收长肌在耻骨支上的腱，显出内收短肌，其前面下行者为闭孔神经前支，可将其切断并切除一段，然后切断内收短肌腱及其他紧张的肌腱，边切边将下肢外展检出紧张的腱，将其切断即可，关闭切口置引流条，48h 拔除 (图 14 - 22)。

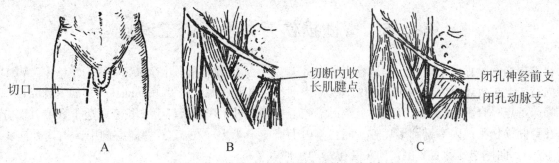

图 14 - 22　内收肌腱切断及闭孔神经前支切断

术后将两下肢分开 30°固定，保持 3 周。

(2) 踝阵挛，也是下肢痉挛状态的一种，其表现是当下地站立时，足踝呈阵发性跖屈抖动，可持续数分钟，以致患者不能站稳，对其手术处理是腘窝后切口，显露腓肠肌内外侧头，在神经血管肌门处找到胫神经支配腓肠肌的肌支，一般每侧有 5 支，可以切断 2 支，则肌肉抖动缓解，但仍保持一定肌力，维持走路。对内收肌痉挛及挛缩和踝阵挛选择 SPR 手术，优点是肌力不丧失，内收肌力减少，对走路无影响，但手术创伤较大。

(3) 对屈髋及腹肌痉挛严重者，例如有的患者夜晚睡眠时，须将下肢缚在床面上，以防其屈曲痉挛，可考虑行选择性后小根 (SPR) 切断术 (图 14 - 23)。

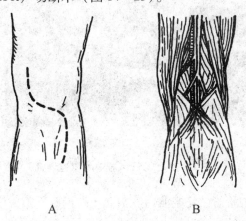

图 14 - 23　胫神经腓肠肌支部分切断
A. 腘后弧形切口；B. 选择切断腓肠肌支

如果患者踝阵挛较轻但跟腱稍短者可在局麻下行腓肠肌的腱肌结合部横行切断，则跟腱即延长且阵挛消失。

二、脊髓损伤后顽固性疼痛

原因：脊髓损伤后顽固性疼痛并不少见，其原因并不完全清楚，但主要是两个方面，一是脊髓伤局部或腰椎马尾伤局部，局部压迫，粘连可能是因素之一；二是中枢，疼痛的病灶在中枢脑部。

临床表现：顽固性疼痛或神经性疼痛的表现，脊髓损伤平面以下广泛性扩散性感觉异样疼痛，相当于感觉消失部位，疼痛为多样性，常为灼痛、针刺样痛、麻木痛或跳动痛，阵发性加重，情绪对疼痛发作有影响，天气改变亦有影响，疼痛持续一定时间而缓解，不定时再发作，一天数次，十数次不等，甚至影响睡眠。

预防与处理：顽固性或神经性疼痛的处理比较棘手，因无特别有效的方法，中枢性疼痛抑制剂是有效的，但有成瘾之虞，局部粘连松解或压迫解除，效果不肯定，有的患者很有效，而另一些患者则无效，患者情绪镇定很重要，可减少用药，坚持长时间后疼痛可能缓解一些。

（刘正杰）

第七节　脊髓损伤后并发脊髓空洞症

脊髓损伤经治疗及康复后，病情稳定，在此基础上又出现脊髓损伤症状，且平面上升，MRI 可见脊髓内有向上扩大之囊腔，Melean（1973）称为创伤后脊髓空洞症（posttraumatic syringomyelia）。

临床特点：脊髓空洞系在脊髓中呈条形空腔，长度超过1个椎节以上，长者可达十数节，而脊髓囊腔系在脊髓损伤平面内有椭圆形囊腔，而且不向上或向下扩大。在32例脊髓空洞中，由伤处向头端延伸者11例，向尾端延伸者8例，向头及尾端均延伸者7例。

除脊髓空洞可向头或尾端延伸外，脊髓萎缩或软化灶亦可向上扩大，以致神经症状加重。

临床表现：由伤后至出现上升性脊髓损害的时间，最短9月至1年，最长14~17年，创伤后脊髓空洞多发生在颈段及胸段，初始症状在截瘫平面稳定的基础上出现疼痛，由于空洞向上延伸故出现上肢痛、手痛或胸肋痛。空洞向下延伸，在脊髓损伤平面之下，多无症状，如果向下延伸至脊髓末端，则使原来胸脊髓损伤下肢为痉挛瘫者变为弛缓性瘫。

检查上升性空洞，向上致上肢麻痹平面上升，肌力减低。MRI 在 T_1WI 空洞呈低信号，同脑脊液，在 T2 为高信号，界限清楚（图14-24）。

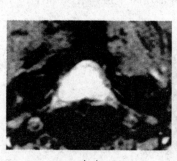
T_2加权

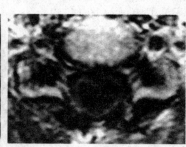
T_1加权

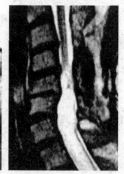
T_1加权

图 14-24　C5、6 损伤脊髓空洞症

处理：主要方法是向空洞内置管，将空洞内液引流至蛛网膜下隙或腹腔可缓解症状，但不能消除空洞，现在还不知有何预防方法。

（刘正杰）

第十五章

人工关节置换术

第一节 概　述

人工关节是应用生物相容性与机械性能良好的金属或非金属材料模拟关节制成的人工假体,用以置换被疾病或创伤所破坏的关节,以去除病灶、消除疼痛、纠正畸形,使关节功能得以恢复。

早在19世纪末就有报道自制人工关节的使用经验,在其后的半个多世纪里,由于用于制造人工关节的材料、人工关节的设计与固定以及基础研究等方面的限制与不足,虽然陆续有报道进行关节置换术的经验,但是效果大多不理想,因此,该阶段只是人工关节的萌芽与起步阶段。现代人工关节的发展始于20世纪五六十年代。John Charnley通过大量的临床与基础研究提出并确立了人工全关节假体设计中的低摩擦原理,选择金属对高密度聚乙烯组合的假体替代当时较普及的金属对金属假体,大大提高了假体的耐磨性能;与此同时,Charnley还发展了现代骨水泥技术,从而使人工关节与骨骼得以牢固固定。Charnley的理论和技术不仅在当时很快就得到推广应用于全身各大关节假体置换术中,而且一直沿用至今。在本阶段,不仅髋、膝关节假体得到了很大的发展,同时也出现了比较成熟的人工肱骨头和全肩关节假体、人工肘关节及人工指间关节假体。从20世纪70年代起,人工关节进入广泛应用阶段,接受人工关节置换术的人数和比例大幅度上升,除了髋、膝关节外,四肢的其他关节如肩、肘、腕、掌指、近侧指间关节、桡骨头、月骨、踝、跖趾等关节以及脊柱的椎体和椎间盘等都能被人工假体所置换。随着假体设计、材料、制作工艺和手术操作技术的发展和提高,并发症的发生率已有下降,但是,因手术人次的增加更为迅速,产生并发症的人次增多,对引起并发症的原因也有了不同的认识,例如认为假体松动不仅仅是因为机械因素所致,还涉及生物学因素,其中假体磨损颗粒诱发假体–骨界面骨溶解(溶骨反应)已引起了重视。人工关节的发展依赖于冶金、机械、化工、陶瓷、加工工艺、生物、医学等多学科、多专业的发展,需要医务人员和工程技术人员密切合作,临床实践和基础医学研究紧密结合,通过对人工关节的生物力学、材料、假体的设计和加工工艺、假体的固定、手术操作技术和术后疗效等方面的不断探索、研究和改进,以延长人工关节的使用寿命,减少并发症的发生,提高人工关节置换术的疗效。

一、人工关节的材料

1. 材料选择的要求　人工关节作为永久性植入物,对制作人工关节的材料要求比骨科其他材料更高,选择的基本要求是:①生物相容性好。材料植入体内后,不仅不被人体组织所排斥,不受体内环境的影响而损坏,即耐腐蚀性强,抗酸、抗碱,不与体液起反应;同时,植入的材料不降解,不会引起组织坏死、吸收,不引起炎症和过敏反应,无毒性和致癌性,也不与细菌协同作用而导致感染。②物理性能好。具有良好的力学特性如弹性模量、疲劳强度、拉伸强度和屈服强度等综合指标均要理想,使假体能有足够的机械强度和抗磨损能力,不易折断,耐磨和无磁性,在植入体内后能满足作为人体结构所需承受的主动和被动的高载荷、循环载荷以及不同的应变速率的要求。③材料经加工后表面光洁度能达到镜面标准。④材料重量轻,价格便宜,易于加工,消毒方便且选择的灭菌方法不影响材料的力学性能和化学稳定性。

2. 常用的材料　目前常用的材料很多，大致可分为金属、无机材料和有机材料三类。

（1）金属材料

1）不锈钢：常用的是 L_{316} 型不锈钢，具有较高的强度和较好的耐腐蚀性，其优点是价廉、制造方便、加工容易、表面抛光效果好，但与其他合金相比疲劳强度与屈服强度均较低，且可发生裂隙腐蚀和应力腐蚀，目前已被性能更好的合金材料取代，不再常规使用。

2）钴合金：分铸造和锻造两种。与不锈钢相比其抗腐蚀能力，特别是抗裂隙腐蚀的能力大大提高，锻造者疲劳强度和拉伸强度也有明显提高。目前常用的是钴铬钼合金。从抗腐蚀和机械性能综合评价的话，锻造钴合金是目前金属内植物中最优良的材料之一。

3）钛及钛合金：因纯钛的屈服强度过低，而钛合金的拉伸强度和疲劳强度很高，因此用作人工关节材料的为 Ti-6Al-4V 合金。与不锈钢和钴合金相比，钛合金的生物相容性和耐腐蚀性均最佳，而且弹性模量低得多，在一定程度上减少了应力遮挡所致的骨吸收等不良反应。其缺点是摩擦系数高，耐磨性能差，可产生磨损碎屑，不宜加工成人工关节的关节面。

（2）无机材料

1）陶瓷：是一大类材料，在人体内应用的又称为生物陶瓷。主要分为三类：①惰性陶瓷，如 Al_2O_3，耐腐蚀能力、抗磨损能力和生物相容性均很好，陶瓷对陶瓷之间的磨损系数是目前人工关节表面材料中最低的，陶瓷与聚乙烯之间的耐磨性也高于金属与聚乙烯。但陶瓷脆性和弹性模量高，抗裂纹扩展性差，容易碎裂。目前常用作人工髋关节假体的髋臼内衬和股骨头。②活性生物陶瓷，如羟基磷灰石，生物相容性好，与骨组织之间可以获得骨性结合。③降解性生物陶瓷，如磷酸三钙，可以降解吸收，诱导骨质生长。目前，后两者常用作金属假体表面涂层，使假体与骨组织界面无纤维膜形成，达到骨性结合。

2）碳质材料：生物相容性、耐磨和耐腐蚀蚀性均较好，目前不作为常规选择。

（3）有机材料

1）超高分子量聚乙烯：分子量通常高达50万~300万，生物相容性好、质轻、抗拉强度高、摩擦系数小、耐磨性强，一般制成人工关节的凹侧关节面。

2）硅橡胶：具有高弹性和良好的生物相容性，在体内不降解，易消毒灭菌。其缺点是力学强度差，在反复应力作用下易发生碎裂。常制成手指和足趾关节。

关于人工关节材料配伍的选择，目前通常是关节面的凹面用高密度聚乙烯，凸面用金属或陶瓷材料。在人工髋关节，也有髋臼关节面和股骨头均选用陶瓷的，或者髋臼假体做成关节面为陶瓷、外面与金属帽之间为高分子量聚乙烯这种"三明治"型的假体。

二、人工关节的设计

1. 设计的基本原则　人工关节的设计必须从关节的生物力学、生物材料、关节的形态、假体的固定、关节的功能以及使用的目的和要求等诸方面考虑。其设计的基本原则是：①低摩擦设计原则。所有关节假体的设计均应遵循这个原则，以最大限度地减少关节面的磨损，延长假体的使用寿命。设计时不仅要选择低摩擦系数、耐磨性强的材料，制作时重视人工关节面的抛光工艺，而且要考虑到关节面的磨损率还与表面应力、摩擦速度、温度、摩擦矩以及摩擦面积有关，要从这些方面综合考虑尽量使人工关节的关节面光滑规整。②人工关节的活动和功能性质要与被置换的关节相仿，符合关节的解剖特点。③人工关节要有良好的稳固性，也要根据关节的部位和功能要求来综合考虑关节的稳定性和灵活性。④人工关节的非关节面部件也要圆钝，不能因有锐角而损伤软组织。⑤假体与骨之间要能牢固固定。⑥注意材料的组合。要避免两种不合适组合的金属搭配在一起，以免产生电解作用。⑦越简单越好，手术植入过程要简单、易操作。⑧能长期使用，对全身和局部无不良反应。

2. 人工关节的结构　人工关节有半关节和全关节之分，半关节是指置换关节的一侧关节面，而全关节是指置换整个关节。除了一些表面置换假体以外，人工关节一般都有关节面部分和髓腔部分组成。

（1）关节：关节的设计必须符合原关节的解剖特点，如股骨头假体，要求有酷似股骨头的形态，颈干角为135°，颈的长度可以在一定范围内选择，颈干的弯度应与Shinton半月线相符，头的表面要光滑以利活动。全关节则有两个对应的半关节组成。按活动与功能的要求，对应的两个关节面有各种连接方式，或各自独立，呈杵臼型或滚动式；或相互连接呈铰链式，有轴的结构；或呈轨道式结构等。为减少磨损，全关节的两个关节面需属不同材料或中间加垫。

（2）髓腔：髓腔部用金属制成，呈杆状，便于插入骨髓腔内固定，两者相互接连牢固成为一个整体。

3. 人工关节的固定　人工关节的固定要求坚强而持久，能承受足够大的功能载荷，使假体尽可能长时间稳定。有三种基本固定方式，分别为：黏合固定、机械固定和生物学固定。

（1）黏合固定：黏合固定是用骨黏固剂即骨水泥把人工关节假体和骨黏合在一起。骨水泥是一种丙烯酸类高分子化合物，是由甲基丙烯酸甲酯聚合物与甲基丙烯酸甲酯单体所组成的室温自凝塑料。骨水泥介于骨和假体之间，其弹性模量很低，可使应力逐步传递至骨。但是，骨水泥的力学性能较皮质骨弱，与骨和植入物相比是个薄弱环节，使用不当是造成假体松动的主要原因，因此，使用骨水泥时要很好掌握其调制技术和填充技术。在骨水泥的调制方面目前主张采用真空搅拌方法，在负压下调合搅拌骨水泥。因为手工混合搅拌调制的骨水泥不均匀，而且含有大量的气泡，这些气泡的存在可加快裂纹的延伸，削弱骨水泥的抗张强度和疲劳寿命。而用真空搅拌时，在搅拌过程中产生的气泡可以不断被负压吸走，一般在负压下搅拌90s左右时仍呈半液态，易于用骨水泥枪进行灌注。对感染风险比较大的患者，可在骨水泥中掺入一定比例的抗生素以减少术后感染的发生。抗生素所占的比例在5%以下时对骨水泥强度的影响不大。掺入的抗生素应是粉剂，而且要耐热，如可选用庆大霉素或头孢呋辛。在填充技术方面，要很仔细地准备髓腔，使其与选用的假体柄相匹配，使充填的骨水泥的厚度为2mm。同时主张应用髓腔刷和冲洗装置，彻底清除血块和骨碎屑，吸净髓腔内的液体并保持髓腔干燥。关节表面如髋臼或胫骨平台的软骨应彻底清除，并钻孔以加强骨水泥的锚固作用。在髓腔内灌注骨水泥时，主张使用髓腔塞子，同时用骨水泥枪进行加压灌注，并注意骨水泥的注入时机。骨水泥的聚合过程可分为湿砂期、黏丝期和固化期，骨髓腔填充以低黏滞度时即半液态的湿砂期时效果最好，但是，使用时要注意到不同厂家生产的骨水泥的聚合时间可以差别很大。置放髓腔杆最好有远端中置器，使髓腔杆周围的骨水泥厚度均匀。安放假体时要迅速调整好位置，其后在骨水泥充分固化前要保持均匀的压力，不能移动或松压。最后，外溢的骨水泥要清除干净，不能留下锐利的角或嵴。

（2）机械性固定：机械固定一般是对压配型假体而言的。在准备假体的受区时使其形状和大小与假体完全匹配，在安装假体时把假体压入使其与骨产生紧密的机械连锁。但是，如果假体-骨界面没有骨整合的话仅靠机械结合很难达到假体与骨的永久性结合，往往因为假体的微动导致界面纤维组织形成并进一步破坏界面的稳定性，刺激骨吸收，最终导致假体松动。目前，这种只是通常作为生物学固定的初始固定方法。

（3）生物学固定：生物学固定是指通过骨组织长入假体多孔表面的孔隙内，形成骨与假体间的内嵌物，使假体与骨组织之间能很好整合，以达到假体-骨界面的永久稳定。多孔表面的制造材料可以是金属、陶瓷或有机高分子多聚物。实验研究表明钛合金与骨组织之间能很好整合，因此，Ti-15Al-4V是常用的材料。可以通过钛丝烧结或表面喷砂技术制成多孔表面，至于孔径的大小和孔径率尚有争论。为促进假体表面骨生长，增强骨整合作用，目前常在多孔金属表面涂布羟基磷灰石和/或磷酸三钙陶瓷材料以促进骨诱导作用。如要获得良好的生物学固定效果，先决条件是假体必须有良好的初始固定，假体与骨面接触要紧密，不能有微动，以利于骨长入。新骨长入需要一定时间，通常要术后6周以后假体-骨界面才有较高的抗剪切强度，在这段时间里要注意不能负重，以免假体微动而致界面骨吸收，最终导致假体松动。

三、适应证和禁忌证

随着人工关节在临床上应用时间的延长，各种并发症和不良反应相继出现，手术失败可造成患者更重的病残，而人工关节的使用又有一定的寿命，有时需再次或多次施行翻修手术。虽然，随着对人工关节的有关基础理论如生物力学、材料、假体的设计和加工工艺、假体的固定以及手术操作技术等问题的探索和改进，人工关节置换术并发症的发生率已有下降，但发生并发症的绝对数却有增无减。为此，对人工关节的应用应持慎重态度，要严格掌握其适应证，只有在其他手术或非手术方法不能解决问题而只能使用人工关节时，才选用人工关节手术。

1. 适应证　如下所述。

（1）严重的关节创伤导致关节疼痛或功能障碍，用其他方法不能缓解者。

（2）严重的骨关节炎，有疼痛、畸形、功能障碍，用其他方法不能缓解者。

（3）类风湿性关节炎造成关节畸形、功能障碍者。

（4）关节及其邻近骨的肿瘤或肿瘤样病变使关节破坏，功能障碍者。因术中瘤段骨要广泛切除，所以常要使用定制型假体进行骨和关节的重建。

（5）结核或化脓性感染等原因所引起的关节强直，在感染已被控制并已长期稳定，患者有强烈愿望恢复关节功能者，可考虑行人工关节置换术，但应慎重。

（6）因感染致关节置换术失败而作翻修手术者，一般主张在感染完全控制后相当长时间后再进行手术，间隔时间通常为1年，也有认为半年或短至6周者，对低毒感染者有人在抗生素保护下，对感染彻底清创、冲洗后一期置换或再置换获得成功。

（7）关节周围有健康的软组织和良好的神经和血液供应者。

（8）人工关节置换手术以老年人为宜，对青壮年应慎重，非不得已不采用本手术。但类风湿性关节炎和强直性脊柱炎患者不受年龄限制。

2. 禁忌证　如下所述。

（1）有严重的心肺疾患或其他严重系统性疾患不能耐受手术者。

（2）糖尿病血糖未能很好控制者。

（3）局部或其他部位存在活动性结核或化脓性感染者。

（4）神经源性关节病及关节周围肌肉麻痹，难以维持术后关节稳定或难以获得关节主动活动者。

（5）严重骨质疏松骨质条件很差者。

（6）局部皮肤、软组织和血供条件很差，术后可能引起切口闭合困难或切口皮肤、软组织坏死者。

（冯万文）

第二节　人工髋关节置换术

从19世纪中期至20世纪早期，髋关节严重的疼痛和功能障碍的手术治疗主要致力于髋关节功能重建，但都未能取得突破性进展。直至20世纪早期，生物和无机材料被尝试用于髋关节置换术，先后用过阔筋膜移植、金铂等作为关节间置衬膜，象牙、玻璃、黏性胶体作为假体材料，但这些都以失败而告终。到了20世纪60年代，Charnley所研制的金属股骨头与超高分子聚乙烯髋臼，并以骨水泥固定，取得了巨大突破性的成功，使全关节置换术进入新纪元。近几十年来，全世界众多的关节专家致力研究人工髋关节置换术的许多问题，如新型假体材料、设计假体类型、远期松动、假体选择适应证及如何延长人工关节的寿命等方面进行了大量的工作，这些研究成果最终使大量的临床患者受益。

目前的研究结果已经清楚显示，和髋关节返修术相比，初次髋关节置换术成功的机会最大，因此慎重选择好合适的患者、正确的假体和掌握精确的手术技巧极为重要。本节主要介绍现代人工髋关节置换术围术期处理，介绍特殊类型的髋关节置换术、髋关节返修术的技术及术后并发症的处理等方面。

一、围术期处理

人工髋关节置换术围术期处理包括术前制订手术计划、手术方式的选择、假体选择、术前患者综合评价、术前准备、术中处理、术后并发症防治和术后康复等各个方面，是影响手术成功与否的关键。

（一）手术适应证

人工髋关节置换术的目的为解除髋关节疼痛，改善髋关节的功能。疼痛为髋关节置换术的主要手术适应证，而非活动受限、跛行、下肢不等长。对于采取了保守治疗或其他手术治疗髋关节仍有夜间痛、活动痛和负重痛，严重影响患者工作或需服用止痛药物，生活质量下降则需要考虑行人工髋关节置换手术治疗。

详细手术适应证为：

1. 股骨颈骨折　包括：新鲜股骨头颈骨折；头下型或经颈型股骨颈骨折预计发生骨折不愈合、股骨头缺血坏死可能性较大者；未经治疗的陈旧性股骨颈骨折，头臼均已发生破坏明显伴有疼痛影响髋关节功能者；经过其他手术内固定治疗或保守治疗骨折不愈合，股骨头发生坏死者均可进行人工髋关节置换。对于老年患者髋臼形态良好，功能活动要求不高者可行双极股骨头置换，其手术时间短，出血少，恢复快。对于身体一般情况好，功能要求高者尽量进行全髋关节置换。

2. 股骨头缺血性坏死　发病原因包括创伤性、酒精性、激素性、特发性等。对于股骨头缺血坏死一二期，股骨头、髋臼外形良好，关节间隙正常，应尽量采用保守治疗或钻孔减压，截骨改变力线以改善症状。对于疼痛不能缓解，病变持续发展，或病变已达三四期，髋臼股骨头已有破坏者可行全髋关节置换术。

3. 髋关节骨性关节炎　又称退行性骨关节炎，多见于老年人，髋臼常常受累，对于有关节疼痛和关节功能障碍的患者可行全髋关节置换术。人工股骨头置换的效果不佳是由于髋臼软骨退变的病理没有纠正。

4. 先天性髋关节发育不良　先天性髋关节发育不良的患者在出现严重的关节疼痛和关节功能障碍时可采用人工全髋关节置换术进行治疗，常需使用特用小号假体或定制假体。对于年轻患者伴有关节疼痛、肢体不对称并强烈要求矫形的患者可以考虑进行全髋关节置换。

5. 类风湿关节炎　髋关节类风湿关节炎较膝关节少见，多发生双侧，同时伴有下肢其他关节病变，一般情况差，若发生关节疼痛和关节功能障碍严重，全髋关节置换常常是唯一的治疗方法，手术难度也大，手术围术期处理相对困难。感染的概率是正常人2.5倍以上。

6. 强直性脊柱炎　对于强直性脊柱炎伴有髋关节功能障碍、关节疼痛的患者关节置换术也是唯一的治疗的方法，但与类风湿关节炎相比，强直性脊柱炎的患者平均年龄更轻，由于脊柱活动受限制，对于髋关节的要求更高，活动度更大，术后远期发生松动的概率更大。

7. 髋关节骨性强直　髋关节融合术后和髋关节感染、外伤术后发生融合是髋关节骨性强直的主要原因。髋关节骨性强直引起持续严重的腰痛或同侧膝关节疼痛以及髋关节融合术后不愈合和畸形愈合（屈曲大于30°，内收大于10°或外展畸形等），可考虑进行人工全髋关节置换术。对于无腰痛和关节痛的年轻女性患者出于功能和美观要求也可考虑进行全髋关节置换术。

8. 骨肿瘤　位于髋臼和股骨头颈下的低度恶性肿瘤，如骨巨细胞瘤、软骨肉瘤，可考虑进行全髋关节置换或使用肿瘤型假体进行关节置换治疗。转移性髋关节肿瘤术后、髋关节良性破坏性疾病，如色素绒毛结节性滑膜炎等可考虑进行全髋关节置换术。股骨颈原发性或转移的恶性肿瘤或病理性骨折，为减轻患者痛苦，可以手术置换。

9. 关节成形术失败　包括截骨术后、髋臼成形术、股骨头置换术、Ginllestone切除成形术、全髋关节置换术、表面置换术等。关节痛为再置换术的主要指征。全髋关节置换术后发生假体松动、假体柄断裂、假体脱位手法复位失败，髋臼磨损而致中心性脱位等造成关节疼痛者是进行全髋关节返修术的主要指征。

（二）手术禁忌证

1. 髋关节感染或其他任何部位的活动性感染和骨髓炎　是髋关节置换术的绝对禁忌证。任何可能显著增加后遗症发生危险的不稳定疾病也是人工髋关节置换术的绝对禁忌证，因为关节置换术存在很多并发症，病死率高达1%~2%，因此术前应当对患者进行术前评估、详细的全身检查、内科会诊、纠正心、肺、肝、生殖系统或代谢系统疾病。相对禁忌证包括神经系统疾病、外展肌功能不全、神经营养性关节炎等。

2. 髋关节结核　过去诊断是手术的禁忌证，但现在认为在正规抗结核治疗情况下，结核病灶处于静血期，血沉，C-反应蛋白正常的情况下亦可考虑行全髋关节置换术。

过去认为60～75岁的患者最适宜做人工髋关节置换术，但现在的年龄范围已经被放宽很多，高龄并非是手术禁忌证，因为随着人口老龄化的发展和对生活质量的高要求，许多老年人需要进行手术治疗。而一些年轻的患者对功能和外观的强烈要求，如强直性脊柱炎、类风湿关节炎、先天性髋关节发育不良等。

（三）假体的选择

正确选择假体类型是手术成功的关键，也是患者术后生活质量的保证，所以作为手术者应该掌握各种关节假体的优缺点，根据患者的一般情况、年龄、骨骼形态和质量选择假体进行手术。

假体按照关节结构分为人工股骨头、人工全髋关节、双杯表面置换型人工关节等；按照固定方式分为骨水泥固定型人工关节和生物学固定型人工关节。

1. 人工股骨头假体　人工股骨头假体主要分为单极假体和双极假体2种。单极假体主要有Thompson型和Moore型2种。单极人工股骨头置换术具有费用低、手术时间短、可早期活动、减少老年患者长期卧床并发症等优点，缺点是容易引起髋臼磨损、穿透。双极假体又称双动头假体，是由Bateman首先发明，属于人工股骨头与全髋关节假体之间的中间型假体。其设计特点是在22mm股骨头外层增加了一金属髋臼杯和聚乙烯衬垫。髋关节活动同时由人工股骨头假体与聚乙烯内衬之间以及髋臼金属杯与髋臼之间两个界面分担，减少了假体对髋臼软骨面的磨损、穿透作用。

人工股骨头置换主要适用于高龄股骨颈骨折的患者，对于65岁以上，头下型或Gorden 3型、4型股骨颈骨折，极有可能发生骨折不愈合、股骨头坏死，需再次手术，身体状况或经济状况不适宜进行全髋关节置换的患者可进行人工股骨头置换。由于人工股骨头置换相对全髋关节置换手术耗时短，出血少，术后活动时间早，所以我们建议对于身体状况差、对活动要求不高的患者可进行人工股骨头置换。

2. 人工全髋关节假体　全髋关节假体分为股骨假体和髋臼假体两部分。股骨假体是用来代替原有的股骨头颈部的部件，按照部位分为头、颈、体和柄4部分。股骨头一般由钴铬钼合金、钛合金、陶瓷等材料制成，头的直径分22mm、2mm、28mm、32mm等几种，目前临床常用22～28mm活动头。

股骨颈为假体头与颈连接的部分，呈圆柱形。有不同的长度可供选择，以更好地控制关节松紧度。假体头颈的比例一般以1：1.5为宜，颈过粗可导致和髋臼假体的碰撞，妨碍关节活动，颈过细易于折断。有些假体设计有颈领部，可防止假体下沉，底面和股骨距紧密相贴，而有些假体则依靠假体的股骨近端体柄部紧密连接防止假体下沉。

体、柄部是假体插入股骨干骺端及髓腔内的部分。按形状可分为直柄、弯柄、符合股骨解剖曲度的解剖柄等。解剖型股骨假体在于骺端有一后弓，骨干部有一前弓，与股骨的几何形状相应，所以有左右之区分。直柄型假体体部的横截面有椭圆形、楔形、菱形等多种设计，相应的柄部远端有圆形、楔形、菱形，有些假体柄部设计有纵型沟槽，可以防止假体旋转，也可以帮助骨水泥的牢固附着。选择骨水泥型假体柄时要注意假体与骨之间应留有空隙，以便于填充骨水泥，一般以4mm为宜，骨水泥过薄容易造成断裂而发生假体松动。有的骨水泥假体柄设计有自锁孔，使骨水泥充填其间，以利于固定。生物型假体的体、柄部设计为股骨假体近端有多孔表面型和紧密压迫型。多孔表面的材料多使用钛铝钒合金和钴铬合金，而紧密压迫型假体材料现在研究多集中于生物活性陶瓷如羟基磷灰石。多孔表面可允许自身骨的长入，紧密压迫型是利用假体与骨之间紧压配合以达到生物学固定的目的，适合与较年轻的患者，不适用于骨质疏松症的患者。

特制型股骨假体主要用于恶性或良性侵袭性骨和软组织肿瘤施行保肢手术时，可置换整个股骨，即同时可置换髋和膝关节。也用于髋关节返修手术进行定制股骨假体，常常需要进行术前CT扫描和计算机扫描设计的CAD/CAM（计算机辅助设计/计算机辅助制造）技术。

髋臼假体可分为骨水泥固定、无骨水泥固定和双极型假体3种。最初用于骨水泥固定的髋臼为厚壁的聚乙烯帽，并在塑料里埋入金属线标志以便在术后 X 线上更好地判断假体位置。骨水泥固定髋臼适用于老年人和对活动要求低的患者，也可用于一些肿瘤术后重建及髋臼需广泛植骨时。由于骨水泥型髋臼假体的使用寿命不长，开始在年轻的、活动量大的患者中采用无骨水泥固定髋臼假体。无骨水泥固定髋臼假体整个外表均为多孔表面以利骨长入，用髋臼螺钉固定髋臼假体现在比较常见，虽然有损伤骨盆内血管和脏器的危险，但是它提供了稳定的初始固定模式。有的假体设计了在假体外表有凸刺和棘，在一定程度上提供了旋转稳定性，但仍不如螺钉稳定。多数髋臼假体是由金属外壳和配套的聚乙烯内衬组成，金属外壳的外径在 40~75mm，聚乙烯内衬用锁定的方式贴近金属外壳中，内衬与金属外壳的偏心设计使关节获得最大的稳定性。

3. 双杯表面置换型人工关节　表面置换型假体的设计原理是尽量少切除骨质，仅进行表面置换，更符合解剖生理要求。目前这种手术还出于临床研究水平，仅在有限的几家医疗中心用于一些精心筛选的病例。Wagner 和 Amstutz 仍在继续研究和改进这种假体的设计和应用。虽然目前的结果表明术后失败率较高，但尚不能完全放弃。如果股骨头表面置换时将股骨头血供的破坏控制在最低点，作为一种半关节置换术对年轻患者来说是有益的，可以作为一种过渡手术方式，使返修变得更加简单。

髋关节表面置换的合适人选为年龄较轻（<55 岁）、活动较多、因髋部疾病需进行全髋关节置换的患者，具体为：

（1）年轻强直性脊柱炎患者，髋关节强直。
（2）先天性髋关节半脱位、髋臼发育不良患者，可解除疼痛，恢复或部分恢复肢体长度。
（3）年轻患者股骨头坏死，轻度塌陷和囊性变，具有一定的骨质以承担表面假体。

表面置换对于过度肥胖，活动过于积极的患者不适合。其优点为：

（1）保留了大部分股骨头，无须处理股骨髓腔，为翻修手术保留了足够的骨质。
（2）假体直径较大，减少了术后脱位的发生率。
（3）保持了股骨正常的应力传导，减少了由于应力传递改变引起的全髋关节置换术后大腿疼痛。
（4）使用金属假体，避免了由于使用聚乙烯假体产生磨损颗粒而导致的晚期松动。但是，金属－金属的关节配伍仍有有关问题没有澄清。在常规 THA，目前的金属－金属配伍算不上是个好选择，但在表面置换却不得不采用。
（5）金属假体更为耐磨，使假体使用寿命增加。

但是由于缺乏长期随访，对长期的磨损率、使用寿命缺乏统计。另外，表面置换手术操作并不复杂，但需要经验丰富的医师进行手术，以取得尽可能好的效果。

（四）术前准备

人工关节置换手术难度大，对患者的一般情况的了解、手术器械、手术室、手术者的技术和经验有一定的要求，因此做好详细的手术前准备是手术成功的关键之一。

1. 患者的术前准备　尽管目前对手术患者的年龄的限制放宽了，但在某些疾病仍然要考虑好年龄因素，因为这是决定术后远期疗效和手术并发症的因素之一。

做好术前患者评估也很重要，因为术后可能发生一些并发症，患者的全身情况是否能够耐受大手术，老年患者特别是心肺疾患、感染和血管栓塞，是进行人工髋关节置换的必须要考虑的因素之一。在术前进行全面的内科检查，包括实验室检查、心血管多普勒检查、肺功能检查，是医生在术前发现和处理各种问题必须完成的前期工作。

体格检查包括脊柱和上下肢的检查，做切口的部位应检查髋关节周围软组织有无炎症，记录髋关节活动范围，术前运用 Harris、Iown、Judet、Andersson 等评分法记录髋关节状况有利于评价术后功能恢复。目前国内外最常用的评分法是 Harris 评分法，建立统一的评价标准有利于结果的标准化。

术前应拍摄髋关节 X 线片、股骨干的正侧位片、骨盆平片以了解髋臼窝是否有缺损、髋臼有无发育缺损、股骨髓腔有无狭窄或增宽、骨皮质的厚度和质量。对于返修病例和先天性髋关节脱位的患者特别要注意髋臼的骨质量。髋臼的缺损可能需要行结构性植骨，必要时还要进行髋臼的 CT 扫描。术前了解髓腔的宽度对术中扩髓有指导，必要时植入直柄型股骨假体或特制细柄假体。每家器械公司会提供相应的透明塑料模板，可以在 X 线片上进行测量，可获得最佳匹配和颈长的假体，从而保持肢体等长和股骨偏距相等，减少术中的重复步骤而缩短手术时间。

患者术前若需服用非类固醇消炎药物应该在术前1周停用，以减少术中的出血。有泌尿系疾病和肺部疾患需要在术前纠正，减少术后感染和并发症的发生。

术前对患者术区皮肤的准备很重要，手术开始之前12h之内（越早越好）进行术区备皮，对肢体、会阴区、患侧半骨盆到髂嵴至少20cm的范围进行备皮，并用安尔碘消毒，无菌单覆盖。笔者所在医院的经验是术前晚备皮，消毒，无菌单包裹，术晨再次消毒后送手术室。适当地进行肠道准备可以有利于手术的顺利进行和预防感染。

2. 手术室的准备 手术室的无菌是至关重要的，因为关节置换的术后感染常常是灾难性的，手术中暴露较大，时间长，同时体内植入异体材料。在关节置换的早期阶段术后感染常常高达十几个百分点。近十几年来，采用了各种方法来减少术后感染率并取得了较好的效果。

需要不需要在层流手术间进行手术目前是有争议的，我们认为，手术室的一切准备都是为相对无菌环境下顺利开展手术做准备，为降低感染率，人工关节置换需要在层流手术室进行，以尽量减少手术室空间存在的尘粒和细菌。手术间建筑成完全或半完全封闭的空间，外界空气经过滤装置通向手术间或手术台周围，滤过的空气所含微粒（包括微生物）应少于每升35个以下。空间换气为间歇性，每小时20~25次。层流手术室建设费用较高，是关节置换术无菌环境的保证。

人工关节手术器械的灭菌准备要严格于普通手术，常常需要进行二次高压灭菌。在教学单位，手术过程常有参观者，建议减少人工关节手术的参观或建立手术直播间以满足学生的需求，避免进入手术室带来细菌。

患者术前进行预防性抗生素使用，大多数骨科医生建议广谱抗菌药物应该在手术开始之前的短时间内静脉运用，使得术中药物保持组织内高浓度，预防性使用抗生素比单独使用空气净化系统抗感染的作用大。

预防应用的抗菌药物应在切开皮肤30分钟前标注，而且如果手术时间超过3小时应再追加一次抗菌药物。

手术开始之前，应按标准摆放患者体位，如采用侧卧位，骨盆体位架应挤靠于耻骨联合或髂前上棘上，并且一定要固定可靠，否则术中难以确定髋臼假体的位置。

患者皮肤消毒常用安尔碘或碘酒加酒精，要注意会阴部的消毒和无菌单的缝合固定，以免术中滑脱造成污染。我们采用整个患肢的消毒有利于术中定位和避免污染，常常在采用侧卧位时在手术台前侧摆放一个无菌袋，这样在处理股骨时可将小腿置于袋中而不会污染手术台的无菌术野。

术中采用脉冲冲洗器可使伤口内细菌减少，也可更好地冲洗伤口内的血块和碎屑，以减少术后感染。我们还采用双手套操作、防水手术衣、术中空气清洁机来减少污染。

3. 麻醉和自体输血 硬膜外麻醉或腰、硬联合麻醉的方式对人工髋关节置换术来说已达到要求，但是对老年人来说，可能全身麻醉更加安全，这就取决于患者的身体条件而非麻醉师或手术者的习惯。手术前对患者的全身情况有充分的了解，如糖尿病患者需在术中检测血糖，使用胰岛素控制血糖；术前纠正贫血和低血钾；长期接受激素治疗的患者，术前、术中和术后应静脉给予激素，以防止肾上腺皮质功能危象的发生。

随着关节置换的器械发展和术者经验的积累，人工髋关节手术时间相对较短，手术中失血少，但是在返修术和双侧髋关节置换术中，出血量可达1 000mL以上，术中、术后输血常常为治疗方法之一。对于单纯血红蛋白低于80g/L，有一定的临床症状时需要进行输血治疗。采用术中洗涤红细胞的自体血回收方法可以使异体输血量减少，主要用于返修术、双侧同时置换、Paget病、先天性髋关节脱位、类风湿关节炎等患者。自体引流血回输仍有一些问题要解决，如引流血的成分有异于自体血、污染问题、回输量的问题等。

（五）手术入路

人工髋关节置换术可采用的入路很多，主要有前方入路、侧方入路、后外侧入路和后方入路。这与术者的习惯有关。各种入路均有优缺点，本节简要介绍各入路的方法和注意事项。

1. 前方入路　又称为 Smith-Peterson 入路、前髂股入路，适用于几乎所有的髋关节手术。

（1）体位：仰卧，术侧臀下垫枕。

（2）切口：起自髂嵴中点，经髂前上棘，向下沿股骨干延长 10cm。

（3）暴露：外旋下肢，牵开缝匠肌，暴露阔筋膜张肌和缝匠肌间隙，寻找股外侧皮神经，该神经自髂前上棘远侧 4~5cm 处跨过缝匠肌。向内侧牵开该神经，自阔筋膜张肌和缝匠肌间隙劈开阔筋膜，结扎并切断肌间隙内的血管。自髂骨嵴拨开阔筋膜张肌的髂骨止点，暴露股直肌及其间隙，结扎并切断股外侧动脉的升支。自髂前上棘、髋臼上部及髋关节囊游离股直肌，内收外旋髋关节，用 Hohmann 拉钩牵开股直肌和髂腰肌，暴露关节囊，切开关节囊后，即完成了髋关节的暴露。

（4）注意事项：本入路有时要切断缝匠肌的髂前上棘止点以改善暴露，有时还要游离臀中、小肌的髂骨止点，亦可行大粗隆截骨改善暴露。缝合伤口时需要注意股外侧皮神经，有时候不慎缝合术后有股前外侧区的麻木。

2. 侧方入路　如下所述。

（1）Watson-Jones 入路

1）体位：仰卧，术侧臀下垫枕。

2）切口：以大粗隆为中心，做一直切口，跨大粗隆后部，切口略偏后可以改善暴露。

3）暴露：经阔筋膜张肌和臀中肌之间隙，切开阔筋膜，向前后牵开阔筋膜，结扎并切断肌间隙内的血管。牵开臀肌，暴露前关节囊。外旋髋关节，松解股外侧肌止点，游离前关节囊，部分切断臀中肌大粗隆止点前部，用 Hohmann 拉钩牵开，暴露关节囊并切开，外旋外展髋关节，使之脱位。

4）注意事项：如果需要更大的显露，可从粗隆上游离臀中肌腱的前部纤维，或施行大粗隆截骨术，并将其前上部分及臀中肌的附着点向近端翻转。这样的方法可以保护臀中肌的附着点并利于术后再附着。

（2）Harris 入路：这是 Harris 推荐的可广泛显露髋关节的外侧切口，这个切口中股骨头可向前或向后脱位，但需要行大粗隆截骨术，有可能造成骨不连或大粗隆滑囊炎，同时，异位骨化的发生率要高于其他切口。

1）体位：侧卧位，抬高患髋，外展 60°。

2）切口：以大粗隆为基底，自髂前上棘后 5cm 处做一"U"形切口，沿股骨干下延 8cm。

3）暴露：自远端向近侧切开髂胫束，在大粗隆水平以一指深入髂胫束深层，触及臀大肌在臀肌粗隆上的止点，在该止点前约一指处切开阔筋膜，即可暴露出深层的臀中肌。为改善关节后侧的暴露，自大粗隆中部水平，斜形切开已向后翻开的阔筋膜，再向内向近端沿臀大肌纤维方向劈开臀大肌约 4cm，贴着前关节囊插入一骨膜起子至髋臼，向前牵开髂胫束和阔筋膜张肌前部。向远侧游离股外侧肌起点，在关节囊和骨外展肌群间插入一骨膜起子，自股外侧肌结节远侧 1.5cm 处，向内向上至股骨颈上面，凿下大粗隆。自大粗隆分离关节囊上部，切断梨状肌、闭孔内肌的股骨止点，直视下切除近端的前后关节囊。自股直肌深部插入一钝 Benner 拉钩，拉钩前部抵住髂前上棘。向上翻开截下的大粗隆及其上附着的外展肌群，暴露关节囊上部和前部。在髂腰肌和关节囊之间插入一拉钩，暴露出关节囊前部和下部。切除术野中暴露出的关节囊。伸直、内收、外旋股骨，向前脱出股骨头。屈曲、外旋股骨，切断髂腰肌，暴露整个股骨头。暴露髋臼时，将大粗隆向上牵开，屈膝、内收、屈曲、内旋髋关节，向后脱出股骨头。

4）注意事项：术后缝合切口时，髋关节尽量外展，同时外旋 10°，将截下的大粗隆向远侧移位，固定于股骨干的外侧面。

（3）Hardinge 入路：Hardinge 观察到臀中肌的强有力的肌腱附着于大粗隆并绕过大粗隆尖端，改进了前入的外侧切口，避免了大粗隆截骨术。

1）体位：取仰卧位，并使患髋大粗隆靠近床边，同时使臀部稍离开手术台缘。

2）切口：以大粗隆为中点做后 Lazy-J 切口。

3）暴露：沿切口方向切开阔筋膜，在大粗隆中央线切开。向前方牵开阔筋膜张肌，并向后方牵开臀大肌，显露股外侧肌的起点和臀中肌的止点。斜向经过大粗隆切开臀中肌的肌腱，保持臀中肌后侧部分的肌腱仍附着于大粗隆。向近端沿臀中肌纤维方向切开至其中后1/3交界处。远端沿股外侧肌纤维方向向前切至股骨的前外表面。提拉臀小肌与股外侧肌的前部的腱性止点。外展大腿，显露髋关节囊的前部。按需要切开髋关节囊。在关闭切口时，用双股不吸收缝线修复臀中肌的肌腱。

3. 后外侧入路　又称Gibson入路，是Gibson、Kocher和Langenbeck首先描述和推荐的髋关节后外侧入路。该入路不需要将臀中肌从髂骨上剥离，并且不影响髂胫束的功能，术后恢复较快。

（1）体位：侧卧位。

（2）切口：切口的近端始于髂后上棘前6~8cm。在髂嵴的稍远处，沿臀大肌的前缘切开，继续向远端延伸至大粗隆的前缘，然后沿股骨轴线切开15~18cm。

（3）暴露：从切口的远端向近端至大粗隆沿纤维方向切开髂胫束。然后外展大腿，用手指插入髂胫束切口近端的深面，可触及臀大肌前沿的沟，沿着沟向近端切开臀大肌。将大腿内收，将相邻组织向前后翻开，暴露大粗隆及附着其上的肌肉。

然后，钝性分离将臀大肌的后缘从邻近的梨状肌的肌腱上分开，切断臀中肌及臀小肌在大粗隆的止点，注意要保留部分肌腱，以便关闭切口时缝合。将这些肌肉向前方牵开，这时可以看到髋关节囊的前上侧。在髋关节囊的上部沿髋臼至粗隆间线连线上的股骨颈轴线切开关节囊。屈髋屈膝，并内收、内旋大腿，使髋关节脱位。

Gibson改进型后外侧切口入路不切除关节囊前方，虽未很好地显露髋臼，但该切口已经足够脱出股骨头及放入假体，且使髋关节脱位的发生率下降。

4. 后方入路　Moore的切口入路被称为南方显露。

（1）体位：侧卧位，患者健侧在下。

（2）切口：切口始于髂后上棘远端约10cm处，平行臀大肌纤维向远端及外侧延长切口至大粗隆的后缘，然后平行股骨干向远端切开10~13cm。

（3）暴露：沿皮肤切口方向切开深筋膜，钝性分离臀大肌的纤维。在切口近端松解时要注意不要损伤臀上血管。向近端牵开臀大肌的近侧纤维，显露大粗隆。将部分远端纤维向远端牵开，沿远端切口走行方向分离肌肉于股骨粗线的止点，显露坐骨神经，并小心牵开之（如术者对此切口熟练掌握后，即没有必要显露坐骨神经），切断骶丛至股方肌和下孖肌的小分支，其中包含至髋关节囊的感觉神经。下一步，显露并切断孖子肌和闭孔内肌，如有必要，也可切断梨状肌附着于股骨的肌腱，将这些肌肉向内侧拉开。这时关节囊的后部即可得到很好的显露，从远端到近端沿着股骨颈方向切开髋关节囊直至髋臼缘，将关节囊远端从股骨分离，屈髋及膝关节90°，内旋大腿，将髋关节从后方脱位。

（六）手术技术

人工髋关节手术技术要求高，涉及手术入路、截骨、髋臼的处理、股骨的处理、骨水泥及非骨水泥假体的安置、脱位及复位的要求等方面，特别在返修病例和类风湿关节炎、先天性髋关节脱位及髋臼发育不良等特殊问题方面要求的手术技术也一样，本节简要阐述人工髋关节置换手术的一般手术技术。

1. 截骨及髋臼的处理　完成髋关节的暴露和脱位后，首先要确定股骨颈的截骨线位置。可以显露小粗隆上缘，用电凝刀或骨刀浅浅地划出截骨线，截骨线一般位于粗隆间线的近侧，术前也可用模板测定柄的大小和颈长，用假体试模确定出股骨颈的截骨线位置。一般在小粗隆上缘1.5~2cm用摆锯截断股骨颈，如果截骨未达到股骨颈外侧与大粗隆的结合部（在有些大粗隆比较粗大的患者常常会出现），则还需要在大粗隆内侧多切除一些骨质，即作另一纵向外侧截骨，否则粗隆容易发生骨折。取出的股骨头可以用作自体骨移植之用。

取出股骨头后即开始进行髋臼的显露和处理，关节囊的切开有利于髋臼的显露，如果不够满意，可切断臀大肌的股骨止点，在股骨上的腱端保留1cm以利术后将肌肉缝合。髋臼的显露有赖于在髋臼前缘、髋臼后柱和髋臼横韧带下放置牵开器，但要注意邻近的血管和神经，避免损伤这些结构。完全切除髋关节盂唇及任何残留的关节囊，将软组织牵入髋臼并将其紧贴髋臼缘切除，切除髋臼内包括圆韧带的所有剩余软组织，偶尔髋臼横韧带有增生肥厚则需要将其切除，这样可以使髋臼能容纳较大的髋臼锉，但需要注意保持刀尖不要切入过深，因为闭孔动脉分支从其下面通过，如果损伤，将很难止血。用骨刀咬除任何突出于髋臼骨性边缘的骨赘，否则无法正确判断髋臼内壁的位置，髋臼假体的位置就可能安装过度偏外。

不管是骨水泥固定还是非骨水泥固定的髋臼假体，其髋臼的处理是一样需要除去关节软骨和磨削髋臼这一步骤的。使用髋臼磨削时，股骨颈断端应根据切口选择方式向前或向后充分牵开以使磨钻不受阻挡地从前下方放入髋臼，否则磨钻偏向后上方，会过多磨削髋臼后上方的软骨下骨。用最小号髋臼锉开始逐步加大型号磨削髋臼软骨面，保证所有软骨被磨掉，磨削面均匀渗血，寻找髋臼内软骨下囊肿并用小刮匙将其清除。用股骨头颈部的松质骨填入囊腔或骨缺损区，用打入器或磨钻反磨压紧植骨。用髋臼假体试模检查髋臼假体与臼床的对合情况，以及假体的植入方向，然后植入无骨水泥、骨水泥或双极髋臼假体。

2. 无骨水泥固定的髋臼假体植入　髋臼假体的大小由最后使用的髋臼锉的直径来确定，假体和髋臼的紧密相接触提供了一定的稳定性，但需要用栓、钉或螺丝钉加以固定，但需要注意不能使用比髋臼锉大很多的假体来增加初始稳定性，否则假体不能完全匹配，也可能造成髋臼骨折。

髋臼假体的前倾角和倾斜角可以使用髋臼假体定位器来确定。一般最佳倾斜角为45°，最佳前倾角为10°～20°。如果股骨假体为解剖型设计，并已经将前倾角设制入股骨颈，则可将髋臼假体的前倾角置于10°～15°。髋臼假体的过度前倾可导致前脱位。如果采用直柄型假体，可将髋臼假体前倾角调成20°。保持定位器的方向将假体打入髋臼时应检查患者保持完全侧卧位，当假体完全打入时，打击的声音会发生改变，同时通过假体上空隙探查假体是否与骨质密切接触。如果两者之间仍有空隙，则需要进一步打入假体，或重新磨削髋臼，选择合适假体。

经髋臼假体安装螺丝钉有损伤骨盆内外血管、神经的危险。将髋臼分为4个象限，即以髂前上棘与髋臼中心的连线与通过髋臼中心的垂直线分成的4个区，分别为前上、前下、后上和后下。在前上象限内打入的螺丝钉最危险，很容易损伤髂外动、静脉，而穿过前下象限的螺丝钉容易伤及闭孔神经和血管。应尽量避免在这两个象限内拧入螺钉。经过后上象限拧入螺钉较为安全，一般采用直径6.5mm自攻螺钉，螺钉头埋入假体上的螺钉孔，以免影响聚乙烯内衬的植入，螺钉可以借助双侧骨皮质固定达到坚强固定。经过后下象限的螺钉可能穿过坐骨切迹，损伤到坐骨神经和臀上血管，术中用手指可在坐骨切迹附近摸到螺钉，避免损伤。

打入螺丝钉后测试假体的稳定性，假体和骨质之间应该无活动度，冲洗髋臼内面，安装聚乙烯内衬。可在安装试样复位后最终选定内衬的偏心度和偏心旋转位置，防脱位角偏置方向（偏距中心）常置于髋臼上缘或后上缘，以保证关节的稳定性。

3. 骨水泥固定髋臼假体植入　大多数骨水泥固定的髋臼假体表面带有数个预制的：PMMA突起以保证假体周围形成一层3mm厚的骨水泥套，假体的大小既可用聚乙烯臼外径表示，又可用聚乙烯臼外径加上PMMA占位突起的距离表示，故磨削后髋臼的大小应与包括占位突起在内的假体外径一致，否则假体不能完全与髋臼匹配。

在髂骨和坐骨软骨下骨板上钻多个6mm孔以利骨水泥进入，也可在髂骨和坐骨处钻12mm孔，而两者之间另钻6mm孔。钻骨洞时，应注意不能穿透骨盆内壁，否则骨水泥进入盆腔会损伤血管、神经，植骨或用金属网加强修补。彻底擦干髋臼，止血。用骨水泥枪注入骨水泥，先填髋臼底部的骨洞，再填髋臼骨面，然后用加压装置填紧。

用合适的假体定位器植入髋臼假体，假体的边缘应该保持和髋臼骨缘相吻合。没有PMMA的假体不能过分加压，否则髋臼会陷入髋臼内，骨水泥分布不均；而有PMMA假体可以加压，待骨水泥固化后，卸下定位器，更换球形挤压器置入臼内以在骨水泥完全硬化过程中保持压力。

骨水泥完全硬化后，用挤压器在新植入假体周围多处挤压以检查稳定性。如果假体存在松动必须取出重新置换。任何突出边缘的骨赘或骨水泥必须清除，否则术后可导致碰撞和脱位。

4. 非骨水泥固定的股骨假体植入　非骨水泥固定的股骨假体有直柄和解剖型等不同类型，直柄型需用直的髓腔锉扩大髓腔，解剖型柄需要用软钻扩大髓腔。髓腔钻应从最小号逐渐增大直径直到感到磨到坚硬的骨皮质，特别当磨至比模板确定的假体型号小一号之时应该注意，不要过度磨削髓腔，判断轴向髓腔钻在髓腔内的稳定性，钻头顶端不应在任何平面发生倾斜。轴向扩髓时，必须在大粗隆内侧开槽，以顺利完成扩髓，否则有可能发生股骨假体内翻。解剖型假体扩髓一般需要一定程度的过度扩髓以适应解剖型假体体柄的轻微曲度。

处理股骨近端股骨颈内侧残留的松质骨，锉的方向应与髓腔钻的轴向完全一致，避免过度前倾。将髓腔锉打入的过程中要控制其前倾。每个尺寸的髓腔锉只能打入一次，最后一个髓腔锉完全打入后，锉的上缘达到股骨颈的截骨线，再敲击时不应有任何移动，如有移动表明其不稳定，可加大一号锉磨或改用骨水泥固定的假体。

采用带颈领的柄有必要精确处理股骨颈，而用无领柄时该步骤无关紧要。股骨颈截面的最终位置应与术前模板确定的小粗隆上方截骨的平面一致。

多数全髋系统中头颈试样均可安装于假体髓腔锉柄上，根据选定的股骨头直径和高度，在髓腔锉上安装试模，术前下肢有短缩的患者还需要加大股骨头高度才能延长下肢长度。

如果颈长合适就可以进行髋关节复位，冲净髋臼内的任何碎屑，复位时应避免暴力。复位成功后，正确判断关节稳定性，做髋关节各方向的被动活动，检查下肢长度，极限活动时有无股骨和髋臼的相碰击。能完全伸直并外旋40°以及屈曲至少90°并内旋45°是髋关节稳定性所必需的。如果髋关节很容易脱位并且股骨头可很容易牵离髋臼大于数毫米，则应该改用长颈假体。

如果髋关节稳定性可以接受，就可以取出试模，安装最终选定的假体。假体的插入要保持前倾角，用打入器将假体柄打入髓腔，勿用暴力，否则可造成股骨骨折。如果有颈领的假体没有完全和截骨平面接触，宁可让其偏高也不冒股骨骨折的风险。如果出现股骨骨折，必须取出假体，将骨折用钢丝固定或环抱器固定再打入假体，如假体不稳定必须换用长柄假体或骨水泥型假体。

5. 骨水泥固定的股骨假体植入　骨水泥固定适用于65岁以上患者，并且股骨皮质薄或骨质疏松，不能达到可靠的紧压配合固定。其扩大髓腔的步骤和非骨水泥固定的假体相似，但骨水泥固定的假体对髓腔的要求不像非骨水泥固定型那样严格，为保证有足够的骨水泥充填假体与髓腔之间的缝隙，与骨水泥固定假体配套的髓腔锉应该较假体略大。

准备填入骨水泥之前应该冲刷髓腔，清除碎屑和骨块，然后用骨栓或塑料栓堵塞髓腔远端，以便于加压充填骨水泥，防止骨水泥进入股骨远段。栓的位置应该位于假体末端1~2cm处，如果过分偏远，将给返修术清除骨水泥造成极大的困难。最好用脉冲冲洗器彻底冲洗髓腔并用干纱布擦干血液，用纱布保护周围组织以阻挡骨水泥的溢出。

用骨水泥枪将骨水泥注入髓腔，骨水泥枪应从髓腔远端向近端边注边退，依靠骨水泥的压力将喷嘴逐渐退出髓腔，将选定的假体柄插入股骨髓腔，使假体完全进入髓腔。在假体上持续加压，直至骨水泥完全硬化。清除所有骨水泥碎屑，检查假体的稳定性。复位后检查活动度及稳定性同非骨水泥固定型假体的植入。

关节复位后，保留的关节囊可修复，如果没有保留关节囊可直接修复软组织，重建周围切断的组织和大粗隆，仔细重建软组织有利于增加术后髋关节的稳定性。在阔筋膜深层放置负压引流管，缝合阔筋膜，逐层缝合皮下和皮肤。

6. 髋关节表面置换术假体植入　充分暴露髋臼后，切除髋臼后缘所有可能阻碍股骨头脱位的骨赘，将其脱位。髋臼假体是半球形金属假体，假体大小术前须根据X线测量片确定，较所用的最大号髋臼磨削器大1~2mm，这样假体植入初期稳定性甚好。所用股骨假体的型号应根据股骨颈直径决定，髋臼假体应与股骨假体相对应。在整个股骨头处理过程中不应破坏股骨颈皮质的完整性，以免导致股骨颈骨折。首先在导引器指导下顺股骨头颈的中轴线打入一支导针，并用环形测试器检查证实。用空心钻沿导针打入，套上与金属杯内径相同的环形铰刀，切除股骨头侧面的软骨面，切除破坏的骨质及增生缘。注意避免导针偏心或偏轴而错误铰切。然后，换上杯高指示环，切除残留头的穹顶，用股骨头阴锉将头磨到正好套入金属杯为止，切忌磨得太多以免术后发生股骨颈骨折。用股骨头外形接触测量器检查磨削后的股骨头，如磨削后的股骨头上有囊性变，可用刮匙刮除，刷洗削磨好的股骨头，擦干，在股骨头上钻3~4个直径为3mm、深0.5cm的骨孔，将调好成团的黏固剂填入金属杯内和头骨孔内，迅速用持杯器将杯套在股骨头上，金属杯的中心与股骨颈的轴线必须一致，用金属杯加压器压紧金属杯，使金属杯与骨质紧密相贴；将自金属杯周围和顶孔溢出的黏固剂刮除。待黏固剂固化后去除加压器。复位、检查髋关节活动有无异常，逐层缝合。

二、髋关节翻修术

人工全髋关节置换术已成为重建髋关节功能的重要方法，全世界每年开展全髋关节置换术已超过50万例，15~20年生存率达90%。随着该项技术的广泛开展，由于患者自身因素、假体的机械磨损及生物学因素等引起假体松动的发生率随之增加，其中约有10%需要进行翻修。且随着时间的推移，假体失败的病例逐渐增多。髋关节翻修前见图15-1。

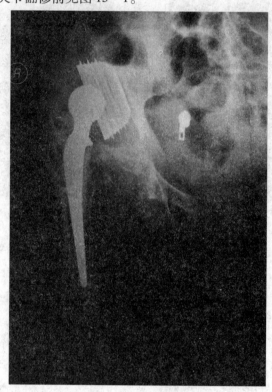

图15-1 髋关节松动翻修前

（一）髋关节置换术后翻修的原因

全髋关节置换术后翻修的原因主要是无菌性松动、骨溶解；其次为感染、假体断裂、复发性脱位等，这些均导致假体位置的改变（假体处于非生理位置）和股骨或髋臼的骨缺损。患者出现髋部疼痛，髋关节功能明显受限，下肢畸形而不得不寻求医疗帮助。

影响髋关节假体无菌性松动的因素很多，现在国内外文献较一致地认为：人工关节磨损产生微粒碎屑启动了由巨噬细胞介导的炎性反应，最终导致假体周围的溶骨，进一步产生假体松动。巨噬细胞、破骨细胞、成骨细胞、成纤维细胞等多种细胞参与这一反应，在假体周围形成界膜，并释放肿瘤坏死因子（TNF-δ）、白介素1（IL-1）、白介素6（IL-6）等多种溶骨因子，最终导致假体周围骨溶解，进一步产生髋臼侧和股骨侧假体松动、下沉。因此，改进假体设计，提高手术技巧，寻求新型材料以减少聚乙烯磨屑及假体各组件之间的磨损是今后的研究方向。

感染引起的炎症性松动也是全髋关节置换术后翻修的主要原因。感染松动需要先去除原来的假体，经过足够、有效的消炎后方可植入新的全髋假体，可分为一期翻修或二期翻修（见图15-2~图15-3）。感染性松动处理十分棘手，易导致感染迁延不愈或感染扩散，严重者不得不行患肢截肢术。故在决定患者需进行全髋翻修手术时排除感染引起的失败是绝对必要的。做出正确合理诊断的关键不是单用临床检验，而是临床症状和检验的正确结合。在绝大多数情况下，根据病史、红细胞沉降率及C反应蛋白水平检查能诊断或排除感染。

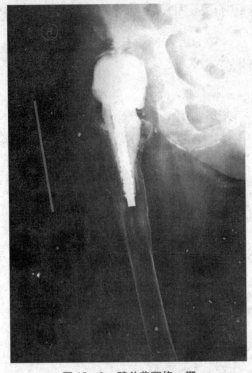

图15-2　髋关节翻修一期

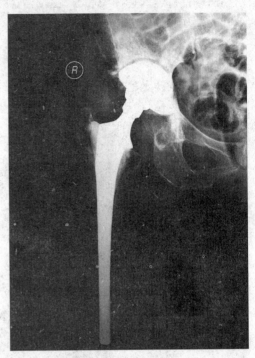

图15-3　髋关节翻修二期

假体断裂和复发性脱位主要与人工关节的设计和选择不当、手术技术错误以及术后不正确的练功与外伤有关，一般在手术后近期内发生。随着生物材料和假体设计的改进、手术方法的正确选择，以及成熟的手术技术和术后正确指导性练功与活动，这些全髋关节假体置换术后近期的并发症是可以避免的。

（二）髋关节置换术后需要翻修的临床表现

疼痛是需要翻修手术患者最突出的症状与主诉。全髋关节术后经历一个疼痛缓解、消失期后，又重新再现疼痛症状，经过一段时间的对症治疗，疼痛症状未能缓解，或者症状继续加重，往往提示假体松动的可能。单纯假体松动所致的疼痛特点是静止、卧床休息不引起疼痛，搬动患肢和活动时引起明显的疼痛。感染性髋部疼痛是静息痛、夜间痛，负重时疼痛加剧是其重要的特点。假体断裂和复发性脱位一般发生在手术后不当的功能锻炼或运动时突发性患髋疼痛。疼痛发生在臀部或腹股沟部，很可能是由于髋臼假体松动。大腿外侧部位疼痛，并向小腿前内侧发射，往往是股骨假体柄松动。

髋关节功能活动受限是需要翻修手术患者的另一症状。单纯或感染假体松动的患者髋关节功能活动受限是逐步加重。

（三）髋关节置换术后需要翻修的X线影像学评估

假体松动是关节置换失败的最主要原因。假体周围出现一个连贯的直径大于2mm以上透亮区，尤其在随访过程中，透亮区不断增宽，那么X线影像学诊断假体松动是无疑的，但还是要结合临床症状。

如果骨水泥型假体与骨水泥明显移位，或骨水泥断裂或碎裂，或假体断裂或变形，那么假体松动是肯定的。当然X线表现必须与临床症状相结合，如果假体单纯地下沉2mm，而患者没有疼痛和髋关节功能障碍，一般不考虑假体松动，但要定期随访。

生物学固定假体在X线影像学上除了显示骨吸收、骨溶解等晚期并发症表现外，还有一些特殊现象，例如柄假体下沉、柄远端局限性股骨皮质增厚、假体柄尖端远处髓腔内骨增生、髓腔封闭或假体柄表面光滑部分周围出现骨硬化线，这一些在X线影像学上的表现都说明假体柄的远端承受较大的应力，假体柄松动。

髋关节置换术后需要翻修的病例，术前必须通过X线影像学检查对髋臼侧和股骨侧骨缺损的情况进行评估，做到术前心中有数。髋臼缺损的分类目前普遍接受的是D'Antonio提出的AAOS分类方法，共分为5型：Ⅰ型为节段性骨缺损（边缘性、中央型），指髋臼边缘性或内侧壁骨缺损；Ⅱ型为腔隙性骨缺损，指髋臼变深，但边缘仍存在，可分为髋臼上、前、内、后或整个髋臼变深；Ⅲ型为混合性骨缺损，指兼有节段性骨缺损和腔隙性骨缺损；Ⅳ型为骨盆不连续，指髋臼前、后方向骨缺损；Ⅴ型为关节融合，指髋臼无骨缺损，但整个髋臼腔充满骨组织。

股骨侧骨缺损较常用的2种方法是AAOS和Paprosky分类方法。AAOS共分5型：Ⅰ型为节段性骨缺损，系指股骨的支持骨壳有缺损，位置可以在近端、中间或大转子；Ⅱ型为股骨骨缺损，表现腔隙性骨缺损，骨缺损发生松质骨与皮质骨内层的缺损，股骨的外壳不受影响；Ⅲ型为混合性骨缺损，指兼有节段性骨缺损和腔隙性骨缺损；Ⅳ型为股骨对线不良，则用于评估Paget病、髋发育不良与脱位等患者需要行全髋关节置换术；Ⅴ型为股骨干不连续，可因假体周围有骨干或骨折不连接而需要做髋关节翻修术。Paprosky分类方法考虑股骨干的支持能力，是专为广泛涂层非骨水泥股骨假体而设计的。

（四）髋关节置换术后需要翻修的手术治疗

髋关节翻修手术成功取决于3个因素：①完整地取出原来的髋臼和股骨侧假体；如果是骨水泥型假体，需要取出所有的骨水泥以及骨水泥与骨质间纤维假膜。②髋臼和股骨侧骨缺损的重建。③植入新的髋臼和股骨假体，并且得到有效、可靠的固定。

翻修手术时，完整地取出原来的髋臼和股骨侧假体的同时，需要尽量地保护髋臼和股骨侧骨质，避免造成骨质缺损的加重，甚至导致髋臼或股骨骨折。对于骨质吸收、骨质缺损严重的病例，取出髋臼和股骨侧假体并不困难。但是在翻修手术病例中，许多需要使用特殊的薄的骨凿或电锯分离假体与髋臼、股骨骨质之间的连接，方可取出原来的假体，而且手术操作应轻柔。如果原来髋关节置换使用的是骨水泥型假体，翻修手术时，需要取出所有的骨水泥以及骨水泥与骨质间纤维假膜。这时要求手术光源理想，手术者要有耐心，必要时应使用C臂机在透视下清除残留的骨水泥或假膜。因为手术时髋臼或股骨髓腔内如遗留少许骨水泥或假膜，会导致翻修假体植入方向偏离正确的角度或假体植入不能得到可靠的固定。

在行人工全髋关节翻修时，髋臼骨缺损的处理十分重要，与髋臼假体的稳定性有着密切的关系。恢复髋臼的骨性结构，可根据髋臼缺损的AAOS分类采取不同的方法。对Ⅰ型节段性骨缺损，由于髋臼的边缘及内侧壁骨缺损，需行大块结构骨植骨且使用螺钉或髋臼钢板固定。对于Ⅱ型腔隙性骨缺损，其髋臼前后柱及顶部、骨侧壁等骨性结构均完整，而髋臼顶深而薄，故宜行颗粒骨打压植骨；而Ⅲ型混合型骨缺损和Ⅳ型骨盆不连续性骨缺损，除行打压颗粒性骨植骨外，必须应用髋臼重建钢板或金属钛网重建髋臼，以加强髋臼的强度。Ⅴ型关节融合型，手术的关键是寻找到髋关节真臼和真臼底的位置，磨锉真臼时不应过深对于髋臼腔隙性缺损，可用移植骨块、碎屑性移植骨、骨水泥或特殊形状的假体来修复缺损。

如果髋臼杯与宿主骨接触面积大于50%，可选用非骨水泥髋臼杯，并且需用螺钉固定。对此类骨缺损，用骨水泥髋臼杯和髋臼顶环，与不用骨水泥髋臼杯相比，手术成功率近似，两者在骨质吸收和骨块迁移方面临床结果相似。如果髋臼杯与宿主骨接触面积小于50%，就应用带有顶加强环的髋臼杯，并且需用骨水泥固定；也可用打实移植骨的骨水泥技术来固定。对非包容性缺损或节段性缺损来说，为获得对假体的支持，骨块重建是必需的。结构性移植骨块需用螺钉固定，固定之前，需将移植骨块的形状进行修整，以获得与宿主骨之间最紧密的接触。由于结构性移植骨可因骨吸收和塌陷而致手术失败，所以应尽量增大髋臼杯与宿主骨的接触面积。髋臼杯跨越移植骨与宿主骨接触非常重要，这样可使移植骨与宿主骨形成桥式连接而保护了移植骨。由于异体骨的骨诱导能力差，所以在应用结构性移植骨的同时，应用自体碎屑骨，并将其植于宿主骨和异体骨交界面，以增加骨融合发生的可能性。对此类缺损而言，骨水泥与非骨水泥髋臼杯在治疗效果上相同；但若移植骨对髋臼杯的支持面大于50%，建议用骨水泥髋臼杯，同时加用髋臼顶环，可取得良好效果。

对于股骨侧骨缺损，也可以根据骨缺损的类型采用不同的方法。股骨轻度的腔隙性缺损采用压紧颗粒骨植骨，范围较大的腔隙性缺损采用压紧颗粒骨，还需用金属网罩加强。股骨侧节段性骨缺损，采用结构性骨植骨。为了促进骨愈合，可加用自体碎屑骨移植，有时自体碎屑骨不足，将自体碎屑骨与异体颗粒骨混合后移植。股骨近端严重的节段性骨缺损或混合型缺损时，只能采用长节段的异体结构骨移植。

翻修术股骨假体选择，通常应选择广泛涂层或全涂层的加长假体，并且长度至少要超过原来假体尖部一个皮质骨的直径，通常使用长度为170cm，甚至220～230cm，例如多组合式假体（SROM），目前在临床使用较多。对于采用结构性骨植骨的病例，除了移植骨块较小外，一般使用骨水泥型假体置换（图15-4～图15-6）。

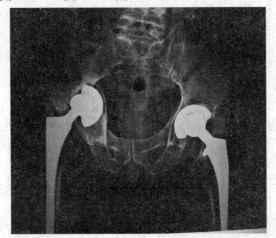

图15-4　髋关节翻修术前

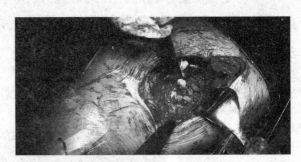

图15-5　髋关节翻修术中

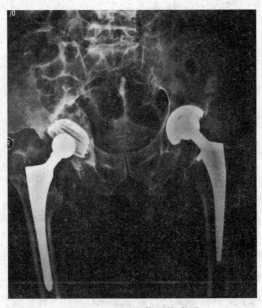

图15-6　髋关节翻修术后

三、关节置换类型

无柄髋关节置换术：有柄人工关节置换术，因该病特有的力学、生物学等因素导致失败率较高，从而限制了人工关节的远期疗效。因此，对于年轻患者尽可能采用确切有效的手术治疗手段以获得良好的关节功能、又能拖延或避免过早进行有柄全髋关节置换是目前临床治疗中关注的课题。上海冉升、复升医疗器械有限公司研制的第三代无柄解剖型人工髋关节是在第一、第二代基础上依据国人髋部骨质的特征与髋关节受力状态加以分析后研制出来的。具有能和股骨上端皮质骨大面积多点支撑和后期骨组织长入固定的特点。

有柄人工髋关节置换术后约62.3%会因应力遮挡而发生骨质丢失。临床随访资料显示无柄髋关节置换术后基本达到了早期的机械固定和后期的生物固定目的，无柄髋关节假体的应力分部与原体的应力分布相同，早期还保证了三个方面的稳定性，尤其是旋转稳定以及矢状面的稳定，这与罩杯和股骨颈皮质固定有关。无柄髋关节置换术后其股骨颈的骨密度则增加，这是因为应力重新回到了股骨颈及大小转子。股骨近端的相关生物力学主要抗压力、主要抗张力、次要抗压力及大转子间等五道力学在股骨头颈间汇总后，在股骨颈内交叉后走向股骨干内外侧皮质骨。所以保留股骨颈就等同于保留了股骨近端完整的结构及功能，无柄髋关节置换术可以避免应力遮挡的发生，没有应力遮挡就会减少局部的骨溶解，因此无柄髋关节置换术出现人工髋关节柄出现的松动、下沉、折断及股骨干骨折等并发症的可能性非常小。无柄髋关节置换术基本采用非骨水泥固定，是靠股骨颈保护装置与股骨颈紧密吻合打压使其紧密吻合，再采用中心钉穿透股骨干对侧皮质进行中心固定，及大小粗隆松质骨螺钉固定。生物无柄髋关节假体具有低应力、小变形、高稳定、抗松动等一系列优异的力学特性。

（冯万文）

第三节　人工膝关节置换术

一、概述

进入20世纪70年代后，随着大量相关学科的飞速发展，人工膝关节置换术迎来了发展的快车道。以假体设计为中心，从单纯铰链式到半限制型，进而发展到非限制型假体。由于新的假体设计、新材料、新技术和新方法的发展，人工膝关节置换作为一项成熟的治疗方法，在更多疾病及更大年龄范围中得到推广应用，并相应减少并发症，成为广泛接受的经典手术之一，已被广大患者和医生所接受。随着老龄化社会的到来，骨与关节疾病的发病日益增多，全膝关节置换数量急剧攀升，手术量已居人工关节首位。在发达国家，全膝关节置换术已是全髋置换的2~3倍。

1. 限制型（铰链式）人工膝关节　20世纪40年代后期，单轴运动的铰链式人工膝关节开始应用于临床试验。为增加稳定性，胫/股骨假体均有长柄插入髓内；为更好地固定铰链式假体，假体柄表面呈孔隙状，期望骨长入以辅助固定。60年代起，几乎所有的完全限制型假体均改用骨水泥固定。铰链式人工膝关节本身具有良好的内在稳定性，对关节周围韧带等软组织的功能完整性要求低，下肢力线易于掌握，手术操作简便易行。随着铰链式人工膝关节假体应用于临床，出现一系列并发症：铰链断裂、假体松动、术后感染比例惊人，假体失败率高达20%~30%，使用寿命最长不超过10年。经过几十年的改进，铰链式人工膝关节在翻修手术和复杂的初次置换、肿瘤患者的保肢假体中仍占有一席之地。

2. 半限制型人工膝关节　20世纪50~60年代设计的铰链式假体绝大部分为单轴铰链型，假体只允许膝关节单一平面上的活动，因而不符合正常膝关节的生物力学，会导致假体-骨水泥-骨组织界面应力异常集中，产生大量磨屑和假体松动断裂、感染、骨折等并发症。并且一旦假体失败，无法施行补救性的翻修术。研究者逐步认识到膝关节的活动非常复杂，增加活动轴，抛弃了单轴铰链结构，改用连结式结构，使得假体具有一定范围内的多平面活动能力，兼顾屈伸与旋转，关节面采取金属对塑料，提高了假体存活率。这类假体尽管总体效果仍远不及非限制型假体，但其良好的内在稳定性被充分利用，发展成旋转铰链膝、球心膝及与表面置换"杂交"的高限制性膝（CCK）等。在软组织平衡非常困难、内外侧副韧带功能丧失的病例，尤其是翻修病例，以及肿瘤患者的保肢手术中可以轻易矫正畸形。

3. 膝关节表面置换　吸取铰链式人工假体的教训，1969年英国Gunston的多中心型膝采用金属-高分子聚乙烯材料组合，用骨水泥固定，具有划时代的意义。20世纪70年代发明了许多种最大限度减少限制性的膝关节表面置换假体。它要求内、外侧副韧带功能较好，能提供完好的膝关节稳定性。由于设计理念的不同，全膝关节假体即双髁置换假体，主要分为后交叉韧带保留型、牺牲型和替代型3种。

前交叉韧带不保留已成为大多数研究者的共识，而后交叉韧带保留还是替代的争论一直没有停息过。主张保留后叉韧带的理由是保持膝关节的本体感觉，利于控制膝关节的位置和运动；保持生理状态下股骨后滚，减轻假体表面的摩擦力，进而减小界面剪切力，延长假体寿命；模拟生理情况下运动学机制，改善全膝置换术后步态，尤其以下楼梯时明显。但最近的动态 X 线研究显示：保留后叉韧带的假体并没有复制正常膝关节的运动机制，相反许多病例因为后叉韧带的张力不正常，屈曲时股骨髁前移，反而减少了屈曲活动度，加大衬垫的磨损。新一代的后稳定型假体改进凸轮——立柱机制，防止高屈曲度时脱位，允许膝关节更好地活动。精确判断后叉韧带的情况对术后假体寿命、关节功能至关重要。现今多数厂家的假体都能在术中由后交叉韧带保留型改为后方稳定型，一般的，后稳定型假体对于技术要求更低，纠正畸形效果更可靠，年手术量在 20 台以下的医生，推荐选用后稳定型假体。

4. 活动半月板假体　固定半月板膝假体很难同时满足少限制性、高活动度和低接触应力的要求。平坦的聚乙烯平台对膝关节活动限制程度小，但屈膝活动中股骨髁对平台是点接触，局部压应力大，加重聚乙烯磨损，影响其寿命。但聚乙烯平台关节面杯状曲度，增加接触面积，固然可以减少磨损，但同时也限制假体活动，引起假体-骨水泥界面剪切应力增加，导致松动。以低接触应力膝假体（LCS）为代表的滑动半月板假体模拟半月板功能，膝关节活动时聚乙烯垫能前后移动及旋转，可增大接触面积，减少压应力负荷，延缓磨损，同时具有一定的活动限度（稳定性），减少假体松动率。理论上，滑动半月板型假体更符合膝关节的复杂的运动生物力学特点，广受膝关节外科大家的推崇，但到目前为止，固定半月板假体仍是主流。

5. 非骨水泥固定假体　实践证明，绝大多数骨水泥固定型假体的临床效果是令人满意的。但是，骨水泥本身存在一些缺陷，碎屑可引起远期假体松动已经得到临床证实。随着选择全膝关节置换术患者年龄降低，要求更大的活动度、更长的使用寿命。随着非骨水泥髋关节假体的成功，膝关节假体置换也自然开始非骨水泥固定。长期临床证明，胫骨平台假体的骨长入情况也远不如骨水泥可靠，因此要求术后推迟负重 4~6 周。现阶段的随访资料并未显示非骨水泥假体具有优势，但随着技术的进步，年纪轻、骨质好的患者应首选非水泥固定型假体。

二、初次全膝关节置换术

（一）初次全膝关节置换术的适应证

手术适应证选择是否正确是影响临床效果的首要因素。人工膝关节置换术的主要适应证是解除因严重关节炎而引起的疼痛，无论其是否合并有明显的畸形，经过保守治疗无效或效果不显著的病例。包括：①各种炎性关节炎，如类风湿关节炎、骨性关节炎、血友病性关节炎、Charcot 关节炎等。②终末期创伤性关节炎。③大范围的骨坏死不能通过常规手术修复。④少数老年人的髌股关节炎。⑤感染性关节炎遗留的关节破坏（包括结核）。⑥大面积原发性或继发性骨软骨坏死性疾病。⑦骨缺损的补救，如肿瘤相关疾病。

全膝关节置换术并不是一种十全十美的手术方式，因为膝关节置换后假体的使用寿命有限，并且与患者活动水平呈负相关关系，因此常适用于年龄较大的、有较多坐立生活习惯的患者。该手术也适用于比较年轻的，如类风湿关节炎、强直性脊柱炎等患者，多关节受累致严重功能障碍的，可明显改善生活质量。

全膝关节置换术的目的是解除疼痛、改善功能、纠正关节畸形，以获得一个长期稳定、无痛、有良好功能的膝关节。对于有中度关节炎有不同程度疼痛，估计未来畸形加重，可能影响到拟行人工关节置换术的预期效果时，畸形可作为手术适应证。当膝关节屈曲挛缩超过 30°合并有明显步态障碍难以恢复伸直时，将需要手术治疗。在软组织平衡非常困难，内、外侧副韧带功能丧失的病例，尤其是翻修病例，以及肿瘤患者的保肢手术多数需采用限制型假体。同样，当内翻或外翻松弛严重时，必须使用半限制型假体以防止继发的冠状面上的不稳定。在未达到这种松弛程度之前时可以采用非限制型假体，无冠状面限制，活动度更大，有更长的使用寿命。

（二）初次全膝关节置换术的禁忌证

全身和局部关节的任何活动性感染应视为膝关节置换的绝对禁忌证。此外下列情况也属禁忌：①患肢周围肌肉、神经、血管病变。②膝关节已长时间融合于功能位，没有疼痛和畸形。③严重骨质疏松或骨缺损可能导致内植物不稳定。④全身情况差，合并有严重内科疾病，未获有效治疗。相对禁忌证包括年轻患者的单关节病变、术肢有明显的动脉硬化、术区有银屑病等皮肤病性或神经性关节病、术后活动多、肥胖症、手术耐受能力低下等，这些因素在术前均需仔细考虑。此外，患者精神不正常、对人工关节不理解等将会严重影响手术效果。

（三）初次全膝关节置换术的术前评估与准备

手术成功与否有赖于五方面的因素：①病例选择。②假体设计。③假体材料。④手术技术。⑤术后康复。良好周密的术前评估与准备是取得全膝关节置换术成功的关键之一。通过术前评估充分了解患者的总体情况，选择适于患者特殊需要的假体类型和尺寸，预防围术期并发症的发生。病情越复杂，术前评估与准备越严密，越周详。

1. 下肢力线　正常解剖情况下，在站立位，髋、膝、距小腿关节中点成一直线——下肢机械轴线；同时，经膝关节胫骨平台的水平轴与地面平行。股骨解剖轴与下肢机械轴在膝关节中点相交，形成平均为6°的外翻角。精密的术前测量为术中准确截骨提供依据，保证下肢力线与下肢机械轴重合。和人工全髋关节置换术不同，人工全膝关节置换术对手术技术的要求很高，前者可容许5°~10°甚至20°的误差，而后者下肢力线只要有5°的误差就明显影响手术效果，缩短假体寿命，10°骨关节炎患者很少出现下肢其他关节同时受累的情况，但严重的类风湿和强直性脊柱炎患者，术前必须对双下肢髋、膝、距小腿及双足的功能和结构，其他关节是否有畸形，力线是否正确等作评估。对那些严重下肢力线不正常，而又不能在膝关节置换同时矫正的畸形，应先行手术矫正。

2. 髌股关节　股四头肌的力线与髌腱延长线之间存在一个外翻角（Q角）。所以，髌骨在生理情况下就存在向外侧移位的倾向，股骨外侧髁也比内侧髁高。膝关节骨关节炎患者中普遍存在髌骨外倾、外移，其他病例也不同程度存在外侧支持带紧张，手术中髌骨都有脱位的可能。为改善髌骨运动轨迹，必须重建正确的髌骨—滑车轨迹：①股骨前外侧截骨较多。②股骨远端外旋3°截骨。③髌骨假体稍偏内。术前摄髌骨轴线位X线片，充分了解髌股关节，完善的术前准备才能有的放矢，避免不必要的髌骨外侧松解。

3. 软组织平衡　软组织平衡是膝关节置换术成功与否的关键，必须予以充分的重视。毫不夸张地说，全膝关节置换术实质是软组织手术。相比之下，髋关节周围丰富的肌肉能自动调节软组织的平衡，保证关节的稳定性，而膝关节的软组织平衡完全取决于手术本身。无论如何延长术后制动时间和肌力训练都不能纠正软组织的失衡。全膝关节假体除铰链式假体和高限制性假体设计上较少依赖膝关节本身的稳定结构外，其他部分限制性假体与表面置换都要求膝关节本身的稳定结构，尤其是内、外侧副韧带的功能至关重要。内、外翻畸形导致相应的内、外侧副韧带被牵长而松弛，术中要求对侧软组织松解或者合并同侧韧带的紧缩，其软组织松解的程度和范围由内、外翻畸形的程度决定。

（四）初次全膝关节置换的手术入路

经典的全膝关节置换手术入路是经膝前正中皮肤切口，髌旁内侧入路。皮肤切口以膝正中切口最常用，也可行外侧切口或旁内侧切口。膝正中切口从髌骨上缘以上5cm至胫骨结节内侧连线，切皮时膝关节半屈曲位，皮下组织滑向两侧而增加暴露。该切口暴露最充分，兼顾内外，瘢痕小，出现愈合不良或感染时不易直接通向关节腔。若局部既往有切口，横行的瘢痕一般无影响，纵行的则应采用原切口，以免新旧两切口间皮肤坏死。

1. 髌旁内侧入路　经股内侧肌髌骨止点旁切开关节囊绕向髌骨内缘，向上延纵轴切开股四头肌肌腱内侧1/3，向下延长至胫骨结节内侧。屈膝90°，将髌骨向外侧翻开，暴露整个膝关节前部。切除髌下脂肪垫，切除前交叉韧带，用Hohmann拉钩将胫骨平台撬出，充分暴露。

该入路是最经典的全膝关节置换术入路，至今为大部分医生采用。它的暴露较清楚，术中可以根据需要方便延长，很少有胫骨或股骨的并发症。切口远离重要血管神经，相对安全。但该入路髌骨外翻，损伤了股四头肌和髌上囊，干扰伸膝装置，造成一系列髌股关节的问题，如术后易出现髌骨脱位、半脱位。

2. 股内侧肌下入路　在髌骨内侧缘中点处向下切开关节囊直至胫骨结节上缘内侧。向上，在股内侧肌髌骨止点下方关节囊缝合一针，作为术后关闭关节囊的标志。屈膝，寻找股内侧肌肌腹向前牵开并翻转，确定其在内侧髌旁支持带的腱性移行部分，保持肌腹张力，"L"形切开关节囊。向外翻开或仅牵开髌骨，其余暴露同上。

股内侧肌下切口被认为是最符合生理解剖学的一种入路，可完整保护伸膝装置，是影响髌股关节稳定性和运动轨迹最低的方法。髌骨血供保护较好，有一定抵抗感染的能力。行此切口的患者术后疼痛较轻，由于不触及髌上囊，术后粘连较少，伸膝力量恢复很快，可以明显减少患者卧床时间，从而减少并发症的产生。但股内侧肌下入路周围重要的血管神经较多，切口的延长有一定限制，髌骨翻转困难，故过度肥胖、股骨过短、骨关节肥大性改变、骨质疏松及翻修手术患者不宜行此手术入路。

3. 经股内侧肌入路　同样的，从髌骨内上极向下切开关节囊直至胫骨结节上缘内侧，在膝关节屈曲状态下，在股内侧肌髌骨止点，向内上方沿股内斜肌肌纤维将其分开。其余同上。

该切口较股内侧肌下切口容易翻转髌骨，兼顾髌股关节稳定性好的特点。轻度干扰伸膝装置，术后粘连较少，恢复快。其暴露难易程度介于髌旁内侧切口与股内侧肌下切口之间，在患者的选择上也有同样的限制。此外，切口经肌腹，疼痛明显，止血困难，易出现血肿引发感染，关闭切口前应注意止血。

4. 外侧入路　严重膝外翻的患者为避免内侧入路造成膝关节不稳，同时很容易损伤髌骨与皮肤血供，多采用外侧入路。经髌骨外侧缘直切口切开皮肤、皮下及外侧支持带。膝关节屈曲60°，由髌骨外上缘切开，向下延伸，于Gerdy's结节截骨，连同与其相连的髂胫束、胫前肌一起掀起，作为关节囊切口的外侧缘。骨膜下行外侧副韧带、腘肌腱松解。必要时切除腓骨头，注意保护腓总神经。

该入路技术要求高，暴露困难，对患者选择严格，多数情况翻转髌骨困难。但是该入路松解外侧软组织，将切口与外侧关节囊、支持带松解切口合二为一，能最大限度地保护髌骨血供。经过髂胫束，对股四头肌和髌上囊影响小；术中髌骨内移，胫骨内旋，最大限度地保护伸膝装置，对严重膝外翻患者特别适用。

（五）初次全膝关节置换的手术方法

人工全膝关节置换假体众多，设计理念各不相同，但目前一致认为人工全膝关节置换术后膝关节应外翻5°~7°，误差不超过2°；正常胫骨平台有3°~5°的内侧角。人类对如此之小的角度变化总是力不从心，经常截骨角度过大或过小。相反，手术者总是对垂直角度非常敏感，很容易截成标准的直角。利用这一特性，现行大部分人工膝关节置换术都要求术后胫骨平台假体与胫骨纵轴垂直，同时将股骨髁假体放置在轻度外旋位，与股骨内、外后髁连线成3°~5°角以弥补内倾角。因此，多切除一些股骨内侧髁后方的骨质，既可保证术后屈膝位膝关节内外侧间隙的对称和内外侧韧带稳定，更能改善髌骨滑动轨迹。

总的来说，人工全膝关节置换术时应该注意：①截骨是手段，软组织平衡是目的，尽量少切除骨质。②膝关节屈曲间隙等于伸直间隙，内侧间隙与外侧间隙平衡，术后无过伸。③屈曲位与伸直位膝关节均稳定，胫股、髌股关节运动轨迹良好。④术中使用定位器械，确保假体精确对位，对线与下肢力学轴重合，所有畸形完全矫正。⑤假体应尽量符合患者的实际解剖大小与形态。⑥骨质缺损处尽量用植骨块充填。⑦现阶段尽量采用骨水泥型假体，应用现代骨水泥技术。⑧内、外侧副韧带功能不全者改用半限制性或限制性假体。

1. 膝周软组织松解　人工全膝关节置换术最常见的病因是骨关节炎和类风湿关节炎。骨关节炎病例85%以上合并膝内翻畸形，而类风湿关节炎病例则超过60%合并膝外翻畸形。因此，详细的术前检查，周密的术前计划，尤其是负重位膝关节XY线片是获得软组织平衡的前提条件。人工全膝关节置换术究其根本是一种软组织手术，截骨是手段，软组织平衡是目的。膝周软组织松解不仅是手术入路的一部分，更是手术成功的关键所在，绝不可能用截骨纠正软组织调整的错误。无论是间隙技术还是等量截骨技术，没有软组织的松解平衡，再好的截骨都是缘木求鱼。

2. 股骨侧截骨与假体安装　通常情况下，股骨截骨定位绝大部分医生采用髓内定位系统。只有在股骨骨折异常愈合、骨髓炎、Paget's 病等少见的远端股骨弯曲畸形和同侧全髋关节置换术史、仍有内置物存留等股骨髓腔有占位的情况下才采用髓外定位系统。由于使用器械的不同和关节病的不同，在股骨远端截骨时远端截骨模板常常会与股骨外髁或内髁先接触上；如果试图将整个截骨模板完全坐在两个髁上，就可能造成截骨错误。为避免此类情况发生，术中必须注意关节病的类型，合理使用髓内定位确定股骨远端截骨模板的正确位置，多数情况下截骨模板只能与一侧股骨髁接触。

股骨髁截骨是人工全膝关节置换术中最复杂、最容易犯错的步骤之一，因为股骨髁远端截骨角度决定术后膝关节的外翻角度，厚度决定伸直间隙的宽度；股骨髁前后截骨的位置与厚度决定屈曲间隙的宽度；股骨髁外翻截骨的度数决定内、外侧间隙的平衡和髌骨轨迹的优劣。多因素彼此制约，错综复杂，很容易顾此失彼。原则上，股骨髁截骨厚度应与所置换假体对应部位厚度一致，外翻、外旋度数以术前、术中测量为准，要求假体置换后不改变膝关节线位置及周围韧带的张力。

为保证弥补胫骨平台正常的 3°～5° 内倾角，股骨截骨应外旋 3°～5°。另外，适当外旋股骨髁假体，也使得髌骨滑槽向前外侧旋转，膝关节"Q"角减少，减少外翻趋势，有利于屈伸膝关节时髌骨在滑槽内的上下移动。在此之前必须先进行软组织松解，保证软组织平衡。股骨外旋截骨的度数很难精确定位，因为解剖标志不一致，病理情况下可能相互矛盾。可以确定股骨外旋截骨的定位标志。

（1）股骨后髁连线：直观易懂，但骨关节炎时后髁常被侵蚀，且内侧重于外侧，从而限制其参考价值。

（2）股骨髁间窝前后连线（Whiteside 线）的垂线：在股骨髁发育不良和膝外翻患者可靠性欠佳。

（3）胫骨干轴线：即下肢力学轴，牵引后是一个可靠的参考，据此截骨有助于屈曲间隙平衡。

（4）股骨内外上髁连线：相对最稳定，能最大限度地恢复股骨生理性的旋转。内上髁的中心位于内侧副韧带浅层的近端起点和深层的近端起点之间的小沟内，股骨外侧远端最突出的一点即为外上髁，两者连线即为内外上髁连线。

通常术中均须同时采用几种不同的方法分别确定股骨外旋角度，相互印证，相互比较，最大限度地避免误差，提高截骨精度。

3. 胫骨侧截骨与假体安装　胫骨截骨采用髓内定位系统组件简单，定位过程不受距小腿关节异常情况的干扰，在准确性和重复性方面要优于髓外定位系统，但同时破坏了髓腔结构，增加术中出血、脂肪栓塞的概率。髓外定位系统根据胫骨结节、胫骨嵴和距小腿关节这 3 个容易扪及的体表解剖定位标志，操作简单易行，并发症少，尽管在准确性、重复性方面不如髓内定位系统，仍为绝大部分手术医生所采用。国人中胫骨呈弧形，骨干向前外侧弓形突起的情况不少，在老年女性中较为常见，影响髓内定位系统的放置。有学者的体会是这类情况下用髓外定位系统，以胫骨中下 1/3 胫骨嵴作为定位点，能保证与下肢承重轴一致，具有不可替代的作用。

胫骨平台截骨要求后倾角一般 5°～7°，厚度与胫骨假体厚度相等，一般 8～12mm。胫骨上端骨质强度较好，承重能力较强。越远离关节线，骨质强度越小，因此在实际操作中尽可能保留胫骨近端高强度的骨质，避免截骨过多引起术后假体下沉松动。另一方面，截骨过少会残留增生硬化骨，骨水泥或非骨水泥假体均不能牢固固定；减少胫骨近端的截骨量和骨赘清除、软组织松解，使替换假体相对过厚，无形中增加关节线与胫骨结节距离，提升关节线，造成低位髌骨，进而增加髌骨假体的磨损。

理想情况下，胫骨平台假体能完全覆盖住胫骨近端截骨面，不存在前后、内外偏移余地。但厂家提供假体尺寸毕竟有限，而人群实际数据变化较大。因此，假体安装前应彻底清除骨赘，避免误导。有些学者倾向性的原则是宁小勿大，宁外勿内，宁后勿前，但绝不能突出超过胫骨平台骨皮质边缘（图 15-7）。

4. 髌骨置换　全膝关节置换术后约 50% 的并发症与髌骨置换有关，因此，适应证与假体选择是否合适，手术技术是否熟练可靠，对术后效果影响极大。与胫骨、股骨髁截骨不同，髌骨截骨缺乏很精密、可重复性强的定位系统，现在仍主要依靠医生的经验和手感。正确掌握髌骨截骨厚度、截骨面内外翻及前后对线是手术成功的关键。

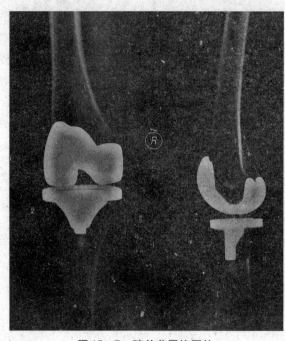

图15-7 膝关节置换图片

髌骨假体安放无论是圆弧形还是解剖型髌骨假体,以能充分覆盖髌骨切割面为前提,尽量偏内侧放置。这样假体顶端(相当于正常髌骨中央嵴)位于髌骨内侧,能更好地模拟正常髌股关节咬合面偏内的解剖结构,减少行外侧支持带松解的概率。

(六)活动半月板全膝关节置换术

目前人工全膝关节后10年以上的假体生存率已达到90%以上,被越来越多的骨科医生和患者所接受。但是对于年龄较轻、活动量较大的患者效果并不满意,特别是聚乙烯磨损导致的骨溶解仍然是膝关节置换术晚期失败的主要原因。为了解决假体设计上低接触应力和自由旋转之间的矛盾,20世纪70年代末产生了第一代可活动半月板的Oford和低接触应力的LCS膝关节假体,这种关节十分接近正常膝关节的解剖特征,避免了相当一部分患者的聚乙烯磨损和假体松动。

固定半月板膝假体设计中最大的难点在于同时兼顾低接触应力与假体界面剪切力的矛盾。平坦的聚乙烯平台对膝关节活动限制程度小,但屈膝活动中对平台是点接触,局部压应力大,加重聚乙烯磨损,影响其寿命。另一方面,若聚乙烯平台设计为关节面杯状曲度,增加了接触面积,固然可以减少磨损,但同时也限制假体活动,引起假体-骨水泥界面剪切应力增加,导致松动增加。降低摩擦力、减少磨损要求增大接触面积,降低假体界面剪切应力、减少松动要求减小接触面积,通常固定半月板假体设计只能在两者间寻找妥协。

活动半月板人工全膝假体针对这一矛盾,尽可能地符合膝关节的生物力学要求,杯状聚乙烯衬垫底面平整光滑,与胫骨假体金属底托可以自由旋转和前后移动,兼顾膝关节的屈曲、旋转灵活性,同时降低衬垫的磨损、假体界面应力,进而延长假体寿命。同时,活动半月板假体设计使行走中的旋转力和剪切力通过活动半月板的相对移位而转移至软组织,这种情况与正常的膝关节很相似。不同厚度的活动半月板聚乙烯衬垫通过改变半月板的厚度调整膝关节韧带的张力,依靠韧带张力来维持正常膝关节的稳定性,从而获得更自然的功能和更长的假体寿命。长期的临床随访结果都表明:尽管活动半月板全膝关节置换手术复杂,但先进的假体设计理念随着人们认识的加深,必将获得越来越广泛的好评。

三、全膝关节翻修术

今天人工全膝关节置换术已成为临床常用的手术,据估计仅美国和欧洲目前全年膝关节置换例数就有20万~30万例。通过近30年的不断改进和提高,感染、假体断裂、关节脱位等严重发生率已经大大减少,10年以上的临床优良率已在90%以上。随着这项医疗技术的广泛推广应用,翻修术病例的绝对数字将会不断增加。在今后的10~20年内,我们将面临呈几何级数增长的翻修病例。如何提高翻修假体成功率,改善翻修术后功能,延长假体使用寿命对每个关节外科医生都是巨大的挑战。

(一)翻修术前评估

全膝关节置换术术后各种并发症,如感染、疼痛、假体松动、断裂、关节半脱位、脱位、关节不稳、活动受限及严重的假体周围骨折等都可能行翻修手术。但是,并不是每一个病例都适合翻修手术,有的行关节融合术、关节切除成形术,甚至有时截肢术更适合患者。作为失败的人工关节置换术的补救措施,翻修术手术效果明显不如第一次手术,术后并发症多见,因此术前应慎重考虑。同时,许多病例不能一蹴而就,有时需要分阶段多次手术以完成翻修准备,如全膝置换术后深部感染多采用二期手术翻修。

1. 全膝关节翻修术的适应证 全膝关节置换术术后各种并发症采用非手术疗法及常规手术不能解决的病例都是翻修手术潜在的患者,但必须具备几个条件:①伸膝装置和膝关节周围软组织完好,或部分受损可以修复。②没有无法修复的大段骨缺损。③无神经、肌源性疾病。④全身情况允许,无严重内科疾病引起的手术禁忌证。⑤依从性好,心理、家庭、经济等无明显不稳定因素的。

2. 全膝关节翻修术的禁忌证 凡引起初次全膝关节置换失败因素未能去除的病例,如过度肥胖、抵抗力低下、神经肌源性疾病无明显好转,不能满足以上要求都会影响翻修手术的效果,建议用融合术等手术替代。依从性差、心理素质不稳定、对手术期望值过高都是相对禁忌证。

(二)翻修手术的原则

通常翻修术关节软组织平衡操作困难,范围广、程度重,同时与骨缺损相互影响,处理非常困难,必要时应选择内在稳定性较好的限制型、半限制型假体以弥补软组织的缺陷。无论一期置换,还是二期置换,术后均需要使用抗生素3~6个月,甚至更长时间。对软组织条件较差者,必要时可切除髌骨缝合切口。

二期翻修术多选用后交叉韧带替代型,如后稳定型假体。对于以伸膝障碍为主的病例,可适当多切除一些股骨髁远端的骨组织来解决;而过伸畸形多因假体不稳或骨缺损造成,实质是伸直间隙相对过大,而不是由于后关节囊松弛。因此,无须松解后关节囊,也不必过度切除股骨后髁增大屈曲间隙,更不能一味选用更大的假体,同时减小屈曲与伸直间隙。否则屈曲间隙过紧,同时关节线抬升,形成低位髌骨。翻修术后屈膝功能很差,正确的处理方法应根据屈曲间隙选择假体并放置在前后中立位,伸直间隙缺损多少就用金属垫块或植骨垫高多少(图15-8)。一般的缺损在10mm以下用金属垫块,10mm以上者需用自体或异体骨块。同样的,内外翻畸形也可用同样方法主要对骨和假体处理,重点解决假体的对位和固定等问题。施行诸如韧带松解、紧缩等软组织平衡术来重建关节稳定性的效果往往欠佳。另外,翻修手术难度大,要求手术医生十分熟悉膝关节韧带结构,并时刻关注关节线的改变,兼顾髌股运动轨迹。除非患者年轻、术后活动量大,否则不宜采用铰链型限制型假体。

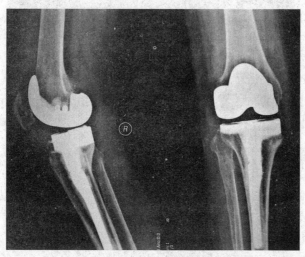

图15-8 膝关节置换(胫骨假体延长杆)

(三) 翻修手术中骨缺损的处理

如何处理骨缺损是返修手术面临的最大问题。根据皮质骨完整程度,又可分为包容型和节段型2种。前者是指外周皮质骨基本完整,只是大块松质骨缺损;后者是指包括皮质骨、松质骨整块骨缺损。严重骨缺损常见于各种原因,包括感染、无菌性松动、假体力线不正、继发股骨髁上或胫骨上端骨折等引起的初次全膝关节置换术失败患者。对严重包容型骨缺损只需填塞足量的自体、异体骨即可,而对严重节段型骨缺损,通常需要采用对应部位的冷冻异体骨进行移植。

大块异体移植骨通常包含有许多皮质骨成分,最终很难会完全被自体骨组织替代。为增强它们抗疲劳断裂的能力,防止应力集中,整段异体骨需要获得坚强的固定。固定方式可通过假体长柄穿过植骨块插入自体骨髓腔实现,一般认为插入骨髓腔内的假体固定柄长度应至少在骨干直径的2倍以上。如有困难,也可采用移植骨块的加压钢板内固定。异体移植骨被机体爬行替代是有一定限度的,过大、过远、皮质骨多都会使爬行替代到一定范围就终止。这个移行区机械强度最低,骨折通常发生在这一区域,以术后3年左右为高峰。

假体固定应采用长柄加骨水泥固定,如有自体骨移植,应尽量将自体移植骨放置在异体骨和移植骨床之间,同时避免将骨水泥或软组织带入到移植骨和移植骨床,防止骨不长入。大块移植骨,尤其是股骨侧,常需修整以适应假体,这样会露出较大面积松质骨,术后有可能加速移植骨血管再生、重吸收现象,从而引起再置换失败。因此,为防止这种现象,有人提出用薄层骨水泥覆盖修整后外露的松质骨。术后避免负重至少3~4个月,直至X线检查自体、异体骨结合面无任何透亮线存在,或两者结合部有骨痂桥接,均提示已经愈合(图15-9)。

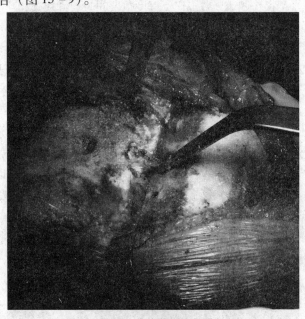

图15-9 膝关节置换骨缺损

四、全膝关节置换术后并发症的处理与预防

近20年来,全膝关节置换术发展迅速,目前在发达国家已经成为对严重膝关节病变外科重建的常规手术。大量的全膝关节置换必然带来相应的并发症,给患者和社会带来巨大的痛苦,也严重影响手术医生和患者对该手术的接受程度。由于膝关节周围肌肉少,位置表浅,假体作为异物也会影响局部组织对损伤的耐受性,因而术后局部并发症的发生率较高。关节内感染、假体松动等严重并发症无论对医生或患者都是一场灾难,一直是患者顾虑手术的主要原因。只有充分认识到全膝关节置换术后并发症的原因和病理生理过程,采取有效措施控制发生率,并且在并发症出现后及时、有效、妥善处理,才能提高全膝关节置换手术水平,延长使用寿命,促使更多的患者接受这一手术。

(一) 全膝关节置换术后感染

感染也许是全膝关节置换术最具灾难性和最昂贵的并发症，常引起关节的疼痛和病废，以致手术完全失败。与全髋关节置换不同，膝关节软组织少，轻微的感染很容易扩展至整个膝关节，深部感染所有保守治疗几乎均无效，个别病例甚至需要截肢，多数感染病例最终需要再次手术去除假体和骨水泥。随着对其认识的深入、假体设计和手术技术的日益完善，预防性抗生素、层流过滤手术室、抗生素骨水泥和伤口处理技术的进展，感染发生率由早期的1%～23%降至目前的1%～1.5%。根据病变累及的范围，全膝关节置换术后感染可分为浅层感染（未累及关节囊）和深部感染（累及关节腔），其处理方法稍有不同。

对全膝关节置换术后效果不理想的患者，尤其是那些术后膝关节持续疼痛、活动受限和假体松动的患者，都应提高警惕，首先排除感染的可能。红细胞沉降率增大，C反应蛋白指标增高，一般无临床参考价值。X线平片上出现的假体透亮线仅作为诊断感染的参考。放射性核素扫描对诊断术后深部感染有较高的特异性和准确性，尤其是放射性核素标记的白细胞扫描更为敏感而准确。关节穿刺局部组织细菌培养是诊断感染最直接依据，同时穿刺液涂片作细菌革兰染色、白细胞计数和分类及细菌药物敏感试验。

1. 保守治疗　根据病变累及的范围，一般浅层感染多采取保守治疗。对于深部感染患者，感染扩散累及关节腔，且多为年老体弱者，有多种内科疾病，处理十分棘手。一般的，单纯抗生素治疗适用范围极为有限，仅适用于术后2周内发生的早期革兰阳性菌感染。细菌对抗生素极度敏感，患者在感染48h内即得到及时有效的治疗，而且没有假体松动；或者病情严重，一般情况极差无法耐受手术治疗的患者做姑息治疗。这种方法疗效不确切，治愈率只有6%～10%。

2. 暴露与清创　取出假体、骨水泥等异物，彻底清创，是控制感染的最可靠方法。一般情况下，无论医生还是患者都将该术作为治疗全膝关节置换术后感染的首选。一期翻修术仅适于革兰阳性菌感染，术前明确病原学诊断和药敏，术中采用敏感抗生素骨水泥固定翻修假体，成功率低于70%；二期翻修术成功率高达97%，感染复发率低，常作为衡量其他治疗方法的参考标准。但住院时间长，需要2次手术，伤口瘢痕增生、软组织挛缩，关节僵硬，影响翻修术后的关节功能。

根据患者术前关节活动度，医生可大致估计术中显露关节的难易。一般来说，术前膝关节活动度越差，术中关节显露就越困难。选择原切口作为手术入路，避免在切口周围做过多的游离，松解髌上囊、膝关节内外侧间沟内的组织瘢痕、粘连的纤维组织和脂肪。切口宜大，暴露充分，特别注意保护胫骨结节髌腱止点，防止撕脱。对于股四头肌挛缩、暴露极端困难的病例，直接做股四头肌"V-Y"手术入路也是改善膝关节显露的较好方法，同时也须预防无意中对髌腱可能造成的损伤。

如何准确估计清创的范围、骨质缺损程度及术中截骨范围是处理感染性膝关节翻修病例最重要的步骤之一。清创既要干净，彻底清除坏死组织和病灶，尤其是松质骨中的小脓肿，但是又不能任意扩大，人为造成过多的骨缺损。第一次清创，放置抗生素骨水泥临时假体时清创的标准可以稍宽些，不必过分要求每个地方都掘地三尺，尽量多保留骨质，尤其是外侧骨皮质。因为有了外侧皮质作支撑，包容性骨缺损处理起来比节段性骨缺损容易得多。

3. 假体取出与放置临时假体　清除假体的顺序依次为股骨髁、胫骨平台和髌骨。取出原有假体及骨水泥时，应保护周围骨质及韧带结构。假体取出有时是很困难的，尤其是没有松动的股骨假体带有长柄，一般多需要骨凿、电锯等特殊器械。在分离假体固定面时，用骨凿千万不要硬性撬拨，防止局部支撑部骨组织的压缩性骨折。聚乙烯平台取出多较方便，问题常常出在取出固定良好的股骨髁和平台金属托时。对此，笔者常用交替敲打法加以解决。先用最窄的摆锯沿假体与骨交界的骨水泥层锯开，中途要不断用生理盐水冲洗，防止温度过高。待除柄体外的所有假体与骨组织都已分开，用锤子向金属假体远端分别左右、前后交替敲打，反复数次后，假体反复扭曲，与骨水泥逐渐脱离，待击打的声调变化后，说明假体已松动。这时可装上假体固定器，小心向外击打，拔除假体。此法总结为"欲进先退"。注意操作要轻柔，强行拔出假体有时会导致大半个股骨髁都掉下来，这时处理起来就异常困难了。

对少数柄体固定十分坚固者，有时需用金属切割器来离断柄体与平台的连接部，然后再处理柄体。

在切割金属时，需要用纱布严密盖住周围术野，以减少金属碎屑进入组织，同时用冷水冷却。髌骨残余骨质薄，全聚乙烯髌骨假体去除困难时切不可强行撬拨，宜用摆锯沿截骨面切断假体，再适当钻孔，取出3个固定桩。

4. 翻修假体的放置　二期关节置换时截骨平面应选择在成活的自体骨处。术前根据可能的截骨平面准备合适长度的异体移植骨。移植骨大小应按照残存的自体骨和软组织情形来选择。尽量使异体骨与自体骨在两者的结合部位直径保持一致。多数翻修术病例的后交叉韧带和内、外侧副韧带有破坏。翻修假体选择的原则是在综合关节稳定性和骨质缺损程度的前提下，尽可能选择限制程度小的假体，通常情况下均选用后稳定性假体。若侧副韧带也有病变或缺损，半限制型假体或旋转铰链型假体可能是最好的选择。

5. 全膝关节置换术后感染的预防　在膝关节这一身体表浅部位内埋藏大块金属异物和骨水泥等材料，增加了感染的机会和严重性。许多微生物能在异物表面产生一层多糖蛋白质复合物保护膜，造成假体周围厌氧菌和需氧菌共生环境，逃避机体的抵抗作用。除非去除假体，否则这类感染病灶很难控制。全膝关节置换术后感染原因很多，相应的预防措施也要从消灭传染源、控制传播途径和保护易感区域着手。增加全身、局部抗感染能力。

(1) 消灭传染源：理论上各种急性感染和慢性感染急性发作均是手术禁忌证，应排除手术。因此，术前应首先控制远处感染病灶，缩短术前不必要的住院时间。同时，术前预防性地使用抗生素十分有效，可显著降低感染率已成为广泛共识，这也是最重要的感染预防方法。理想的预防性抗生素应具备：对葡萄球菌、链球菌等人工关节置换术后常见感染菌高度敏感，组织穿透性好，半衰期长，毒性小，价格便宜。抗生素可根据全膝关节置换术后感染的细菌学经验和药敏试验选用，多以头孢类为主，可合并氨基糖苷类，严重时或对青霉素过敏者，改用万古霉素。预防性抗生素仅术晨使用，特殊情况如类风湿关节炎、长期使用激素或免疫抑制剂的病例提前1~2d使用。静脉给药多在术前15min内，以头孢曲松钠等半衰期长的药物为佳，双膝手术或手术时间长还可在中途加用一次。术后预防性抗生素使用时间意见仍未统一，一般主张术后维持3~7d，常规每8h一次。

含抗生素骨水泥在体内可持续释放抗生素，保持相当时间内局部药物在有效浓度以上。因此，全膝关节翻修术、既往膝关节周围有感染史的患者可常规使用含抗生素骨水泥，类风湿关节炎、长期使用激素或免疫抑制剂患者也主张使用。因骨水泥聚合产热，部分抗生素会分解，故一般多用万古霉素、妥布霉素或庆大霉素。抗生素添加量以不超过总量的5%为宜，避免显著降低骨水泥强度。

(2) 控制传播途径：随着术前预防性抗生素的常规使用，以及长期大宗病例的随访分析，目前对空气隔离式手术颇有微词。一般认为，尽管层流手术室设施昂贵，但为保证质量，仍有必要使用。同时，国内外均已达成共识，人工关节置换，特别是全膝关节置换不能遍地开花，应在有相当硬件、软件和人员条件下完成。

严格的术前备皮消毒、粘贴塑料手术薄膜合并碘液擦洗可显著降低感染的发生率。手术室管理包括手术室紫外线消毒，控制手术室人员数目，减少人员在手术室内随意移动，采用防水手术巾、双手套操作，术中抗生素盐水冲洗均可达到控制传播途径的目的。用含抗生素盐水冲洗枪冲洗伤口可减少伤口污染物，保持创面湿润，及时清除血痂、磨屑、骨水泥等异物，也是预防感染的常规手段。

(3) 保护易感区域：早期感染多由于伤口内形成的血肿或切口延迟愈合、皮肤坏死等引起；晚期感染大部分为血源性途径感染所致。术中无损伤手术操作，不作皮下广泛分离，避免因一味追求小切口而反复牵拉皮肤。及时冲洗手术野，关闭切口前彻底止血，避免血肿形成等均可保护局部皮肤软组织，避免由外到内的细菌侵蚀。出现切口愈合问题及时处理，早期植皮或皮瓣转移。术后除注意常规的各种伤口局部护理外，关键在于提高机体抵抗力，及时使用预防性抗生素治疗，控制身体其他部位的感染灶，防止血源性感染的发生。术后1年以上切不可放松警惕。对有关节肿胀的患者，如怀疑有感染的可能，应先分层穿刺进行细菌培养，而不要盲目切开引流开放换药。在进行拔牙和各种侵入性内镜检查、置管时，也应常规使用抗生素预防。

(二) 深静脉栓塞及其预防

下肢深静脉栓塞（DVT）和肺栓塞是术后常见的并发症，同时也是术后早期的主要致死原因。据文献报道如不做预防性治疗，将有40%～60%患者发生术后深静脉血栓，0.1%～0.4%有致命性肺栓塞。即使采用了适当的预防方法，全膝关节置换术后下肢深静脉血栓发生率仍高达11%～33%。在某些高危人群，如老年、女性、吸烟、糖尿病、高血压、肥胖、小腿水肿、下肢静脉曲张、心功能不全及以往有深部静脉血栓者，发生率更高。以往研究认为人工膝关节置换术后深静脉血栓现象多见于欧美人种，黄种人少见。但近年来随着全膝关节置换术广泛开展，术后DVT的发生率正在逐步上升，并已与欧美人种接近。分析原因可能与亚洲人饮食结构的西方化以及医疗卫生水平提高使更多老年患者能够接受手术治疗等因素有关。

大部分深静脉血栓患者早期无自觉症状，体检时可发现小腿、踝部肿胀，表浅静脉充盈，皮肤颜色改变，皮温升高。一般而言，依靠临床表现做出诊断往往时机已晚。肺栓塞典型症状是气短、胸痛和咯血。临床上几乎找不到典型病例，很难判断是否发生。据报道只有不到1/4的肺栓塞临床怀疑对象经客观检查得到证实。通气/灌注肺扫描是一种有效的肺栓塞筛选方法，而血管造影则是唯一的确诊手段，但费用昂贵，又是有创检查，应限制其使用。

深静脉血栓形成和肺栓塞的预防主要有：①机械方法。使用弹力长袜、下肢持续被动活动（CPM）、术后早期活动等。②药物方法。经长期临床使用，低分子肝素被证明能有效抑制血栓形成，很少影响凝血功能，因此使用过程无须经常检测出血时间，现已广泛使用，成为术前常规之一。此外，对于高危患者，有必要服用小剂量华法林、阿司匹林等。术前1d服用5mg华法林，手术当晚服用10mg，随后依据PT和APTT检查结果，使剂量个体化，直至患者下床活动。有充足的证据表明局部区域麻醉较全身麻醉能明显减少术后下肢深静脉血栓的形成。这可能与前者能区域性阻滞交感神经，引起下肢血管舒张，血流增加有关。这些预防措施相当有效，有报道能使术后静脉造影DVT阳性率从84%下降至57%。对哪些患者需要进行常规的抗凝治疗，预防性治疗需维持多长时间，目前意见不一。笔者认为如果不加区别地对所有患者都采用预防性治疗，不但增加医疗费用，也增加药物特别是华法林不良反应的发生机会。由于膝关节周围软组织较薄，缺乏富有弹性的厚实肌肉包裹，对血肿的耐受性较差，为减少伤口出血机会，使用预防性抗凝药物应推迟至术后24h以后。同时，术前使用抗凝药物，麻醉师因顾虑椎管内出血而坚持使用全麻，得不偿失。因此，65岁以上患者术后常规使用低分子量肝素抗凝5～7d，其他DVT高危患者在血液科指导下可术前即开始使用多种抗凝剂。

(三) 切口愈合不良与皮肤坏死

伤口愈合不良包括伤口边缘坏死、伤口裂开、血肿形成、窦道形成和皮肤坏死，其主要有2类因素：①全身因素：患者存在高危因素例如糖尿病、类风湿关节炎长期服用激素或免疫抑制剂，抑制了成纤维细胞的增生；肥胖患者皮下脂肪过多，膝关节暴露困难；营养不良、吸烟等都会减少局部血供，减轻炎症反应，影响切口愈合。②局部因素：以手术操作为主，如肥胖患者组织过度剥离和牵拉；一味追求小切口，皮肤过度牵拉或皮下潜行剥离；止血不彻底，血肿形成；外侧髌骨支持带松解术降低膝关节外侧皮肤的血供，继而影响皮肤愈合；术后功能锻炼过早、过强，不仅降低伤口氧张力，影响组织愈合，而且容易导致伤口持续渗血、渗液，引起感染。此外，皮肤切口应尽可能沿用旧手术切口，不应在其边缘再做平行切口，以防皮肤坏死；皮肤切口长度不应过短，以免术中屈膝状态下操作时两侧皮缘张力过大。

一旦发生伤口持续渗液、伤口红肿等愈合不良迹象时，应予以迅速及时处理，否则可能很快引起深部感染。明显的伤口边缘坏死、皮肤坏死、窦道形成，特别是伤口裂开，要及时进行清创、闭合伤口，必要时植皮。较小的血肿可行保守治疗，或穿刺、冷敷和加压包扎。张力高的较大血肿，影响皮肤血运或有自行破溃形成窦道的危险时，需在无菌手术条件下清理。

对直径3cm以内的小范围表浅皮肤坏死，其原因主要是局部血供不良，单纯换药耗时长，容易出现痂下感染，继而发展到关节深部感染，故而应积极切痂，清创缝合，皮肤多能延迟自行愈合。大范围的表浅皮肤坏死，则需行二期皮肤移植。少数膝前软组织全层坏死，露出关节假体的则需要进一步的皮肤、皮肤筋膜瓣和皮肤肌肉瓣等转移修复，常用内侧腓肠肌皮瓣。

（四）髌骨相关问题

髌股关节应力巨大，通常情况是体重的2~5倍，下蹲时高达体重的7~8倍。很多研究都支持在全膝关节置换同时做髌骨置换，除能明显缓解膝前疼痛、改善上下楼能力外，肌肉力量、关节稳定性也明显增高。尽管是否常规置换髌骨的争论还在持续，但仔细分析历年来发表的相关文献，髌骨置换病例已越来越多。髌骨置换无疑会带来许多并发症，如髌骨骨折、髌骨轨迹欠佳甚至脱位，还有假体松动、假体断裂、髌韧带断裂、软组织过度增生发生撞击等相关并发症日益突出，几乎占全膝关节置换术后并发症的50%左右。

1. 髌骨骨折　初次全膝关节置换术后发生髌骨骨折很少见，但类风湿关节炎，特别是翻修术后容易出现。通常与截骨不当、髌骨异常受力和血供受损有关。髌骨置换后最好能恢复原有髌骨厚度，残存不应小于15mm。髌股关节关系异常，假体偏厚、股骨髁假体太靠前、过伸位放置都会使股四头肌张力和髌股关节压力异常增大；假体位置不当、力线不正或半脱位也使髌骨内部应力分布不均，导致骨折。常规内侧髌旁入路已经切断髌骨内上、内下以及膝上动脉，切除外侧半月板、髌下脂肪垫时还可累及膝外下动脉。术中膝外侧支持带松解时特别容易损伤膝外上动脉，引起骨质缺血性坏死，最终导致髌骨骨折。从保护髌骨血供角度出发，应注意保留髌下脂肪垫；外侧支持带松解时避免损伤膝外上动脉，距离髌缘2cm左右，以免损伤髌骨周围血管网；不用中央固定栓较粗的髌骨假体。

髌骨骨折治疗的关键是平衡髌股关节周围软组织。Ⅰ型骨折：假体稳定，伸膝装置完整。一般用保守治疗效果好，很少有并发症。Ⅱ型骨折：假体稳定，伸膝装置破裂。可行伸膝装置修补＋髌骨部分或全部切除术，一般有伸膝无力、活动受限等并发症。Ⅲ型骨折：假体松动，伸膝装置完整，其中Ⅲa型髌骨残余骨床质量好，Ⅲb型髌骨残余骨床质量差，多残留较严重的并发症。①髌骨上下极骨折，如未累及伸膝装置，用管形石膏固定4周，若累及则需切开复位内固定，术后辅助支架治疗。②髌骨内、外缘骨折，多与假体旋转、肢体对线不当或膝外侧软组织挛缩等有关。若髌骨活动轨迹正常，骨折片轻度移位可予保守治疗。骨折片移位较大的，切除骨折片，松解膝侧方支持带。③髌骨中段横形骨折，若不涉及骨－骨水泥界面，骨折移位不明显的，用管型石膏固定4~6周；若髌骨假体松动，或膝前疼痛、伸膝装置功能失常持续1年以上者，可行软组织松解、部分髌骨切除或伸膝装置修复等手术。④水平剪切髌骨骨折，多发生在骨与假体交界面，常引起残存骨质破坏，影响翻修假体的固定，因此多行髌骨部分切除术，用筋膜等组织覆盖。

2. 髌骨弹响征　最初报道的髌骨弹响征主要见于全膝关节置换术患者。最近有资料认为这种弹响现象可同样出现在只置换髌股关节的患者，只是两者在发生机制、出现症状的位置上有所区别。后者多是由于股骨假体滑槽下端向后延伸不够，或者髌骨上极本身结构如骨赘等因素，造成髌骨过度陷入髁间窝，使得在伸膝过程中出现髌骨上极与股骨滑槽下端的撞击现象。治疗多采用关节切开或关节镜下的增生纤维组织清理术，必要时行髌骨返修术。

3. 髌韧带断裂　髌韧带断裂发生率为0.1%~2.5%，断裂部位通常在胫骨结节附近，发生原因与术后髌韧带血供改变、摩擦，或由于手术操作过程中韧带周围或止点部位广泛剥离，或由于术后膝关节活动受限，患者接受按摩推拿受力过大所致。长期卧床的类风湿关节炎患者有严重的骨质疏松，暴露膝关节时易造成胫骨结节撕脱骨折，尤其是长期屈膝挛缩或强直的病例和糖尿病、红斑狼疮等疾病累及结缔组织，造成韧带病变脆弱，股四头肌挛缩，非常容易造成本已骨质疏松的胫骨结节撕脱骨折。

髌韧带断裂是治疗效果最差的术后并发症之一。临床应以预防为主，加强术中规范操作，切忌使用暴力。髌韧带断裂的治疗方法有许多，如石膏制动、肌膜缝合、骑缝钉固定、半膜肌加强、异体肌膜或合成材料移植等，但至今仍没有令人完全满意。即使用半膜肌移植修复，术后仍会出现髌韧带松弛、伸膝装置无力、膝关节不稳、关节活动范围差等并发症，严重影响了全膝关节置换术的临床效果。

（五）假体周围骨折

全膝关节置换术后可发生在胫骨干、股骨干，也可发生股骨髁或股骨髁上，大部分骨折发生在术后平均 3 年左右。

摔倒等轻微外伤常常是骨折的诱因，而骨质疏松则是引起术后假体周围骨折的最危险因素，特别是类风湿关节炎、长期服用激素、高龄及女性患者。由于假体材料的弹性模量远远大于骨，在假体尤其是柄的远方形成应力集中区，特别是假体位置不当引起局部应力遮挡，更易导致骨折。神经源性关节病造成膝关节不稳，术后关节纤维性粘连，采用按摩等方法做抗粘连治疗时用力不当，即可造成骨折。当然，手术操作不当也是假体周围骨折的重要原因：①过多修整股骨髁前方皮质骨，使该区域骨质变薄；或截骨过多形成股骨髁前方骨皮质切迹；或假体偏小、后倾，前翼上缘嵌入到股骨皮质内，使之强度减低，形成股骨髁上薄弱点，受到轻微外伤即造成骨折。②术中软组织过分松解，或膝关节外侧支持带松解影响血供，使假体周围骨重建不足，甚至局灶性坏死。③假体安放位置欠佳，对位对线不良，膝关节活动中产生有害的侧方力、剪切力。④假体无菌性松动，聚乙烯磨屑致骨溶解。在诸多因素中，力学因素是最直接的原因，轴向和扭转应力联合作用是导致骨折的直接力量。骨折线常穿过骨结构薄弱处，发生部位与假体类型有关，例如股骨干骨折多发生在带髓内长柄的假体柄端附近；而不带柄的股骨假体，骨折多位于股骨髁。

保守治疗适应于骨折无移位或轻度移位但能通过手法复位并保持稳定的病例，骨折端间距小于 5mm，成角畸形小于 10°。骨折粉碎程度较轻的患者，也可采用保守治疗，以骨牵引、石膏外固定等方法制动至少 3 个月。保守治疗骨折不愈合，畸形愈合率较高，而且长期局部制动，多引发膝关节功能障碍。因此，对无保守治疗适应证，或经保守治疗 3~6 个月骨折不愈合，或骨折同时伴有假体松动者，应选择切开复位内固定术。

手术方法包括髓内针固定、钢板固定和定制假体等。目前许多学者报道采用逆行髓内固定方式来治疗膝关节置换术后的骨折。

逆行髓内钉手术时间短，操作简单，无须破坏骨折附近的骨膜组织，固定确切，可以早期术后活动。术中取髁间窝中点为进针点，在牵引复位下将髓内针击入股骨髓腔，透视下确定骨折对位对线情况。一般来说，髓内针近端应抵达股骨中下 1/3，保证在骨折近远端均有至少 2 个锁钉。在能植入的前提下，髓内针越粗越好，有利于增强稳定性。但是，后方稳定型假体髁间窝封闭，亚洲人许多假体很小，髁间窝的宽度不允许植入髓内钉，都只能髓外固定。常规钢板内固定操作困难，技术要求高，术中需剥离较大范围的软组织，影响局部血供，并且对骨质疏松患者很难获得坚强内固定。如骨折部位偏向近端，可使用髁钢板，通过调整螺钉在髁上的拧入位置，很好地起到骨折整复、固定作用。最近，不少学者引入 LISS 钢板系统固定，不剥离骨膜，螺钉只穿透一侧皮质，同时与钢板紧密锁钉，操作简便，稳定性好，遗憾的是价格昂贵，限制其广泛使用。术前仅根据 X 线片有时很难确定假体是否已有松动，因此手术均应同时准备翻修手术器械和假体。若骨水泥面受累，合并假体松动，宜选用大块自体或异体骨植骨加长柄假体翻修。小心骨水泥操作，避免骨水泥渗入骨折间隙，影响骨折愈合。

五、计算机导航下全膝关节置换术

人工膝关节置换术经过不断地改进和完善，已逐步发展成为经典的治疗膝关节疾患的手术，取得了公认的临床疗效。但是，仍有 5%~8% 的失败率，与假体松动和失稳等有关。髌股关节疼痛和屈曲受限等并发症则占 20%~40%，而高达 50% 的早期翻修术与力线不当、假体摆位不当和关节失稳等有关。影响人工膝关节置换术临床中远期疗效的因素主要表现在两方面：一是三维立体空间上的准确定位截骨与假体植入；二是伸屈膝关节等距间隙及韧带等软组织平衡和稳定。通过文献分析得出以下结论：第一是重建的下肢力线应控制在额面上膝内外翻 3° 以内；第二是膝关节胫、股骨侧假体的旋转摆位应控制股骨侧假体在相对于后髁轴线外旋 3°~6°，平行于股骨上髁轴线；第三是保持置换的膝关节在屈伸位动态过程中的等距间隙和韧带平衡稳定。然而，传统的手术方法通常是用手工髓内外定位导向装置来进行画线定位截骨，术者仅凭肉眼和手感辅以术中 X 线片来判断假体摆位植入时下肢力线和韧带平衡等情况，有时会因为诸多的人为因素影响手术的精确度，即便是有经验的医生，有时也会发生超过 30° 的下肢力线不良等结果，以及旋转摆位与关节平衡问题，术中仍会出现难以估量的因素。因此，传统手术方法的精确度问题往往困扰着手术医生。计算机辅助外科手术系统的临床应用要追溯到 20 世纪 80 年代，至 2004 年，计算机辅助人工膝关节置换手术系统已普遍应用于欧洲和北美，澳大利亚和日本等国也有临床应用报道，目前正成为关节外科的热点之一。

计算机辅助人工膝关节置换手术系统的主要原理是借助于导航子和红外线立体定位装置，术中标定股骨头、膝和踝的中心，在屏幕上实时地显示出下肢正侧位的机械力线，模拟和监控假体置换。人工膝关节置换手术系统具有可用性、安全性和稳定性，可达到 1°和1mm的精确度。与传统手术比较，在下肢力线重建方面有所提高。一系列临床研究结果表明，计算机辅助系统手术在下肢力线正确重建、假体的选定和准确摆位植入、韧带平衡、取得置换关节屈伸过程中的等距间隙等方面达到了传统手术难以达到的定量标准，提高了手术质量。手术后的近期疗效满意，中远期疗效还要经过一定时间的随访才能做出评估。尽管如此，计算机辅助人工膝关节置换手术系统在临床上已越来越广泛地得以开展和应用。

（冯万文）

第四节　人工肩关节置换术

尽管人工肩关节置换术与人工髋、膝关节置换术在临床上几乎同时开始应用，但无论在实施数量及长期效果方面均不能与人工髋、膝关节置换术相媲美，其主要原因是肩关节活动范围大、患者对生活质量的要求高，而关节重建后的功能康复水平很大程度取决于周围软组织的条件。为避免并发症及改善预后，仔细选择适应证、熟悉肩关节的解剖和力学机制、精确的重建技术都是非常重要的。

一、概述

肩关节特殊的解剖结构使其具有比身体其他任何关节更大的活动度。尽管肩关节通常被认为是一个球窝关节，但较大的肱骨头和较小的关节盂间形成关节，肱骨头并不包容于关节盂内，因此，关节本身并不稳定。盂肱关节必须依靠静力性和动力性的稳定结构才能获得运动和稳定，其中肩袖起到特别重要的作用。有专家认为肩袖不仅能稳定盂肱关节并允许关节有极大的活动范围，还能固定上肢的活动支点。只有通过与支点的反作用，三角肌收缩才能抬高肱骨。无论如何，在肩关节正常的功能性活动中，肩袖必须与三角肌同时收缩才能起到协同作用。

二、假体类型与手术指征

肩关节置换术包括人工肱骨头置换术和人工全肩关节置换术。

人工肱骨头置换术适用于难以复位的粉碎性骨折（Neer 分类法中四部分骨折合并盂肱关节脱位、肱骨头解剖颈骨折或压缩骨折范围超过 40%，以及高龄或重度骨质疏松患者肱骨近端 3 块以上粉碎性骨折者）、肱骨头缺血性坏死、肱骨头肿瘤。

非制约式人工全肩关节置换术适用于肱骨头有严重病损，同时合并肩盂软骨病损但肩袖功能正常者，只有在肩袖失去功能或缺乏骨性止点无法重建时才考虑应用制约式人工全肩关节置换术。

目前，对盂肱关节炎的患者行人工肱骨头还是全肩关节置换术仍存在争议。一般来说，除肩盂骨量严重缺损、肩关节重度挛缩或肩袖缺损无法修补、原发性或继发性骨关节炎、类风湿关节炎、感染性关节炎（病情静止 12 个月以上）者外，应尽量选择行全肩关节置换术。而 Chareot 关节病患者因缺乏保护性神经反射而易使患肩过度使用，肩袖无法修补的肩袖关节病患者的肩盂要承受三角肌—肩袖力偶失衡所产生的偏心负荷，产生"摇摆木马"效应（rocking horse effect），两者均易导致肩盂假体松动，所以应行人工肱骨头置换术。

三、技术要点

术前病史采集及查体要注意以下几点：患肩活动范围（确定患肩属于挛缩型还是不稳定型，以决定软组织平衡重建的方式及预后）、肩袖功能检查（决定行肩袖修补及全肩关节置换术还是因肩袖无法修补行肱骨头置换术)、三角肌功能检查(三角肌失神经支配是置换术的禁忌证)、腋神经、肌皮神经和臂丛功能检查(作为对照,以确定手术中神经是否受损)。

影像学检查的着重点:应在外旋位(30°~40°)X线片上行模板测量,选择肱骨假体型号;同时摄内旋、外旋及出口位X线片了解肱骨头各方向上的骨赘,有无撞击征和肩锁关节炎;摄腋位X线片了解肩盂的前后倾方向,有无骨量缺损及骨赘。必要时行CT或MRI检查。

麻醉:插管全麻或高位颈丛加臂丛麻醉。

手术时取30°半坐卧式"海滩椅"位(beach-chair position)或仰卧患肩垫高30°位,肩略外展以松弛三角肌。取三角肌胸大肌间入路,向外侧牵开三角肌,向内侧牵开联合肌腱(或自喙突根部截骨,向下翻转联合肌腱),切断部分喙肩韧带(肩袖完整时可全部切断),必要时切开胸大肌肌腱的上1/2以便显露。结扎穿行于肩胛下肌下1/3的旋肱后动脉,在肱二头肌肌腱内侧约2cm处切断肩胛下肌肌腱和关节囊,外旋后伸展肩关节,切除清理肱骨头碎片及骨赘,上臂紧贴侧胸壁,屈肘90°并外旋上臂25°~30°(矫正肱骨头后倾角),自冈上肌止点近侧按模板方向由前向后沿肱骨解剖颈截骨(画出颈干角)。在截骨面的中心偏外侧,沿肱骨干轴线方向开槽,内收患肢,扩髓。插入试模,假体应完全覆盖截骨面,其侧翼恰位于肱二头肌肌腱沟后方约12mm,边缘紧贴关节囊附着点并略悬垂出肱骨矩。取出试模,显露肩盂,切除盂唇(注意保护紧贴盂唇上方的肱二头肌长头腱)和肩盂软骨,松解关节囊,在肩盂的解剖中心钻孔,将肩盂锉的中置芯插入孔内磨削至皮质下骨,根据假体固定方式不同行开槽(龙骨固定)或钻孔(栓钉固定),安装调试假体,充填骨水泥,置入肩盂假体。然后,向髓腔远侧打入一骨栓,以防骨水泥进入髓腔远端。置入肱骨头假体,肱骨头的中心应后倾25°~30°,并恰好放在肱骨颈上。后倾角度可以根据假体和二头肌沟、小结节的相对位置决定,也可以根据肱骨内外上髁连线决定。关节活动度一般应达到前屈90°、外展90°、外旋90°。总之,应保证肱骨头假体植入合适:①肱骨头在关节腔内对合良好。②肱骨颈长度适当。③不会发生近段肱骨在关节内发生卡压现象。彻底冲洗伤口,复位肩关节,检查关节活动度及稳定性。缝合肩关节囊及肩胛下肌腱,将肱二头肌肌腱一并缝合固定,以增强肩关节前方稳定,如后关节囊过松,可将松弛的后关节囊缝于关节盂的边缘。如果术中行大结节截除,应重新用涤纶线原位固定。

四、并发症

1. 肩关节不稳定　肩关节是人体活动范围最大也最不稳定的关节,其稳定性主要取决于周围软组织,特别是肩袖的完整性。因此,手术中不但要将假体安放在合适位置,更重要的是要维持肩周软组织的平衡,否则将会发生症状性肩关节半脱位或全脱位以及肩峰下动力性撞击征。据报道,术后不稳定的发生率为%~22%,占所有全肩关节置换术并发症的38%。术中可行前抽屉试验和外展外旋患肩检查前方稳定性,行后抽屉试验和前屈内旋患肩检查后方稳定性,Sulcus试验检查下方稳定性。

2. 前方不稳定　以下因素与前方不稳定有关:肩盂和肱骨假体的后倾角度之和为35°~45°,三角肌前部功能障碍,肩胛下肌撕裂,后方关节囊过紧。由于三角肌前部功能障碍会引起难以纠正的显著性不稳,故手术中应竭力避免损伤三角肌。预防措施是经三角肌胸大肌入路时不要切断三角肌起点,显露过程中要时刻牢记腋神经的位置,避免发生损伤。临床上,除非合并肩袖撕裂或喙肩弓损伤,单纯的假体后倾不足并不能导致明显的不稳,而单纯肩胛下肌断裂即会产生术后患肩前方不稳定。术者手术技术不佳、软组织质量差、假体型号过大、术后理疗不当被认为与此相关。此外,肱骨假体偏心距(offset)也与肩胛下肌的功能与完整性有关,使用肩盂假体厚垫或大型号的肱骨假体会增大偏置距,增加肩胛下肌缝合后的张力,并可导致肩峰下结构性撞击征。后方关节囊过紧是引起前方不稳定的另一原因,内旋患肩时会迫使肱骨头前移。因此,术中做后抽屉试验时,若肱骨头假体在肩盂上的滑动距离小于其直径的1/2,应考虑松解后方关节囊。

3. 后方不稳定　后方不稳定最常见的原因是假体过度后倾。对慢性骨关节炎患者,外旋受限、腋位X线片提示肱骨头半脱位,则表明后方肩盂有偏心性磨损。术前行双侧肩关节CT扫描能更清楚地显示磨损程度,有助于术者正确定位肩盂的中心和锉磨方向。较小的肩盂后方缺损可通过锉低前方肩盂或缩小肱骨假体后倾角度来纠正，较大的缺损则需要选用较大的假体或植骨来填补。陈旧性肩关节后脱位患者常继发肩关节前方软组织挛缩和后关节囊松弛，从而导致后方不稳。因此，对此类患者软组织平衡的目标是：外旋达到40°，中立位时肱骨头假体在肩盂上的滑动距离不超过其直径的1/2。松解前方软组织至与后方结构平衡后，选用大号假体使旋转中心外移可保证肩关节稳定性。适当地减少肱骨假体后倾，即使肱骨头偏离了脱位方向，又使假体内旋时偏置距增大，从而紧张后关节囊，提高肩关节的稳定性。若完成上述操作后仍然存在后方不稳，可行后方关节囊紧缩术。近期，Namba等又提出动力性重建的概念，将冈下肌和小圆肌止点移位到肱骨近端后侧，当上臂内旋前屈时（后脱位的姿势），肌腱被动性紧张防止脱位。此外，不慎切断后方肩袖和关节囊、肩盂假体过小也能引起肩关节后方不稳。截骨时小心保护后方软组织，选用肩盂骨床所能承受的最大前后径假体即可避免。

4. 下方不稳定　肱骨假体放置位置过低会引起三角肌和肩袖松弛，继而导致肩关节下方不稳定和继发性撞击征。正常的肩关节，肱骨头可向下移动的距离是肩盂高度的一半。由于肱骨假体被安置于髓腔内，其下移距离也不应超过这一范围，否则不能维持正常的组织张力。

5. 肩袖损伤　肩袖损伤的发生率为1%～14%，占全肩关节置换术常见并发症发生率的第2位。术后肱骨头假体不断上移提示冈上肌变薄、肩袖断裂或强大的三角肌和力弱的肩袖之间力偶失衡。对于大多数术后有慢性肩袖损伤症状的患者，可进行严密观察。使用非类固醇消炎药，热敷，加强三角肌、肩袖和肩胛带肌的锻炼常有效。只有当患者症状显著、出现明显的功能障碍或术后发生急性外伤时才考虑手术治疗。

术中避免损伤肩袖的方法：直视下使用骨刀行肱骨头截骨术（至少对肱骨头后方部分）；同时避免截骨过低或靠外（损伤上方肩袖），或肱骨头后倾过大时截骨（损伤后方肩袖）。若出现肩袖撕裂，应尽可能修补。术前存在撞击征表现时应同时行肩峰成形术，根据术中修补的情况决定康复进程。

手术中对肩关节病损的旋转诸肌尽可能给予修复，它将直接影响肩关节功能的恢复。对肩关节周围软组织挛缩者应全部松解，必要时可分别采用肩峰成形术或肩锁关节切除成形术，以改善肩峰下间隙或肩锁关节的活动度。

6. 假体松动　Cofield等报道全肩关节置换术后10年，翻修率约为11%，而其中肩盂假体松动是主要原因。Torchia等报道Neer型全肩关节置换术后平均随访12.2年，肩盂松动率为5.6%。

与假体贴合的肩盂骨床能更好地传导假体所承受的负荷，从而减少异常应力导致的假体磨损或松动。沿肩盂解剖轴线使用带中置芯的球面锉能减少刮除软骨后手动锉磨造成的反复调试和骨床歪斜，并改善肩盂的倾斜度。

人工肱骨头假体的选择目前有两种：一种是骨水泥型假体，另一种是紧密压配型假体。首先因肱骨近端骨髓腔呈圆形，而不似股骨颈截面为前后略扁的椭圆形，故肱骨假体与髓腔间容易旋转；其次因为上肢是非负重关节，无重力作用，术后可使假体柄有拔出松动的倾向；而髋关节为负重关节，髋关节假体在术后当患者行走时使假体下沉可与髓腔压紧。所以，为防止肱骨假体向上松动，建议使用骨水泥型。在使用骨水泥时最好用骨块作为塞子置入骨髓腔，以防止骨水泥过度向远端髓腔扩散。

假体周围的透亮带与骨质疏松和骨床止血不佳有关，使用现代骨水泥技术，38例患者中仅1例出现超过50%骨水泥-假体界面的透亮带。脉冲式冲洗、使用蘸有凝血酶的纱布或海绵彻底止血和置入假体后维持加压是其技术要点。

7. 术中骨折　术中骨折，主要是肱骨骨折，约占所有并发症的2%。类风湿关节炎的患者由于骨质疏松，发生率要高一些。仔细显露和精确的假体置入技术是减少术中骨折的关键。术中强力外旋上臂使肱骨头脱位易引起肱骨干螺旋形骨折，所以在脱位前必须彻底松解关节前方软组织，并在肱骨颈处使用骨钩协助脱位。外旋肩关节时，肱骨头后方的骨赘抵在肩盂上也会妨碍脱位；内旋位插入鞋拔拉钩有助于切除骨赘，同时降低后关节囊的张力，利于牵拉肱骨头以显露肩盂。

避免肩盂骨折的方法主要是正确定位肩盂的轴线，这在由于偏心磨损致肩盂变形的骨关节炎患者中尤为重要。在正常的肩盂上，轴线通过肩盂中心并与关节面垂直，此中心点即在肩胛颈水平肩胛骨上下脚（crura）连线的中点，由于它不受骨关节炎的影响，且前关节囊松解后易于触及，所以可作为术中定位的参考标志。

8. 术后活动范围受限　肩关节置换术后应达到以下活动范围：上举 140°～160°，上臂中立位外旋 40°～60°，外展 90°，内旋 70°，并可极度后伸。术后活动范围受限往往由于软组织松解不够或关节过度充填所致。

手术时可通过松解软组织增加活动范围：肩胛下肌和前方关节囊冠状面"Z"字成形术有助于改善上臂中立位外旋；松解后下方关节囊可改善上举和上举位旋转；松解喙肱韧带有助于增加前屈、后伸和外旋；松解后方关节囊可改善内旋、内收和上举；在上述方法不见效时甚至可以松解胸大肌以增加外旋角度。

关节过度充填一方面是因为假体型号偏大，另一方面可能是假体的位置不当所致。要重建正常肱骨头高度，肱骨假体应比大结节高约 5mm，因此肱骨截骨面应紧贴冈上肌的止点内面，否则假体位置会偏高，使关节囊过度紧张而限制上举，并引起肱骨头周围肩袖肌腱在喙肩弓下发生频繁撞击。此外，假体在髓腔内必须处于中立位。假体击入过深或截骨不当都会导致假体内翻，当前臂悬垂于身体一侧时，肩关节被不协调填充并使得大结节异常突起，导致肩袖松弛、盂肱关节不稳定和动力性撞击征，影响肩关节功能。

9. 神经损伤　肩关节置换术后神经损伤的发生率较低，主要为臂丛损伤。切口（三角肌胸大肌间入路）过长是发生损伤的危险因素。术中显露时，上臂处于外展 90°位或外旋和后伸位会牵拉臂丛造成神经损伤。当然，避免神经损伤的前提是熟悉肩关节解剖关系：腋神经在肩胛下肌下缘穿入四边孔，肱骨外旋可增加肩胛下肌离断处与腋神经的距离，利于保护腋神经；肌皮神经可在距喙突根部 5cm 内进入喙肱肌，切断喙突后须避免过长游离联合肌腱。

10. 其他　异位骨化和感染的发生率分别为 24% 和 0.8%，其预防措施与其他关节置换术相同；肩盂磨损和中心性移位是肱骨头置换术特有的并发症，行全肩关节翻修术即可消除症状。

（冯万文）

第五节　人工肘关节置换术

一、概述

现代人工肘关节置换术始于 20 世纪 70 年代，主要有两种类型：铰链型与表面置换型。表面置换型假体的凹侧用高密度聚乙烯，凸侧用金属材料制成，可很好重建肘关节正常旋转中心，用于骨组织无严重缺损、软组织损伤不严重、肘关节无明显屈曲挛缩者效果较佳；铰链型用金属材料制成，其远期松动并发症高，主要用于肘关节周围骨肿瘤切除、创伤或其他病变导致骨缺损以及肘关节严重屈曲挛缩的患者。表面置换型又可以分为半关节与全关节置换两种，对于严重类风湿性关节炎患者选用肘关节置换术可以很好缓解疼痛，改善关节功能。

二、适应证

人工肘关节适用于：①严重创伤，引起肘关节疼痛、畸形及强直者。②类风湿性关节炎致肘关节畸形和强直者。③肘关节创伤或成形术后形成的连枷关节。④肱骨下端良性或低度恶性肿瘤。

三、禁忌证

（1）肘关节周围肌肉瘫痪无动力者。
（2）肘部没有健康皮肤覆盖者。
（3）肘关节周围有活动性感染病灶者。
（4）肘部有大量骨化性肌炎者。
（5）神经性关节病变。

（6）儿童及从事体力劳动的青年。

四、手术方法

（1）麻醉：臂丛神经阻滞麻醉。

（2）手术入路：肘后正中直切口或"S"形切口，游离并保护尺神经，在肱三头肌肌腹—肌腱交界处切开制成基底附着于尺骨鹰嘴的舌状瓣并翻转，从尺骨近侧骨膜下剥离并翻转肘肌暴露桡骨头，这样整个关节腔均得以显露，再进一步行骨膜下显露肱骨下端和尺骨上端。

（3）切除病变的关节囊、关节内的瘢痕组织、增生的滑膜及骨赘。

（4）切除肱骨远端关节面及骨组织，保留肱骨内、外髁，在扩髓时也要小心以免内、外髁骨折。切除尺骨鹰嘴关节面，保留肱三头肌在尺骨鹰嘴上的止点。切除桡骨头，保留环状韧带。若为肱骨下端肿瘤，要在距肿瘤边缘 2cm 处切除肱骨下端，采用铰链型人工肘关节。

（5）扩大肱骨和尺骨骨髓腔，试装人工肘关节满意后，冲洗髓腔，充填骨水泥，插入正式的肱骨和尺骨假体。充填骨水泥时要小心，避免尺神经灼伤。多余的骨水泥应清除干净，避免留下锐利的边缘以免术后活动时损伤肘部软组织。

（6）彻底止血，冲洗伤口，尺神经常规移至肘前皮下。放置引流管，修复肱三头肌后缝合皮肤。

五、术后处理

负压引流管的拔管指征同肩关节置换术。术后一般用长臂石膏托固定肘关节于肩曲 90°位三周，疼痛减轻后就开始手指、腕和肩关节功能锻炼，3 周后去除石膏托进行人工肘关节功能锻炼，但要避免用力过度，避免提拉过重物体。

（冯万文）

第十六章

微创膝关节置换技术

第一节 微创单间室膝关节成形术

单间室膝关节成形术（UKA）在治疗膝关节骨关节炎方面是一种合理且颇具吸引力的手术方法。原因是它只置换病损间室，并发症少，且保留了交叉韧带和骨量以便术后更快恢复。尽管具有这些理论上的优势，但既往 UKA 的效果不如 TKA（人工膝关节置换术）。造成这种差距的原因包括：患者的选择不当，老式且不合理的假体设计，以及手术技术，掌握这种手术技术需要较长的学习曲线，即便对于全膝关节置换经验丰富的手术医生亦不例外。最近人们对 UKA 的兴趣日增是由于有越来越多活动量大的年轻患者需要通过手术治疗治骨关节炎。现在的假体设计得到了改进创新，微创手术入路得到了长足的发展，但最重要的也是最关键的仍是严格筛选患者。

一、患者筛选标准

（一）年龄

单间室病变的患者可以划分为 3 个年龄组：小于 65 岁组，65~75 岁组，大于 75 岁组。根据现代膝关节假体的使用寿命和现代人的预期寿命，可推知小于 65 岁的患者在其一生中很可能会接受一次以上的膝关节手术。在需要再次手术进行 TKA 前，胫骨截骨和 UKA 是一个比较合理的治疗方案。许多学者已经指出，对于 UKA 术后患者或胫骨截骨术后患者进行翻修手术存在较多的困难。McAuley 等报道：在 32 例 UKA 的翻修手术中，31% 的患者需要局部植骨，44% 的患者需使用带柄的胫骨假体，25% 的患者需使用胫骨楔形垫。Levine 等报道：在 31 例 UKA 的翻修手术中，23% 的患者需进行松质骨植骨，13% 的患者需使用胫骨楔形垫，6% 的患者需使用股骨垫片以修复骨缺损。

对于较年轻的患者，选择 UKA 或胫骨截骨时须根据以下几点做出判断：活动量大小，术前诊断，畸形程度，美观角度。Engh 和 McAuley 对 28% 的 60 岁以下 UKA 术后患者进行了翻修手术，这其中大部分是由于聚乙烯垫过薄、磨损过快。这种情况表明活动量大且要求较高的患者不适合接受 UKA 手术，而胫骨截骨术对于活动量大的患者是一个不错的选择，但进展性关节炎（2 度以上）患者和骨坏死患者不适合接受胫骨截骨术。对有膝关节严重畸形的患者则禁忌采用 UKA 和胫骨截骨术。由于胫骨截骨术通常需要过度矫正，所以从美观的角度考虑，对于女性患者，尤其是需接受双侧手术者不适合采用这种手术方法。

年龄介于 65~75 岁的患者如果接受 TKA 手术，则在其一生中很可能只需接受这一次手术。对 TKA 和 UKA 的假体存留率的长期分析研究表明：TKA 假体的寿命更长，在以翻修手术作为研究终点的假体存留率 15 年长期随访中，TKA 为 88%~99%，而 UKA 为 79%~88%。

75 岁以上的患者适合接受 UKA，而且并发症少、出血量少、术后恢复快。最近使用的微创手术入路是 UKA 手术的又一进步。Price 等对小切口 UKA，传统切口 UKA 和 TKA 进行比较。在膝关节的肌肉力量，术后屈膝角度和功能恢复方面，不翻转髌骨的小切口 UKA 明显优于 TKA，而且患者在术后平均 4.2 天（范围为 2~6 天）就可上下楼，而 TKA 患者则为 10.2 天（范围为 4~28 天）。

（二）诊断

UKA 的经典适应证为单间室 2～3 度骨关节炎，更严重的关节病损（4 度和 5 度骨关节炎）则是 UKA 的禁忌证，因为此时骨性结构磨损更广泛，且通常合并有严重的膝关节力线畸形。

UKA 的经典禁忌证为类风湿关节炎（RA），所以术前必须全面检查以排除 RA。Tabor 等报道：因为术前漏诊 RA，所以一名双侧 UKA 患者由于对侧间室的病损加重而不得不再次接受 TKA 手术。并非每个晶体炎症性关节病患者都适合接受 UKA。对于膝关节骨坏死（ON）患者是否适合接受 UKA 仍有争议。在骨坏死的早期，UKA 可能会取得成功，原因是去除了所有病损组织；而在进展性的广泛的骨坏死患者中，由于整个股骨髁受累，所以股骨假体很容易发生松动造成 UKA 术后早期失败。根据 Marmor 的报道：6% 的 UKA 术后失败是由于骨坏死继续进展，另有 6% 的患者有不明原因的持续疼痛。很显然，骨坏死进展累及对侧间室是造成失败的主要原因，所以术前必须借助于 MRI 对膝关节内、外侧间室的病损情况进行全面评估。另一方面，TKA 在骨坏死中的效果并不如在 OA 中的那样令人鼓舞。Ritter 等将 32 侧骨坏死患者的 TKA 术后效果和 63 侧配对 OA 患者进行比较。在 5 年的随访中，90% 的 OA 患者无疼痛症状，而骨坏死组为 82%，这种差异无统计意义，原因是样本量太小；在假体的 7 年存留率方面，骨坏死患者为 83%，而 OA 组为 100%。ON 患者采用 TKA 手术的效果较好。在较早的报道中，平均 4.4 年的随访期内 95% 的患者疗效满意。

对已经接受过胫骨截骨术的患者，在选择进行 UKA 手术时应十分慎重。Rees 等对胫骨高位截骨术患者采用 UKA 后，其翻修率明显高于采用 TKA 者（27.8% 比 3.7%）。所有需行翻修手术的 UKA 患者都有持续疼痛且大多数患者有外侧间室磨损。有学者认为：由于胫骨高位截骨术和随后的 UKA 翻修手术两次矫正了下肢力线，所以会导致极端过度矫正，从而增加了对侧间室的应力。

对于单间室创伤性关节炎患者可以考虑采用 UKA 手术治疗，但通常这些患者的骨面并不适合假体固定。此外，还需仔细检查膝关节周围的韧带。韧带不稳是膝关节周围骨折后的一个常见问题：胫骨平台骨折合并韧带损伤的概率高达 56%。

（三）体重

在过去，体重过大曾被认为是 UKA 早期失败的原因之一，Kozinn 和 Scott 认为体重大于 82kg 是 UKA 手术的禁忌证。Heck 等在一项 294 侧膝关节的多中心研究中发现：采用 UKA 手术取得成功的患者平均体重为 62kg，而需要接受翻修手术的患者的平均体重为 90.4kg。Stockelman 发现患者的体重与活动时的疼痛症状之间存在相关。

很多新近的长期研究没有发现体重与术后较差的效果之间有明确的相关性。Tabor 等发现体重指数与最后的手术结果之间没有相关性。Ridgeway 对 185 侧 UKA 手术进行至少 5 年的随访，其结果并没有显示体重与手术效果之间有任何关系。Murray 等在最近的报道中将肥胖患者纳入研究，结果显示 UKA 的 10 年假体存留率为 98%。尽管如此，有一些报道仍发现肥胖是 UKA 手术的一个相对禁忌证。

（四）前后稳定性

许多学者认为前交叉韧带（ACL）缺失的患者不适合接受 UKA 手术。前交叉韧带是限制胫骨向前移位的主要结构，而且也是限制胫骨发生相对于股骨向外侧移位的主要结构。它还参与了股骨的后滚和屈膝状态下的胫骨内旋。如果膝关节缺少 ACL，则 UKA 术后可能发生早期失败，原因是膝关节前后方向不稳定会造成手术置换后的内侧间室发生与术前相同的广泛磨损，而对侧间室（未手术的间室）病损的加剧也是原因之一。有时，UKA 术后发生 ACL 断裂也可造成手术失败。Argenson 等对 20 名成功的 UKA 患者进行平均 59 个月的随访（17 例内侧间室 UKA，3 例外侧间室 UKA）。他们采用活体透视和计算机三维影像对比技术对这些患者的膝关节动力学进行研究后发现：70% 的内侧间室 UKA 和 66% 的外侧间室 UKA 患者的旋转轴和股骨后滚基本正常，有学者认为这种异常情况的高发生率可能与晚期 ACL 的功能缺失或欠缺有关。

手术医生必须在制定术前计划时仔细评估 ACL 的松紧度状况。除了常规的评估方法外（临床体检，测量关节动度和 MRI 检查），传统的 X 线片还可显示关节炎的病变情况，而这对于 ACL 的功能状况有很高的预判性。在膝关节侧位片上,如果胫骨平台的前 1/3 和中 1/3 出现关节炎的表现,而后 1/3 正常,则表明 ACL 是完整的;反之,如果内侧平台的后 1/3 也出现硬化、磨损或骨赘,则表明前后方向不稳定和 ACL 不完整。Keyes 等使用这种方法对 200 侧膝关节的术前 X 线片进行研究发现,其预测 ACL 完整的准确性为 95%,预测 ACL 撕裂的准确性为 100%。

Sharpe 等研究证明:在侧位 X 线片上评估前内侧 OA 以判断 ACL 的功能比 MRI 更准确。在 15 侧胫骨平台前内侧 OA 中,MRI 预测的 ACL 损伤率为 33%,而手术中证实仅为 13%。研究者并没有常规采用 MRI 来评估 ACL 状况,而通常采用的是应力位 X 线片进行比较。在 UKA 术前进行关节镜检有助于了解 ACL 的功能情况和对侧间室的病变情况,但这种方法有增加感染的风险。

(五) 畸形

Kozinn 和 Scott 建议 UKA 的标准适应证应为:内翻-外翻畸形 15°以内,屈曲挛缩畸形 5°以内,且屈膝角度至少为 90°。这些标准得到了许多学者的认同和采用。对成角畸形必须予以矫正,以避免松解韧带之需,并可避免截骨过厚,或植入过薄的聚乙烯垫,而这些都会导致手术早期失败。

Kennedy 和 White 在研究力线对 UKA 手术效果的影响时发现:力学轴处于中立位或轻度内翻位时,94.6% 的患者手术效果令人满意;而在过度矫正组或未矫正力线组,分别有 13.3% 和 16.6% 的患者效果并不满意。Ridgeway 和 Engh 副对 185 侧 UKA 术后患者进行了至少 5 年的随访以评估胫股角与手术效果之间的关系。结果显示:在手术效果良好的膝关节中,平均的矫正角度为 9.2°,在失败的患者中矫正角度显著较小(6.8°)。此外,在需翻修的膝关节中,平均矫正角度为 6.6°,明显小于未翻修的膝关节组(9.1°)。另外,需翻修组中植入的聚乙烯垫厚度(63%)明显薄于未翻修组(23%)。

手术医生必须在内翻/外翻应力位片上进行比较以便评估手术能矫正的畸形程度(图16-1)。

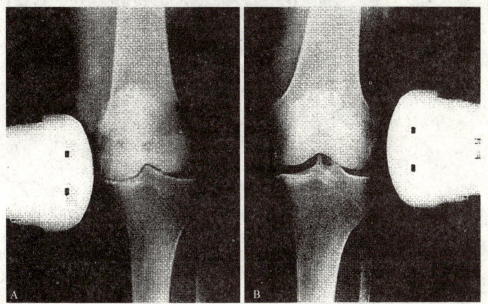

图 16-1　(A、B) 内翻-外翻应力位 X 线片(左膝内侧骨关节炎)显示畸形可得到矫正,而无外侧间室病变

(六) 病变累及其他间室

在经典理论中,UKA 的最佳适应证为单间室病变且其他间室均未被累及,但有时,在其他间室仅有轻微的退行性变也是可以接受的。对于膝关节内侧间室骨关节炎的患者,由于胫骨嵴移位常造成外侧髁内侧面的皮质缺损,一些医生对此能够接受,他们并不认为这种情况是 UKA 的禁忌证。对应侧的股骨髁的承重部位出现骨质象牙化是 UKA 的禁忌证。一些学者认为局限于髁边缘出现的骨赘并非 UKA 的手术禁忌证。髌股关节出现轻度的病变是可以接受的,特别是出现无痛性摩擦音时。一些学者还将更严重的髌股关节病损纳入手术指征,例如出现边缘骨赘和骨外露。Weale 和 Murroy 根据这些标准进行了 5

年的随访。他们指出：只有7%的患者在未置换的间室出现了影像学上的可能退变的证据，只有1名（2%）患者的髌股关节病损出现肯定的加重。该学者在更长时间的（11.4年）的随访中仅对内侧UKA进行研究。他们发现在23侧膝关节中仅有1侧出现外侧间室的病损加重，而在所有的膝关节中未发现髌股关节病损的加重。尽管这些结果令人满意，但在另一篇报道中，该组患者由于未置换间室的骨关节炎进展而有失败发生。在Murray和Goodfellow进行的假体10年存留率研究中，2侧UKA由于外侧间室骨关节炎加重而需要接受翻修手术。在一系列的UKA翻修手术患者中，由于OA进展造成UKA失败的比例为0～57%。过度矫正术前存在的畸形是造成OA进展的最常见原因。

（七）小结

如果严格遵守前面所列出的纳入标准，将使真正适合UKA手术的患者很少。Stern和Insall对228侧连续TKR患者进行前瞻性研究。根据Kozinn和Scott的标准，超过75%的患者符合年龄、活动范围和成角畸形的标准；43%的患者由于体重超过82kg而被排除在外。在术中评估中，仅有15%的膝关节适合接受UKA，而仅有6%的膝关节符合上述所有标准。Laskin在对300名TKR患者的回顾性分析中发现，仅有15%的患者适合接受UKA。

虽然适合接受UKA手术的患者很少，但相信单间室病变患者必须符合前述的纳入标准才能接受UKA手术。准确的选择患者是迈向UKA手术成功的第一步。

二、Miller–Galante微创单间室膝关节成形术

（一）手术概述

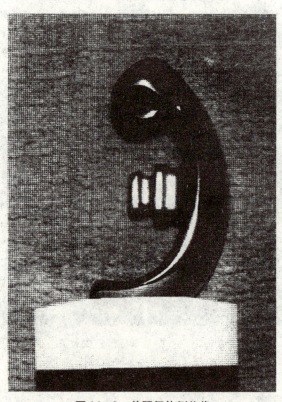

图16-2 单髁假体侧位像

早在20世纪70年代就开始使用单髁膝关节假体进行UKA手术（图16-2）。在当时，这种假体可能是最好的。与其他假体相比（例如Polycentric，Geomedic或Gue Par膝关节假体），前者的操作更容易且并发症更少。UKA的中期到长期的随访结果令人沮丧，其失败率相当高。失败的主要原因是假体的高松动率和未置换间室的病变问题（图16-3）。此外，糟糕的结果还应归咎于对患者的选择不当（例如，类风湿关节炎患者、髌骨切除术后患者、有严重畸形的患者，等等），手术技术欠佳造成下肢

力线的过度矫正,以及不合理的假体设计。早期的文献报告的结果有时比较混乱。一些作者报道的效果较差,而另一些作者报道的效果却较好。与此同时,三间室置换的假体,如 Total condylar(全髁型)取得了长期且可重复的良好效果。直到20世纪90年代晚期,由于器械的改进和相对低的并发症发生率,全膝关节置换术的优良效果降低了 UKA 的作用和人们对它的兴趣。最近,大量的报道证实:通过使用不同的现代 UKA 系统(假体和器械),假体的10年存留率可以达到90%甚至90%以上。这些令人振奋的结果重新引起了人们对 UKA 手术的关注和热情。现在经常使用 Repicci 提出的方法:通过一个小切口进行手术而不会伤及伸膝装置。现在,这种 UKA 手术方法被认为是 HTO 和 TKA 之间的一种合理的备选手术方案。

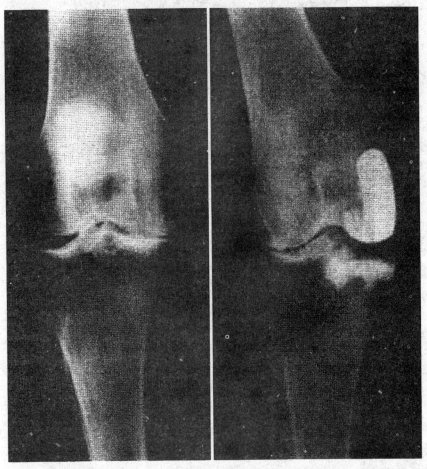

图 16-3 右膝内翻至左侧(右膝向左侧内翻),右膝 UKA 过度矫正畸形失败

UKA 的手术技术原则不同于 TKA,它包括以下几点:重建病变间室的关节间隙,避免过度矫正,在合理的位置植入假体,平衡屈-伸间隙,这些都是 UKA 手术的主要目的。医生的专业经验和手术器械相结合可以使单间室表面置换更加准确。只有选择了合适的患者,且假体、器械设计、手术技术使用合理才能取得良好的手术效果。

手术医生可以在区域麻醉下进行 UKA 手术,使用硬膜外麻醉以减少并发症的发生,例如深静脉血栓。患者仰卧位并使用止血带进行手术,手术医生通过所谓的微创手术入路开始手术(图16-4)。该手术入路的皮肤切口较小,起自髌骨上极,然后向下延伸8cm直至关节间隙以远1cm。切口以内侧髁或外侧髁为中心,分别进行内侧(膝内翻)或外侧(膝外翻)间室 UKA 手术。按照皮肤切口长度切开关节,在切开关节囊时应避免伤及伸膝装置,此时无须翻起髌骨。该入路有以下的优点:术后功能恢复更快更好、并发症少、术后疼痛更轻以及本体感觉更好。完成显露后,小心地沿胫骨平台关节面的前1/3向后松解和剥离关节囊。由于目前没有可靠的技术能达到部分松解的效果,所以在内侧或外侧间室 UKA 时不必松解韧带。松解韧带可能造成对侧间室的应力过度增加,继之迅速出现关节改变,从而造成假体失败。如果术野显露不充分，则可沿股四头肌腱向近端延伸 1cm 切口切开关节，此时仍无须翻转髌骨。在充分显露病变间室后，必须切除股骨髁和胫骨平台侧的骨赘。在术中再次评估髌股关节和前交叉韧带。有学者在术前通过仔细的临床和影像学评估可做出准确判断，无须在术中改行 TKA 手术，但是，如果手术中条件不适合采用 UKA，则手术医生应始终做好准备改为 TKA 手术。

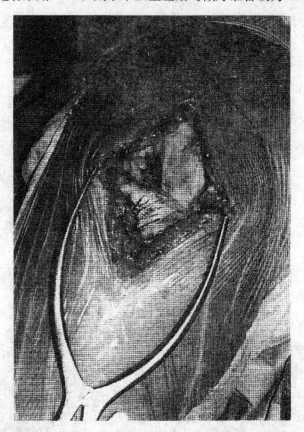

图 16-4　微创 UKA 的短内侧切口

使用 Miller - Galante 系统（Zimmer 公司，Warsw，IN）进行截骨，通过髓外定位器械确定预定的力线和软组织平衡。在股骨和胫骨之间放置髓外牵开器（图 16-5）。该器械包括有一个可调节力线的截骨板，该截骨板有两个扁平的支脚。完全伸膝位下显露出病变间室，将截骨板置入关节内，截骨板的一个角与股骨髁接触，另一个脚与胫骨平台表面接触（图 16-5）。将力线定位器安装在截骨板上，插入髓外定位杆以髋关节和踝关节为参照确定力线。用螺钉推进器打开髓外牵开器的支脚，直至髓外定位杆的尖端位于髂前上棘的内侧 1 个半手指宽度，相应地，这也意味着相对于理想的下肢机械（力学）轴，现有的力线存在约有几度的矫正不足。在股骨侧的髓外定位杆的头部应安放一个瞄准导引器，它有助于在术中确定股骨头的位置，同时还可以便于术中直观地检查力线以确保不会过度矫正力线。当手术间室的张力足以使力线符合手术要求时，用大小合适、长度各异的有或无螺纹头的螺钉将力线截骨板稳定地固定在截骨面上。髓外定位系统不仅可以使手术医生在截骨前先行确定理想的下肢力线，而且可以同时安装和固定股骨远端和胫骨近端的截骨板，从而使得两块截骨板相互垂直。首先进行股骨远端截骨。股骨远端的截骨量应与 Miller - Galante 系统的股骨假体的厚度相匹配。胫骨侧有两枚钉，它可以使手术医生选择不同的胫骨截骨厚度，而且还可通过选择适当的截骨板进行后倾截骨。在截骨板上有三种后倾角度可供选择（3°、5°和 7°）。这样可以通过与患者自身的解剖形态相匹配而增强屈伸间隙的平衡。

将截骨板放置在正确的位置上以允许截骨厚度在 8~14mm 波动，有学者推荐的截骨厚度为 10mm，这样植入的聚乙烯厚度才会不小于 8mm（图 16-6）。用摆锯徒手在胫骨平台上进行矢状面截骨，摆锯应尽可能靠近 ACL，但应避免损伤之，在截骨时还应使摆锯尖端朝向股骨头以确保正确的旋转力线（图 16-7A、图 16-7B）。

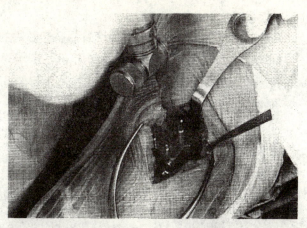

图 16-5 髓外牵开器位于股骨和胫骨之间。在完全伸膝状态下用摆锯完成股骨远端截骨

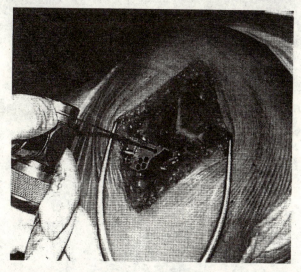

图 16-6 用无螺纹钉插入先前放入的牵开器的胫骨侧，用于固定截骨板完成胫骨截骨

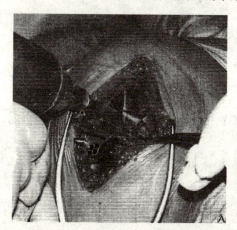 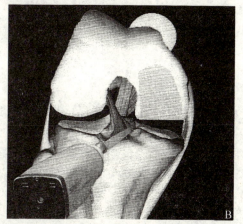

图 16-7 （A）用摆锯完成胫骨矢状面截骨；（B）摆锯应靠近 ACL 并指向股骨头

　　将股骨假体尺寸测量器/截骨导向器（有分别适用于左侧和右侧膝关节的）的脚插入关节内，将它扁平的一面接触股骨髁远端截骨后的骨表面（图 16-8）。当截骨板的前缘留有 1~2mm 的完整骨质时，即假体的合适尺寸。该截骨板可用于引导后方截骨，斜面截骨和股骨假体固定孔的钻取（图 16-9）。此时，就可以检查屈伸间隙的平衡情况和确定聚乙烯垫的合适厚度，以确保间隙对称和关节稳定，而未出现过度矫正（图 16-10）。用与假体试模和真实假体大小一致的尺寸测量器确定胫骨假体的大小。将临时假体放在确定的合适的位置上，在胫骨上打孔以用于固定假体。然后，切除胫骨周缘的骨赘，在植

入股骨侧的临时假体后也应切除股骨后方的骨赘。

当所有的假体试模安放在合适的位置后，手术医生可以通过屈膝伸膝时的韧带张力来判断聚乙烯垫的合适厚度。将2mm厚的张力测量器插入关节间隙，以感知在0°和屈膝90°时的关节紧张度。

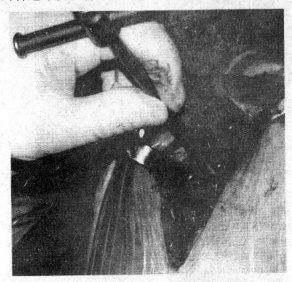
图16-8　股骨的最终截骨导向器位于股骨远端截骨面

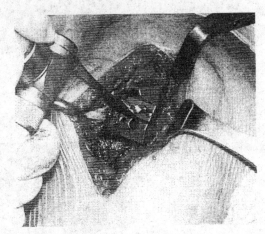
图16-9　股骨最终截骨导向器放置好后进行股骨后髁截骨

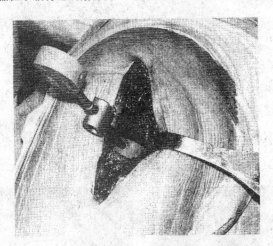
图16-10　屈膝90°时插入垫片检查屈膝间隙平衡

在用骨水泥固定股骨和胫骨假体前，用Repicci提出的关节内注射麻醉剂的方法可以帮助缓解术后疼痛，促进功能恢复。使用骨水泥固定最终的假体时可以一次搅拌骨水泥同时固定，也可以分两次搅拌骨水泥分次固定以便有充分的时间刮除多余的骨水泥。（图16-11A、图16-11B）。在植入胫骨假体后应特别注意检查股骨假体和膝关节的后方以避免残留骨水泥。从后向前地对胫骨假体施加压力以便向前推挤多余的骨水泥，这样也可以避免胫骨平台后方残留多余的骨水泥。

（二）手术缺陷

1. 力线　目前对于理想的膝关节UKA力线仍存在争议。文献报道一直明确认为过度矫正力线是造成手术失败的原因之一。

术前漏诊外侧间室病变可能造成术后外侧间室病变加剧进展。术前进行外翻应力位摄片检查不仅能评估畸形矫正的可行性，而且也能发现外侧关节间隙的明显变窄。

另一方面，如果在力线矫正不足的同时植入过薄的聚乙烯垫也是有害的（小于8mm）。在这种情况下，聚乙烯的加速磨损会造成假体失败，很多学者都有这方面的报道。

2. 假体-假体的位置关系　在完全伸膝位和屈膝90°位时，股骨假体应垂直于胫骨平台侧的假体

（图 16 – 12）。与此同时，在膝关节的整个活动范围中，股骨假体应相对地位于胫骨假体的中心，以允许胫骨内旋 – 外旋和屈 – 伸活动。

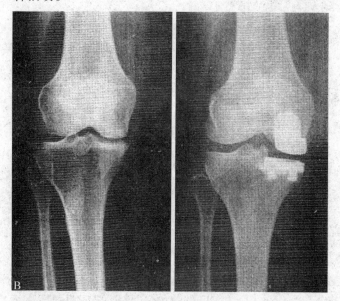

图 16 – 11　（A）Miller – Galante 骨水泥型假体完成时的情况；（B）右侧膝关节骨关节炎伴内翻畸形的术前 X 线片和内侧 Miller – Galante 假体的术后 X 线片

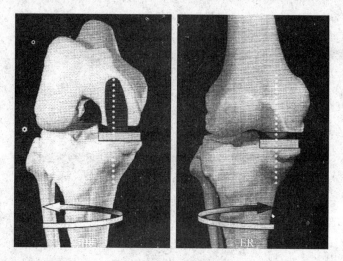

图 16 – 12　在屈膝和伸膝时的股骨假体与胫骨假体位置关系。在整个运动过程中假体应保持互相垂直

在完全伸膝位进行股骨远端和胫骨近端截骨时，由于两者互相关联，所以力线即已确定。在屈膝 90°位放置股骨最终截骨板时必须注意，截骨板的后缘应平行于胫骨平台侧截骨面，而且股骨假体应位于植入的胫骨聚乙烯垫的中心（图 16 – 13）。

3. 股骨假体的位置　在确定胫骨假体的最终植入位置时必须考虑以下几个因素：当屈膝 90°时，股骨内、外侧髁在冠状面所成的夹角是不同的。外侧髁与切迹的夹角约为 10°，而内侧髁所成角度约为 25°（图 16 – 14）。这表明，如果要使股骨假体垂直于胫骨假体，则股骨假体不能安放在股骨髁的解剖位置上。

在置换内侧间室时，股骨假体在内 – 外侧方向上的位置也十分重要。如果假体过于偏内侧会导致边缘应力增加（特别是在屈膝时），从而造成聚乙烯磨损加速和胫骨假体松动。如果股骨假体过于偏外侧靠近切迹，会造成假体撞击胫骨髁间棘，导致术后患者出现持续疼痛。此外，股骨假体过于偏中央放置，其近端会干扰髌股关节。

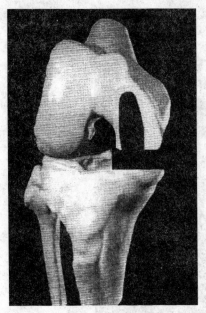

图 16-13 股骨假体的旋转位置应垂直于胫骨截骨面

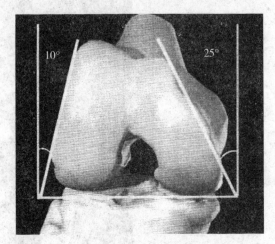

图 16-14 屈膝 90°时可见股骨髁有差异。内侧髁与冠状面呈 25°角，而外侧髁则呈 10°角

有学者建议：在置换内侧间室时股骨假体的位置应略偏内侧以靠近髁间窝，而在置换外侧间室时股骨假体应更朝向中央放置（图 16-15A、图 16-15B）。

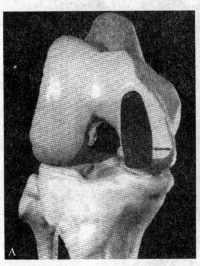
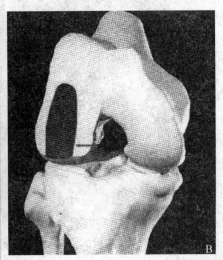

图 16-15 （A）内侧 UKA 手术时股骨假体位置应尽量偏内侧；（B）外侧 UKA 时股骨假体位置应相对处于中心

4. 胫骨假体位置　相比于先用磨出截骨面再植入胫骨假体而言，直接截骨再将假体放置在皮质骨边缘的方法更具有可重复性。胫骨假体的最终位置主要取决于胫骨的矢状截骨。在置换内侧间室时应尽量靠近 ACL 进行截骨，但不应损伤 ACL，而且摆锯的截骨方向应朝向股骨头。在冠状面上，相对于未受影响的对侧间室，胫骨截骨厚度不应超过 10mm。金属托和聚乙烯垫的总厚度应平行于关节面。在进行胫骨后倾截骨时应参照患者自身的胫骨后倾角度。手术医生可以通过改变后倾截骨的角度来调整屈-伸间隙平衡。如果后倾截骨角度增大，屈膝间隙会相对于伸膝间隙增大。完成截骨后就应选择合适尺寸的胫骨假体。假体应尽可能覆盖截骨面，但也应避免假体尺寸过大突出于胫骨之外，特别是置换内侧间室时。

（三）手术结果

有关 UKA 手术效果的报道比较矛盾。在早期的报道中失败率较高。然而，在 20 世纪 80 年代，在患者的选择，假体的设计和手术技术方面取得了许多进步。UKA 的早期成功需要使用正确的手术技术和选择合适的患者。现代 UKA 的中期和长期效果已经有大量的报道。UKA 的中期效果与 TKA 相当，但在更长期的随访研究中，LKA 的假体存留率比 TKA 低。Scott 等使用 Brigham 假体进行了 64 例膝关节 UKA 手术，在研究时以翻修手术作为终点事件。他们发现假体的 9 年存留率为 90%，而假体的 11 年存留率降为 82%。在其他一些新近的报道中，UKA 的 10 年假体存留率为 90%~98%，而 15 年的假体存留率为 79%~88%。由于有越来越多的活动量大的年轻患者需要接受手术，所以 UKA 再度引起了人们的兴趣。但在文献报道方面再次出现了不一致的结果，在 Engh 和 McAuley 的队列研究中，小于 60 岁的活动量大的患者在 7 年随访期内失败率高达 28%。而 Schai 和 Scott 在一项类似的队列研究中发现 90% 的患者取得满意的效果。

UKA 的晚期失败主要是由于对侧间室发生退变、假体松动和聚乙烯磨损造成的。在早期进行 UKA 手术时，手术医生试图尽量恢复膝关节的正常外翻力线，但在早期会出现对侧间室退变的并发症。后来的趋势是不对畸形进行充分矫正，这样在延缓退变进展方面取得了较好的效果。磨损和假体松动被认为主要与老式的假体设计和植入的聚乙烯垫过薄有关。现在在假体设计和手术技术方面取得了令人振奋的进步。Romanowski 和 Repicci 最近发表了一篇报道；使用微创技术的 UKA 手术在 8 年时的假体存留率为 91%，且平均屈膝角度为 125°，所有患者的功能均为良好。

三、小结

对于膝关节外科医生而言，微创 UKA 是一种很有吸引力的治疗手段。它的优点显而易见——并发症少，出血量少，术后功能恢复更快更彻底，住院时间和费用更低。在另一方面，微创 UKA 需要更长的学习曲线以掌握各种技巧。由于术中视野有限，所以如何使假体植入准确的位置和完整去除多余骨水泥变得尤其重要。日益更新的器械和假体设计使得该手术更加合理更加标准化，手术切口也更小。未来的发展应包括导航系统的使用以帮助手术医生准确植入假体和调整力线。

（冯万文）

第二节 微创单髁膝关节手术

过去几年的情况表明人们又重新对各种形式的单髁膝关节成形术（UKA）产生了兴趣。在 1990 年以前，大多数的外科医生认为 UKA 手术是一种用途有限的手术，适应证很少而且假体存留率比全膝关节置换术（TKR）低。当大多数的医生面临需要为膝关节患者选择手术方案而患者的病情又未发展到需要进行 TKR 手术时，他们会倾向于选择其他手术方案，例如胫骨高位截骨术（HTO）。传统的 UKA 手术的显露与 TKR 相同，两者的并发症也相似。LKA 手术的拥护者认为 UKA 相对于 TKR 是一种具有吸引力的手术方案，因为术后膝关节功能更接近生理状态，而且保留了交叉韧带，骨量的丢失也更少。尽管有这些优点，但是大多数骨科手术医生仍普遍采用 HTO 或简单的关节镜清理术。从 20 世纪 90 年代中期以来，由于微创技术明显降低了 UKA 的手术并发症，所以与 HTO 和 TKR 相比，UKA 手术逐步得到人们的青睐。公众对 HTO 的接受比较有限，而关节镜冲洗和清理术用于治疗关节炎的效果又不一致。人们对并发症少且能为今后的手术留有余地的关节成形术重新产生兴趣，这些都使得骨科学界再次对 UKA 在全面治疗膝关节中的作用产生了新的期待。

一、单髁关节成形术的历史

在 20 世纪 50 年代早期，Mckeever 和 Elliot 提出了膝关节炎分阶段进展的概念。Mckeever 用他设计的全金属胫骨假体作为膝关节炎的一种阶段性治疗方法。MaIntosh 也报道了他采用胫骨假体治疗内侧间室病变的结果。这两种假体都仅处理了胫股关节中的胫骨侧。与当时其他一些手术方式相比，随着手术医生认识到这种手术的更多保守性质和早期的高成功率以及低并发症发生率，人们对这种阶段性治疗方法的兴趣日益增长。

Marmor 在 1972 年报道了他发明的 Marmor 组配式膝关节假体（Richards）。这种假体系统的独特之处在于将全聚乙烯胫骨假体置入胫骨骨质中且边缘与骨皮质齐平。当时在美国使用的 UKA 假体还有多轴心膝关节，而在欧洲使用的是 St·Georg Sled 膝关节（Waldemar 林克·汉堡）。多轴心膝关节假体中股骨和胫骨假体分开设计的理念后来发展为双髁设计，例如 Freeman – Swanson 假体（英国国立研发公司）。尽管 UKA 被视为治疗膝关节炎的方法之一，但是它的普及程度却未能跟上 TKR 的步伐。早期 UKA 假体的一些问题包括：聚乙烯磨损过快，假体位置不当和髌骨撞击。多轴心 UKA 假体更易发生聚乙烯磨损，原因是它采用了凹槽设计且活动功能相对受限。由于自身设计和制造的缺陷，Marmor 一类的组配式假体易发生髌骨撞击。很多的报道认为早期假体失败是由于患者的选择，假体的设计或手术中的技术失误造成的。出于上述诸方面和其他原因的考虑，人们对 UKA 手术的兴趣日减并转而接受 TKA 用于膝关节炎的手术治疗。尽管 UKA 单髁假体在美国的应用有一定的进展，但 UKA 手术在欧洲更普及。法国的 Phillipe Cartier 介绍了用于 UKA 手术的特殊器械。一些改进设计的假体获得了接受和认可。在瑞典膝关节登记系统和许多独立发表的文献中有关于使用 Endo Link，Marmor/Richards，RepicciⅡ型（Biomet Warsaw IN），Brigham，Oxford，Duracon，Alligretto，Miller – Galante 以及 PFC Uni 假体的长期随访结果。一些选择性的研究表明 UKA 的假体存留率与 TKR 假体相当。然而，大多数对 UKA 假体存留率的研究显示，在 UKA 假体使用频繁的前提下，假体的 10 年存留率接近 90%，而在 10 年以后翻修率增加。

Repicci 在 1991 年介绍的微创 UKA 手术技术再次将 UKA 手术推到骨科学界争论的前沿。通过将手术切口缩小到 7~10cm，UKA 手术避免了损伤伸膝装置。在加快术后恢复，缩短住院时间，降低物理治疗需要的同时，MIS 技术使得 UKA 的围手术期并发症显著减少。微创 UKA 手术为有严重关节病变而又需为今后的手术保留重要的解剖结构的门诊患者提供了一种手术解决方法。大多数的 UKA 系统得到了改进以完全适应微创手术技术的要求。

二、假体设计

UKA 的假体设计大多数可以按三种类型划分。它们是表面置换型、半全膝关节型以及活动承重垫型。在过去的几十年里，这三种假体设计都不断在组配方式和配套器械方面取得了进步。

表面置换型假体系统试图以最小的截骨量去除病变的骨结构。使用电锯时截除最少或尽可能少的骨量，而尽可能多地保留宿主骨骨量。这种类型的假体包括 Marmor 假体，St. Georg Sled 假体以及 RepicciⅡ型假体。这些假体通过修复关节缺损和使之前松弛的韧带恢复到合适的张力来恢复关节力线（图 16 – 16）。表面置换型假体设计的着重点在于保留骨量。

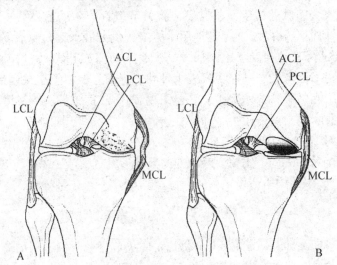

图 16 – 16 （A）内侧间室病变（膝关节骨关节炎）存在 MCL 和 ACL 松弛；（B）通过 UKA 手术恢复合适的韧带张力和力线

半全膝关节型 UKA 假体实际上是将 TKR 的原则应用在关节的一部分。通过髓内定位器械完成对股骨的前方和后方以及斜面截骨，而这些器械的使用是依据模板和术前影像学测量确定假体安放垂直于力学轴线。胫骨截骨也是在定位器械引导下用电锯完成的，并将假体置于中立位。优先考虑的是假体相对于力学轴线的最终位置，而不是保留骨量。

Goodfellow 在 1978 年介绍了他发明的牛津活动承重垫 UKA 假体。在 1988 年发表的最初的文献里，这种假体用于存在 ACL（前交叉韧带）缺失的膝关节时失败率较高。半月板承重垫脱位是这种假体的独有并发症，特别是在置换外侧间室时，这种情况的发生率高达 10%。研究小组报道在这种假体用于置换内侧间室时的 10 年假体存留率为 97%。然而，Knuston 等报道在一项多中心研究中这种假体的 4 年翻修率为 10%。牛津假体在胫骨截骨后使用髓内夹具和磨钻系统进行股骨截骨。现在，有几种活动承重垫的 UKA 假体可供选择。

UKA 假体设计的进步带动了器械和截骨板的设计改进，而这又使手术操作的可重复性得到了极大提高，从而改善了手术效果。在历史上，这种情况并不常见。Lindstrand 等回顾了在瑞典登记的 3 777 例初次 UKA 手术的多中心统计数据。结果表明：表面置换型假体（包括 Marmor 假体和 St. Georg 假体）的效果明显优于 PCA 电锯－截骨型。PCA 型的股骨假体松动导致术后 5 年翻修率为 15%，而 Marmor 假体和 St. Georg 假体的翻修率分别为 5% 和 7%。作者认为假体设计和进行 PCA 手术所需的学习曲线较长可能是造成高翻修率的原因之一。聚乙烯磨损加快在 PCA 组也比较明显。

根据瑞典膝关节登记库的数据，半全膝关节假体和表面置换型假体在术后 5 年的翻修率都可高达 20%，这也表明没有任何假体或器械能弥补在选择患者或使用 UKA 技术中的错误。手术医生的经验对 UKA 的假体存留和临床效果有很大的影响。

UKA 假体中的绝大多数是骨水泥型假体。这是由于多孔表面骨长入型假体设计所带来的假体松动问题非常严重。一些多孔表面 UKA 假体的术后 2 年失败率高达 39%。羟基磷灰石（HA）表面涂层在一些欧洲设计的假体上得到采用，但未得到普遍接受。股骨假体断裂的现象在未提供足够股骨假体厚度或缺少边翼加强的 UKA 假体系统中可以遇见。髌骨撞击也是一个潜在问题。在过去，这种问题被归咎于股骨假体设计缺陷或手术时的技术失误。更多最近的研究表明，包括股骨后髁截骨过多造成的股骨假体前方移位和股骨假体相对于滑车沟的位置不合适在内的技术失误都能造成即刻发生的或后期的髌骨撞击。在历史上，由于髌股关节症状而需要翻修的 UKA 的比率极低。聚乙烯厚度小于 6mm 或金属底座复合薄聚乙烯垫与早期失败有关。过窄的股骨假体会比较容易引起边缘磨损和前面提及的假体断裂。

很多关于 UKA 的争论的焦点在于：胫骨截骨和最终的假体位置。一些作者相信应采用力学轴确定假体位置。其他一些作者则认为应根据胫骨自身的解剖形态和干骺端轴线确定胫骨假体位置。Repicci 认为保留胫骨的硬化骨层应优先于假体的绝对位置，而且如果有利于保留硬化骨层，则轻度的胫骨力线内翻是可以接受的。手术医生在进行 UKA 手术时必须认识到他们选用的特定的假体系统有各自推荐的合理假体位置，而且假体系统之间存在差异。

三、解剖

在评估关节炎的病变部位时，可以将膝关节视为由 10 个部分构成（图 16-17）。三个解剖间室是：内侧间室，外侧间室和髌股间室。四个主要的韧带结构是：前交叉韧带（ACL），后交叉韧带（PCL），外侧侧副韧带（LCL），内侧侧副韧带（MCL）。软组织结构包括两侧的半月板和一个软组织鞘。内侧间室骨关节炎在早期主要破坏这些结构中的两个——内侧间室和内侧半月板，同时还影响 ACL 和 MCL 的张力。在关节炎的早期阶段，膝关节的其余 6 个部分的功能不足，但基本上是完整的。更常见的情况是胫骨平台和股骨髁的前内侧关节面的骨硬化比较明显。解剖结构的缺损，例如，伸膝间隙有关节软骨缺失而相应地在屈膝间隙没有关节软骨缺失就会造成伸膝间隙有 6~8mm 的松弛度，而屈膝间隙也相应地有一定的松弛度。此时内侧半月板常发生部分破裂或完全破裂。患者在行走时出现力线内翻和外侧推挤，原因是关节表面不对称和 ACL、MCL 松弛。对大多数患者而言，这一阶段的关节炎相对稳定而且可以对症状和病变进展做出预测。当关节炎病变稳定时，仅有 20% 的关节需要重建，而此时大多数患者的 TKR 手术的时机尚不成熟。关节表面的骨发生弹性形变会造成患者负重时疼痛，而半月板破坏会造成力学症状，韧带松弛会造成关节不稳感。此时，UKA 手术主要处理关节表面病变，恢复解剖力线以及恢复 MCL 和 ACL 的合适张力。由于微创 UKA 手术还避免了破坏髌上囊，所以术后对规范的物理治疗的需要也显著减少。当使用微创手术技术进行表面置换型假体的 UKA 手术时，可以最大限度地保留骨量并且使软组织的创伤最小。

内侧间室关节炎病变进展时可出现明显的膝内翻畸形。胫骨内侧骨质增生可以代偿内翻畸形。Kapandji 证明膝关节应力传递遵循 Euler 定律，即柱状物的偏心负重行为定律。在冠状面，股骨上段向外弯曲，到了膝关节水平时变为向内弯曲，到了胫骨干时再度向外弯曲（图 16-18A～图 16-18D）。当内侧间室的关节炎缓慢进展时，膝关节的内翻成角逐渐加大，胫骨平台内侧增生以对抗逐渐增大的内翻应力。微创 UKA 手术保留了这种支撑结构，它可以为嵌入放置的胫骨假体提供边缘支撑作用。

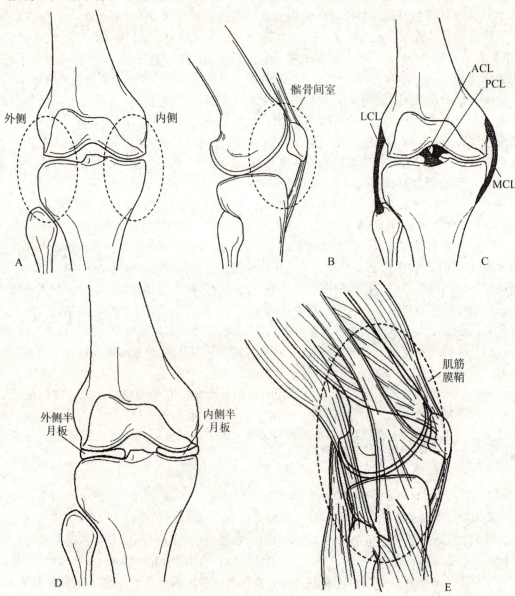

图 16-17 将关节分为 10 个部分以评估关节累及范围（A、B）三个解剖间室：内侧、外侧和髌股间室；（C）四个主要的韧带结构：ACL、PCL、MCL、LCL；（D、E）软组织部分包括两个半月板和一条软组织鞘

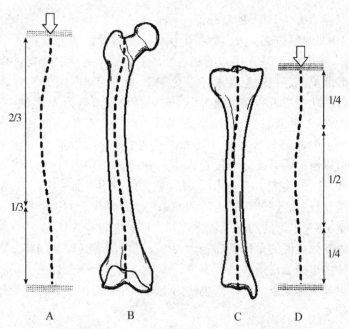

图 16-18 （A）股骨上可见到两条相反方向的曲线，在冠状面上位置较高的曲线占据弧度的 2/3；（B）股骨在额状面上；（C）胫骨在冠状面上；（D）在胫骨的冠状面上，弧线占据长度的中 1/2

四、患者的选择

选择合适的患者对于微创 UKA 和标准切口 UKA 的手术成功都很关键。适合接受 UKA 手术的患者主要是原发性内侧或外侧间室骨关节炎患者，骨缺血性坏死的患者也可以接受这种手术。Kozinn 和 Scott 在 1989 年提出了 UKA 手术的患者选择标准。年龄、体重、职业、对术后功能的要求、术前关节活动范围，成角畸形的程度以及关节内病变程度都被纳入判断标准。对术后功能要求较低、年龄大于 60 岁、体重小于 82 公斤且成角畸形小于 15°的患者是 UKA 手术的理想候选者。Stern 等估计大约有 6% 的患者符合上述标准。而 Sisto 等认为将年龄范围放宽为 48～80 岁时也可取得较好的效果。目前 UKA 的手术适应证被放大，尚无关于 UKA 的最佳适应证的一致意见。Scott 将 UKA 称为年轻患者的初次关节成形术和老年人的最终关节成形术，但应对所有候选患者认真筛选和仔细考虑。必须区别活动不方便的关节炎患者和有功能障碍的关节炎患者。因关节炎而活动不方便的患者是 UKA 的最佳适应人群。大多数的这类患者仍在休闲或工作中保持较大活动量。他们关注的是减轻症状并且避免或推迟进行 TKR 手术。因为关节炎症状而有功能障碍的患者通常更适合接受 TKR 手术。

大多数规律做 UKA 的手术医生将 40 岁及 40 岁以上患者视为 UKA 手术的可能候选者。当然，年轻且活动量大的患者比年龄大的患者可能更早地需要翻修手术。在选择患者时必须考虑体重因素，但不必将体重大于 250 磅者视为禁忌证。膝关节活动范围至少应为 10°～100°，术前的 ROM 会影响术后的 ROM。屈曲挛缩在 UKA 术后可得到轻度的改善，但仅有几度的变化。不推荐 UKA 手术用于重体力活动者，例如石匠，和期望从事经常高强度搬运重物工作的患者。

负重位 X 线片是选择 UKA 手术患者的关键因素。应采用 Ahlback 分型对内侧间室病变的进展进行分级，而且这种分级有助于选择适合微创 UKA 手术的患者。Bauer 等将内侧间室病变进展划分为轻度关节间隙变窄（Ahlback 1 级）直至严重的关节磨损伴有股骨髁间撞击和外侧关节间隙消失（Ahlback 5 级）。大多数接受微创 UKA 手术的患者的负重位 X 线片上的表现应为 Ahlback 2～3 级，但 Ahlback 4 级的患者经过挑选也可接受 UKA 手术。

Ahlback 1 级和 5 级的患者不应接受 UKA 手术。内侧间室病变患者的术前站立位 X 线片上胫股关节的解剖力线呈平均 6°的内翻。对侧位片和髌股关节 X 线片亦应进行评估。在 Merchant 投照位上出现外侧髌股关节硬化伴关节间隙消失是 UKA 的禁忌证。

感染性关节炎也是 UKA 的禁忌证。大多数医生认为一些软骨钙质沉着病（假痛风）患者可以接受 UKA 手术，但一些医生却将其视为 UKA 手术的相对禁忌证。手术医生必须通过病史和体格检查对髌股关节进行评估。有明显髌股关节症状的患者最好接受 TKR 手术。ACL 缺失的患者必须在手术前进行仔细评价，因为每一个患者的功能要求和期望值都不一样。传统观点认为 ACL 缺失是 UKA 的禁忌证。这种观点对于活动承重垫的 UKA 手术是正确的，尤其是外侧间室病变者。UKA 并非对于所有 ACL 缺失且有内侧间室病变的患者都是禁忌证。年轻的 ACL 缺失患者在 50 岁或 60 岁时，如果希望恢复一些体育活动，如滑冰或垒球，可以考虑同时或分期接受 ACL 重建手术和 UKA 手术。然而对于这类患者必须十分谨慎，因为诸如跑步和跳跃之类的活动会降低 UKA 假体的使用寿命。所有 UKA 术后最好参加以下这些活动：行走，游泳，骑自行车，网球双打运动和高尔夫。经常久坐的患者想参加例如高尔夫或保龄球之类的运动，在内侧间室 UKA 术后的功能通常比较好，尽管他们有 ACL 缺失。内侧间室骨坏死的患者通常缺少足够的硬化骨以支撑内嵌的全聚乙烯胫骨假体。这类患者最好使用有金属底座的组配式胫骨假体。金属底座的胫骨假体由边缘的皮质骨进行支撑，而在胫骨内侧平台骨关节炎患者中则是由前内侧的硬化骨对假体提供支撑。外侧间室重建时最好也使用组配式胫骨假体，因为胫骨外侧平台的解剖结构不适合采用内嵌植入手术技术。

五、手术技术

（一）内侧内嵌截骨的微创 UKA 手术

在全麻，腰麻或区域麻醉诱导满意后，将患者的小腿用持腿装置固定好并缚上止血带，压力设定为 300mmHg。患侧膝关节及小腿不铺巾，将手术床的尾端折叠。通过内侧入口插入关节镜以评估外侧半月板和关节表面，同时应注意内侧间窜的破坏情况和 ACL 状况。如果对这些解剖结构的探查表明适合 UKA 手术，则在髌骨内上缘开始做一个 7~10cm 长的皮肤切口向远端延伸并连通关节镜入口。通过髌旁内侧切开关节，在切口的近端将股内侧肌的髌骨附着部剥离约 2cm。如果有必要可用矢状锯切除髌骨内侧 2~3mm 的骨赘以改善对股骨髁的显露。用矢状摆锯截除股骨后髁约 5mm，插入斯氏针以便随后使用关节撑开器，这样可以改善胫骨平台的直视效果。使用高速磨钻/摆锯截除胫骨和骨赘，截骨厚度为 4~5mm，此时形成的截骨面就可用于植入 Repicci Ⅱ 型内嵌式全聚乙烯胫骨假体。截骨时须注意不要穿透硬化骨层。注意保留边缘 2~3mm 的骨和骨赘以为后续稳定假体做准备。这个边缘环的高度应向内侧下降，到了后方又升高。这样就可以符合胫骨内侧凹面的特点和骨赘的分布情况。

用高速磨钻截除股骨髁 2~3mm 的骨和骨赘。选择合适的股骨截骨板，钻孔以备安放截骨板。

用亚甲基蓝标志胫骨侧的硬化骨，以及在完全伸膝位和屈膝位该硬化骨在股骨髁的相对应接触部位，这样就可以确定假体在股骨髁上的内-外侧方向位置。用高速磨钻在亚甲基蓝标志的部位开槽以便植入带鳍的股骨假体。用摆锯切除股骨内侧的骨赘。试行复位膝关节以检查关节活动范围和软组织平衡。伸膝或屈膝受限表明截骨不够，还需再进行股骨侧和/或胫骨侧截骨以便假体在伸屈膝时合适。用脉冲冲洗和抗生素生理盐水冲洗干净后，用纱布擦干截骨面和骨床，用骨水泥固定最终的假体。在髌上囊，股骨髁后方和股骨胫骨表面放上海绵敷料以保持表面干燥且有助于移除骨水泥。刮除后方隐窝的多余的骨水泥，植入胫骨假体后、放置股骨假体前应用一窄的神经钩刮除假体周缘多余的骨水泥。放置好股骨假体后，用口腔刮匙或类似的器械刮除假体周缘多余的骨水泥。放松止血带，用电凝仔细止血。在关节囊外侧放置一根引流管并通过一个皮肤戳口引出体外。用 0 号薇乔缝线（爱惜康公司 Somerville, NJ）缝合关节囊，用 0#聚丙烯纺织纤维缝线皮内缝合和 Steris-trips 关闭皮肤切口。切口环形冰敷，使用间歇充气加压装置预防深静脉血栓，在出手术室前还应以膝关节支具制动。

在内侧间室 UKA 手术中还可使用电锯对胫骨侧进行截骨。此时截骨所使用的解剖器械与 TKR 手术中所使用的相似。一些手术医生认为使用电锯进行截骨更容易，但这样会以牺牲胫骨内侧平台的支撑结构为代价。胫骨内侧截骨时使用电锯会造成节段性骨缺损，而这又会使今后的翻修手术更困难。大多数允许在用电锯进行胫骨截骨后再行植入的胫骨假体设计都有支脚或支柱以便插入胫骨近端的骨中。假体与截骨面之间的骨水泥层会在今后翻修时加重骨量的丢失。因此,电锯截骨后使用带有支脚的假体不是真正意义上的微创技术,而且如果今后需要翻修,则不太可能仍采用初次 TKR 的手术技术。在对因 UKA 手术中使用电锯进行胫骨截骨造成的胫骨节段性骨缺损进行翻修手术时,通常需要使用胫骨楔形垫且需使用后方稳定型假体,如果胫骨内侧骨量丢失过大,甚至有可能使用限制型假体。

(二) 外侧组配式假体的截骨

在解剖结构分布和使用的手术技术方面,外侧间室病变都不同于内侧间室病变。内侧间室病变是伸膝间隙的病变。股骨内侧髁的承重部分和胫骨平台的前内侧部分是最先发生关节软骨丧失和出现硬化骨的部位。微创 UKA 手术重建内侧间室时使用胫骨的硬化骨层以支撑内嵌植入的全聚乙烯胫骨假体。内侧胫骨平台的凹面形解剖结构使其符合内嵌植入技术(图 16-19),而外侧间室的解剖形态差异很大。股骨外侧髁通常发育不良,而胫骨外侧平台则为凸面。胫骨外侧平台呈凸面使内嵌技术表面置换面临两个难题(图 16-20),首先胫骨外侧平台后方骨量不足,而胫骨关节面本身又存在后外侧关节面向下的斜坡。充分的内嵌截骨会破坏安放假体所需的硬化骨和假体放置的稳定性。第 2 个问题是在屈膝位截骨时胫骨外侧平台存在着旋转。当屈膝时,胫骨相对于股骨向内旋转。在屈膝时,股骨外侧髁与胫骨平台接触的部位比内侧髁与平台的接触部位更靠后,因此,外侧平台采用内嵌截骨并不能使假体充分覆盖胫骨后方,而且当极度屈膝时,股骨髁会滚到内嵌植入的胫骨假体的后方。解决这个问题的办法是使用带金属底座的胫骨假体,从而将胫骨聚乙烯将关节后方覆盖。这样可以确保假体之间在整个关节活动范围内的接触平衡并避免后方磨损而且还可以保证假体的稳定。

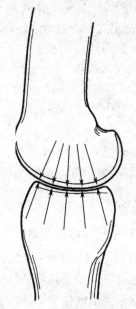

图 16-19 胫骨内侧平台呈凹面加大了关节的活动度

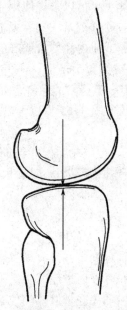

图 16-20 胫骨外侧平台呈凸面,能增加外侧间室的活动度

外侧间室 UKA 也需使用持腿器和止血带,而且患者的体位与内侧间室 UKA 相同。与内侧间室 UKA 手术相同,患侧膝关节及小腿不铺巾对于手术很关键,手术床的尾端折叠。手术医生的视线与膝关节平齐。在外侧关节线上戳一个口,插入关节镜以评估 ACL 和内侧间室的状况。ACL 缺失是外侧间室 UKA 手术的禁忌证。从髌骨外上缘做一切口向下延伸至外侧关节线下方,切口长 7～10cm。使用髌旁外侧切口打开关节,用摆锯切除髌骨外侧边缘 4～5mm,这样可以显著改善对股骨外侧髁的显露,但并不是所有的手术中都需如此。由于股骨外侧髁通常发育不良而且病程本身对屈膝间隙的影响大于对伸膝间隙的影响,所以股骨后髁的截骨比内侧间室 UKA 手术困难。用摆锯截除股骨后髁 2～3mm 厚,插入斯氏针以便后续使用关节撑开器。平行于胫骨解剖轴线放置力线引导截骨板。用摆锯进行胫骨近端截骨,截骨平面应恰好通过胫骨外侧平台的硬化骨层。用摆锯从在胫骨外侧髁间棘外侧进行第二次截骨-矢状面截

骨。这样使胫骨的移除更简单。测量尺寸以选择合适的带金属底座的胫骨假体试模。通过试模可以明确胫骨假体支脚和鳍的位置。用光滑的 4.5mm 圆形磨钻钻出固定支脚的孔，用有裂隙的磨孔开槽以供插入假体的鳍。

股骨截骨的方法与内侧间室 UKA 手术相同。试行复位以选择植入合适的组配式胫骨假体的聚乙烯垫。先用骨水泥固定胫骨假体，再固定股骨假体。刮除关节后方多余的骨水泥后最后植入胫骨聚乙烯垫。

植入假体后，放松止血带，用电凝仔细止血。使用与内侧间室 UKA 相同的方法关闭切口。外侧间室 UKA 手术后，拆线时间推迟至术后第 14 天，因为软组织覆盖不如内侧间室 UKA 那么可靠。

六、术后镇痛和治疗方案

术后镇痛是微创 UKA 手术的一个重要部分。在对患者进行术前教育时就应开始进行有效的镇痛。接受了术前教育且有详细的术后镇痛用药剂量表的患者可以在 UKA 手术后当天出院。手术医生应对患者的术后镇痛用药方案和术后关节活动度锻炼进行回访。应指导患者每天进行 3 次股四头肌和关节活动度锻炼以替代正式的术后物理治疗。在术后 8 天屈膝活动范围没有达到 90°的患者应开始接受正式的物理治疗。

Repicci 镇痛方案中结合了术中以 0.25% 丁哌卡因（sensorcaine）浸润软组织和口服药效可维持 12 小时的镇痛药。这种方法极大地减轻了术后疼痛，使患者在复苏室就能立即舒适地开始进行直腿抬高训练。每一名患者的每一侧手术可以常规使用 40~60mL 丁哌卡因。手术完成前一个半小时给予每名患者 30mg 酮咯酸氨丁三醇，5 个小时后进行第 2 次给药。如果使用这种方法仍无法控制患者的疼痛，则可以在麻醉复苏室通过静脉或肌内注射盐酸二氢吗啡酮。口服镇痛药从手术后 3 小时开始给予。每 4 小时给予患者一次 400mg 布洛芬和 5mg 氢可酮并持续 72 小时。在术后每 24 小时内可有 1 次加倍使用氢可酮。对于禁忌使用 NSAIDS 类药物的患者，如胃溃疡患者可以不给予盐酸二氢吗啡酮，并且将布洛芬换为罗非昔布，每天用 1 次。对于 65 岁以上的患者应将盐酸二氢吗啡酮的剂量减为 15mg，对于肌酐大于 1.5 的患者应取消使用。

手术后 3~4 小时患者就应在助行器帮助下开始行走锻炼。术后 4~5 小时在患者出院前拔除引流管。手术医生应指导患者在术后 72 小时后根据需要将布洛芬和氢可酮用量减为每 4~6 小时 1 次。

七、避免并发症

很多与 UKA 早期失败有关的问题是可以避免的。合理的术前评估对于确保 UKA 手术的成功极为重要，而许多住院医生培训计划中并没有训练骨科医生这方面的技术。在使用微创技术进行 UKA 表面置换时最常见的错误是对胫骨表面过度截骨。如果硬化骨层被破坏，则聚乙烯假体会沉入胫骨近端。保留硬化骨层是十分关键的，如果胫骨假体的位置轻微内翻有助于保留硬化骨，则该位置是可以接受的。另一个经常发生的错误是胫骨假体尺寸偏小。如果出现这种错误，则在屈膝时股骨假体会后滚至胫骨假体后缘，其结果是手术早期失败。通过仔细完整地切除内侧半月板和在开始截骨前认真确定胫骨的后缘是可以避免出现这种错误的。从后向前完成内嵌截骨，这样可以在维持后方边缘的同时确保胫骨截骨面的充分覆盖。环形的皮质骨边缘有助于对抗剪切应力，并可为骨水泥套的交锁固定提供更多的表面积。持续进展性关节炎患者的胫骨边缘呈椭圆形，此时胫骨边缘的前方和后方更高，因为这些部位的骨赘更多。当患者内侧间室的退变更加严重时，胫骨边缘的高度会下降，或者变得平整，而且硬化的骨床会位于胫骨最内侧的部位。

在开始截骨时，加大股骨后髁的首次截骨量会造成屈膝间隙松弛，应避免发生这种情况。在首次截骨时会发生截骨不足的错误，大多采用的方法是：在选择股骨夹具的尺寸时，用圆形磨钻通过调整伸膝表面和屈膝表面实现对截骨平面的调整。这种方法可以为股骨假体提供更准确的匹配和更好的屈－伸间隙平衡。股骨后髁截骨量过大也是造成髌骨撞击股量假体的潜在因素。

如果没有对骨水泥技术予以足够的重视，则在 UKA 术后的任何时期都会出现游离体。在骨水泥固化前合理地放置海绵块可以保证界面干燥并且有助于刮除骨水泥。干燥的海绵块应被放置在髌上囊和股骨髁后方。在胫骨表面和股骨支脚孔及鳍槽中可以塞入浸有肾上腺素的纱条以减少出血。弧形神经钩可用于检查胫骨假体后方的隐窝以确保没有多余的骨水泥残留在关节内。高出假体关节面的残留骨水泥会在术后形成游离体并出现临床症状。

很早以前人们就已经注意到：内侧 UKA 假体尺寸过大会造成外侧间室应力增大并进而导致外侧间室症状加重和外侧间室失败。而这些最终造成需要用 TKR 进行翻修。手术医生必须注意避免对初始畸形的过度矫正。然而，最近的报道也表明对初始畸形的矫正不足也会造成结果较差。要达到良好的 UKA 手术的临床效果就必须注意避免过度矫正和矫正不足。假体位置不合适会造成假体力线不良和胫股关节半脱位。

隐神经炎是很少见但却很麻烦的并发症。UKA 术后 4~6 周患者会出现内侧关节线周围软组织敏感性过高，而又没有关节内病变的证据。局部使用麻醉膏药和口服 4~6 周的阿米替林通常有助于缓解或消除症状。其他一些外科医生推荐局部连续注射局麻药物以控制症状。

UKA 的感染发生率低于 TKR，而处理原则与 TKR 相同。对于术后早期的感染，如果致病菌为低毒力的，可以通过冲洗、清创和静滴抗生素进行治疗保留假体。手术后 30 天发生或高毒力致病菌的感染的最好治疗方法是：取出假体，植入带抗生素的填充物，静滴抗生素，一旦 C-反应蛋白和 ESR（血沉）恢复正常就进行 TKR 翻修手术。在翻修手术前至少应静滴抗生素 6 周，而静滴 12 周则可以更好地确保消除感染。

一些特定类型 UKA 假体带来了一些特殊的并发症。胫骨过度截骨破坏了硬化骨层，当使用内嵌式胫骨假体会造成假体下沉。如果假体尺寸偏小则更容易出现这种并发症。术中胫骨平台骨折多发生在植入带支脚的胫骨假体时。内侧副韧带断裂会发生在使用半全膝型 UKA 假体时过度松解内侧软组织。半月板承重垫脱位是活动承重型假体的独特并发症。

与 TKR 不同，微创 UKA 手术时可以不使用预防深静脉血栓的药物。使用手术器械不进入髓腔的 UKA 假体系统，使栓塞的危险降至最低。Repicci 的方案中使用动力加压袜直至患者在术后 3 小时开始行走为止，此后不再继续使用该装置。仅在手术侧下肢持续使用膝关节高弹力 TED 袜 4 周。

八、术后随访

在 UKA 术后，大多数患者应按照时间表在术后 1 周、6 周和 12 个月进行随访。术后 1 周和 12 个月随访时应常规进行 X 线片检查。

在 UKA 术后随访时，胫骨假体的骨-骨水泥界面出现透亮线是很常见的，但这并不是松动的确切征象。Rosenberg，Cartier 和 Romanowski 都发现在无症状的患者中这种情况的发生率较高。UKA 术后的良性透亮线最常见于胫骨假体，而且通常仅在一个投照角度可见这种透亮线，并且不会继续进展，其宽度通常不到 2mm。对于这种透亮线的意义有很多争论。目前尚不清楚这种透亮线是否是由于最终造成假体失败的微动造成的，亦不清楚这些透亮线是否是位于骨水泥深面新生的皮质骨。大多数手术医生认为透亮线的出现是一种偶然发现，如果随着时间推移并没有出现进展则可以不必过于关注。

一些患者还可能在 UKA 术后出现鹅足滑囊炎，这也是引起患者和医生共同关注的常见原因。在一些报道中这种情况的发生率高达 12%。患者表现为触摸内侧关节线部位时有明显的压痛，而在 X 线片上无明显异常。局部注射皮质类固醇和口服 NSAIDS 类药物大多能取得较好的效果。

九、微创单髁膝关节成形术作为初始治疗的优点

微创 UKA 是治疗内侧间室骨关节炎的一种方法。其他一些常用的方法包括关节镜清理术，截骨术和全膝关节置换术。关节镜手术治疗膝关节骨关节炎的效果比较不一致。患者常常对术后较短的时间出现症状复发感到十分失望。胫骨截骨术常合并严重的围手术期并发症且手术的效果仅能维持到中期。低位髌骨和/或截骨后出现的胫骨近端旋转畸形会使今后的 TKR 手术十分困难。膝关节内翻畸形进行胫骨高位截骨术后会出现美观方面的后遗症，而许多女性患者对此十分不悦。TKR 用于治疗单间室病变的

效果良好而且结果具有很高的预测性。已经有文献报道了年轻患者的 TKR 术后的长期假体存留率，但如果 40、50 岁的患者接受了 TKR 手术则今后必然要进行翻修手术。由于很多医生和患者看到了 UKA 手术对于希望避免或推迟 TKR 手术的患者是一种替代性的初始治疗方法，微创 UKA 手术的患者选择标准正在扩大。

与截骨术或 TKR 相比，微创 UKA 手术的优点包括：并发症更少，住院时间更短，术后恢复更快，对物理治疗的需求更低。选择假体对于微创 UKA 而言十分重要。一些假体需要完全显露关节以便放入器械而且截骨量较大。手术医生必须意识到微创技术并不是仅指手术切口小而已，UKA 假体强调截骨量尽可能最小化并为今后的关节成形术尽可能地保留解剖结构。由于不到 30% 的膝关节表面被置换，所以 UKA 的最终结果是通过有限的关节成形术比 TKR 更多地保留了本体感觉。

接受 UKA 手术的患者保留了更多的关节本体感觉反馈功能，其结果是这些患者比接受 TKR 手术的患者更能维持正常步态。Chassin 等发现 UKA 手术患者和 TKR 手术患者在步态方面存在显著的差异。股四头肌逃避步态是指膝关节股四头肌力矩减小时出现的步态。正常人群中出现这种步态的比率约为 16%，而在 ACL 缺失的患者中十分常见。UKA 术后，约有 20% 的患者在行走时出现股四头肌逃避步态，与之对应的，TKR 术后患者出现这种情况的比例为 46%。仅有 23% 的 TKR 术后患者出现双相步态，而 UKA 术后患者中出现双相步态的比率为 70%。对照组中有 79% 的患者有正常的双相步态。UKA 组和对照组在步态方面的差异没有统计学意义。

微创 UKA 作为一种初始的关节成形手术可以缓解疼痛，恢复下肢力线和改善功能且并发症最少，并且不会干扰今后的 TKR 手术。UKA 术后患者的满意度常高于 TKR 术后患者；而且前者的关节活动范围也比后者大。微创 UKA 手术避开了髌上囊和股四头肌腱，而且避免了髌骨翻转脱位。这些都显著地减少了术后疼痛并降低了对正规物理治疗的需要。

内嵌式全聚乙烯胫骨假体的使用保留了胫骨内侧平台的支撑结构，这样可以在需要翻修时，允许使用初次全膝关节置换的假体而不是翻修假体。通过电锯截骨的 UKA 假体设计牺牲了胫骨内侧平台的支撑结构，而且这些假体常常带有用于固定假体的支脚或鳍，这些装置在今后取出假体时会破坏更多的胫骨骨量。这样一来，在改行 TKR 时必须使用有楔形金属垫的胫骨假体。

十、小结

微创 UKA 在治疗单独的内侧或外侧间室膝关节炎时是一种可靠且有效的方法。它减少了并发症，是一种使患者满意的手术方法。它改善了功能并且比 TKR 手术更具价格优势，原因在于它降低了假体费用和住院费用，它所需的输血概率更低，并发症的发生率更低，而且降低了术后康复及出院后物理治疗的需求。其他的经济学优势包括：在对表面置换型单髁假体进行翻修时，多数患者可以使用初次全膝关节置换假体，从而有效地降低了对昂贵的膝关节翻修假体的需求。UKA 假体的使用寿命较为有限。手术医生应告知年轻强壮或活动量大的患者，他们的假体的有效使用时间可能小于 10 年，这是大多数患者的经验。如果是年龄大或活动量较小的患者，则单髁假体的功能良好情况可能维持 12 年或更长的时间。微创 UKA 对手术技术的要求较高，如果术前没有接受适当的教育，则很可能发生早期失败。常规进行 UKA 手术的医疗中心的术后效果优于偶尔为之的医疗中心。对微创 UKA 手术不甚熟悉的手术医生可以从合适的术前指导中获得进步。

（冯万文）

第三节 微创单间室膝关节置换术

近年来在膝关节置换领域发生一个重要变化。仅仅在数年以前，绝大多数患者在需要关节置换时接受的是全膝关节置换（TKR），仅有极少数患者接受的是单间室膝关节置换（UKR）。而现在，随着微创手术方法的引入，有越来越多的医生开始对 UKR 感兴趣，而且有越来越多的患者接受了这种手术。微创 UKR 手术保留了所有未被破坏的膝关节结构，特别是保留了交叉韧带，所以患者术后功能基本恢复正常。UKR 术后的关节活动范围优于 TKR 术后，而且膝关节的感觉更自然，疼痛缓解程度很好或优异。在并发症方面，UKR 手术出血更少，很少需要输血；并发症也更少而且更轻微，术后恢复则更快。

伴随着微创 UKR 的面世，一些作者将微创 UKR 视为在 TKR 之前的一种手术方法。如果能将 TKR 的手术时间推迟至少几年，那么这种前 TKR 手术就是有价值的。由于接受了 UKR 的手术效果仅能维持几年的观点，导致 UKR 手术适应证扩大，而且许多便于植入但远期效果不明确的新型假体被用于临床。也许这种情况的最极端的例子就是膝关节单髁垫片的使用。有学者并不认为微创 UKR 是一种 TKR 之前的手术。它虽然是通过一个有限切口植入 UKR 假体，但 UKR 假体的长期存留率应与 TKR 相近，这样可将 UKR 视为最终的膝关节置换。以下列出了 UKR 在过去发生失败的主要原因，而这些原因可能在今后继续造成失败：

（1）因负重面不匹配造成的薄胫骨聚乙烯假体的高磨损率。
（2）患者选择方面的不准确和不合适。
（3）缺少能准确植入假体的器械。

过去的几年里，有学者已经意识到这些问题并研发了一种可作为最终膝关节置换系统使用的单间室假体系统。

一、假体选择

在牛津型 UKR 假体中，股骨假体关节面为弧形，而胫骨假体关节面扁平，它们都由钴铬合金制成（图 16-21）。在它们之间有非限制型活动承重垫，它的上表面为弧形，下表面扁平，这样就可以在任意位置上与股骨和胫骨金属假体匹配。由于接触面积大（约 $6cm^2$），所以接触应力较低。这种类型的关节对关节活动没有限制，而且使得聚乙烯的磨损率很低。通过对体内取出的承重垫测量显示，平均线性磨损（两个关节面合计）为 0.03mm/年，如果膝关节功能正常且没有撞击，则磨损甚至更低（0.01mm/年）。此外，较薄假体（3.5cm 厚度）的磨损速度并不比较厚的假体快。使用薄聚乙烯垫的好处在于保留了骨量。

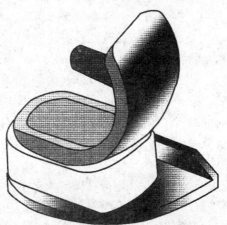

图 16-21　牛津型单间室膝关节置换假体

二、适应证和禁忌证

UKR 的主要适应证是内侧间室骨关节炎。前交叉韧带（ACL）的功能应完整，这一点很重要。如果 ACL 功能完整，则手术成功的其他一些条件通常也都已具备。固定的屈曲畸形应小于 15°，内翻畸形应属于可矫正型，外侧间室的软骨厚度应正常（最好通过屈膝 20°外翻应力位 X 线片证实之）。在术中，通常可见股骨外侧髁的内侧面与胫骨髁间棘相撞击的部位有全层的关节软骨溃疡，但这并不是手术禁忌证。根据这些适应证标准，大约每 4 名需要关节置换的膝关节骨关节炎患者中有 1 名适合进行 UKR 手术。

许多固定承重型 UKA 手术的禁忌证对于使用活动承重垫的 UKR 手术而言并不是绝对的禁忌证。根据经验，髌股关节疾病不是 UKR 手术的排除标准。在内侧间室骨关节炎中，髌骨内侧关节面和滑车沟的内侧缘出现广泛的纤维形成和磨损是很常见的。通过矫正内翻畸形，单间室置换手术使髌股关节已发生破坏的部位不再承受应力。目前没有发现术中所见的髌股关节病变情况与临床效果之间的相关性，而且也没有发生因髌股关节疼痛而不得不再次手术的情况。此外，通过比较 10 年间的 X 线片发现，UKR 手术后髌股关节的关节炎病情并没有进展。年龄亦不应是禁忌证。对于老年患者而言，UKR 的低并发症发生率是其相对于 TKR 的一个明显优势。在年轻患者中可以推荐便用 UKR 手术，因为 UKR 的 10~15 年后发生失败的可能性并不比 TKR 高，而且 UKR 的优点在于，即使发生失败，翻修进行 TKR 手术也很简单而且效果较好。有学者已经证实 50 岁左右患者的假体 10 年存留率与老年患者之间没有明显差别（>90%）。中度肥胖和软骨钙质沉着病对假体的长期存留率并没有负面影响。

三、器械和手术技术

器械和手术技术在单间室置换手术中非常重要，而手术的目的是恢复病变间室的运动性能，从而在恢复其功能的同时保留未病变间室的关节面和韧带。使用活动承重的假体可以确保假体本身不存在人为的限制，而假体的稳定性依赖于恢复韧带在整个活动范围内对等的张力。在 TKR 手术中，通过松解韧带达到韧带平衡；而在 UKR 手术中则是通过植入人造的关节面来与韧带的解剖特性匹配从而达到韧带平衡，UKR 手术中从来不松解韧带。

在最初设计的膝关节系统中，由于使用锯片进行股骨截骨，所以很难达到韧带的准确平衡，有时会发生承重垫脱位。从 1985 年起，在第 2 代和第 3 代器械中，可以使用带导向的动力磨钻进行股骨髁远端截骨，并且 1mm 地增加截骨量，逐渐增加伸膝位的关节间隙，直至伸膝间隙等于屈膝间隙。当将正确厚度的承重垫填入关节间隙中，韧带就恢复了正常的张力而且在整个活动范围中也保持正常的张力。承重垫脱位的发生率十分低。关于第 2 代假体已发表论文的一篇 Meta 分析中，当内侧间室置换的适应证合适时，承重垫脱位的发生率为 0.4%（551 例 UKR 手术中有 2 例发生）。

在假体设计者进行的一系列内侧骨关节炎患者的内侧间室置换（第 1 代和第 2 代）中共包含 144 例膝关节（年龄范围 35~90 岁），其中 1 例失访。10 年的假体存留率为 98%［95% 的可信区间（CI）为 93%~100%］。10 年后，即使在将失访的 1 侧膝关节计入失败患者的最差情况下假体存留率仍为 97%。对设计者自己的手术结果必须谨慎对待以防偏倚，但 Svard 和 Price 报道了在瑞典的一家非教学医院里由三位医生独立进行的 UKR 手术的结果。他们进行了 420 例内侧 UKR 手术且没有患者失访。在最坏的情况下，术后 15 年的假体存留率为 94%（CI=86%~100%）。122 例膝关节患者随访超过 10 年或 10 年以上，而且在临床随访中，92% 的患者结果良好或优。在他们的假体存留率研究中，因任何原因进行了翻修手术的患者均被视为失败。假体设计者和独立研究者的结果都可以与最好的 TKR 手术结果相媲美，而且优于固定承重的 UKR 的结果。

与之相比较的是在 1995 年发表的报道中，在瑞典膝关节成形术登记库（KSAR）中的数据表明第 1 代和第 2 代的牛津 UKR 术后的 5 年假体存留率为 90%。该报道为 19 个手术中心的 699 例膝关节手术，其中包括内侧和外侧间室置换术。但事实上，19 个中心的 13 个手术中心就报道了 944 例牛津 UKR 手术，说明至少有 25% 的登记失败。UKR 失败的比例在不同的手术中心有所不同，从 0 到高达 30%，手术量越大的手术中心失败比例越低。有大约 70% 的失败发生在术后的最初 1、2 年里。承重垫脱位是最常见的失败原因。早期效果较差应归咎于适应证错误和/或使用了不合适的手术技术，而学习曲线的作用可能约占 19%。SKAR 2001 年的报道证实：手术医生应进行合理数量的 UKR 手术后才能达到熟练。该报告还证实每个月最少有 2 台 UKR 手术的医学中心，牛津 UKR 术后的 8 年假体存留率为 93%。

在 1998 年面世的第 3 代器械和假体通过简化手术操作部分地解决了手术结果不一致的问题，而且在某些方面使得微创方法更容易。重要的区别在于第 2 代假体仅有一种股骨尺寸（型号），而第 3 代假体中有 5 种不同的股骨假体尺寸。器械方面基本没有变化，但更小且更易使用。手术采用短切口而且对伸膝装置的破坏最小。术中无须使髌骨脱位从而保持了髌上囊的完整性，其结果是患者术后恢复更快。

牛津 UKR 手术器械的目的在于通过植入假体使膝关节恢复至未发生病变前的状态。手术使韧带恢复了正常的张力而且使未手术的关节面恢复正常的功能。如果剩下的关节面功能正常,则关节炎的病变进展会被阻止。手术还可使膝关节的力线恢复至病变前的状况。很多患者之前就存在轻微的胫骨内翻,手术并不能改变这种情况,因此这些患者术后仍有一样的轻微胫骨内翻,这种内翻在年轻时就已存在。

为了理解如何使用器械,就有必要理解关节炎病程中的病理解剖学知识。适合接受 UKR 手术的内侧间室骨关节炎患者要求 ACL 功能应完整。在这种情况下,关节软骨和骨的丢失部位在胫骨平台的中央和前侧及股骨远端,而股骨后髁和胫骨平台后方的关节软骨厚度正常。这种类型的关节炎就是前侧内骨关节炎。

在大腿上缚以止血带并放上持腿装置以便手术中活动小腿。切口从髌骨内侧缘至胫骨结节。切开支持带进入膝关节。检查膝关节内的结构以证实满足 UKA 手术的适应证。切除髁间窝和股骨髁内侧的骨赘。使用髓外定位方法,以后倾7°进行胫骨截骨。截去足够厚度的骨以便在屈膝时于胫骨截骨面和正常的股骨后髁之间植入胫骨假体和4mm厚的承重垫。用截骨导引板在股骨后髁上截去合适量的骨和关节软骨。这样植入的股骨假体的后表面与软骨面在同一位置。动力研磨用于股骨远端截骨。放入假体试模,使用测量器(1mm 增加量)测量屈伸间隙。以伸膝间隙与屈膝间隙的差值来确定股骨远端需要截除的骨量。撤除研磨,屈膝和伸膝时的韧带应达到准确的平衡。胫骨钻孔以便插入假体的支脚。多余的可能造成撞击的骨或骨赘必须切除干净。假体用骨水泥固定好后,放入合适的承重垫以恢复正常的韧带张力。

四、手术结果

由于切口有限而且保留了伸膝装置,所以患者术后恢复快而且并发症少。在屈膝活动度和直腿抬高以及独立上楼梯方面,微创 UKA 手术后患者比 TKR 手术快3倍,也比传统切口 UKR 术后快2倍。手术结束时在膝关节周围注入大剂量的局麻药物后,患者在术后当时和早期的疼痛明显比术前的疼痛减轻。通过合理的镇痛,手术当天患者就可出院。

人们可能会关心这样的问题:通过有限的切口不可能像通过传统的切口那样准确地植入 UKR 假体。然而,一项对术后 X 线片的研究表明,采用两种切口都可以准确地植入牛津假体,这也表明采用微创方法的第3代假体的长期效果应与第2代假体的一样好。研究者采用 X 线透视方法对5名微创 UKR 术后1年的患者进行研究,在进行三种主动活动时,患者的运动学性能与膝关节正常的人群相同,而且明显优于 TKR 术后患者。在一项多中心的研究里,对6名医生进行的231例 UKR 手术进行了至少2年的随访。在术后2年时,假体存留率为99%,膝关节平均屈曲角度为13°,平均 KSS 评分为93分(术前则为42分)。84%的患者 KSS 评分为优,11%的患者 KSS 评分为良好,良好或优秀患者的总比例为95%。取得这样优良的结果是缘于准确恢复了所有韧带(特别是交叉韧带)的功能,并避免伤及伸膝装置和髌上囊。

因此,经过研究已经证明当使用了合适的假体、适应证以及手术技术时,微创 UKR 手术是治疗膝关节内侧间室骨关节炎的理想选择。它可以使患者恢复更快,而且 UKR 比 TKR 有很多的优点,至少在术后最初的15年里不会增加失败率。

(冯万文)

第四节 微创小切口全膝关节置换术

全膝关节置换术作为治疗膝关节重度关节炎的标准方法已经有30多年的时间了。尽管假体的设计不断改进,但在外科技术上仍然需要足够的暴露和软组织松解,以便正确地安放假体各部件。

经典的关节手术入路为膝前正中纵行皮肤切口,长8~10英寸。切开关节时大多采用髌旁内侧切口,也有些医生习惯采用股内侧肌下方或经股内侧肌入路。关节囊切开后将髌骨向外翻转并使其向外侧脱位。然后进一步松解软组织,完全显露膝关节,以便纠正所有的畸形以及成功地植入假体。随着 Repicci 和 Eberle 对膝关节微创手术的介绍,膝关节单髁置换的切口大大减小,其临床效果与标准入路的手术效果相仿。这些鼓舞人心的成果很自然地让人联想到将微创技术运用到全膝关节置换术中去。小切口全膝关节置换术自然也就成为微创全膝关节置换术的先驱者了。

采用小切口减少了软组织的解剖范围,造成的创伤较小,但必要时也可改回到标准术式。这种微创手术方式很关键的一点就是对患者的选择,因为并不是所有的患者都适合采取微创术式。理想的患者是:膝关节内翻畸形≤10°,或外翻≤15°;屈曲挛缩≤10°;关节活动度>90°。与皮肤和关节囊切口长度相关的临床指标包括:股骨的大小,髌腱的长度以及患者体形。髁间距测量提示股骨越宽,所需的切口就越长。通过 Insall-Salvati 比值的计算发现髌骨位置越低,所需的切口也越长。因此髌腱越短意味着切口越长。肌肉发达的患者,尤其是股内侧肌特别发达的男性患者所需的切口较长。切口的长度应使手术视野得到足够的显露,认识到这一点后,手术时医生可以先作 10~14cm 长的切口,术中可根据具体情况作适当的延长。手术视野的显露一定要充分,因为外科操作技术的改进不应以损害手术效果为代价。

一、手术入路

小切口全膝关节置换技术的特点是皮肤切口以及关节囊切口均较小。皮肤切口位于髌骨稍偏内侧,起于胫骨结节向近端延伸越过髌骨内侧缘和股四头肌腱的远端,长 10~14cm。沿皮肤切口向近端和远端切开皮下组织后,可适当游离皮下,形成内、外侧两个皮瓣。这样就能允许皮肤和皮下组织有一定的活动性,以满足后续手术操作的需要。

微创手术的目的在于减少对组织的创伤,但不能妨碍正常的手术操作过程。于内侧髌旁切开关节囊以暴露膝关节,向近端分离股四头肌腱应以恰使髌骨向外侧脱位为度,无须翻转髌骨。此时,分离外侧髌股韧带通常会有所帮助。如果髌骨向外侧脱位有困难,为了不损伤髌腱,关节切口则应沿着股四头肌腱向近端延伸,直到获得足够的显露。另外一种技术是经股内侧肌入路,这种入路不会损伤到股四头肌腱(图16-22)。

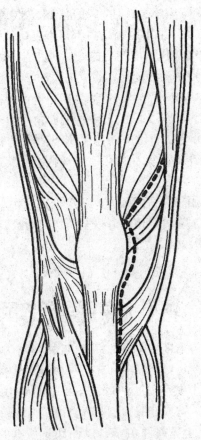

图16-22 股内侧肌入路

尽管没有明确要求首先处理髌骨，但是在进行股骨和胫骨截骨之前先处理髌骨对手术还是有帮助的。手术中早期处理髌骨能为以后的其他操作提供更多的空间，同时也使髌骨更易向外侧脱位。

二、软组织松解

软组织平衡是全膝关节置换术成功的关键之一。这条基本准则不会因为微创手术发生改变。通过对内侧副韧带深浅两层、内后方关节囊以及半膜肌进行松解，可纠正膝内翻畸形。与标准术式相似，这些结构的松解是在胫骨近端内侧的骨膜下进行的。不同点在于：内侧副韧带表面的皮下组织无须分离。膝关节内侧的松解应直接深达内侧副韧带下方，将整个软组织袖从骨膜下剥离并拗起。

膝外翻畸形可以通过截骨加以矫形。通过这种小切口，可以很容易地采用 pie crust 技术对外侧关节囊以及髂胫束进行松解。习惯于逐步软组织松解的医生也可通过内侧关节囊切口对髂胫束、外侧副韧带和后外方关节囊进行松解。截骨后应仔细检查膝关节屈伸间隙。软组织的松解应恰当，以保证关节的平衡和对称。

三、截骨

微创手术截骨的操作过程与标准术式没有差别，但是截骨所使用的器械已加以改进以适合于在狭小的空间内操作，并且软组织需要小心保护。截骨的顺序取决于医生的习惯。

胫骨截骨采用髓外定位器，截骨平面垂直于其机械轴（图 16-23）。股骨远端截骨采用髓内定位器，所设定的截骨平面应使膝关节力线保持适当的外翻角度（图 16-24）。应对传统器械进行适当改造，以便能正确地放置股骨远端截骨导向器。

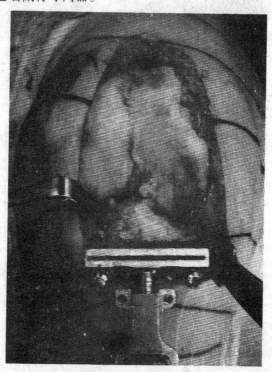

图 16-23 胫骨截骨

确定股骨内、外上髁，以便确定股骨假体的外旋角度。多数学者习惯于根据股骨内、外上髁的连线来确定股骨假体的外旋角度，但事实上，股骨远端的前后轴线同样可以作为另一个解剖标志（图 16-25）。

一旦股骨假体的旋转度确定了下来，下一步就应测量股骨远端的大小（图 16-26）。根据所能提供的股骨假体型号，选择最接近所测得的股骨远端大小的股骨假体，其大小与患者自身股骨相差应在 2mm 以内。在股骨前方和后方的截骨完成后切除半月板。如果选择的是后方稳定性假体，那么则可完全切除后交叉韧带。此时，应采用固定厚度的垫片对膝关节屈伸间隙进行测量和平衡调节（图 16-

27)。当膝关节屈伸间隙达到平衡后，即可对股骨远端进行最后的截骨，并植入假体试模。

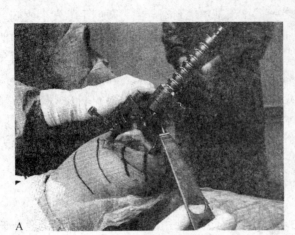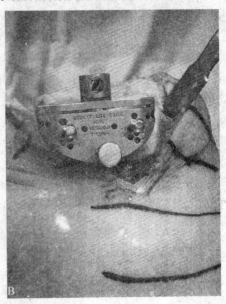

图 16-24 （A、B）股骨远端截骨

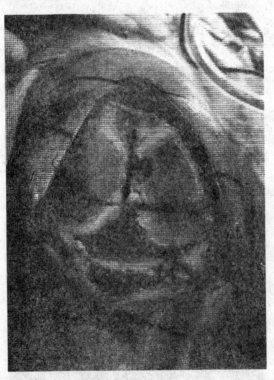

图 16-25 通过股骨内、外上髁的连线以及股骨远端的前后轴线来确定股骨假体的旋转度

由于手术视野暴露有限，应在植入胫骨试模后再植入股骨试模和胫骨垫片试模。然后试着将膝关节复位，并评估关节的平衡和活动范围。对假体的尺寸大小觉得满意后，即可取出临时假体试模，并对截骨面进行脉冲式冲洗。再按照前面所述的顺序依次植入骨水泥型全膝关节假体，清除多余的骨水泥后复位膝关节（图16-28）。使用抗生素盐水冲洗手术创面。关节腔内安放引流管后缝合关闭关节腔。常规缝合关闭皮下组织层及皮肤。膝关节轻度加压包扎后即可在复苏室开始持续被动活动（continuous passive mobility，CPM）。

术后第二天患者开始程序化的物理治疗计划，重点是早期恢复活动能力及关节活动度。同时，与标准全膝关节置换术后一样进行抗凝治疗。

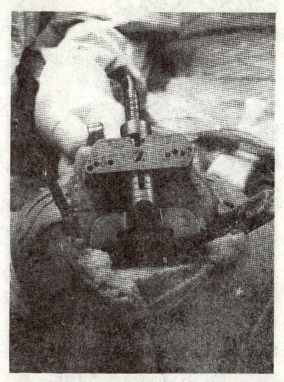

图 16-26 测量股骨远端的大小,并选择大小最接近的股骨假体

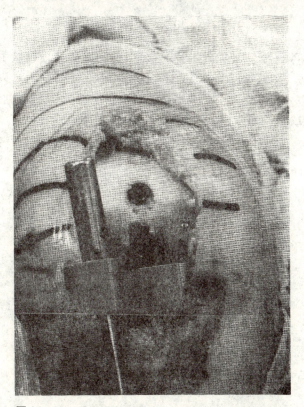

图 16-27 采用固定厚度的垫片检测膝关节屈伸间隙

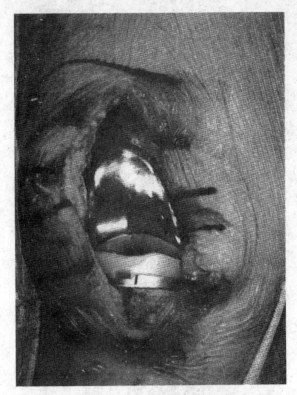

图 16-28 假体各部件的最终位置

四、小结

对于小切口全膝关节置换术,需要格外重视所有的手术细节,以便确认手术医生在试图通过较小的切口完成全膝关节置换时没有忽略全膝关节置换术的基本原则。小的手术切口能减轻患者的痛苦,并允许其在短时间内更快地康复。患者在关节功能提高的同时也希望手术切口更加美观。微创全膝关节置换术正在不停地发展,希望其远期临床效果能为临床继续应用提供理论支持。

(冯万文)

第十七章

膝关节镜外科学

第一节 半月板损伤概述

半月板是人体膝关节功能运动的重要结构，随着基础与临床研究的深入，半月板的生物学和生物力学功能已引起临床界的广泛重视，其重要性逐渐被大家认识，因此对切开半月板切除术、半月板全切术等以往的治疗原则提出了严峻的挑战。目前，半月板损伤的手术治疗，已由半月板切除术、半月板部分切除术，发展到半月板缝合术。国内半月板损伤手术治疗的发展很不平衡，部分地区仍沿用传统的切开半月板切除术。半月板切除后，将引起膝关节骨性关节炎，尤其是青少年患者，严重影响膝关节的功能。因此，有必要总结国内、外膝关节半月板损伤治疗研究的研究进展，学习、掌握现代诊治手段，推广应用微创外科治疗技术，进一步普及开展半月板缝合技术，提高我国半月板损伤的诊疗水平。

一、半月板的功能解剖

半月板是位于股骨髁与胫骨平台之间的新月形软骨，表面光滑而有光泽，质韧而有弹性。半月板的上表面（股骨面）凹陷，下表面（胫骨面）平坦；外侧（滑膜缘）厚，内侧（游离缘）薄，呈楔形结构，充填于完全不吻合曲面的股骨和胫骨中间，覆盖胫骨平台关节面的2/3，大大增加股骨和胫骨间的接触面。半月板的前、后角附着于胫骨，内侧半月板的前后径较左右径明显大，前角薄而窄，附着于髁间前区；后角宽而厚，附着于髁间后区，前后角附着点距离较远，呈"C"形，外侧半月板的前后径和左右径基本等大，前、后角附着于髁间棘的前后端，距离较近，近似"O"形。内外侧半月板的前角由膝横韧带连接，侧方与关节囊滑膜相连续。外侧半月板的后端发出坚强的斜行纤维束，附着于股骨内髁的外侧，该斜行纤维束根据其与后交叉韧带的关系命名，位于后交叉韧带后方者，称为半月板-股骨后韧带（Wrisberg韧带），在90%的患者中都可以找到Wrisberg韧带；位于后交叉韧带前方者，称为半月板-股骨前韧带（Humphrey韧带），该韧带比较少见；膝关节内、外侧半月板的后外侧还分别发出半月板侧方冠状韧带，附着于胫骨平台的边缘，冠状韧带与关节囊的纤维组织紧密相连，称为内、外侧半月板-胫骨韧带。外侧半月板的后外缘和外侧关节囊之间被腘肌腱穿过，形成腘肌腱窝，该处外侧半月板与外侧关节囊不是紧密连接的，正确理解腘肌腱窝的解剖十分重要，对于外侧半月板手术具有重要的指导意义。

（一）半月板的组织结构

半月板的表层由纤维性基质组成，表面覆以薄层纤维软骨，体部为新月形的纤维软骨样结构，由胶原纤维和软骨细胞构成。软骨细胞位于胶原纤维性基质的陷窝内，呈圆形、椭圆形或梭形；半月板的致密胶原纤维由大量弹性纤维组成，胶原纤维成束状平行排列，表面呈波浪状，走行方向与半月板表面形态一致。平行排列成束的胶原纤维十分坚韧，具有很强抗拉伸应力的性能。半月板纤维性基质中的另一种成分是蛋白多糖，在人体半月板内以水化蛋白多糖分子的形式存在；蛋白多糖具有良好的吸水性，抗拉伸应力的作用不强，但抗压性能很好。水化蛋白多糖分子能扩展自己的体积，从而在人体生理负荷下维持胶原纤维的网架。胶原纤维的强抗拉伸性能与水化蛋白多糖分子的抗压应力性能相互结合，使人体半月板具有良好的延展性，即半月板的顺应性。

(二) 膝关节镜下正常半月板

膝关节镜下,半月板具有光泽,富弹性。内侧半月板前后径较大,前角细长,多被脂肪垫遮盖,体部窄而薄,与胫骨面相贴较紧密,周缘与关节囊滑膜、内侧副韧带相连接,后体部宽大。因股骨内髁的遮挡,镜下不易观察到内侧半月板的后体部和后角。儿童的内侧半月板游离缘整齐锐利,而成人常可见到中、后1/3交界处的游离缘有皱褶。外侧半月板与胫骨面相贴不紧密,如前所述,外侧半月板中、后1/3交界处的滑膜缘被腘肌腱穿过,该部分半月板与关节囊分离,形成腘肌腱窝,因此该处外侧半月板活动度较大,用探针探查时,不要误诊为外侧半月板滑膜缘的撕裂。外侧半月板前角血供较好,有时可以观察到组织表面上的血管分布。内、外侧半月板的边缘与滑膜相连续,连接部平滑,有一定的张力,表面覆以丰富的血管网。半月板滑膜连接部色泽变暗,周围滑膜增生,张力减低,常提示半月板滑膜缘撕裂。青年人半月板有光泽,富有弹性,半月板的股骨面光滑,有与股骨髁弧度相一致的轻度凹陷,有利于关节滑液的存留,进而促进膝关节软骨的营养和润滑。随着年龄的增加,半月板的表面逐渐纤维化,半月板失去光泽,表面干燥,游离缘可以出现磨损。老年人半月板明显纤维化,游离缘不连续、表面粗糙,甚至发生磨损性撕裂。

(三) 半月板的血供

半月板的血供来自膝动脉的内、外及中间支,动脉分枝发出毛细血管,并形成关节囊和滑膜的毛细血管丛。滑膜组织的细小毛细血管返折,经覆盖半月板前、后角的滑膜进入半月板滑膜缘胫骨和股骨面1～5mm的范围。半月板滑膜缘的毛细血管丛对半月板愈合具有重要的作用。ArnoczkyⅢ等观察到半月板外周的血液供应分别来自膝关节内、外侧血管,毛细血管发出分枝进入关节囊和滑膜,这些毛细血管分枝呈放射状向半月板体部扩散。毛细血管分枝分布的范围是内侧半月板宽度的10%～30%,外侧半月板宽度的10%～25%。膝内侧动脉和膝外侧动脉的终末支供应附着在半月板前、后角的滑膜组织,提供半月板前、后角的血供。半月板体部周缘还由膝下动脉获得丰富的血液供应。内、外侧半月板的关节内3/4无血管供应,营养完全由滑液供应。

(四) 半月板的分区

根据半月板的血液供应情况,将半月板分为3区(图17-1):Ⅰ区:红-红区,半月板边缘(滑膜缘)1～3mm的范围,血供来自膝动脉的内、外及中间支,有丰富的血液供应,称为半月板血运区,具有完全愈合的潜力;Ⅱ区:红-白区,半月板红-红区内侧3～5mm的范围,位于血运区边缘,由半月板红-红区毛细血管的终末支供应血液,有愈合潜力;Ⅲ区:白-白区,半月板红-白区内侧部分,为半月板非血运区,营养完全由滑液供应,缝合后愈合能力差,但通过其他改善血液供应的技术方法可以促进其愈合。半月板的断面为三角形,Ⅰ区最厚,缝合后容易获得稳定,Ⅱ区较薄,缝合后不稳定。

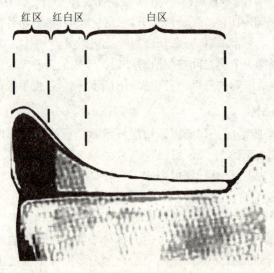

图17-1 半月板血运

(五) 半月板的功能

半月板的功能包括：传导负荷、吸收震荡、稳定关节、本体感觉、协助润滑、营养软骨等。人体正常生理负荷时，人体负荷压力传导至半月板，半月板的顺应性使其体部延展，股骨髁位于半月板体部延展后所形成的臼内，从而增加了股骨髁的接触面。半月板纤维性基质中的胶原纤维排列方式不同，上下表层纤维平行于半月板表面走行，周缘部胶原纤维环向走行，表层下的胶原纤维束呈交叉网状排列，使半月板既具有光滑、耐磨、抗压的特性，又能有效地吸收震荡。半月板的前、后角胶原纤维呈环行及放射状走行，使半月板的前、后角具有抗各方向拉应力的作用。

研究表明，半月板传导膝关节伸直位50%，屈曲位85%的负荷。股骨内、外髁无论从额状面还是矢状面看，都是凸弧形。胫骨内侧平台成凹弧形，胫骨外侧平台在额面上微凹，而矢面上则呈凸弧形。因此，股骨两侧髁的曲面与相应的胫骨平台不全吻合，尤其是外侧胫股关节，形成完全不吻合曲面，接触范围很小，应力十分集中。半月板的楔形填充不仅扩大了胫股关节的接触面，而且由于它的成臼作用和延展作用，使胫股关节原来的完全不吻合曲面变为轻度不吻合曲面。人体正常负荷时，胫股关节的接触面积随载荷的增加而增加，开始速度较快，以后渐平缓，从而使膝关节胫股骨软骨面单位面积承受的应力减少。由于半月板的前、后角均固定不动，当人体正常负荷时，随着承受力的增加，半月板体部除本身延展外，还顺载荷的方向周缘推移。因此，半月板在直接传导载荷的同时，还通过半月板自身的延展功能和向周缘推移的方式，使膝关节的载荷均匀地分布于胫股骨软骨面上。

胫股骨软骨面所承受的平均压应力和负荷与胫股关节面的接触面积密切相关。开始负荷时，内侧胫股关节面的接触面较外侧大，但随着载荷的增加，外侧胫股关节面的接触面迅速增加，内外侧胫股关节面的接触面的差别减小，使关节内外侧承受的平均压应力趋于平衡，Maquet 的研究结果表明：切除半月板后，胫股关节的接触面减少约50%。在人体膝关节标本上切除外侧半月板后，当膝关节完全伸直位承受正常负荷时，股胫关节之间的接触面积从原来的 $20cm^2$ 左右减少至 $12cm^2$ 左右（图17-2）；膝关节屈曲90°位承受正常负荷时，胫股关节之间的接触面积从 $12cm^2$ 左右减少至 $6cm^2$ 左右。Walker 等用铸形法分别观察了膝关节在不同屈曲角度承受小于体重、等于体重和2倍于体重的载荷时胫股关节面接触的情况。当膝关节承受小于体重的载荷时，膝关节的接触面主要位于半月板的侧方、后方及内侧胫骨的内侧面。随着载荷的增加，半月板的其他部位开始接触，接触范围逐渐向未被半月板覆盖的胫骨软骨面发展，接触部位以内侧胫骨软骨面为主。当膝关节承受小于体重的载荷时，胫骨内侧半月板未覆盖的关节软骨面有接触；而当膝关节承受相当于体重的载荷时，胫骨外侧半月板未覆盖的关节软骨面才有接触。这种表现符合膝关节面轻度不吻合曲面的传导载荷的特点。实验还证明：膝关节承受载荷时，由于内侧胫股关节面和内侧半月板所承受的载荷几乎相当，而外侧半月板承受的载荷大于外侧胫股关节面。因此，半月板未覆盖的内侧胫股关节软骨面比外侧胫股关节软骨面承受的载荷要大得多。

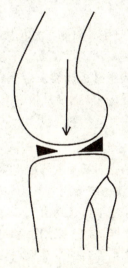
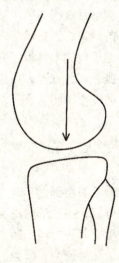

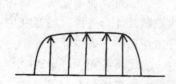 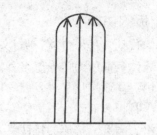

图 17-2　半月板切除后胫股关节的接触面积减少，单位面积应力增加

半月板还有促进滑液循环、协助润滑关节的功能，由于半月板的楔形填充，扩大了股骨髁和胫骨平台的接触面，因此使关节滑液与胫股软骨界面充分接触。关节滑液经过光滑的半月板表面，向关节各部位分布，明显增加滑液分布的范围，并加快滑液分布速度，提供关节软骨面的润滑和营养。半月板全切除术后，膝关节的摩擦系数增加 20%。

半月板使股骨髁和胫骨平台在膝关节活动过程中最大程度的适应和楔形填充，以达到稳定膝关节，防止股骨髁过度前移或后移的作用。此外，半月板通过其附着的关节囊，在承受关节内压力，剪力以及扭转应力时，经过关节滑膜及关节囊的神经发出输入、输出信号，形成反射性的肌肉收缩，协调稳定关节。

二、半月板的损伤机制与损伤后的愈合

半月板损伤是常见的运动、训练性损伤，青、壮年发病率最高。由于年龄、职业、劳动和运动强度不同，半月板受到损伤的机会以及造成损伤的类型也不相同。青、壮年半月板弹性较好，缓冲震荡力强，外伤多造成半月板的撕裂。而老年人的半月板弹性较差，多表现为半月板的磨损性撕裂，或者称为退变性撕裂。

（一）半月板损伤的机制

当膝关节伸直时，胫股关节的接触点前移，半月板在股骨髁伸直过程中的推挤作用下向前延展和移动。当膝关节屈曲时，胫股关节的接触点后移，半月板又在股骨髁屈曲过程中的推挤作用下向后延展和移动。同时，附着于内侧半月板后缘的半膜肌和附着于外侧半月板后缘的腘肌均将其拉向后方。此外，当膝关节外旋（股骨髁在胫骨平台上内旋）时，外侧半月板向前移，内侧半月板向后移；当膝关节内旋（股骨髁在胫骨平台上外旋）时，外侧半月板向后移，而内侧半月板向前移。可以看出，半月板的运动是随着股骨髁的运动而移动的。如果膝关节伸屈过程中，突然旋转，或者反之，膝关节旋转的同时突然伸屈，则半月板的前后角之间即产生矛盾着的方向不同的力量，即所谓"半月板的矛盾运动"。半月板的矛盾运动是造成半月板损伤的主要机制。根据膝关节受力时的体位，异常外力的方向和大小，可以造成半月板体部、前后角、滑膜缘等不同部位和不同类型的损伤。内侧半月板撕裂中，后角受累较多。提篮样撕裂也多见于内侧半月板。外侧半月板因为有腘肌腱窝活动度较大，不易产生提篮样撕裂，多出现不完全的横行撕裂。西方国家报道内侧半月板撕裂比外侧半月板撕裂发生率高 6~7 倍；黄种人外侧盘状半月板损伤的发生率明显高于白种人，北大运医所对近 9 000 例半月板手术的统计表明，内外侧半月板损伤各占一半。

（二）半月板损伤后的愈合

许多动物实验证实，半月板裂口在修复过程中可见成纤维细胞向纤维软骨细胞演变的表现。因此半月板损伤后，如果能避免裂伤部的压迫、牵拉，其愈合过程与其他结缔组织相似，在有血液供应的区域，早期为肉芽组织修复，损伤部的血凝块首先形成纤维支架，毛细血管网由滑膜边缘逐渐长入，纤维组织、血管组织很快填充其内，经不断塑形而形成类似纤维软骨样结构。采用手术的方法缝合损伤的半月板能促进愈合。实验结果证明，缝合的半月板愈合率明显高于不缝合的半月板。动物实验观察到半月板缝合术后 2 周，半月板切口对合良好，细胞数量明显增多，胞体较大，为幼稚成纤维细胞，细胞代谢

活跃，周围形成胶原纤维。细胞由伤缘向切口方向突起。术后6周，半月板切口愈合，呈一条线形发白的痕迹。组织学观察，半月板切口完全由成熟的纤维组织连接，纤维排列整齐成束状，与周围正常组织交织在一起。少数成纤维细胞逐渐向纤维软骨细胞演变，细胞内质网和高尔基复合体丰富，胞膜形成棘状突起。未缝合的半月板术后2周，关节滑膜炎性反应比较明显。半月板伤缘回缩，切口裂开，半月板裂口轻度变形；术后6周，半月板裂口仍清晰可见，切口边缘形成一单层细胞，呈圆柱形或椭圆形，排列不规则，伤缘回缩，切口无纤维连接现象。半月板缝合后，闭合了裂伤间隙，明显缩短了组织愈合的生长距离，利于半月板愈合。同时，成纤维细胞代谢活跃，由伤缘向切口方向生长，成熟的胶原纤维在应力作用下，纤维排列整齐成束状。而未缝合的半月板受到股骨髁及胫骨平台的挤压，伤缘回缩，裂口分离，裂口边缘形成一单层圆柱形细胞，妨碍了半月板的愈合。半月板损伤后，愈合的组织细胞主要来源于滑膜、关节液及纤维软骨内的成纤维细胞。实验观察到少数成纤维细胞还能演变为纤维软骨细胞。另外，也可能有部分软骨细胞在创伤应激刺激下分裂繁殖，参与了损伤的修复过程。

（三）半月板分区与损伤后的修复关系

半月板损伤是否需要修复及其修复的效果，取决于损伤的部位、程度，患者的年龄，自觉症状及病程的长短。研究表明，半月板Ⅰ区，半月板边缘（滑膜缘）1~3mm的范围，有丰富的血液供立，具有完全愈合的能力，适宜行缝合修补术。半月板Ⅱ区（滑膜缘3~5mm范围内）为红-白区，位于血运区边缘，由半月板红-红区毛细血管的终末支供应血液，有愈合潜力，伤缘经锉修等处理后，可以行缝合修复术。半月板Ⅲ区（白-白区），距半月板滑膜缘5mm以上的部分，为半月板非血运区，营养完全由滑液供应，缝合后愈合能力差，但通过其他改善血液供应的技术方法可以促进愈合。这些方法包括：半月板损伤的部位建立单纯血管通道，带蒂滑膜瓣、凝血块、纤维蛋白凝块等植入半月板损伤的部位等。半月板损伤的程度影响修复的效果，裂伤的范围越大、裂口越长，愈合越困难。半月板损伤病程长者，半月板伤缘回缩，裂口分离，裂口边缘形成一单层圆柱形细胞，妨碍半月板的愈合，缝合修复时，应锉修伤缘，产生新鲜创面，促进半月板损伤的愈合。老年人因细胞代谢缓慢，组织修复能力差，半月板损伤后愈合的可能性较小。因此，老年人半月板损伤应谨慎选用半月板缝合术。此外，膝关节康复训练可以有效地促进关节液的循环，改善膝关节的动、静力稳定结构的功能，从而有效地促进半月板的愈合。

三、半月板损伤的分类

半月板损伤的类型主要根据裂口的方向进行形态学的分类，常见的有如下几种（图17-3）。

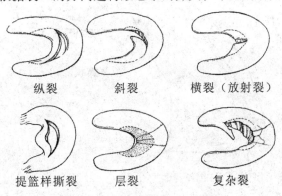

图17-3 半月板撕裂的类型

（一）纵裂（longitudinal tear）

是指半月板的裂口与半月板纵轴相平行的撕裂。可以是垂直的，也可以是斜行的；可以是全层的，也可以是非全层的。常见于外伤直接的撞击或是随着关节囊的撕裂而形成。其中又分为完全性的纵裂和不完全性的纵裂。完全性的（即全层的）纵裂，在裂口较大时，其内侧游离缘部分可以脱位于髁间窝，即形成典型的提篮样撕裂。这种损伤容易导致关节交锁，使关节屈伸受限。当撕裂时间较短，内侧的游离部分较完整，尚能较好地复位时，可以施行半月板缝合术，特别是接近滑膜缘的纵裂，缝合的效果较好，成功率较高。如果半月板的纵裂仅限于半月板股骨面或仅局限于胫骨面，撕裂未达全层，称之为半月板不完全性纵裂，或者不全纵裂，胫骨面的不全纵裂比较多见，且多合并于前交叉韧带断裂。

内侧半月板后角滑膜缘的纵裂称为 ramp 损伤，多合并于前交叉韧带断裂，关节镜经后交叉韧带和髁间窝内侧壁之间，进入后内间室才能清楚地观察到 ramp 损伤。对于裂口较小，且比较稳定的可以单纯进行新鲜化处理，对于裂口较大，且不稳定的可以进行缝合。

（二）层裂（horizontal tear）

也称水平裂，是指半月板的裂口与半月板表面相平行的撕裂。在成人及上年纪的人中较常见。多见于内侧半月板的体后部和外侧半月板的体部。大部分活瓣状撕裂和复合裂即由层裂发展而来。盘状半月板损伤中更为多见，有的可向上或向下通向关节，有的则仅为单纯的层裂。

（三）斜裂（oblique tear）

也称活瓣状撕裂（fiap tear），是指由游离缘斜形走向半月板体部的全层撕裂。斜向后角方向的称为后斜裂，反之则称为前斜裂。

（四）横裂（transverse tear）

也称放射裂（radial tear），指裂口的方向与半月板纵轴相垂直，呈放射状，从游离缘裂向滑膜缘，大部分是全层的垂直撕裂。

（五）复合裂（complex tear）

也有称退变性撕裂（degenerative tear），是指上述两种以上的撕裂同时存在的一种损伤类型。多见于老年骨性关节炎患者或半月板损伤病史较长的患者。前者我们认为实际是骨性关节炎在半月板的表现，是半月板的退变，有的患者甚至在镜下不能观察到半月板形态，仅可见残留的参差不齐的半月板边缘。而这时的关节软骨已大部分剥脱，仅剩淡红色的骨床以及表面的部分软骨岛。

2011 年 5 月美国运动医学杂志发表了新的分类方法（图 17-4），与前述的分类方法大同小异，只是某些名称有所区别，其中水平瓣状裂在我们的临床中并不常见。该文还将半月板损伤的部位和累计范围作了规范，这将有利于以后不同文章间的比较。

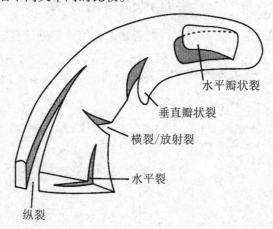

图 17-4 半月板撕裂新的类型

四、半月板损伤的诊断和治疗原则

（一）半月板损伤的病史

患者多在膝关节半屈曲位突然旋转时损伤，伤后立即出现疼痛，可伴有膝关节肿胀。膝关节肿胀和疼痛经休息后可以缓解。但如果未采取适当的制动治疗，膝关节肿胀、疼痛可持续数周，甚至更长的时间。部分患者不能追述损伤史，但膝关节持续疼痛，休息后缓解，运动后加重。应注意了解患者的职业等其他因素，是否长期蹲位或半蹲位工作，有无关节不稳或韧带损伤史。也有患者膝关节肿胀、疼痛不明显，而述有膝关节弹响或者交锁。膝关节交锁时可出现疼痛，常需晃动关节才能解除交锁。

（二）半月板损伤的症状

膝关节疼痛是最主要的临床症状，应该特别强调的是单纯半月板疼痛位于膝关节内侧或者外侧关节隙。对于疼痛位置模糊，疼痛位于髌骨周围，或者内外侧关节隙均有疼痛的患者，要注意与髌骨软化症和骨性关节炎相鉴别。半月板无感觉神经末梢，疼痛症状来自半月板撕裂部关节囊的刺激，或者因半月板撕裂后，股骨髁部滑过撕裂部，产生异常活动，牵拉刺激滑膜，引起滑膜炎。半月板撕裂后的疼痛有时在膝关节伸屈活动到某一位置时出现。一般半月板滑膜缘撕裂，疼痛症状明显，位置固定；半月板体部撕裂，疼痛症状不典型。膝关节交锁或者卡感是半月板损伤的另一个典型症状，表现为膝关节屈伸活动到某一位置时，突然出现疼痛，不敢活动。膝关节弹响多见于盘状半月板损伤患者。少数半月板体部撕裂的患者，无明显临床症状，在其他膝关节内损伤行关节镜下手术时才发现。

（三）半月板损伤的体征

总结起来有三条：疼、凸、响。①摇摆试验。在北大运医所最常用，具体方法是：一手握住足跟，另一手托住膝关节后方并将拇指置于关节间隙，做膝关节屈伸或者内外翻动作，患者出现疼痛，拇指感觉凸和响，疼、凸、响若同时具备其诊断符合率越高；②麦氏征（旋转挤压试验）。检查方法是令患者仰卧，检查者一手握足跟，另一手拇指和中指分别置于外侧和内侧关节隙，先使膝关节屈曲到最大角度，然后外旋内收（或者外旋外展）小腿，逐渐将膝关节伸直；同法再内旋外展（或者内旋内收）小腿，在膝关节伸直过程中，患者出现疼痛，拇指和中指感觉到凸和响的为阳性。麦氏征相当于重复损伤动作，做时要适度，避免引起患者痛苦；③过伸和过屈试验。注意疼痛的部位，检查过伸试验时，不要对髌骨施压，以免与髌骨压痛相混淆。过伸时挤压半月板前角，疼痛位于关节隙前部提示半月板前角损伤，过屈试验疼痛提示半月板后角损伤；④股四头肌萎缩。并非半月板损伤的专有体征，通常最早出现股内侧肌萎缩。在伸膝位用软尺测量髌骨上缘 10cm 处大腿周径，双侧对比，患侧往往较健侧细 1~2cm。

（四）半月板损伤的辅助诊断

1. X 线 半月板在 X 线平片上不显影，但是所有决定做半月板手术的患者都应有膝关节 X 线平片的资料，作为鉴别诊断的依据。对于膝关节骨性关节炎合并的半月板退变性撕裂，X 线平片上可以见到骨性关节炎的表现，比如骨赘形成，关节间隙变窄。

2. MRI MRI 是半月板损伤首选的检查方法，具有敏感性高，假阳性、假阴性率低，不需介入关节等优点。半月板的扫描层厚、部分容积效应等对诊断有一定的影响。半月板损伤的 MRI 诊断主要依靠矢状位和冠状位，正常半月板呈"黑三角形"，且边缘锐利，半月板损伤的 MRI 表现通常是半月板内出现异常高信号区。异常高信号分为局限性（线性）异常高信号和普遍性异常高信号。普遍性异常高信号提示半月板变性。半月板损伤的 MRI 分度如下：Ⅰ度信号：半月板内球形或不规则信号，没有波及半月板关节面。组织学显示半月板黏液样变性。Ⅱ度信号：半月板内线状信号，没有波及半月板关节面，但可延伸到半月板关节囊结合部。显微镜下显示有纤维软骨的破碎和分离。Ⅲ度信号：半月板内信号波及半月板关节面，提示半月板撕裂。只有Ⅲ度信号在关节镜下才能见到半月板的裂口。也就是说只有Ⅲ度损伤信号才有临床意义，临床上不必特意区分Ⅰ度和Ⅱ度损伤信号。MRI 显示半月板变小、变形或者游离缘变钝，也提示半月板损伤。半月板提篮样撕裂多见于内侧半月板，在冠状面上表现为半月板变小、游离缘变钝，撕裂部分进入髁间窝，矢状位上可以呈现"双后交叉韧带征"。

3. 膝关节造影 膝关节造影不应作为半月板损伤的常规检查。半月板撕裂时的异常表现是造影剂进入半月板的轮廓内，对于外侧半月板，由于腘肌腱窝处造影剂的影响，判断损伤相对比较困难。

4. B 超 B 超检查的结果有一定临床应用价值，其准确性主要依赖于检查医师的诊断水平。

（五）半月板损伤的手术适应证

反复交锁、肿痛明显或者反复发作，影响日常生活工作或者体育运动，保守治疗效果欠佳。

（六）半月板损伤的手术治疗原则

适合缝合的半月板尽量缝合；只切除不稳定的、引起症状的损伤部分，尽量多地保留半月板组织；切除后剩余的半月板表面尽量光滑、平整。

（张　珂）

第二节　半月板切除手术方法

半月板切除术分为3种：半月板部分切除、半月板次全切除和半月板全切除。顾名思义，3种术式被切除的半月板组织依次增加。部分切除比次全切除和全切除更可取，因为它保留了一个完整、稳定的半月板周缘组织结构，对关节应力分布、关节稳定、滑液循环、保护关节面都是有益的。目前的观点是：能部分切除者就不要次全切除，能次全切除就不要完全切除，能缝合者就不要切除。总之尽量保留半月板组织，减少对膝关节生理功能的干扰。

一、半月板部分切除术

是指仅切除半月板的撕裂部分和一部分裂口附近的正常半月板组织，保留大部分半月板及其周缘的组织结构的一种手术方式。半月板部分切除手术是半月板切除术中对关节功能干扰最小的手术。

（一）适应证

该术式适用于半月板撕裂较局限的纵裂，斜裂，横裂和活瓣样撕裂，以及范围较少的层裂和靠近游离缘的提篮样撕裂。

（二）麻醉

腰麻或者全麻，不建议使用局部麻醉。局部麻醉肌肉放松不好，关节间隙更不容易张开，尤其内侧间室间隙更窄；局麻患者一般只能耐受20分钟的下肢止血带时间，术中可能出血，视野不清，增加了手术难度，不适合初学者操作。

（三）入路

大部分情况下，双入路（前内入路和前外入路）即能较顺利完成切除过程。如果操作需要，也可采用三入路法，即：前内入路、前外入路和髌骨下极下方1cm穿过髌腱的入路，后者国外称为瑞典入路（Sweden入路），我们称之为"髌腱中间入路"。此3种入路均可作为关节镜观察入路及器械操作入路。彻底探查关节内所有结构，从多个入路进行探查有助于判断准确。如果有入水泵，可以自关节镜套管入水，如果没有泵，则要附加1个入路入水，入水口可根据个人习惯选用髌骨外上入路或者髌骨内上入路。

（四）体位

患者取仰卧位，双下肢平放于手术台上。患者大腿根部使用止血带。探查髌股关节时，一般将患肢置于手术台上伸膝位进行；探查髁间窝时，患肢自然垂小腿于床旁，此时患髋轻度外展，患膝70°，患足轻置于术者两腿上（术者坐位）。半月板手术能够顺利进行的关键是有足够宽的关节间隙，一般来说内侧关节隙较外侧关节隙更窄。在行内侧半月板切除时，应将患膝置于轻度屈曲并强力外翻位，屈曲角度不要太大，一般10°左右，屈膝角度大反而会使内侧间隙变小，术中有一位得力的助手协助十分重要，助手将一手掌置于膝关节外上向内推，另一手自内侧握住足跟向外搬，也可以同时使小腿外旋，有时需要助手寻找一个合适的屈膝角度使内侧关节隙最大化。对于年龄较大且瘦弱的患者，术中有可能发生内侧副韧带的断裂。外侧半月板的切除时，则应将患肢置于"4"字位，相当于做髋关节的"4"字试验的位置，即将患肢小腿远端和踝关节置于床上，并对膝内侧向下加压，这样使膝关节外侧间隙扩大。

对于内侧关节间隙狭窄的患者，为了让助手省力，可以预先在大腿根部的外侧相当于止血带的部位预置一个挡板，该挡板可以是侧体位时用的挡板，该挡板置于床侧，高于患肢，这样术中助手可以用双手做膝关节外翻，从而更容易掰开内侧间隙。

（五）操作技术要点

首先对半月板应进行全面细致的探查和分类，确定采取何种切除方式。如在施行半月板部分切除前，未能进行细致的探查和准确的分类，往往会出现两种情况，一是漏诊，二是误切。例如，半月板的胫骨面有一小的纵裂合并层裂，如果仅看到了纵裂进行部分切除，而漏掉了层裂，未予处理，则术后有可能残留症状。相反，如果探查不清可能会将本该保留的半月板予以切除，造成不必要的损失。因此，仔细全面地探查，是关节镜下半月板手术的第一步。其次，在完成半月板部分切除后，还应该用探钩对所剩半月板进行探查，观察是否有其他的撕裂或者半月板碎瓣向后翻转藏于半月板后角及股骨髁的后方，特别是内侧半月板体后部和后角处观察不理想，更应仔细探查。外侧半月板手术后有时需对小腿外后方适当敲打和用吸引装置吸引，以防半月板碎片藏于腘肌腱窝内。

内侧半月板损伤多在体后部，因此多数的操作都是关节镜在前外入路，半月板切钳在前内入路来完成。外侧半月板损伤多在体部，关节镜入路和器械入路一般要相互交换。

二、半月板次全切除术

顾名思义，半月板的大部分切除，一般仅保留少量稳定的半月板前后角及少量半月板周缘组织。

（一）适应证

（1）接近半月板滑膜缘的大的纵形撕裂，包括大的提篮样撕裂，又不适合缝合时。
（2）半月板复合裂严重，但近滑膜缘的半月板组织较完整和稳定。
（3）半月板层裂尚未裂至边缘。
（4）一部分较大的斜裂。

（二）操作技术要点

在仔细全面探查的基础上，尽快选定手术入路和切除方式（是整块切除，还是采取碎切法）。保持视野清晰，使被切除的半月板的撕裂片段与将要保留的半月板间连接处始终保持在视野内，尽量使切除过程均在直视下进行。在使用推刀或者钩刀时应注意防止误伤关节内正常的组织结构和后方的血管神经。在取出整块的半月板片段时，应适当扩大皮肤切口，夹半月板的钳子要夹持牢靠以免在经皮肤切口取出时，由于阻力太大半月板松脱于关节内或皮下组织中，寻找困难，无谓延长手术时间。

三、半月板全切术

随着人们对半月板重要性的认识，实际上真正的半月板全切手术在临床上已经很少应用，特别是内侧半月板。

（一）适应证

（1）严重的复合裂和退变性撕裂。
（2）纵形撕裂口较大，而且经常脱位于髁间，形成大的提篮样撕裂，使游离部分半月板已发生明显变性，半月板的周缘组织也出现了相同的病理变化，即使缝合也难以愈合。
（3）层裂范围较广泛，而且已波及半月板周缘组织。

（二）入路

如果是严重的复合裂，仅采用双入路法即可较好地完成切除过程。如果是纵裂或者层裂，则可使用三入路法，以便于操作和缩短手术时间。

（三）操作技术要点

在完成探查过程后，及时确定采用何种入路。在操作中应保持视野清晰，及时用刨削吸引系统清除半月板碎片，避免残留。尽量保留冠状韧带和前后角附着点，为将来的半月板移植术留作解剖标志。完成上述切除过程后，应适当屈伸活动膝关节，再次全面检查关节内各腔室，有无半月板碎片和游离体的残留。

四、常见几种半月板撕裂的切除方法

（一）半月板纵形撕裂

纵裂可以位于红区，红白区或者白区，后者比较少见。纵裂卡于髁间窝，则形成所谓提篮样撕裂，也称桶柄状撕裂，下面均以外侧半月板为例，介绍几种不同情况的切除方法。

1. 白区纵裂的手术方法　首先应对半月板撕裂的部位和裂口周围半月板的情况以及关节内其他结构进行仔细探查，在探查的同时，已经在头脑中确定了切除的具体方法和采用何种入路。对于较局限的撕裂，可选择双入路法。经探查确认撕裂仅局限于接近游离缘的纵裂。如果撕裂位于体后部，可将关节镜（30°镜）由前外侧入路，调整至最佳观察角度，由内侧放入半月板切割器械，此时使用半月板切钳为好，也可先用腰穿针放入关节内，确定半月板切钳进入的角度。然后将患肢置于"4"字位，置于手术台上。用半月板切钳对准撕裂处，由前向后依次切除撕裂的半月板和一部分正常的半月板组织。使切除后的半月板无明显台阶和角度，成自然弧形。之后再用探钩探查所留半月板的游离缘，有无其他撕裂和半月板碎片。用刨刀对所留半月板边缘进行打磨刨削，并吸净碎片。如果撕裂位于后角，则应将关节镜由前内侧入路置入，调整视角至外侧半月板的后角。从前外侧入路放入探钩和半月板切割器械。切除此处撕裂的半月板仍使用半月板切钳，依次咬除的方法较好。因为半月板切钳在操作时比较容易控制，只要能在直视下操作，误伤关节内其他结构和半月板后角附着处的可能性较小。如果后角切除仍有困难，可选择用弯头半月板切钳，此时如果视野不好，则不宜使用推刀，因为外侧半月板后角的后方就是腘部的神经和血管，容易误伤神经血管。当外侧半月板前体部发生撕裂时，可先从内侧入口放入器械，关节镜置于前外侧入路，并将视角调整至观察外侧半月板前角的角度，用半月板切钳试切。如果直头的半月板切钳效果不好，可换用90°拐弯的半月板切钳继续进行。如果两者均不能理想切除前角和前体部的撕裂，还可用钩刀将半月板纵形裂口扩大，再试上述方法，多可奏效。另一种方法是将关节镜置于内侧入口，半月板切割器械从外侧入口插入。用半月板切钳从前体部向前角方向依次将撕裂的半月板进行咬除。如果切除有一定困难，则可试用推刀，从外侧入口放入外侧半月板撕裂口，向前角方向扩大裂口，使其大部分游离，再用半月板切钳咬除。但是在使用钩刀或者推刀时，都应在直视下进行，用力不能粗暴，否则很容易误伤后方的血管神经结构和前交叉韧带的下止点。

2. 提篮样撕裂的手术方法　如下所述。

（1）双入路法：双入路法即前内入路和前外入路。一个入口置入关节镜，另一个入口进出半月板切割器械。根据操作需要，两入口可交换使用。与其他切除方法一样，在实施切除前，应仔细全面探查半月板撕裂的情况和关节内其他结构，并迅速确定切除的方案和步骤。此种情况有时可被误认为"半月板未见撕裂口"，"前交叉韧带分成两半"。因此如果探查时发现半月板边缘粗糙不齐或明显变窄时，应仔细探查髁间和胫骨平台后方。完成探查后，应用探钩或者钝头将嵌于髁间的游离部分半月板复位，调整关节镜视角，观察半月板撕裂口的前界和后界（即半月板的游离部分与前角后角的连接部）。如果半月板的撕裂口距前角和后角的附着处仍有一定距离，可先用推刀或钩刀，或半月板切钳扩大裂口至前后角。在切除过程中，可先切断前角，也可先切断后角，但建议在取出前要在其中一端保留一小条连接，这样可避免半月板完全游离后随水的流动移出视野，甚至寻找困难，延长手术时间。在完成上述操作过程后，用半月板抓持器械（如髓核钳或者直钳）抓住半月板游离片段，用力扯断上述连接，取出半月板片段，完成切除过程，如果拖出时有困难，则应适当扩大皮肤切口。半月板碎片顺利取出后，需重新调整关节镜视角放入探钩，再次检查所留半月板，是否有其他撕裂，最后用刨刀将所留半月板边缘修平。

（2）三入路法：即在上述双入路技术基础上，在髌尖下方1cm髌腱中央再建立一个纵形入口，以便于进入半月板抓持器械。在实际操作中，三个入口也可根据操作需要随时交换使用。与双入路法相同，应先将移位于髁间的半月板撕裂部分复位，用探钩探查半月板撕裂口的边界，确定采用何种手术方式。对于外侧半月板的提篮样撕裂，先将关节镜换到前外侧入口，前内侧入口放入半月板抓持器械，也可以用直血管钳。而中间髌尖下方的入路插入半月板切割器械。先切断半月板游离部分与前角间的连接部，为了使游离部分的半月板与半月板后角间的连接部显示更清楚，用抓钳夹住半月板的游离部分，向前方用力牵拉，同时将半月板切钳或推刀放入关节至上述连接部并将其切断，顺利取出半月板撕裂片段。在牵拉半月板游离片段时，应根据其大小和长短，调整牵拉方向。若游离片段太大太长，在切断游离片段与前角（或后角）连接部分前，先对撕裂片段进行修整，使其变细，以便取出时更加顺利；夹住后拉向半月板滑膜缘，有时还需要适当的旋转。牵拉的目的一方面是使游离部分与半月板后角（或前角）的连接部显示得更清楚，另一方面是使该连接部保持一定张力，便于半月板切钳或者推刀的切割。在开展关节镜的早期我们较多应用推刀，但是现在则较少应用推刀，如果使用推刀切断后角，应注意切勿将推刀用力向关节后方推，而应该在不牵拉撕裂的半月板时将推刀放至后角上述连接部，并相对固定，用半月板抓钳夹住半月板的游离片段向推刀靠拢，使推刀能感受到一定的作用力，从而切断半月板碎片与半月板后角的连接。应避免用推刀用力向后方推，损伤关节后方的血管神经结构。最后还要再次检查所留半月板的情况。如果后角处保留太多，术后膝关节过屈时，可能会遗留疼痛症状。因而需将其切成较圆滑的形状。在切除过程中，切割器械与被切的半月板组织应始终处于直视下，避免并发症的发生。在操作过程中，特别是切断前角或后角与半月板连接时，有时用直的半月板切钳完成有较大困难，可改用向左或向右的45°弯头半月板切钳，更有利于操作。

三个入路技术的优点与不足：通过辅助入路，一方面放入半月板抓钳，另一方面多了一个观察半月板和被撕裂部分的角度。放入半月板抓钳后，通过半月板抓钳对半月板游离部分的牵拉，使半月板的游离部分与前后角的连接部分显示更清楚，并可保持一定的张力，使切除更有效、更安全。特别是在切除后角时，减少了半月板切割器械向后方的推力，从而减少损伤关节后方血管神经结构的危险，也缩短了手术时间。但三入路法，由于需要通过髌腱另建一个入口，增加了皮肤切口，可能会使患者出现髌前疼痛和不能跪床等症状。

3. 裂口位于半月板的滑膜缘　有的仅仅是单纯的纵裂，而且撕裂的部分无游离和移位，还有的则是游离部分已脱位于髁间（也是一种提篮样撕裂）。

手术方法：如果是提篮样撕裂，可按第二种情况实施手术。如果撕裂口不大，裂口边缘组织整齐、稳定、平衡，则可以采用缝合治疗。有时因半月板的游离碎片较大妨碍视野，也可以将半月板分段切除，即先将大块半月板片段中间部分用半月板切钳或剪刀切除大部，再切除前角的残留部分，最后采用三入路技术，用半月板抓钳夹住所留半月板，充分显示半月板撕裂部分与后角的连接部，用推刀或半月板切钳将其切断，完成切除过程。在牵拉半月板撕裂片段显示其与后角连接部时，有时需要进行适当旋转，方能观察得更清楚，切除更方便。而且切除时不要切除太多组织，以防将要保留的后角损伤，或损伤交叉韧带。在上述操作过程中，如果是切除外侧半月板，一般从内侧入口放入关节镜，从对侧入口进入半月板切割器械，操作更方便。但有时在切除后角时，则应采用外侧入口插入抓钳，夹住半月板游离片段，向外侧间隙平行牵拉，这样半月板的后角显示更清楚，用半月板切钳从中间入口进入关节直达半月板后角的游离缘，能更满意地将半月板游离的片段切除，而又不损伤后角附着点。上述过程完成后，也应和其他方法一样，再次探查保留的半月板边缘，用探钩检查其是否还有撕裂存在和所留半月板的边缘是否完整、稳定和平衡。最后用刨刀修整切除的毛粗不整的边缘，彻底冲洗吸引，并适当屈伸膝关节清除关节腔内的半月板碎块。

此时可用探钩探入，但未穿透至股骨面，这时不要用力探查，以免将裂口扩大。可用半月板锉用适当力度打磨裂口（新鲜化处理）即可。当然，对于不全纵裂较大且不稳定时，也可以进行半月板缝合。

（二）水平撕裂

1. 表现　水平撕裂也叫层裂，在中老年患者内侧半月板后体部和外侧半月板体部较多见。有时半月板被撕裂成似"鱼嘴状"，被分成上下两层。小范围的水平裂会随时间的推移和关节的磨损，形成其他的撕裂，或形成上下两瓣，或形成更为复杂的撕裂。

2. 手术方法　首先进行全面细致的诊断性探查，确定水平裂的范围和切除的方法。如果局限的，小范围的层裂，则可按半月板纵裂处理，只做撕裂部分及其附近部分正常半月板的切除。对于半月板的层裂范围虽然不大，但已累及至滑膜缘的撕裂类型，必要时应行次全切除术，以防遗留症状。但是如果试图保留尽量多的半月板组织，就要决定是保留上层还是保留下层，原则上应该保留相对较厚的一层。对于内侧半月板保留上层技术上更容易些，对于外侧半月板累及腘肌腱窝处的层裂，保留起来更要谨慎，要使保留下来的半月板的周围连接完整，足够稳定，才能避免术后症状复发。外侧半月板前角层裂的保留上层技术见本章第四节。

中老年人的半月板层裂，有时较难判断切除的范围是否足够，需要边探查边切除。有时内侧半月板体后部的层裂，由于股骨与胫骨间的关节间隙很窄，给切除带来很大不便。此时第一需要有耐心，第二让助手保持膝关节外翻的同时，适时调整屈伸角度，并借助刨刀进行间断刨削吸引，保持视野清晰，切勿动作过大造成关节软骨损伤，直至完成切除过程。

（三）斜形撕裂

1. 表现　斜形撕裂是从半月板很薄的游离缘，向前或向后滑膜缘的斜形裂。前者称前斜裂，后者称后斜裂。它往往是全层的，垂直的较多见。但也有一部分斜裂，虽然是全层的，但并不垂直，而是介于层裂和典型的斜裂之间。多发生在体后部。在临床上发现有这种撕裂的患者，病史大多比较长。探查中当发现半月板游离缘变得毛糙，宽度不规则，甚至缺损时，应该注意用探钩仔细检查半月板的胫骨面和股骨后髁后面，也就是后间室内，有无半月板的撕裂片段反折于此。有时前后斜裂并存，但这种损伤，多数出现在半月板靠近游离缘的 1/3~1/2 的位置。

2. 手术方法　根据详细探查结果，即半月板撕裂的大小、类型和部位，决定采取何种手术方法。小范围的前、后斜裂，用半月板切钳切除撕裂部分和邻近的部分正常半月板即可。体部的小斜裂可采用双入路法。可经前外侧插入关节镜。前内侧放入半月板切钳。切除撕裂部分半月板同时切除一部分邻近正常的半月板。用电动刨刀修整边缘，再次探查所留边缘无其他损伤后，冲洗关节，吸引清除碎块。对于小的撕裂，不能完全使用钩刀或推刀来完成，因为使用钩刀或推刀切除小范围的撕裂时，力量不容易掌握，而且与器械的锋利与否有很大关系。力量控制不好，有可能误损伤应该保留的正常半月板组织，而最后不得不切除较多的正常半月板。所以使用半月板切钳更容易控制切除时的力度和范围，更能安全准确地切除应该切除的组织。

如果半月板斜形撕裂的范围较大（游离部分较大），则可以采取以下两种方法完成切除过程。探查确定半月板撕裂的范围后，一种方法是采用切除的方向与裂口会合的方法。如果撕裂位于体后部的后斜裂，从前外侧置入关节镜，将视角调整对准撕裂口的基底部（根部），从对侧放入半月板切钳至上述部位。从正常半月板部分开始，一口一口咬除，向撕裂口的根部靠近，直至与撕裂口会合，但为了防止半月板碎片漂离视野，可在根部保留很少一部分，不使其呈完全游离状态，在用半月板抓钳或髓核钳取出时，稍用力扯断此连接，顺利取出。必要时应适当扩大皮肤切口，以避免切口阻力太大，抓钳松脱，半月板片段进入关节其他部位或卡于皮内或脂肪垫后，造成寻找困难，延长手术时间。另一种方法是从撕裂口开始，用半月板切钳，切向正常部分半月板。前一种方法采用双入路技术即能较好地完成切除过程，而后一种方法，则采用三入路技术更好。因为从辅助切口进入半月板抓钳后，能使半月板裂口的根部显露更清楚并保持一定张力，更有利于切除。如果是较大的前斜裂，笔者认为选择第一种切除方法：即采用双入路技术从正常半月板向撕裂口根部会合的方法较好。也可采用三入路技术，用钩刀沿半月板斜形的撕裂口向前方扩大撕裂口至半月板前角，最后用半月板切钳切断其与前角的连接。同样此时也需要保留一小部分组织，在取出半月板撕裂片段时稍用力将其扯断，而顺利拖出，否则容易使半月板的片段漂离视野，造成取出困难，完成整个切除过程。

有时在切除前斜裂时，用直头和 45°弯头均有一定困难，则需用 90°弯头半月板切钳才能完成。即从内侧入口置镜，将视角调整至前角，从外侧入口放入 90°弯头切钳，依次切除半月板前角的撕裂。此时使用推刀或切刀也能完成切除，但有损伤前交叉韧带的危险，应控制好切除时的力度。

(四)活瓣状撕裂

1. 表现　活瓣状撕裂是指，半月板撕裂的片段，呈一端游离，而且是全层的撕裂。既可以发生在半月板的股骨面——上瓣撕裂，也可出现在其胫骨面——下瓣撕裂。病史较长者，有时撕裂的片段可能藏于股骨髁的后方，或掉于胫骨平台边缘的间隙内，探查时应该注意，防止遗漏。

2. 手术方法　在进行全面的关节探查后，可根据半月板不同位置的撕裂，选择相应的手术方式，既可采用双入路技术，也可采用三入路技术。对于位于体后部或后角的活瓣状撕裂，可从内侧入口置镜将视角调整至体后部或后角的活瓣状撕裂处，从外侧入口插入半月板钳或篮钳，即双入路技术。如果经用探钩检查，半月板仅仅为单纯的瓣状撕裂，则可用半月板切钳将活瓣切除即可，表面再用电动刨刀修整磨平，不必切除过多的半月板组织。如果活瓣的基底已有明显变性、不稳定，或半月板的"活瓣"切除后所留半月板表现明显的凹（活瓣较厚），则应继续切除部分正常的半月板组织。以使所留的半月板及其周缘是稳定的、平衡的。与半月板斜裂的切除方法相同，在切除活瓣时也不要从基底部一下咬断，使活瓣呈完全游离状态，而造成随水流漂移，造成难以寻找。也需在基底部保持一丝连接，便于用半月板抓钳夹住取出。如果半月板的撕裂位于半月板的半月板前角或前体部，则需从外侧入口置镜，内侧入口进入半月板切割器械。在选择半月板的切割器械时，在上述情况下，应首选半月板切钳，这样能既安全又快速的完成切除过程。但是如果活瓣状撕裂损伤已累及半月板的整体，则需按斜裂或层裂行半月板部分切除术。如果采用三入路技术，可在上述操作过程基础上，在髌尖下方髌腱中央再建一入口，用于半月板抓钳的进入通道。即用抓钳夹住半月板的活瓣，使其基底与半月板间的连接显示很清楚，将半月板切割器械置于活瓣的基底部，一口一口咬除其连接部。如果半月板其他部分完好，也可用钩刀或推刀进行切除，既采用三入路技术，内侧入口，插入关节镜，调整视角至半月板撕裂部位，中间入路进入半月板抓钳抓住撕裂的瓣，使其与半月板之间有一定的张力。从外侧入口将钩刀（或推刀）放置活瓣的基底部（根部）。用推刀轻轻向前（或向后）推，切断其连接。但前提条件是钩刀或推刀一定要锋利，否则将难以完成上述切除过程。相比之下，前角部分的撕裂，切除时难度要大于体后部的撕裂。有时还要根据操作的需要，交换入口。

对于位于半月板胫骨面活瓣状撕裂，一定要仔细探查其损伤范围的确切边界。在切除时，以用半月板钳一口一口咬除为好。这样比较安全。完成上述操作后，与其他方法一样，也要用刨刀对切除后所留半月板进行修整，彻底冲洗，吸除碎块。

(五)半月板横裂（放射状撕裂）

1. 表现　横形撕裂是指从半月板游离缘向周缘的撕裂，多见于外侧半月板体部。产生的原因可能与外侧半月板前后径较小，在膝关节活动过程中，外侧半月板内缘被拉直（将弧形拉直）。使前后径变大而导致半月板内缘撕裂，这种撕裂一般是全层的。根据撕裂的程度大小，可将其分为Ⅰ度、Ⅱ度和Ⅲ度。Ⅰ度为不完全的，仅限于游离缘的小范围撕裂，撕裂口有时可向前或向后形成所谓鸟嘴样撕裂（实际上是斜裂的一种类型），一般行半月板部分切除术。Ⅱ度指半月板横裂的裂口已延长至半月板的红白交界处。常常需要行半月板大部分切除术或次全切除术。Ⅲ度则是指撕裂已波及半月板的滑膜缘，使半月板横形断裂为前后两部分，通常不伴有层裂和纵裂，多发生在半月板的体部和后体部。因为半月板断裂端的异常活动会牵扯滑膜引起疼痛，所以这样的撕裂在临床上症状体征多数较明显，而较早地得到手术治疗。如果病史较长，由于半月板的断裂端对股骨髁半月板区（负重区）的啃切和磨损，会造成关节软骨的损伤。

2. 手术方法　体位：与其他撕裂手术时的体位相同。

上述3种类型撕裂，在切除时方法略有不同，第一种情况（Ⅰ度），因半月板损伤范围较小，按半月板部分切除术的操作程序即能很好完成。类似于前述的小斜裂和小纵裂的切除方法。第二种情况（Ⅱ度）如果半月板的横裂为单纯的，裂口尚未到达滑膜缘，则按半月板次全切除术的方法处理。

因为横裂大多发生在外侧半月板的体部，撕裂的半月板又没有活动的片段。所以采用双入路技术大多数情况下即能完成切除。一般情况下，可在前外侧入路置入关节镜，将视角调整至半月板的撕裂处。

从前内侧入路插入半月板的切割器械，将半月板切钳放至撕裂处，依次咬除半月板的前瓣和后瓣至撕裂的外侧边界。然后将半月板裂口附近正常半月板组织切除一部分，使所留半月板呈自然弧形。再次探查所留半月板边缘，是否有撕裂残留，清理吸净半月板碎片。然后用电动刨削刀修整边缘。第二种情况的另一种切除方法是在内侧置镜观察，而在外侧入口插入半月板钩刀或推刀。用钩刀时需将够刀放入半月板的中部裂口内，先前用力（沿半月板的纵轴方向），将半月板前瓣的裂口扩大，然后再采用与撕裂口会合的方法，切除前瓣。也可用推刀放入裂口内沿半月板纵轴向后切开半月板后瓣，再选用半月板切钳切除后瓣。用半月板切钳切除后瓣时，仍可将关节镜留在内侧入口，从外侧入口插入半月板切钳，具体操作方法类似于后斜裂和后部纵裂的切除方法。在使用钩刀或推刀进行切除时，首先要保证其锋利。如果推刀钩刀较钝，在操作过程中不易控制切除的力度和范围，造成半月板切除过多。第二用力切勿过大过猛，以防损伤关节内正常组织结构和正常部分半月板组织。因此，作者主张，使用半月板切钳进行上述切除较为安全可靠，而且效率高。第三种情况（Ⅲ度）则需要切除大部分半月板组织，实际相当于半月板次全切除术。对于撕裂已发展至滑膜边缘的横裂，可先将半月板与滑膜交界处用钩刀或推刀切开，人为造成其纵裂。一种方法是沿上述人为纵裂，用半月板切钳向前或向后至前角或后角，完成切除过程。另一种方法则是先从半月板前角或后角切起，向中部的撕裂口靠拢，完成切除。为了获得更好的效果，在术中应根据实际情况随时更换调整关节镜的观察角度和器械入口，便于操作。在进行上述切除时，应先处理半月板的前体部，然后再处理体后部，这样视野更清晰，操作更容易。无论选择哪种切除方法，都需要在切除后用探钩检查所留的半月板边缘，确实无其他撕裂后，用刨刀将半月板边缘修整，反复冲洗关节腔，彻底吸净半月板碎片。

五、半月板切除过程中需注意的问题

（一）入口的选择

在选择入口时注意既不要过高也不要过低，也不要偏中央离髌腱太近。因为过高过低均使关节镜和器械与胫骨平台形成一定的角度。既不利于观察，也不利于操作。而偏中央离髌腱太近，则镜子视野易受到髌前脂肪垫的影响，而妨碍观察和操作。

（二）器械的选择

应根据半月板撕裂的类型和位置选择不同的器械，以达到缩短时间、方便操作、减少并发症和副损伤的最佳效果。如处理体后部的损伤，应尽量使用半月板切钳，而应尽量避免使用推刀，以避免损伤腘窝部的血管神经。而在处理体部边缘的纵裂时，则可选用锐利的推刀或钩刀，因为这样可以加快切除的速度，缩短手术时间。切到一定程度后，小心切除半月板的游离部分与前后角的边接部。另外，变性钙化的半月板切除时不宜开始就用半月板切钳咬，可先用髓核钳反复夹持，待其软化后再用半月板切钳咬除。

（三）力量大小的掌握

在关节镜的镜下操作中，能否控制掌握好力量的大小，对避免并发症有时是非常重要的。术中应根据不同组织的不同质地选择不同的器械和使用不同的力量，达到既准确，力量又恰到好处。这样既可防止用力过大损伤正常组织，又可避免损坏器械。特别是处理半月板体后部及后角时，使用推刀和半月板切钳时切不可用力过猛，或用剪刀用力向后剪，以免损伤周围血管神经，造成严重并发症。

（四）注意保护正常组织

器械进出关节时应保持准确的同一入口。确定入口后，进器械前可先用弯钳对入口稍加扩大，以使器械的进出较顺利。遇到关节隙较窄时，更应注意操作的准确性，防止损伤关节软骨和前交叉韧带。

（五）镜下操作应完全控制在关节镜的可见范围内

这也是避免出现误损伤的重要原则。

（六）半月板边缘的处理技巧

半月板边缘切除不要太"苦"，要留"情面"，否则容易损伤关节囊，造成关节冲洗液大量漏入小腿的筋膜室。

半月板部分切除时边缘的剩余部分应均匀一致，保持相同的张力，不要宽窄相差过多，而造成半月板运动时受力不均，形成新的损伤的基础。

（七）对合并有关节鼠（游离体）及其他情况的处理

遇到半月板损伤同时又发现游离体的，应先取出游离体，以防在切除半月板过程中游离体不知去向，无谓延长手术时间。关节的滑膜嵌入也应先处理，否则容易忘记。再有，不要一味追求速度而造成关节内组织的损伤。

六、内侧关节间隙狭窄时内侧半月板部分切除的手术技巧

半月板切除手术真正的难点在于关节间隙的狭窄，常见的是内侧关节间隙的狭窄，此时如果勉强操作，很可能造成股骨内髁关节软骨的损伤，而实际上我们行半月板部分切除的目的是保护软骨，这种医源性的关节软骨损伤实际是违背了治疗的初衷，这也是刚刚开始关节镜手术的医生容易犯的错误。常用的对策除了助手要掌握正确的掰腿方法，以及预置大腿根部的挡板，还可以采用附加极内侧入路或者行内侧副韧带的松解两种方法。

在行内侧半月板部分切除手术时，经常规的前内侧入路用半月板切钳操作时，由于股骨内髁弧度在上方的阻挡，半月板切钳有时无法够到内侧半月板的后体部，此时在前内侧入路的内侧，紧贴内侧半月板的上方再附加一个入路，经该入路置入器械操作时，可以避开股骨内侧的弧度，从而更加顺利地够到内侧半月板的后体部。

对于内侧关节间隙非常狭窄的患者，还可以通过松解内侧副韧带的浅层来扩大内侧关节隙，用小刀在内侧关节隙处附加横形小切口，松解内侧副韧带的浅层。也就是说我们宁愿牺牲内侧副韧带也不能造成医源性软骨损伤，因为内侧副韧带损伤后可以愈合，而软骨的损伤则几乎是不可逆的。当然，临床上该方法也很少应用。

（张　珂）

第三节　膝关节镜下逆行整块半月板全切手术方法

对于涉及半月板边缘的横裂、大斜裂、复杂裂以及变性严重无法保留的损伤，有可能要施行半月板全切术，尤其是外侧半月板。盘状半月板损伤多数合并层裂，而且成形术的复发率高，多数情况下也采用全切术。半月板全切也是半月板移植前的必要过程。现将笔者在临床上常用的半月板全切方法予以介绍。因为该方法是自滑膜缘向游离缘切除，所以称为逆行半月板全切手术方法。

一、手术器械

钩刀，直向半月板切钳，90°弯头半月板切钳，刨刀系统，半月板夹持钳。

二、手术方法

选用前外侧及前内侧常规入路进行关节内探查和手术，如有必要时加用中间入路（髌腱尖下1cm，髌腱正中）。以外侧半月板为例，介绍逆行半月板全切时的技巧。

（一）体部和前角的处理

从前内侧入路进关节镜观察，前外侧入路进刨刀清理外侧间隙前方的滑膜，获得满意的视野后，前外侧入路进钩刀从腘肌囊向前切开半月板和滑膜之间的联系，为了避免损伤胫骨关节面，加之钩刀较小，需要重复切割动作，并从股骨髁面逐层向下切开半月板边缘，直至半月板胫骨面为止。谨慎起见，也可不完全切开到胫骨关节面，估计只留下一薄层时，用刨刀切透至关节面更加安全（图17-5A）。如果刨刀足够锋利，也可以不用钩刀，仅用刨刀就可以完整上述操作。探查完全切开到胫骨面后，交换

关节镜与钩刀的入口位置，再向前内顺半月板弧度继续切割，到钩刀切割方向无法再与半月板弧度吻合为止（图17-5B）。然后再次交换关节镜至前内入路，自前外入路用直向半月板切钳顺此切口向前向内继续切割，直至切断外侧半月板前角（图17-5C），因外侧半月板前角与前交叉韧带相邻，并有纤维走向此韧带，注意切勿误伤前交叉韧带。笔者为了更好地完成此操作，曾将前外侧入路做得更加偏外，以利于直向半月板切钳的操作；也可用提篮打孔器切断前角，根据笔者的经验，将提篮打孔器头部倒过来使用更易切断前角。

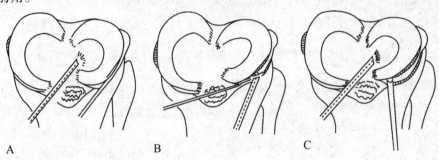

图17-5 外侧半月板前体部切除示意图
A. 同侧用钩刀；B. 对侧用钩刀；C. 切断半月板前角

（二）后角的切除

切断前角后，将直向半月板切钳自前外侧入路转向后角部，切断后角（图17-6）。注意腘动、静脉及胫神经在膝关节间隙水平位于外侧半月板后角后方，要把持好直向半月板切钳，勿用暴力，以免推出关节腔，损伤腘部动、静脉或者神经，引起严重后果。笔者的经验是，选用较大的半月板切钳较安全，因为在操作时可使半月板切钳的一个齿露在半月板外，可随时了解刀具的位置。另外，选择锋利的刀具较好，越锋利的刀具切割所需要的力量越小，刀具的方向和力度越容易掌握。也可使用提篮打孔器直接切断后角。在直向半月板切钳锋利的情况下，可利用刀的"V"字形开口卡于半月板附着部，横行向外侧拨，即可切断半月板与后方关节囊的联系。也可从半月板的上下缘向后切断半月板附着部。此种操作有可能切透后关节囊，使冲洗液外漏于小腿后间隔。

（三）后体部的切除

首先切断前角部，可使以后的操作容易进行，最重要的是，随着手术的进行，关节镜的视野将越来越清晰，但是游离的半月板前角，使半月板失去张力，不利于锐器的进一步使用。附加髌腱中间入路，以半月板夹持钳或者直血管钳夹持前角，为直向半月板切钳切除半月板后体部提供重要的张力（图17-7）。切断后角，使半月板更加松弛，牵引时更远地离开后关节囊，不易损伤血管神经。由于膝关节外侧间隙较宽，有良好视野，直向半月板切钳可以较好地推开后体部，完整地切除外侧半月板（图17-8）。如果术中有影响视野的滑膜或被切开的半月板纤维时，可以用刨刀吸除，保证有清楚的视野。

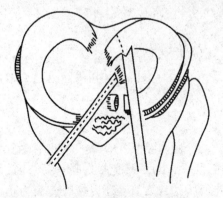

图17-6 后角处理示意图

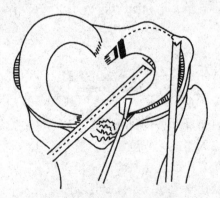

图17-7 后体部处理示意图

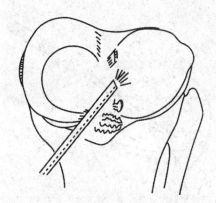

图17-8 外侧半月板全切术后

内侧半月板损伤多适合成形术或次全切除术。内侧半月板适于全切的多为较大的边缘分离，一般从前内侧入路进直向半月板切钳切断前角，采用与外侧相同的方法切除后角及后体部。如果半月板前体部仍与滑膜组织有较多相连时，可以用钩刀切开，或直接以直向半月板切钳切开它们之间的联系，再采用与外侧半月板切除相同的方法，切除内侧半月板。

（张 珂）

第四节 外侧半月板前体部层裂的下层切除手术方法

外侧半月板前体部的层裂临床并不少见，而且层裂的下表面往往损伤比较严重，临床上往往表现为膝关节过伸时膝前外侧的疼痛，为了尽量多的保留未损伤的半月板组织，比较理想的手术方法是只切除下层层裂，而尽量保留未损伤的层裂的上层，但是由于常规的关节镜入路在关节的前方，因此很难到达该部位。下面介绍通过钩刀或者附加入路的来完成这一操作的3种方法。

一、巧用钩刀

关节镜先置于前内侧入路，仔细判断外侧半月板前角层裂的情况，然后将关节镜置于前外侧入路，钩刀自前内入路，往往层裂的下层在接近体部处合并有横裂，利用钩刀的优势将下层层裂逐步钩断，进而钩出，再利用刨刀进行刨削切除，必要时可以钩断部分前角止点，以利暴露和操作（图17-9）。

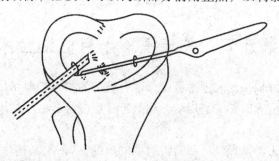

图17-9 巧用钩刀切除外侧半月板前体部层裂的下层示意图

二、附加极内侧入路

在常规前内侧入路的内侧再附加一个入路，可以用空针头在关节镜监视下先确定该入路，该入路要尽量偏内侧，但是又不要受股骨内髁前方的阻挡。操作时将关节镜置于前内入路，探钩置于前外侧入路，探钩将外侧半月板前体部层裂的上层翻起，如此更有利于观察层裂的下层，刨刀置于极内侧入路进行刨削，从而切除外侧半月板前体部层裂的下层（图17-10）。当然除了用刨刀，也可以用半月板切钳进行切除。

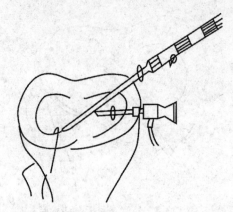

图17-10　附加极内侧入路切除外侧半月板前体部层裂的下层示意图

三、附加外侧半月板下方入路

在外侧半月板下方附加一个入路，该入路位于外侧副韧带和腘肌腱的前方，自外侧半月板体部下表面和胫骨平台之间，经该入路置入刨刀（穿过半月板胫骨韧带），关节镜置于前内侧入路，探钩置于前外侧入路，探钩将外侧半月板前体部层裂的上层翻起，以有利于层裂下层的暴露（图17-11）。当然除了用刨刀，也可以用半月板切钳进行切除。

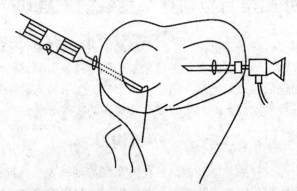

图17-11　附加外侧半月板下方入路切除外侧半月板前体部层裂的下层示意图

（张　珂）

第五节　关节镜下半月板缝合术

正如本章第一节所述半月板损伤的手术原则，适合缝合的半月板要尽量缝合，以期保留半月板的重要功能，防止半月板切除后造成的膝关节退变，随着半月板缝合器械和技术的提高，半月板缝合的适应证也在扩大。

半月板缝合的适应证：①半月板红区或者红白区的单纯纵裂；②新鲜的提篮样撕裂；③半月板组织质量好，无变性；④距离损伤时间越短越好；⑤年龄<45岁（相对适应证）。

关节镜下半月板缝合的技术可以分为3种：①由内向外（inside-out）；②由外向内（outside-in）；③全关节内（all inside）。下面分别进行简单介绍。

一、由内向外的半月板缝合技术（inside-out 技术）

顾名思义，是缝合针带线自关节内向关节外穿过损伤的半月板的方法（图17-12），需要附加切口，在关节囊外打结。

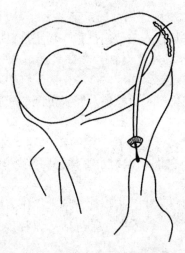

图 17-12 由内向外的半月板缝合技术

二、由外向内的半月板缝合技术（outside-in 技术）

是指缝合针带线自关节外向关节内穿过损伤半月板的方法（图 17-13），同样需要附加切口，在关节囊外打结。

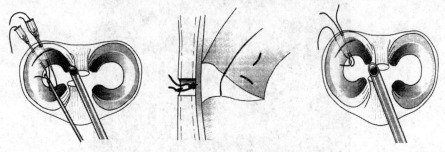

图 17-13 由外向内的半月板缝合技术

三、全关节内的半月板缝合技术

outside-in 和 inside-out 两种缝合方法都需要再附加切口在关节囊外进行打结固定，而全关节内的半月板缝合技术则避免了再切口的麻烦，特别是对于半月板后角的缝合，因为腘窝部神经血管的影响，使全关节内的半月板缝合技术更显优势，常用的有 3 种。

（一）可吸收性半月板箭修复半月板损伤

生物可吸收性材料已广泛应用于骨科及运动创伤医学领域内病损组织的修复与重建治疗中。其中生物降解可吸收性材料聚乳酸（polyactic acid，PLA）应用最广。目前，除在骨折内固定的治疗、韧带增强装置、组织工程的细胞载体等方面的应用研究外，已应用于关节内骨、骨软骨、半月板损伤的治疗。可吸收性半月板箭修复半月板就是这种生物材料在医疗应用方面的进一步发展。

可吸收性半月板箭的制造材料是在人体内能够自行降解并被机体吸收的聚乳酸，在合成加工过程中经过自身增强处理，其抗拉抗张强度明显增强。可吸收性半月板箭钉入半月板后的初始拔除强度为 70N。可吸收性半月板箭植入人体后逐渐降解，可靠固定时间约为半年，在体内完全吸收代谢约需 2~3 年。它外形是带帽和倒刺的小钉子（图 17-14），将其推入半月板后通过倒刺和钉帽之间的加压作用来缝合半月板。

镜下基本手术技术：适用于位于半月板中（红-白区）、外（红区）1/3 区的纵裂（合并层裂时不宜使用）。手术需用专用可吸收性半月板箭器械，固定钉（BIOFIX）直径为 1.1mm，长度有 10mm、

13mm、16mm 规格，具体需要在术中酌情选用。固定前要将半月板损伤创缘新鲜化，并将其复位。然后根据损伤部位选用合适的套管并将其置入关节内抵指在预定进钉固定处，用穿刺针对半月板进行穿刺后用固定针（需插入半月板边缘并进入关节囊）作为导针通过顶针将可吸收箭推入半月板进行固定。对较长的裂口需要两个或两个以上的固定钉固定时，两个固定钉的间距为 5~10mm。

术后康复基本同半月板缝合，避免过早负重以及较大范围的屈膝活动，尤其是下蹲动作，6 个月后可逐渐开始体育运动。

目前，应用可吸收性半月板固定物（钉、箭、镖等）修复半月板损伤的器械已发展到射钉枪似的装置，将固定物（镖）装入后扣动扳机即可像射击一样将固定物射入半月板进行固定，使手术操作更为简捷。

尽管应用可吸收性半月板固定物修复半月板损伤有手术操作简便、损伤小的优点，尤其对后体部与后角处的损伤。但适应证选择要适当，术后并发症包括：异物反应，固定物脱落于关节内形成游离体等。

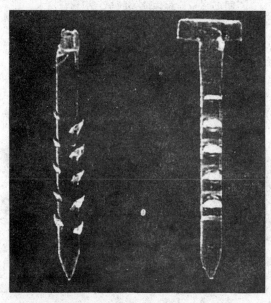

图 17-14 Bionx 可吸收半月板箭

（二）T-Fix 缝合方法

T-Fix 是施乐辉公司的产品，其固定的原理类似于该公司 ACL 重建的 Endobutton，其尖端的短棒状物穿破关节囊后回退时翻转固定，将两针所带的缝线在关节内打结固定，随着 Fast-Fix 的上市，T-Fix 很快退出了临床应用。

（三）Fast-Fix 缝合方法

Fast-Fix 是 T-Fix 的换代产品，它通过预置的滑节拉紧固定，操作简便迅速、不需要在关节内打结。根据两个穿刺针的位置可以完成垂直褥式或者水平褥式缝合。

操作方法：首先要使半月板损伤处的创面新鲜化，新鲜化可以用专用的半月板锉，其头端带用金刚石沙粒，也可以用刨刀进行新鲜化。为了避免穿刺过深损伤神经血管，可以通过剪除外鞘的长度来控制，该长度根据缝合部位来决定，一般 14~16mm，临床上我们也经常使用 20mm。建议通过半环形的引导管将 Fast-Fix 导入关节内，否则 Fast-Fix 的尖端容易带上脂肪垫组织，影响视野。进针点多数在半月板的股骨侧，也可以在胫骨侧。穿刺至半月板关节囊外，退针时固定物即翻转在关节囊外形成坚强的固定，然后选择合适的第二针进针点完成第二针的穿刺，牵拉预置线，完成一针缝合，用推结器帮助更有利于拉紧缝线，推结器上带有线剪，剪断缝线（图 17-15）。有时会出现拉紧困难的情况，这时不要一味用力拉紧，可以试用探钩钩拉双线侧，使缝线重新滑动。如果半月板裂口较大需要进行多针缝合。

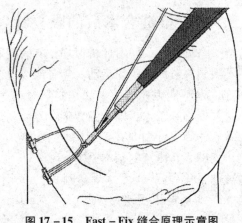

图17-15 Fast-Fix 缝合原理示意图

(张 珂)

第六节 半月板缝合术后康复

关节术后康复实质就是如何科学地处理好手术后关节的动、静关系,具体到半月板缝合术就是,既要进行关节康复运动促进滑液循环,提供半月板营养,刺激半月板修复,避免肌肉萎缩和关节粘连等,又要在术后早期限制关节活动,避免缝合部位的半月板受到过度牵拉和挤压,影响愈合。康复支具的应用为实现这一目标提供了方便。半月板缝合往往合并前交叉韧带重建手术,因此如何衔接两者的康复也往往是我们需要面临的问题。

一、现代康复支具的应用

现代关节支具是关节手术后康复不可缺少的工具。国内20世纪80年代以来,开始应用套筒式和塑板式固定支具,由于佩戴不舒适,调节困难,患者不愿接受。同时,由于临床医师、物理康复师对现代支具的设计原理、临床意义、使用方法等不甚了解,使这一国外基础与临床研究的重要成果未能有效地应用于临床。关节康复计划要求关节手术修复的部分相对制动、固定,而关节伤后或者术后则要求保持功能活动,以增强动、静力稳定结构,改善滑液循环和软骨代谢,促进损伤修复组织的愈合,防止并发症。数字卡盘调节式膝关节支具的研制、应用,就是满足膝关节外科这种动、静要求的重要成果。数字卡盘调节式膝关节支具采用量化指标控制膝关节活动,使膝关节半月板缝合术后的康复训练更具科学性。

数字卡盘调节式膝关节支具由大腿固定件、小腿固定件和数字调节卡盘组成。大腿固定件和小腿固定件由内、外侧轻型铝合金钢架,大腿固定尼龙扣带和小腿固定尼龙扣带组成。数字调节卡盘在不同产品上的构造不同。关节活动底盘标有伸直、屈曲度数,比如伸直角度调到0°,屈膝角度调到60°,佩戴支具后即可控制膝关节在0°~60°活动;如果伸直角度和屈曲角度均是0°,膝关节即被固定在伸直位,如果伸直角度和屈曲角度均是30°,那么膝关节即被固定在屈曲30°位。佩戴支具时,先将衬垫海绵平整包裹肢体,衬垫海绵应长于大腿、小腿合金钢架,避免合金钢架压迫皮肤。将内、外侧合金钢架分别放于大、小腿两侧正中,数字调节卡盘正对关节线,束紧固定尼龙扣带。治疗师根据康复计划的要求,康复训练时,调节支具卡盘的伸直、屈曲度数,实施包括关节伸、屈活动,髌骨活动,股四头肌、腘绳肌肌力训练,阶梯负荷等康复计划。患者应学会调节膝关节支具的卡盘,便于按康复计划要求,在治疗师指导下,自行在病房或者家里实施康复训练。每日康复训练结束后,将卡盘调成伸直位固定关节。

数字卡盘调节式膝关节支具的临床应用注意事项:临床医师、物理康复师首先应熟悉其应用原理与原则,各部件名称及其使用方法,以便正确指导临床应用和进一步普及推广应用。数字卡盘调节式膝关节支具佩戴后,应注意肢体肿胀情况,适时调整支具固定的松紧度,防止合金钢支架压迫疼痛,甚至压疮,重者会导致腓总神经麻痹。选用合适支具,避免型号不符,佩戴不舒适或者达不到膝关节固定的作用。

二、半月板缝合术后的康复计划

半月板术后康复训练尚没有统一意见，有的学者比较保守，有的则非常积极，采取与半月板部分切除一样的康复计划，也就是几乎不限制患肢的负重和活动。笔者认为应该根据半月板的功能解剖特点来制订康复训练原则，既不能太保守，也不能太积极，也就是要掌握动静平衡。应该了解半月板损伤情况，缝合部位、缝合方法，以及合并损伤和手术，以及患者年龄等。制订康复计划时将这些因素考虑在内，才更加合理。当然每一种手术后的康复计划都有一个基本的原则，下面以半月板体部损伤或者提篮样撕裂缝合术后的康复计划为例，列出了其康复的基本原则。

①术后第4天开始每日床边被动屈膝练习一次，4周达到90°，8周床上抱腿屈膝超过120°，12周内避免全蹲；②直夹板固定4周，5~8周换用活动夹板保护；③4周内患肢不负重，满4周开始部分负重，逐渐过渡到正常负重。

以上是半月板体部损伤缝合术后的康复原则，对于半月板前后角损伤的缝合术后康复可以更加积极，主要区别在于负重时间，术后夹板保护下自由负重，早期可以用拐杖辅助。

如果合并交叉韧带重建手术，或者其他手术，就涉及两种手术后康复如何衔接的问题，原则是以康复慢的为准。

另外与膝关节前交叉韧带重建术后一样，术后尽早完成床上直抬腿动作，并鼓励进行该练习，要加强股四头肌等长收缩练习，俗称"大腿绷劲"练习，这两项练习的目的都是为了减少股四头肌的萎缩。屈膝练习后可以根据情况，膝部给予冰敷（0℃的冰水混合物），每次20min，以减轻屈膝练习后的膝关节肿胀。

恢复运动的时间为3~6个月，要参考术中情况和术后复查MRI的情况来确定。

（张 珂）

第七节 外侧盘状半月板手术

一、流行病学

盘状半月板是半月板的先天发育畸形，它较正常半月板大而且厚，形似盘状，顾名思义叫盘状半月板，临床上有些是典型的盘状半月板，有些则只是比正常半月板宽大，但是又不是典型的盘状。盘状半月板绝大多数见于外侧，多数是双膝外侧盘状半月板，对于它形成的原因，目前仍在争论。多数学者认为是胚胎发育过程中出现异常所致，在黄种人发生率较高，日本和韩国的统计显示外侧盘状半月板的发生率高达26%，而在其他人种其发生率仅为1%。

二、分型

根据Watanabe的分型方法将外侧盘状半月板分为3型，完全型、不完全型和Wrisberg韧带型（图17-16），前两者比较常见，完全型是指半月板宽大，几乎覆盖整个外侧胫骨平台，不完全型则是覆盖部分外侧胫骨平台，Wrisberg韧带型则是外侧盘状半月板后角胫骨止点先天缺如，仅有Wrisberg韧带连接，该型相对比较少见。另一种外侧盘状半月板的分型方法是Smillie分型方法，将其分为原始型、中间型和婴儿型。原始型：完全呈盘状，中央游离缘厚而且短。股骨髁和胫骨平台的相对关节面被完全分开，其厚度一般为5~6mm。幼儿型：结构大致与正常半月板接近，体部较宽大。中间型：较原始型小。中央部较薄，其中央游离缘薄而透明，有两个切迹，一个在前中央附着点之后，另一个在后中央附着点之前。两个切迹间有凸面朝向关节中部。

因为盘状半月板较正常半月板宽大而且较厚，它不像正常半月板仅在关节间隙的边缘充填股骨髁和胫骨平台之间的间隙，而是整个垫在两者之间，使两关节面不能直接接触。个别盘状半月板上面有两个横嵴，横过其间。运动时股骨髁越过此嵴发生弹响出现酸痛症状。由于形状呈盘状，又位于股骨髁和胫骨平台之间，在膝关节运动时，股骨髁与胫骨平台之间的摩擦，挤压扭转使盘状半月板损伤机会远远多于正常半月板。损伤类型可以是纵裂、斜裂、活瓣状裂、多合并层裂。而临床术中所见则以层裂和复合裂更为多见。

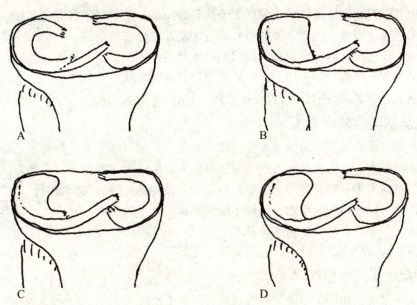

图 17-16　外侧盘状半月板的分型
A. 正常外侧半月板；B. 完全型；C. 不完全型；D. Wrisberg 韧带型

三、临床表现和诊断

盘状半月板损伤临床上除一般半月板损伤的症状外，主要表现为：膝关节屈曲和伸直受限。多数患者在膝关节伸直和运动过程中的弹响和疼痛，部分患者有交锁症状，以儿童为多发。个别患者还可以有关节错动感，易与膝关节前交叉韧带断裂相混淆。查体时比较特征性的体征是弹拨感，是指在膝关节主动伸直接近 0°时，股骨和胫骨之间突然的错动感和响声。但该体征在盘状半月板损伤中并不常见。因此，在临床上诊断盘状半月板损伤时，除上述症状体征外，最好进行 MRI 检查，以明确诊断。

四、镜下表现

盘状半月板损伤的镜下表现：一部分盘状半月板在镜下往往不能见到锐利的游离缘，而见到的仅仅是圆钝较厚的游离缘。还有一部分盘状半月板没有游离缘，见到的仅仅是破裂口。还有一部分盘状半月板，镜下所见表面光滑完整，没有任何撕裂的痕迹。用探钩探查时，表面仅有"波浪"出现。发现这种现象提示盘状半月板有层裂，在判断时应该予以重视。另外还应将探钩置于腘肌腱窝内牵拉，以确定有无明显的松弛。

五、治疗原则

对于盘状半月板损伤，是应该全切还是部分切除各家意见不一。盘状半月板的部分切除也就是盘状半月板成形术，它是指将盘状半月板撕裂的部分切除后所留半月板类似于正常半月板形态的手术方法。主张全切的作者认为：患者的主要症状就是由于盘状半月板的周围连接松弛导致的异常活动造成的，部分切除无法消除盘状半月板周围连接的松弛，可能残留症状，而使患者蒙受二次手术之苦。有的作者认为 Wrisberg 型的盘状半月板的后角缺少半月板胫骨韧带的连接，而使后角不稳，应行全切术。支持盘状半月板部分切除（成形术）的作者认为：半月板全切除势必造成股骨髁和胫骨平台软骨间直接撞击，导致关节过早出现退变。另外盘状半月板多数较正常的半月板厚，全切除后膝关节患侧留下较大间隙，容易形成膝外翻。

六、盘状半月板切除的手术方法

手术中首先要准确判断盘状半月板损伤的类型和部位，以便尽快确定是否适合行成形术。重点探查是否合并层裂，以及腘肌腱窝处半月板，的周围连接是否完整，也就是半月板是否松弛。首先要找到盘状半月板游离缘的位置，有时要先切除部分半月板后才能发现合并的层裂；对于术前合并伸直受限的外侧盘状半月板患者，要进行外侧盘状半月板的成形手术要特别谨慎，因为外侧盘状半月板地伸直受限多是因为腘肌腱窝处盘状半月板的连接松弛所致，如果盲目进行盘状半月板成型，则造成成型后的半月板仍然松弛，引起症状，除非同时进行半月板缝合术，以消除松弛。

（一）外侧盘状半月板成形术

切除盘状半月板的损伤部分，而保留正常的周缘部分，其保留部分半月板的形态接近正常半月板的形态。可采用双入路技术，内侧入口置入关节镜，外侧入口插入半月板切钳。最好先处理前角和体部使关节镜视野扩大，也增加关节腔的空间，更便于后角和后体部的切除。在切除时，切除的部分不要一会儿大一会儿小，而应一口一口均匀咬除，这样才能使保留部分平衡稳定。完成上述成形过程后，需要用探钩对所留部分进行仔细检查以防止将本应该切除的部分保留下来。用刨刀修整和打磨所留半月板边缘，反复冲洗关节腔清除碎块，并吸引净残留液体。

（二）外侧盘状半月板全切术

要根据损伤的不同情况和手术器械的情况选择合适的方法：

1. 前角或后角或者体部边缘纵裂　这种情况可以在前内侧入路用关节镜监视，前外侧入路进钩刀或推刀，沿裂口向前或向后将裂口扩大，使中间部分半月板大部分游离，再用半月板切钳切断前角或后角而完成切除过程。在用推刀切断前角时注意，不要用力过猛，以防损伤前交叉韧带的下止点。在切除后角时应在视野十分清楚，充分显示后角的前提下，必要时应在髌尖下方，髌腱中央再附加一个入路（三入路法，参见本章第二节），用半月板钳夹住已大部分游离的半月板弄清裂口的位置，切断后角。在盘状半月板切除后，取出时应注意使半月板钳牢固夹住半月板，适当扩大切口，在向外牵拉时应有一定旋转，同时用血管钳用力撑开切口。以防由于半月板碎片过大，切口较小，钳夹不够牢固，造成半月板碎片弹入关节内，或存于皮下，寻找困难，无谓延长手术时间。

2. 盘状半月板裂口在中央　此种损伤的切除方法有两种。一种方法是用蚕食的办法用半月板切钳一块一块切，一直到边缘或完全切除。这样需要在手术中经常清理切除后的半月板碎块，较费时间，但较安全。另一种方法是采用第一种切除方法，用钩刀或推刀，在盘状半月板的边缘欲切除的地方开始，将半月板切开逐渐向前后扩大，再切断前、后角而完成切除过程。后一种方法需要有一定的经验。必要时可能需要采用三入路方法，方能达到快速安全的效果。

还有一种切除方法，介于两者之间，结合两种方法的优点。即对盘状半月板采用分割切除，分次取出。首先用探钩确定盘状半月板撕裂的位置，用钩刀或推刀将盘状半月板切割成条状，再用半月板切钳将其分次切除取出。此方法的优点是无须第三入路，视野清楚，较安全，避免半月板碎片较大时遮挡视线。半月板碎片相对较小不必将入口扩得很大而留下明显瘢痕。但它需要关节镜操作熟练，有一定的经验。

3. 盘状半月板层裂　切除这种损伤类型的盘状半月板，可以根据术者的习惯选择采用上述方法。

（张　珂）

第八节　半月板囊肿

半月板囊肿是在1904年由Ebner首次报道的。发病年龄主要为年轻人，发生率约1.5%，多数发生在外侧半月板，与内侧之比为3∶1~10∶1。

一、病因

尚有争议，有如下几种：①创伤，创伤引起半月板内的挫伤或者血肿，继而黏液样变性。②退行性变，半月板的局限性坏死或者黏液样退变。③半月板内细胞化生，分泌黏液形成囊肿。④滑膜细胞通过半月板裂口移位到半月板内部，分泌酸性黏多糖，形成囊肿。研究还发现，半月板囊肿和半月板层裂密切相关，尤其与外侧半月板体部的滑膜缘损伤有关。

二、病理

大体解剖上表现为一种纤维囊性的肿物，切面可见为单房或多房性含有胶冻状液体，类似于腱鞘囊肿。囊肿与半月板紧密相连。而且在镜下可见有小的囊肿在半月板内，因此囊肿增大时症状明显，休息后囊肿张力下降，症状也减轻。对于囊肿与半月板损伤的关系目前仍有争论。Smillie 认为凡有囊肿就一定有半月板撕裂。有的学者却持相反意见，认为半月板囊肿很少合并半月板损伤。笔者临床所见的病例，以上两种情况均有。在关节镜尚不普及时，切开仅切除外侧半月板囊肿（探查时未见有半月板损伤），症状也得以解除。

三、临床表现及诊断

在膝关节内外侧间隙处发现局限性隆起，伴有活动后疼痛。症状的轻重与患者的膝关节活动多少有关。关节屈伸活动时体积有变化，屈曲时减小或消失。活动多时囊肿增大，张力增加，症状加重。位于前体部的囊肿，过伸时常常有疼痛。位于体后部者全屈时会感疼痛。50%以上的患者有一次或多次膝关节受伤史，偶有膝关节打软等半月板损伤症状。体检常见囊肿常位于膝关节前外侧，大小不一，有韧性，触之移动少，但有压痛。X 线平片无异常发现，应进行 B 超和 MRI 检查以明确囊肿的大小和具体位置与相邻组织的关系，为手术提供参考。外侧半月板后角的囊肿，有时可引起腓总神经的麻痹，应予注意。

四、治疗

半月板囊肿的治疗主要是手术治疗。

（一）切开治疗

对于囊肿较大的应在充分显露剥离囊肿的同时仔细探查半月板的情况。当切除半月板后，发现半月板的外缘有层裂时，应连同半月板一起切除或大部分切除。而如果半月板边缘没有损伤时可仅切除囊肿，将关节囊和半月板的边缘缝合在一起，防止复发。

（二）关节镜下治疗

近年关节镜下操作技术的提高，使半月板囊肿的切除在关节镜下即可完成，不用再另外进行皮肤切开。

镜下所见：轻者可见半月板体部滑膜隆起，轻度充血，探之有囊性感。将肿物切开后，可见有淡红色胶冻状液体流出。在细致探查的基础上，先将囊肿表面切一个小口，吸净囊液，再用探钩探查囊肿腔的大小及囊肿伸入半月板实质的情况。如囊肿不大，又位于半月板滑膜缘，则可用刨刀伸入囊腔，进行打磨，将囊壁切除一部分，使囊腔充分敞开，以防止切口闭合后形成新的囊肿。当探查发现囊肿已伸入半月板实质时应该进行半月板切除（连同囊肿）。

对于靠近关节囊和腓总神经附近的囊肿，笔者认为不一定要将囊肿充分暴露切除，可将靠在关节腔一侧的囊壁充分敞开，再用刨刀对囊腔进行刨削处理即可。这样既可避免切口给患者带来痛苦，又能在关节镜的监视下将囊肿切除。

（张　珂）

第九节　前交叉韧带断裂与重建概述

人类对于前交叉韧带损伤认识的开始已有很长的时间了，公元前300多年希波克拉底描述了一个因ACL断裂引起关节半脱位的病例。1836年Weber首先开始对前交叉韧带的生物力学特性进行研究，继而在1850年Bonnet描述了前交叉韧带断裂的发生机制，并发现其容易从股骨止点撕裂。1913年，Nicoletti在尸体上进行了具有划时代意义的自体肌腱重建手术，并在1914年由俄国医师Grekow将其应用在临床上。此后经过不断的完善，重建术后膝关节的稳定性得到明显的改善。近20多年来，经过大量的研究和技术改进，前交叉韧带重建的手术方法逐渐统一，手术后效果取得了显著的提高。然而，仍有将近1/5的患者残留一定的关节不稳。近年来，许多学者尝试更加接近前交叉韧带解剖结构的双束重建方法，希望进一步提高重建手术的效果。双束重建在尸体实验上可以更好地控制关节的旋转，但临床效果和单束重建没有明显区别。虽然双束重建的必要性仍然受到一些学者的质疑，但是其重建韧带的理念越来越受到大家的关注，越来越多的学者尝试进行此方面的临床和试验工作。

前交叉韧带（ACL）是膝关节重要的前向稳定结构，损伤后可以产生明显的膝关节前向不稳，严重影响膝关节功能，随之继发关节软骨、半月板等主要结构损害，导致关节退变和骨关节病的发生。临床实践与实验研究结果表明ACL断裂后，早期重建可以恢复膝关节的稳定性，预防和延缓骨关节病的发生。现在的研究进展与临床技术、理论已改变了传统对ACL损伤治疗的观念，尤其随着关节镜下微创手术重建的实现，人们已逐渐接受这种较为积极的治疗观点。目前，膝关节ACL断裂的治疗着重于重建韧带的方法、镜下微创手术、移植物的合理选用、重建韧带生物学转归及术后合理早期康复等。随着膝关节镜技术的不断成熟与完善，关节镜下微创重建ACL手术已成为膝关节镜外科中有效的治疗方法。同时，该治疗方法也为广大患者所接受。目前，国内开展关节镜下微创重建ACL手术的例数逐年增多，仅笔者单位现在的年手术例数就超过1000例。现在，在有条件的单位已放弃开放的ACL重建手术。随着技术的不断进步，关节镜下微创重建ACL手术也已从最初的对单纯陈旧性损伤进行重建治疗，逐渐发展到对急性损伤的早期检查、一期重建以及复合韧带损伤的同时修复与重建，重建的方法也由以往最初的关节镜辅助下完成重建发展到完全镜下技术完成重建，并开始进行双束重建。目前，重建ACL的移植物有多种，已改变了以往B－PT－B自体移植重建为主的现象。使用半腱肌腱和股薄肌腱重建ACL方法的应用，使得对膝关节局部的影响明显减小。实验研究与临床观察表明，采用四股或更多股（六股、八股）合一的半腱肌腱和股薄肌腱重建ACL，明显提高了整体抗拉抗张强度，移植重建经塑形改建完全可以达到甚至高于正常ACL的断裂强度，避免了利用髌腱重建对膝关节局部的影响，同时利用微孔钢板进行固定股骨端，利用Intra－Fix固定胫骨端，改进了传统固定方法，便于镜下完成手术，明显提高了效果。

近年来，随着对ACL解剖、重要生物学特征及生理作用、伤后自然转归及对膝关节功能的影响以及重建替代物的选择与重建韧带生物学转归研究的深入，对ACL损伤的认识有了新的发展，临床诊治水平有了进一步提高。目前，ACL损伤的修复与重建进入了新的阶段，其重点是提高重建韧带的稳定性、促进移植物再血管化、选择合适的重建材料、关节镜下微创手术以及术后早期康复。

一、交叉韧带断裂继发关节主要内结构损害

前、后交叉韧带是各自独立的两个韧带，但又相互协同保证膝关节的稳定性与功能，ACL的主要作用是限制胫骨前移，同时还是第二线限制旋转及内外翻的结构；交叉韧带有神经感受装置，在本体感觉方面也起着重要的作用。交叉韧带断裂后膝关节丧失了重要的前或后向稳定结构，必然会带来胫骨的过度向前或向后的移动，同时由于本体感觉的丧失，导致和加重了膝关节的反复扭伤。随着时间推移，由于关节不稳、反复扭伤，会使得半月板及软骨的损伤逐渐增多。应用关节镜观察ACL断裂后膝关节软骨损伤的病理改变、发生部位、损害程度等进行前瞻性临床研究，发现陈旧性ACL断裂后膝关节软骨损伤发生率（75%）明显高于急性损伤（26%），病程1年内者软骨损伤发生率为60%，1年以上为

79.6%，且重度软骨损伤发生率（44.9%）明显高于病程1年内者（4.76%）。而且更大样本量病例临床资料进一步研究ACL断裂与继发膝关节软骨损伤的关系，也证明了这一点。PCL断裂亦将继发关节软骨损伤，后向不稳及髌股关节压力增高是继发损伤的主要原因。研究表明交叉韧带断裂后膝关节软骨损伤发生率明显增高，继发关节软骨损伤主要由韧带断裂后关节不稳所致，关节软骨损伤程度会随病程延长而加重，骨关节炎明显加重，进行膝关节置换的年龄明显提前。实验研究亦表明ACL切断后可继发膝关节软骨损伤，待关节软骨出现退变后再进行韧带重建，对其退变缓解作用不明显，然而断裂后即刻重建交叉韧带可有效阻止与延缓关节软骨退变。表明ACL/PCL断裂后应尽早手术修复重建，尽快恢复关节的稳定性，改善功能，预防、延缓、减轻软骨退变与骨关节炎的发生。

二、ACL断裂导致膝关节多向不稳并影响到对侧膝关节

ACL损伤后还可产生多向不稳而影响膝关节功能。损伤后除主要产生明显的膝关节前向不稳外，还可以出现前内侧不稳、侧方不稳、过伸不稳，从而严重影响膝关节功能；同时由于本体感觉功能障碍，保证膝关节稳定的防御性神经肌肉反射功能丧失、肌肉萎缩，导致膝关节的反复扭伤，以及关节退变和骨关节病的早期发生，进一步加重膝关节损害。最近的临床观察还发现，伤侧膝关节可以影响到对侧膝关节，由于两侧膝关节稳定性的平衡与协调关系紊乱，对侧膝关节易发生损伤。

三、早期修复与重建ACL的观点

目前，就有关ACL损伤的治疗已提出早期手术重建交叉韧带的观点，以尽早恢复膝关节的稳定性，阻止、延缓、减轻关节内继发损伤；同时早期手术可以在早期处理合并损伤，最有效地治疗与保护关节内结构，在损伤修复的最佳时间内处理合并损伤，从而保证膝关节的整体稳定性与功能。这些在实验与临床研究的基础上建立的理论、观点与临床处理原则已逐渐被人们接受并应用于临床治疗中。尤其随着关节镜下微创手术重建的实现，韧带损伤早期修复与重建的理论已彻底改变了传统对交叉韧带损伤治疗的观念。随着关节镜技术的提高和高新技术、设备引入，关节镜下微创重建交叉韧带的临床治疗与研究，使得膝关节韧带重建学不断发展，成为膝关节微创修复与重建外科中的重要组成部分。而关节镜微创修复与重建外科作为整体微创外科中的一个重要组成部分，代表着21世纪膝关节微创外科的发展方向。

四、重建ACL移植物的应用与选择

重建后的交叉韧带要经历重新塑形改建与止点重建的过程。由于重建韧带经塑形改建后其生物力学强度要失去原强度的50%，因此，人们一直在不断寻求更为理想的韧带替代移植物。以往，鉴于自体髌腱中1/3具有良好的抗拉抗张强度，加之移植物取材时两端可带有骨块，利于直接固定，为骨-髌腱（中1/3）-骨（B-T-B）移植重建交叉韧带提供了良好的生物学基础，一度成为重建ACL的最佳移植物，并被视为金标准。但由于取材所引起的局部变化不同程度地影响到临床效果，人们试图寻找其他的移植物，以克服B-T-B法的不足。此后，由于半腱肌腱和股薄肌腱重建交叉韧带手术快捷、康复快、对关节局部的影响较小，以此作为移植物重建交叉韧带成为学者们继B-T-B后又一研究的热点。实验研究与临床观察表明，利用半腱肌腱和股薄肌腱四股合一或八股合一进行重建，明显提高了重建韧带的整体强度，重建韧带经塑形改建完全可以达到甚至高于正常交叉韧带的断裂强度，同时避免了应用髌腱取材后对膝前的影响，同时利用微孔钢板固定股骨端，应用Intra-Fix固定胫骨端，改进了传统固定方法，使固定更加牢靠，又便于全镜下完成手术，术后康复快，功能恢复好。尽管如此，利用半腱肌腱和股薄肌腱重建后对膝关节屈膝力量及内旋力量的影响、隐神经损伤所致的胫前皮肤感觉障碍、骨道的增宽与扩大、临床重建后再观察发现的多股肌腱分束存在的状态乃至最终能否塑形改建成为一体化的韧带，以及较B-T-B法重建有较高的术后感染率等问题有待于今后进一步研究解决。

目前，自体移植物重建交叉韧带在临床上应用较为广泛，但存在自体移植物供区病损、翻修手术移植物来源缺乏等问题。因此，人们也在研究同种异体肌腱移植重建。现在，异体移植物重建交叉韧带在

国际上正逐渐开展，有关临床报道不断增多。国内也已开展相关工作并取得较好的临床疗效。目前，同种异体移植物的种类较多，常用的有 B-T-B、跟腱、阔筋膜、半腱肌腱和股薄肌腱等，其中，B-T-B、半腱肌腱和股薄肌腱最为常用。最近应用胫前肌腱重建的临床研究又显示出良好的临床效果。然而，同自体移植物重建相比，同种异体移植物的愈合时间较自体移植物的长（异体移植物完全成熟一般需 18~24 个月）；疾病传播仍是人们最关心的问题，低剂量的辐射不能完全消除病毒传播的风险，高剂量的辐射将严重降低移植物的生物力学强度，还有免疫反应是引起移植物延迟愈合及失败的另一原因，这些问题仍有待于进一步研究。但不论怎样，同种异体移植重建交叉韧带经过近 20 年的研究和发展，取得了很大的进展。

人工韧带的研究与临床应用亦是人们一直关注的问题。人工韧带重建交叉韧带在 20 世纪 80——90 年代曾经得到广泛的临床应用。后来由于人工韧带在关节内发生降解和变性，强度下降，长期效果不能肯定，组织相容性尚未完全解决，可能导致关节内渗出和滑膜炎等原因使其临床应用明显减少。然而人们并没有因此而停止探索，仍在研究并有新型人工韧带引入临床应用中。理想的人工韧带应具备与正常人交叉韧带相同的生物力学特性，要提供足够的抗拉强度和固定强度，同时应具有较好的抗蠕变、抗弯曲磨损能力，要有较长的使用寿命。因此，要求人工韧带应具有适当的刚性和弹性，更要具有良好的组织相容性，尤其在膝关节内的特殊内环境中。目前，用于重建前交叉韧带的人工韧带基本上可分为永久型（permanent），增强型（LAD）和支架型（scaffold）3 种类型。永久型人工韧带的应用笔者没有经验；增强型人工韧带 Kennedy LAD 是最具代表性和最广泛使用的此型韧带，笔者在国外学习工作期间，参加了应用 Kennedy LAD 辅助自体髌腱（中 1/3）重建 ACL 的临床研究，并观察到良好的近期临床效果；支架型（scaffold）人工韧带的设计目的是希望它能允许和刺激宿主胶原纤维的长入，并按正常韧带的方向排列，逐渐获得正常韧带的结构和抗拉强度，最终形成一条新的韧带。Leeds-Keio 人工韧带是支架型人工韧带的最主要代表。笔者应用 Leeds-Keio 人工韧带辅助自体骨-髌腱（中 1/3）-骨重建 ACL 32 例，术后随访 7~9 年（平均 8 年），Lysholm 功能评分由术前平均 67 分提高到术后平均 87 分，Noyes 功能评分由术前平均 147 分提高到术后平均 230 分，主观评价对手术的满意度平均为 86%（70%~99%），手术后康复快，运动员可早期恢复运动训练与比赛。

人工韧带的临床应用在曾一度走入低迷阶段后，又有高韧性生物聚酯纤维制作的 LARS 人工韧带引入临床应用，尽管人工韧带重建交叉韧带的实验结果和短期临床效果令人鼓舞，但远期疗效有待于进一步观察，仍有许多问题有待于研究解决，其韧带与骨面的磨损和应力疲劳是人工韧带重建失败的主要原因。今后随着生物材料技术的发展和对交叉韧带研究的不断深入，深信这些问题会得以解决，人工韧带是今后韧带重建领域的重要发展方向之一，相信将来会有理想的人工韧带被研发、应用于临床。

五、双束重建 ACL

传统而又经典的 ACL 重建是单束重建。ACL 重建技术主要侧重于 ACL 前内束（AMB）重建，作为重建标准而广泛应用，并取得能够使运动员恢复训练与运动比赛再次取得世界冠军成绩的良好临床效果。随着解剖与生物力学研究的发展，人们在单束重建的基础上，开始了交叉韧带双束重建的研究。并将其称为"解剖重建技术"，ACL 重建前内束（AMB）和后外束（PLB），PCL 重建前外束（ALB）和后内束（PMB）。解剖与尸体上的对比研究表现出单束重建与双束重建的生物力学变化与差异，双束重建具有更好的稳定性，更接近正常交叉韧带解剖，临床研究近期观察结果也显示出较单束重建具有更好稳定性的优势。但亦有学者通过研究，认为双束重建与单束重建在关节稳定性与本体感觉方面相比未体现出优势。国内相关研究较晚，临床应用与研究报道不多，主要为近期临床随访观察结果的报告，也认为双束重建优于单束重建。笔者实验室研究表明双束重建较单束重建显现出生物力学方面的优势，双束重建能够更好地改善膝关节的稳定性；同时单束重建 3000 例的基础上已进行双束重建 600 余例，临床对比研究表明，单、双束重建均可取得良好的临床效果，双束重建对膝关节整体稳定性的改善有一定益处。但有关单束重建与双束重建疗效的比较，更有待于国内学者根据国人膝关节的解剖与韧带的生物力学特性进行深入的临床研究和长期的随访观察结果。不论怎样，双束重建的研究表明人们在不断更新观念、改进技术，在不断模拟正常的 ACL 结构、向着"解剖与生物学重建"的方向发展。

六、翻修手术

ACL 重建后失败要进行翻修手术是人们关注的又一问题，国外已有文献报告，国内相关研究不多，但已出现翻修病例，临床上要予以重视。ACL 重建手术失败的原因基本上有术前、术中、术后 3 种因素，涉及伤后手术重建前的处理与治疗复合损伤和整体损伤程度、术时合并损伤的处理、重建方法的选择、手术技术、移植物的选择与固定；术后处理与康复，重建韧带的塑形改建与止点形成以及并发症等多方面。因此，ACL 重建后翻修可谓是一个综合性问题，临床上要加以认真研究。根据笔者单位收治交叉韧带重建后翻修病例的临床研究，重建失败与翻修的原因以手术及技术相关的因素居多，主要是骨道的位置不正确、移植物的固定不正确，没有起到固定作用。此外，移植物的选择不当、同种异体肌腱术后骨道明显扩大与韧带吸收、术后关节感染以及膝关节粘连等也是导致重建失败重要因素。研究表明，交叉韧带重建后的生物学改变是一个复杂的过程，因此，术后失败除技术性原因外，还有许多复杂的生物学因素的影响，这均需要深入研究加以解决和预防。

七、其他相关技术进步与进展

目前，临床基础研究在促进重建韧带的塑形改建止点以及生物力学变化方面取得了许多的进展，并不断指导临床实践。临床治疗方面不断有新的方法引入临床应用，例如，固定方法中的 Intra – Fix、Trans – Fix 等，使韧带移植物固定更加牢固，利于早期康复；计算机导航技术应用与交叉韧带重建，使骨道定位定点更加准确；同时，射频技术的应用以及半月板快速缝合方法的使用，使交叉韧带重建手术中半月板损伤的处理更为快捷；加之术后合理有效的早期康复程序的应用，整体提高了韧带重建的临床效果。此外，基因治疗韧带损伤，组织工程韧带的研究与应用等将会开辟韧带损伤临床治疗的新领域。然而，要真正完成由分布着毛细血管和神经末梢的、许多微型韧带组成的、结构非常复杂的交叉韧带的解剖修复与生物学重建，取得更好的效果，尚需要不懈的研究与探索。

（张 珂）

第十节 前叉韧损伤的镜下检查诊断

由于膝关节结构及损伤机制复杂，运动创伤所致的膝关节损伤除交叉韧带损伤外，常合并侧副韧带、半月板、软骨及关节囊的损伤而引起复合损伤。目前，随着关节镜技术的不断发展，对膝关节损伤施以早期关节镜检查与处理，使膝关节 ACL 损伤的诊断与治疗水平明显提高。前交叉韧带损伤的同时，常合并其他主要结构的损伤，急性损伤时又能造成关节内积血（液）、肿胀、疼痛，影响检查以致延误正确诊断与治疗。关节镜检查可以直接观察交叉韧带及合并损伤，判明损伤程度，有利于明确诊断，指导治疗和功能康复。

一、关节镜的检查方法

所用膝关节镜为直径 4mm 的 30°斜面视镜。单纯进行关节镜检查可不用止血带，镜下手术时上止血带，这样可以节省止血带时间，充分保证镜下手术的完成。入水管由髌骨外上侧入口放置，拟急诊关节镜下重建 ACL 时，需从髌骨内上方入口置入水管。膝关节标准前内、外侧关节镜入口置镜、器械进行检查，膝关节腔要持续扩张冲洗，保证检查视野清晰。若因轻微出血、血凝块及残存积血影响观察视野时，可经关节镜入水，以达到冲洗镜前区域，确保检查清楚。关节镜检查顺序由髌上囊开始，逐渐向下，除交叉韧带外亦要认真检查髌股关节面、股骨髁及胫骨平台软骨、半月板、滑膜隐窝、关节囊和骨折等。

二、急性 ACL 损伤早期膝关节镜检查

关节镜下检查急性 ACL 损伤的部位与病理类型：ACL 中间部断裂、上部断裂、股骨髁侧上止点撕

脱及胫骨侧下止点带小撕脱骨折片断裂。中间部断裂者中少数可表现为滑膜内断裂。ACL 断裂常会合并膝关节内侧副韧带（MCL）断裂，此时可以在镜下探查到。ACL 损伤常会合并软骨损伤、半月板损伤、前内侧关节囊损伤，严重者会合并 PCL 断裂。总之，临床经验表明，ACL 断裂时单纯损伤较少，多数为合并损伤，关节镜检查时应予以注意。

三、急性 ACL 损伤早期膝关节镜检查临床经验探讨

有关 ACL 急性损伤术前诊断仍是一个困难而又待于解决的临床任务。尽管前抽屉试验（ADT）和 Lachman 试验（L-T）是检查 ACL 损伤的经典方法，但总会有假象出现，尤其在膝关节急性损伤时，更增加了检查诊断的难度，国内外文献报告急性 ACL 断裂术前检查其前抽屉试验的阳性率分别为 72.4% 与 24%，假阴性率分别为 27.6% 和 76%，国外文献中麻醉状态下检查 ADT 的阳性率也仅为 60%，假阴性率高达 40%。此外，轴移试验（pivot shift test）常用于检查 ACL 损伤，其实质是再现胫骨外髁在应力下 30° 位左右屈伸膝关节活动过程中突然向前半脱位而又突然复位，患者主观上出现患膝突然错动而感到不安和恐惧。轴移试验多用于检查 ACL 断裂后膝关节出现的功能性不稳。国外有报告将轴移试验用于急性 ACL 损伤的检查，其阳性率为 12%，假阴性率 72%，难以检查者占 16%，麻醉状态下检查其阳性率为 24%，假阴性率为 76%。尽管轴移试验阳性率较低但亦表明急性 ACL 损伤中有部分病例可出现急性膝关节功能不稳，对治疗、术后康复及功能评定有一定意义。但由于该项检查用力较大，重复膝关节半脱位及复位动作明显增加急性损伤患者的痛苦和不安，膝关节肿痛、肌肉痉挛又使检查难以完成，其阳性检出率又不高，因此，我们认为在急性严重膝关节损伤检查 ACL 时，不宜使用轴移试验。

文献报告及我们的临床经验与观察结果表明，急性膝关节损伤时由于关节内出血、积液肿胀、疼痛、肌肉痉挛以及复合损伤使 ACL 损伤的检查及正确诊断受到很大影响。而早期关节镜检查急性 ACL 断裂可明确损伤部位、程度，创伤轻微并可在关节镜下进行修复与重建 ACL，同时处理合并损伤，对 ACL 急性损伤的诊断、治疗、康复及膝关节功能恢复均有重要意义。

ACL 急性完全性损伤的病理类型：①韧带实体部完全断裂，表现为韧带纤维与滑膜一同撕裂，断端多呈条束状，韧带纤维松散于髁间，伤后时间稍长者断端可挛缩成团状。此种损伤多发生在韧带的中、上段。②滑膜内断裂，较少见。此型损伤与前一种类型损伤相比，亦为韧带实质部断裂，但镜下直接见不到断端，不易发现，需根据滑膜的病损间接判定。认真检查可发现韧带张力明显减弱、松弛，并可通过滑膜损伤处用探钩将韧带断端纤维钩出，继而显露断端明确诊断。③附丽点处撕脱。可表现为由股骨外髁侧的上止点撕脱或由胫骨侧下止点撕脱。附丽点处撕脱可合并撕脱骨折，此时拍 χ 线片可以发现。

ACL 实质部断裂多发生在 ACL 的中上段，表明 ACL 解剖薄弱易损部位位于韧带实质部的中上区域。ACL 断裂多由较严重暴力所致，单纯损伤较少，多合并其他结构的合并损伤。除关节内结构损伤外，严重者可出现侧副韧带损伤、髌骨脱位、周围肌腱断裂等。在 ACL 急性断裂合并半月板损伤中，内侧半月板损伤的发生率很低而外侧半月板损伤率较高。经典的膝关节联合损伤由于膝关节屈曲外翻损伤所致，引起 ACL 断裂，同时合并内侧副韧带（MCL）及内侧半月板损伤。但在临床观察中发现术前诊断膝关节联合损伤病例中外侧半月板损伤较多，内侧半月板损伤者很少而且多数所谓损伤主要是内侧关节囊横行撕裂所致，并非半月板真性损伤。在此种情况下，缝合横裂的关节囊内侧半月板即可得到很好的固定。因此，在膝关节联合损伤诊断时，更应注意检查外侧半月板。急性 ACL 损伤早期进行膝关节镜检查，可以明确合并半月板损伤的侧位、部位、类型和程度，有助于治疗方法的选择，减少手术的盲目性，同时可以镜下手术，在微创条件下最有效地处理和保护半月板这一重要的稳定结构。ACL 急性损伤合并关节软骨损伤，关节软骨损伤在普通 χ 线摄片检查中难以发现，给诊断及处理造成困难。早期关节镜检查可以及时发现其损伤并进行处理。临床观察结果表明股骨软骨损伤多发生在半月板区，损伤程度多在 Ⅱ~Ⅲ 层。因此，有必要指出，急性 ACL 断裂后引起膝关节功能性不稳的病例合并关节软骨损伤者中，不除外原有损伤或在原有损伤基础上发展而来。

对急性膝关节损伤所致 ACL 断裂施以早期关节镜术时,很少出现并发症,但要注意扩充关节腔的液体渗流到小腿间隔引起肿胀的发生。遇此情况要立即停止操作,防止液体继续渗流使小腿组织内压不断增高以致肌间隔综合征发生的可能性。根据我们的临床观察膝关节损伤不合并关节囊裂伤时,关节镜术中及术后不易出现此种情况。内侧关节囊撕裂与液体渗流亦无明显关系,而后关节囊的损伤易出现液体渗流至小腿后间隔引起小腿肿胀。预防方法为膝关节腔液体灌注压力不要过高,镜下操作尽量要快,减少手术时间,术中要经常检查小腿肌肉的张力,发现此种情况,立即终止关节镜下操作。

四、陈旧 ACL 损伤的关节镜检查诊断

由于膝关节腔内的特殊环境,ACL 急性损伤完全断裂绝大多数难以自行愈合修复。基本在断裂后 2~3 周内开始吸收,6 个月内基本完全吸收。由于 ACL 损伤多在韧带实质部断裂,上部断端相对细小吸收较快;下部残端相对粗大,加之其基底附着部面积较大,吸收相对较慢,往往在伤后 3 个月左右仍可能见到残端。但不论怎样 ACL 已丧失其连续性。因此,对陈旧 ACL 损伤的镜下诊断在一般情况下没有困难。但有以下几种情况应予以注意,需要认真检查,以防误导,影响治疗。

部分损伤:部分损伤很少,但仍能见到,正常 ACL 解剖失常,留有一束或更少部分,仍存有张力,但已减弱。此时诊断容易,进一步处理则要结合临床表现综合考虑韧带是否完全失用。如果临床有不稳现象,查体前向松弛,镜下所见留有部分 ACL 且张力松弛,亦应按完全断裂处理。

有时韧带实质部全断,但相连滑膜组织尚未完全吸收仍有连续性,镜下可见滑膜与纤维结缔组织样结构,失张力状态。术中要予以确认。此种情况时韧带已完全失用。

上止点处断裂后与 PCL 相粘连:由于前、后交叉韧带毗邻密切,上止点处断后残端与 PCL 相粘连、血运重建,断裂 ACL 的残部滑膜组织修复,ACL 残端未能吸收,而且延长愈合。镜下可见 ACL 上止点处空虚,而下部残端存在并与 PCL 相连,呈束状,可有一定张力。

部分束断裂:可表现为单独的前内束或后外束断裂。此时的检查、判定要整体全面,尤其对前内束的张力与强度进行综合分析,确保其功能强度。单束断裂应进行断裂束的重建。

前内束损伤松弛,连续性存在,但功能失用。此时可在保留原有损伤韧带的同时加固重建。

陈旧性 ACL 断裂中有时由于部分损伤或单束 ACL 的作用,临床上可有膝关节前向不稳的症状,但检查时前抽屉和 Lachman 试验可显现出膝关节前向不稳定的体征不十分明显,会出现一定程度的抵抗感,会给术前临床诊断造成一定困难。此种情况手术时要先置镜探查,明确诊断后再进一步处理。

(张 珂)

第十一节 急性前交叉韧带断裂的关节镜下早期重建

以往膝关节联合损伤的手术治疗均切开进行,由于手术复杂,创伤较大,术后患者恢复及康复较慢。因此,急性膝关节损伤的早期微创手术治疗成为临床的重要课题。为此,北大运医所在开展急性膝关节损伤早期关节镜检查及膝关节镜下重建 ACL 临床研究的基础上,开展了膝关节镜下早期重建治疗急性、完全性 ACL 损伤的临床工作。

一、急性单纯性 ACL 断裂的早期重建

急性单纯性 ACL 断裂的早期重建的技术、方法与陈旧性损伤的重建方法基本相同,不同之处在于急性损伤阶段组织充血肿胀明显,加之损伤的组织由于出血等原因手术视野不甚良好。重建移植物可以用半腱肌腱与股薄肌腱,亦可用髌腱。其关键是手术时机的选择,若在创伤急性期过后重建,时间应在 3 个月间为宜,过久会出现关节内继发损伤。

二、ACL 断裂合并内侧副韧带断裂的手术方法

在运动损伤中的 ACL 断裂常合并内侧副韧带断裂与内侧半月板损伤,出现所谓的"膝关节三联损

伤"。ACL断裂合并内侧副韧带断裂时应该早期重建治疗，以尽早修复与重建断裂的内侧副韧带为原则，同时重建ACL。此时的处理原则是先探查内侧副韧带损伤情况，决定修复内侧副韧带的方案，然后进行关节内手术，重建ACL后再进行关节内侧副韧带损伤的修复。

（一）手术切口与取腱

膝关节镜探查明确ACL完全断裂后沿内侧副韧带走行方向行膝前内侧斜切口，上起内收肌结节，下至胫骨结节内下方，长8～10cm，可经此切口入路显露髌腱后切取自体骨－髌腱－骨复合体（胫骨侧骨块长2.5cm，厚1.0cm；髌骨侧骨块长2.0cm、厚0.6～0.8cm；宽度均同所取髌腱），修整后备以重建ACL。内侧结构损伤严重时，亦可取对侧膝关节的半腱肌腱与股薄肌腱重建。由于合并内侧结构损伤，通常不利用患膝侧的半腱肌腱与股薄肌腱，但也不是绝对的。

（二）膝关节镜下操作

首先探查关节内主要结构，处理半月板、软骨等损伤，清理ACL的残端与髁间窝（保留韧带残端的重建可以适当处理）。

1. 自体骨－髌腱（1/3）－骨复合体重建ACL　利用镜下定位器定位，分钻胫骨与股骨侧骨道，利用引导针将骨－腱－骨复合体引进装入骨道后，经导针将挤压螺钉送进拧入外髁侧骨道固定上方骨块，然后将下方骨块向外旋转180°（使韧带形成前内、后外束状），调整张力，屈伸膝关节检查是否等长重建，有无撞击现象；然后屈膝30°位后向应力下拉紧韧带固定下方骨块（酌情用挤压螺钉、双门形钉或钢丝）；术中查前抽屉试验和Lachman试验检查重建ACL后膝关节的稳定性。

2. 自体半腱肌腱与股薄肌腱重建ACL　移植物可以取自对侧膝关节。重建方法同本章的第十节。

3. 同种异体腱重建ACL　有条件的地方可以得到国家正式批准的组织库来源的同种异体腱，以此作为重建ACL的移植物，可以取得很好的临床疗效。

（三）关节外损伤的处理

屈膝30°膝关节内翻位下操作。检查明确内侧关节囊与伸膝筋膜损伤的程度、范围以及内侧副韧带断裂的部位。缝合撕裂的关节囊后重叠缝合伸膝筋膜。内侧副韧带上止点或体部断裂可以原位缝合修补；下止点完全断裂者需进行下止点重建，在其止点部位钻骨道，将断端固定在骨道内。

三、术后康复

单纯急性ACL损伤重建后的康复方法和程序与陈旧性损伤相同。

联合损伤的术后康复：目前，已改变了以往膝关节联合损伤术后要屈膝30°位长腿石膏托（带踝关节）固定的方式，术后应用膝关节功能支具在膝关节伸直0°位固定，术后鼓励患者积极进行下肢肌肉收缩练习，48～72h内酌情拔引流管，并可扶拐下地患肢部分负重行走；3周后开始在30°～36°内进行功能练习并可全负重，4周后增加功能练习角度，开始练习伸膝，然后渐渐弃拐；5周屈膝至90°，6周至120°，8周屈伸应至正常，带活动型膝支具保护膝关节3个月，半年内免体育活动，半年至1年间在练好肌力的同时逐渐恢复运动，但要避免运动训练，1年后恢复运动训练与比赛。

四、临床经验探讨

有关ACL急性损伤的治疗意见虽然尚未完全统一，有人认为早期修复或重建ACL的疗效不够确切，主张保守，亦有主张早期手术治疗。我们认为ACL断裂合并内侧副韧带断裂或其他主要结构损伤时，应尽早手术。因为在复合损伤的情况下保守治疗往往难以奏效，严重的膝关节内侧关节囊、伸膝筋膜的撕裂及内侧副韧带的断裂将会引起严重的膝内侧不稳；ACL断裂造成膝关节前向不稳，最终将会导致严重的复合性功能性不稳定而进一步加重膝关节损害。早期手术的优点是，损伤部位清楚，组织修复条件好，能够早期修复并可处理合并损伤，使膝关节早期恢复稳定性，防止后遗病变发生。我们的有关临床观察经验及结果已表明，急性ACL早期修复重建可以取得良好临床效果。

急性ACL断裂早期手术以往均切开手术进行ACL重建。有关ACL急性损伤，尤其是合并内侧关节囊、伸膝筋膜横行撕裂以及内侧副韧带断裂时早期进行关节镜下 ACL 重建的报告很少。与陈旧性 ACL 损伤关节镜下重建相比，急性 ACL 损伤，尤其是合并其他结构损伤时，早期关节镜下重建，相对手术技术难度较大，要求较高，必须具备急性膝关节损伤早期关节镜检查及治疗的经验，必须具有良好的关节镜下手术操作技术，同时必须具有娴熟的关节镜下重建 ACL 的临床技术。否则，在膝关节严重损伤条件下，在有限的止血带时间内完成镜下检查，处理关节内合并损伤与重建 ACL 是较为困难的。

总结我们的临床实践，有几点经验值得借鉴：

（1）初期重建手术技术不娴熟时，为节省有效的止血带时间，可以在不驱血不打止血带的条件下进行关节腔冲洗，将积血、血凝块彻底清理干净，充分保证关节镜下操作时视野清晰。然后置镜检查，明确 ACL 伤情及关节内其他结构有无合并损伤。ACL 完全断裂难以原位修复需重建者，撤出关节镜后行膝前内侧斜切口（切口照顾到内侧副韧带的修复）切取骨-髌腱（中 1/3）-骨复合体备以重建 ACL。

（2）驱血打止血带后进行镜下手术。首先处理软骨或半月板等合并损伤，然后清理 ACL 残端及髁间窝，再进行 ACL 重建。这样可以在有限的止血带使用时间内完成镜下操作。目前，关节镜下重建技术已很成熟，术者如果掌握了手术技术，完全能够在有效的止血带时间内完成整个手术。因此，可以直接上止血带开始手术。

（3）关节内操作完毕后，逐层处理关节外损伤。如果有内侧关节囊横裂损伤，首先要缝合横裂的内侧关节囊组织（关节镜手术中漏液时应在开始手术就将其关闭），这一点对保证术后膝关节前内侧稳定性起到很重要的作用。然后根据内侧副韧带损伤部位及特点进行修复，体部或上止点断裂缝合修复效果良好，下止点断裂需进行下止点重建。重建 ACL 后若不修复内侧副韧带则术后效果不佳，将会出现膝关节内侧不稳。最后缝合断裂的伸膝筋膜。

（4）急性膝关节损伤施以早期关节镜术时很少出现并发症。但如果同时进行镜下 ACL 重建，由于操作时间延长，要特别注意关节腔内的液体渗流到小腿间隔引起肿胀，遇此情况要停止镜下手术，以免液体继续渗流使小腿组织内压不断增高以致肌间隔综合征发生的可能性。根据我们的临床观察发现膝关节前内侧关节囊的撕裂与继发液体渗流关系不大。我们的资料中全组病例均未出现此种现象，并顺利完成镜下重建手术。然而后关节囊的损伤则与此有相当程度的关系。我们的资料中曾遇有 1 例 ACL 合并 PCL 断裂及后关节囊损伤者出现此种情况，停止镜下检查，改为切开手术，术后抬高患肢迅速消肿，恢复良好；另 1 例 PCL 断裂合并髁间嵴撕脱骨折，关节镜下重建 PCL 后发现小腿后间隔明显肿胀，即改为开放手术同时行小腿后间隔肌筋膜切开减压，未出现小腿肌间隔综合征。我们的资料中亦有 1 例急性 ACL 断裂合并 PCL 断裂，急诊条件下完成前、后交叉韧带重建手术却未出现此种情况，因此考虑该情况的出现与后关节囊的损伤程度有直接关系。若后关节囊损伤严重，膝关节腔后室开放，扩充液体便可通过撕裂的后关节囊间隙渗流至小腿后间隔而引起肿胀。

（5）急性 ACL 断裂早期进行重建手术后康复工作非常关键。要做到早期康复，防止膝关节粘连的发生。

（6）急性膝关节联合损伤由于有内侧副韧带损伤，利用同侧半腱肌腱和股薄肌腱重建 ACL 对内侧稳定性的恢复不利。因此，我们认为若要利用半腱肌腱和股薄肌腱重建 ACL 时，尤其对一些经常有跪地动作专项的运动员可取对侧的半腱肌腱和股薄肌腱进行重建。

临床实践及结果表明，急性 ACL 断裂可以施以早期关节镜检查和镜下重建手术。早期关节镜下手术可以早期发现及时处理合并损伤，治疗及时，创伤小，康复快，能够早期恢复膝关节的稳定性和运动功能，能够防止由于 ACL 缺失引起的膝关节功能性不稳以及由此导致的一系列后遗病变。

（张　珂）

第十二节 双束重建前交叉韧带

一、临床解剖与生物力学研究

组成 ACL 的纤维是由 150~250nm 直径的纤丝先组成 1~20μm 的纤维，继而组成 100~250μm 的亚筋膜单位，这些亚筋膜单位被覆称为腱内膜的疏松结缔组织。3~20 个亚筋膜单位结合在一起组成纤维束，直径从 250μm 到数毫米不等，被腱鞘包绕。纤维束或绕韧带的纵轴螺旋走行，或直接由股骨止点到胫骨止点，周围包绕腱旁组织。通过一些解剖研究揭示 ACL 由连续排列的小纤维组成，并不能被分成不同的束。除了纤维之外，组成 ACL 的另一个重要成分是细胞，韧带不同部位细胞的形态和比例是不同的，韧带中部的纤维较多，细胞较小，其次是接近股骨止点部分，细胞成分相对较多，呈圆形，而靠近胫骨止点的韧带内细胞的成分最多。

ACL 的供应血管来源于膝中动脉，膝中动脉呈直角起于腘动脉，在关节外隐行于腘窝脂肪中，与同名的神经伴行，从腘斜韧带的孔隙中穿过后关节囊，几乎呈垂直走向远端。动脉进入关节囊后立即分支供应髁间窝内组织，包括 ACL。但除了滋养动脉，ACL 还接受一个大的膝中动脉后降支的供应。另外，滑膜血管在滑膜下伴韧带全程走行，它们的分支像网一样包绕整个韧带。骨质内的血管不通过止点到达韧带内，韧带内血管也不穿过骨性止点到达骨质。韧带股骨端的血供好于胫骨端，在胫骨止点近端 5~10mm 处韧带周围的动脉网缺失。虽然脂肪垫内血管丰富，但只有很少的分支供应 ACL。

（一）大体解剖

ACL 表面被两层滑膜覆盖，为关节内、滑膜外结构。它起自股骨外髁内侧面，纤维斜向前、内、下止于胫骨内、外侧棘和两棘之间的非关节软骨区，由致密结缔组织组成，平均长度 32mm（22~41mm），矢状径前后距离 17mm，冠状面宽 7~12mm，其纵轴和股骨纵轴夹角呈 25°~30°。靠近股骨侧实质部纤维较细，向胫骨侧逐渐增粗，截面积为 34~42mm^2，男子的平均面积略大于女子。止点处的面积是实质部面积的 3.5 倍，这种结构造成了解剖模拟和定位的困难。Staubi 和 Rausching 通过 MRA 测量认为 ACL 关节腔内走行基本平行于髁间窝顶部。ACL-胫骨平台角度随关节屈伸角度而变化，完全伸直时角度约 67°±4°，屈膝 30°时为 45°±3°，屈膝 90°时为 28°±4°。

（二）股骨止点

ACL 股骨止点位于股骨外髁内侧面后部的小窝内，是位于股骨外髁而非髁间窝顶部，但并非所有纤维均位于股骨外髁垂直的部分，大部分人的纤维延续到弧顶部分（接近 11 点位），有部分人止点延续到弧顶中部（接近 12 点位）。Girgjs 等的解剖研究认为股骨止点像圆环的一部分，前方边缘较直，后方边缘呈弧形，和股骨外髁内侧面的关节软骨边缘弧度一致，距股骨外髁的软骨缘 2.8~4mm，长 18mm，宽 11mm，长轴轻度向前倾斜约 25°，止点面积 113mm^2。北大运医所研究发现：ACL 在屈膝过程中沿矢状面发生旋转，其轴心大约位于股骨止点的近前角，接近过顶（over-the-top）位置，面积较小，该区域的纤维束在屈膝过程中始终处于紧张状态，具有良好的等长性，止点离轴心越远的纤维束在膝关节屈伸过程中的等长性越差。

（三）胫骨止点

ACL 胫骨止点呈椭圆形分散止于胫骨前棘的前、外和后方，其前部纤维向前伸出，形成一个"足"形区域，可以延伸到半月板横韧带的下方，一部分纤维束和外侧半月板前角止点纤维混合；胫骨止点向后可延伸到外侧半月板后角根部（止点），接近后交叉韧带，个别还接受外侧半月板后角的部分纤维。由于胫骨止点如直角弯管状，韧带的中心和止点的中心不一致（韧带的中心偏后）。胫骨止点较股骨止点面积大，止点的前后长度为 17~30mm，前端距胫骨平台前缘约 15mm。北大运医所研究发现：ACL 胫骨止点近似于三角形，前宽后窄，其后方邻近 PCL，二者间隔一纤维束，来源于外侧半月板后角，其前缘构成了 ACL 胫骨止点的内后壁，后缘与过后位置相延续；ACL 的纤维不都止于胫骨平台骨面上，

ACL 前外侧部纤维末端形成拱形结构，跨于外侧半月板前止点的上方，并止于邻近骨面与软组织，其中 ACL 外侧部表面的纤维与外侧半月板前角止点纤维相互交织，拱形结构与外侧半月板前止点间为疏松结缔组织填充；ACL 的骨性胫骨止点明显小于全部胫骨止点，形状也由三角形变为不规则条形。胫骨外侧髁间嵴范围局限，为一圆丘形隆起，其内侧面构成了 ACL 胫骨止点的后外侧壁，胫骨内侧髁间嵴范围较广泛，为嵴状，基本呈前后走向，其外侧为 ACL 胫骨止点内侧缘。

（四）ACL 的分束解剖研究

在第 8 周的胎儿就可观察到 ACL 的形成，在第 16 周时韧带在外观上呈现为明显的两束，胚胎发育的以后阶段其组织和成分不再发生变化。由于 ACL 和半月板是同一个胚细胞瘤，所以两者在解剖上密切相关，在功能上一致，韧带止点尤其和外侧半月板止点关系十分密切。

ACL 由股骨止点向胫骨止点走行过程中，大约旋转了 90°，这是由于股骨止点与胫骨止点走行不一致造成的，股骨止点的走行方向是由近端向远端，而胫骨止点方向是由前向后。伸直时，韧带所有纤维均紧张，并且纤维平行走行。在屈曲时，纤维出现交叉现象，只有小部分前部韧带紧张，后部大部分韧带松弛，据此将韧带分为功能性的两束，小的前内束（anteromedial bundle，AMB）和大的后外束（posterolateral bundle，PLB），在胫骨侧，AMB 占据前内侧部分，PLB 位于后外部分，并因此而得名。此种分束方法由 Palmer 首创，后来被广泛接受，并且成为研究 ACL 功能的解剖学基础。

研究发现，在股骨侧止点的分界线自前向后将止点区分为近端和远端两部分，AMB 占据股骨外髁内壁的近端，PLB 占据更远端部分并靠近前方软骨。两部分的面积各约 50%，分别为 $47mm^2 \pm 13mm^2$ 和 $49mm^2 \pm 13mm^2$，我们的测量为 $69.37mm^2 \pm 20.2mm^2$ 和 $86.60mm^2 \pm 30.22mm^2$。Christel 测得股骨止点两束中心距为 $8.2mm \pm 2.2mm$，韧带的中心和股骨止点的中心基本一致，Yasuda 等测量认为 AMB 的中心在股骨外髁后壁远端 5~6mm，位于 10 点 30 分位（右膝）和 1 点 30 分（左膝）位，PLB 中点位于距股骨外髁软骨缘 5~8mm 处，此中心点在屈膝 90° 时位于股骨髁和胫骨平台接触点向股骨纵轴所做的垂线上。Takahashi 等测得 AMB 和 PLB 股骨中心点到股骨外髁后边缘的距离分别为 7.8mm 和 7.0mm，到股骨髁间窝顶的距离分别为 4.1mm 和 11.3mm；Zantop 测定 PLB 位于股骨外髁前方软骨缘深方 6.5mm 和上方 5.8mm，AMB 位于股骨外髁前缘软骨深方 18.9mm、股骨髁间窝下方 5.3mm。北大运医所的解剖研究发现中国人 AMB 股骨止点中心点位于 10 点 10 分 ±7'（右膝）或 1 点 49 分 ±5'（左膝），过顶点位于 10 点 45 分 ±8'（右膝）或 1 点 08 分 ±9'（左膝），PLB 股骨中心点与过顶附近纤维连线的距离为 11.8mm，与股骨外髁软骨缘的最小距离为 6.16mm，两束中点距离为 9.42mm。

Harner 等测量发现胫骨止点面积是股骨止点面积的 120%，AMB 为 $56mm^2 \pm 21mm^2$，PLB 为 $53mm^2 \pm 21mm^2$，如果将止点中非骨性部分排除，我们测得的胫骨骨性止点面积分别为 $58.96mm^2 \pm 18.67mm^2$ 和 $64.47mm^2 \pm 22.40mm^2$，与股骨止点面积几乎相同。Christel 测得 AMB 和 PLB 胫骨止点中心的距离为 $9.9mm \pm 2.11mm$，与我们测得的 $9.17mm \pm 1.61mm$ 相近，我们还发现 PLB 的 ACL 胫骨止点与 PCL 间有恒定纤维束间隔存在，为可靠的术中定位标志。按 Harner 的分束方法，在矢状位上，AMB 和 PLB 的胫骨止点中心点到胫骨前方软骨边缘距离平均为 13.0mm 和 14.7mm，几乎处于同一水平。Zantop 测得 AMB 中心位于外侧半月板前角中心的后方 2.7mm 和内侧 5.2mm，PLB 中心位于外侧半月板前角中心的后方 11.8mm 和内侧 4.1mm。Francesco Giron 测得胫骨止点平均 $17mm \pm 2mm$ 长（12~19mm），$9mm \pm 2mm$ 宽（7~16mm），PLB 和 AMB 止点的分界线平均位于距过后点内侧 $11mm \pm 2mm$（8~14mm）和外侧 $17mm \pm 4mm$（11~24mm）。

双束的分束方法并不统一，Harner 等分别在屈膝 90°位与 30°位时给胫骨施加前向载荷以确认 AMB 与 PLB；Mochizuki 等在屈膝 90°用手术刀将 ACL 分为 AMB 与 PLB。Harner 认为，AMB 和 PLB 的胫骨止点分界线自前向后，实际将止点分成了内、外两部分，与大多数学者观察到的前内、后外的分布结果不同，其分束的方法和测得面积与 Girgis、Yasuda、Odensten 和 Gillquist、Christel 等的测量结果不同。Mochizuki 等剔除了 ACL 表面的膜状部分，得到的股骨止点的形态呈"Lasagna（胶囊）"状，和韧带的实质部形态十分相仿。AMB 和 PLB 的股骨止点面积比为 3:2，屈膝 90°为时，其中心分别位于 10 点 20 分位和 8 点 50 分位（右膝），可见除去膜状部分对韧带止点的研究影响较大。

除了将 ACL 分为 AMB 和 PLB 两束之外，也有学者将其分为多束。1979 年，Norwood 和 Cross 将韧带分为 3 束，并发现胫骨止点呈三角形，PLB 位于三角后方的尖部，AMB 和中间束（intermediate bundle）位于前方的两个角部（AMB 在前内侧，中央束在前外侧），中央束有时是不存在的；在股骨止点上，AMB 位于后上部，PLB 位于前下部，中央束位于两者之间；并认为 AMB 负责前外侧稳定，中间束负责直向和前内侧稳定，PLB 辅助后外侧稳定，并防止膝关节过伸和过度内、外旋。

Amis 等将 ACL 也分为 3 部分，但前内、中央束和 PLB 在胫骨上的止点位置从前向后依次分布，在股骨点三束自近端向远端依次分布。

Odensten 和 Gillquist 的组织学研究发现 ACL 内的纤维是连续分布的，之间并没有分束。事实上，ACL 由许多纤维束组成，它们在股骨和胫骨上都有不同的止点，而当关节处于不同的位置时，相应的一部分纤维束处于张力状态而起稳定关节的作用。即使韧带在胚胎或老年期外观似有 2~3 束，也不是目前临床分束研究的主要依据。虽然 ACL 的分束方法和数目目前还存有争议，但是越来越多的研究者赞同功能性地分为两束的观点。在双束的解剖研究中，两束止点的位置关系和各种数据的测量仍有较大的差异，这充分说明功能上的分束在解剖上并没有分束，而且为双束定位的统一带来困难。

（五）ACL 双束定位

为了模拟 ACL 双束的功能，文献上曾出现不同的重建方法，大致可分为：双骨道模拟双束重建，三骨道双束重建，四骨道解剖双束重建等方法，前两种方法目前很少应用。

1. 双骨道模拟双束重建　利用和单束相同的骨道定位方法定位，Takeuchi 利用环钻钻胫骨骨道，将得到的骨块做成两个高 25mm、直径 9mm 的骨柱，嵌在半腱肌腱、股薄肌腱围成的腱环两端，形成类似骨-髌腱-骨的替代物，通过旋转替代物做成更加接近 AMB 和 PLB 的双束重建。Hara 将髌腱中 1/3 和半腱肌腱复合，将骨-髌腱-骨置于半腱肌腱前方和其一起进入胫骨骨道，在股骨侧，骨-髌腱-骨进入股骨骨道固定，半腱肌腱经过股骨过顶点绕过股骨外髁，穿出后外方关节囊，在屈膝 90°位拉紧固定在股骨外侧皮质，髌腱重建 AMB 功能，半腱肌腱重建 PLB 功能。Marcacci 介绍了和 Hara 相似的方法，利用半腱肌腱和股薄肌腱，经位于 ACL 胫骨止点后内部的胫骨骨道，绕行过顶点将肌腱自股骨外髁后方引到关节外，再经股骨骨道引入关节内，经相同的胫骨骨道引出胫骨前内侧固定。股骨和胫骨侧均采用单骨道和部分位于非解剖位置的替代物（绕过过顶点后方）是其特点，但是，此方法均没有临床随访效果。

2. 三骨道双束重建　三骨道双束重建又可以分为股骨单骨道-胫骨双骨道和股骨双骨道-胫骨单骨道双束重建。

1987 年，Zancznyj 等采用股骨单骨道-胫骨双骨道方法利用单股半腱肌腱重建 ACL。股骨骨道与单束定位相同，胫骨骨道 AMB 骨道位于尽量靠近 ACL 止点前内侧，PLB 骨道位于止点的后外侧，临床随访 14 例效果较好。Pederzini 将股四头肌腱的髌骨侧骨块置于股骨单骨道内，将肌腱部分分为 5mm 和 8mm 的两束分别引入两个胫骨骨道中重建 ACL，但没有临床随访结果。1989 年，Kariya 等也报道了类似的方法，胫骨骨道一个定位于 ACL 胫骨止点的中央，另一个中心定位于其前内方 10mm，用髂胫束制作两个筋膜条，从同一个股骨骨道穿入，分别穿入两个胫骨骨道，在胫骨侧固定。此方法也没有临床随访结果。

采用股骨双骨道的学者认为 ACL 的生物力学特性和股骨骨道位置关系更加明显，虽然解剖上胫骨止点较股骨止点范围大，但可用于重建的止点面积小，为了防止替代物撞击，采用单骨道重建。Hamada 等将胫骨骨道定位于 ACL 胫骨止点的中心，AMB 的股骨骨道采用等长点重建法，定位于 11 点位，PLB 股骨点位于 9 点位（右膝）。Kim 等采用与 Hamada 基本相同的方法重建，只是将股四头肌腱的髌骨骨块端置于胫骨骨道内，将肌腱分成两条置于两个股骨骨道中。

3. 四骨道解剖双束重建　无论以上介绍的那种重建方法重建的韧带均不符合正常 ACL 的解剖，Edwards 等比较了 3 种双束重建 ACL 的方法，结果发现胫骨和股骨双骨道的方法最接近正常 ACL 的功能，股骨单骨道-胫骨双骨道和胫骨单骨道-股骨双骨道的方法不但不能重建正常的功能而且往往有限制关节活动范围的可能。

第十七章 膝关节镜外科学

Mott 在 1983 年曾提出采用胫骨双骨道和股骨双骨道重建 ACL 更符合解剖重建的构想。这一构想首先由日本的学者应用于临床。1994，Muneta 等将 AMB 和 PLB 的股骨定位于 11 点位和 10 点 30 分位（右膝），其 AMB 的中心点明显位于解剖中心之外。Yasuda 和 Fu 等认为，双束应该重建在 AMB 和 PLB 的解剖中心，大多数研究者均将 AMB 股骨点选在 11 点位和靠近过顶点 4~6mm 处。PLB 由于缺乏定位的解剖标志，各家定位的位置稍有不同，有 10 点位、9 点 30 分位和 9 点位等。Yasuda 认为如果韧带的残端消失，应以股骨髁与胫骨平台接触点的股骨髁软骨上方 5~8mm 处（屈膝 90°）作为 PLB 股骨骨道中心；Fu、Rainer 等首先依据残端或与 Yasuda 相同的方法定位 PLB 的股骨骨道，然后在其后方 10 点 30 分位至 11 点位间隔 2mm 钻取 AMB 骨道。

裸眼定位的准确性和重复性较差，容易出现骨道融合现象，目前关于双束重建定位器的研究较少。Hara 附加后内入路定位 PLB 骨道，可同时避免股骨两个骨道的重叠现象和股骨髁后皮质的爆裂。Yasuda 采用偏心 5~6mm 的股骨定位器定位 AMB，中心靠近过顶点，PLB 仍靠裸眼定位；Aglietti 在股骨外侧附加切口，经股骨外髁后方放入后方定位器，由股骨外向关节内定位股骨骨道，AMB 尽量靠近过顶位，PLB 定位时参考 AMB，沿软骨缘更加向下向浅部方向，位于 9 点位，强调应该定位在股骨髁尽可能深的地方，并且沿关节软骨的弧度定位骨道可以模仿正常 ACL 的解剖。Christel 为了更加准确定位，他先经膝关节前内入路定位 AMB 股骨骨道，用 4.5mm 空心钻扩大骨道，将 PLB 定位器前端插入 4.5mm 的 AMB 骨道内，旋转定位器，将 PLB 定位在 9 点 30 分位，通过定位器的定位通道在此处用 4.5mm 钻钻孔，再用与替代物同直径的骨钻扩大骨孔（通常为 6~8mm 和 5~7mm），两个骨道之间留 2mm 骨皮质。对于裸眼定位者，股骨两个骨道的重叠现象很难避免，应用 Christel 定位器可在一定程度上避免此现象的发生，另外，由于通过前内侧入路定位时月 骨道较短，最短仅 25mm，而经过胫骨骨道定位股骨止点时所得到的骨道较长，Yasuda 等设计了专用定位器，使胫骨骨道和股骨骨道基本保持在一条直线上，可经过胫骨骨道定位股骨骨道，设计的胫骨定位器尖端呈弯月形，先经过前外入路观察，前内入路放入导向定位器前端部分，弯月形的一端定位于 PLB 的胫骨中点（在胫骨两个髁间嵴的最后方，PCL 的前方 5mm），另一端指向后外的股骨中点；然后用同一个定位器定 AMB 胫骨止点中心点（PLB 克氏针前方 7mm），定位器的导向端指向 AMB 的股骨中点。虽然设计了定位器，但是定位各束胫骨中心点时仍然靠目测定位。我们根据自己的尸体解剖研究发现，位于过顶点附近的 AMB 纤维是等距性最好的纤维束，应该作为 AMB 重建时的关键点，其理由有二：①AMB 的纤维特性是关节屈伸过程中的等距性，并因为此原因才区别于不等距的 PLB。②继往大量的临床结果证实，等距重建取得了良好的临床效果。PLB 的定位因为没有明确的解剖标志，必须根据和其他标志的测量数据来确定。我们研究发现 PLB 的股骨骨道中心除和 AMB 的中心存在关系之外，另一个关系密切的标志是股骨外髁后方的软骨缘，其后方边缘和软骨缘走行一致，距离仅 1~2mm。根据此特点，我们测定了 PLB 中心到过顶点的距离 L1（11.8mm ± 1.60mm）以及 PLB 中心点到股骨外髁软骨边缘的距离 L2（平均 6.16mm ± 1.00mm），其数值相对较恒定，我们通过参照 L1 先将 PLB 骨道定位确定在一个弧线上，再通过 L2 将位置确定在该弧线的一个点上，因此我们设计了 PLB 股骨骨道专用定位器。该方法克服了时钟定位法、footprint 定位法的盲目性，克服了 Yasuda 等定位法中过多依赖镜下估计的缺陷，也克服了 Christel 等定位方法中只有一个定位参照物的不足。因此，可以更加客观、准确的定位 PLB 股骨止点中心点。在尸体的手术和临床的使用中，此装置能够准确地确定 PLB 的骨道，保证和 AMB 之间完整的骨质间隔，没有失误，是确实有效的定位装置。当然，正如单束定位时我们选择 PCL 前方 7mm 作为 ACL 定位中心一样，对于不同的人，选择一个固定的定位器是适合的，对于替代物较大的情况，我们设计了不同型号的定位器，以保证骨道之间有完整的骨壁间隔。

Christel 等将胫骨骨道 AMB 定位于 AMB 中央、胫骨内外嵴之间，PLB 在 PCL 的前方 7mm，靠近胫骨外嵴，PLB 的定位依靠 AMB 而定，其中心位于 AMB 骨道中心的后方 9mm。Fu 等依靠胫骨止点的残端定位 AMB 和 PLB 的胫骨骨道，Franceschi 定位 PLB 时定位器朝向胫骨外嵴，定位 AMB 时参考 PLB 骨道，中心位于前者中心前 8mm，胫骨内外嵴之间。Aglietti 等瞄准时应用 650 的 Howell 防撞击定位器先制作 AMB 的胫骨骨道，并通过调整定位器将 AMB 的止点向前移动 2mm，仍然位于 AMB 自然止点的后部。PLB 的胫骨止点中心放在 AMB 骨道中心后外方 8mm，再更向外后的骨道不但不符合解剖，而且功能更小。PLB 胫骨定位器在冠状面上与胫骨纵轴夹角呈 450 夹角，定位器的克氏针导向套筒在胫骨内侧表面紧靠内侧副韧带的外侧。Yasuda 等在解剖的研究中测得 ACL 的胫骨止点前后距离为 20mm，足够制作两个 6mm 的孔道，但是无法重建 ACL 楔形的形状，在重建 AMB 时由于有撞击的可能，正常 AMB 的前部大部分止点不能制作骨道，所以两束的胫骨骨道都要尽可能重建在他们的后方部分以避免 AMB 的撞击和保证两个骨道之间的骨桥，可见胫骨侧重建在各束的中心的可能性不大。Adachi 为了避免撞击，将胫骨骨道做成椭圆形，先定位 PLB 骨道于 ACL 残端的后半，再平行于 PLB 骨道将导向克氏针定位于其前方骨壁前 3mm，骨钻扩大后，用骨锉将下骨道做成椭圆形，牵入替代物时 AMB 位于前方。我们在解剖研究胫骨止点时将膝关节伸直，用细克氏针紧贴股骨髁间窝顶部在胫骨上标记出一条弧线，作为防止伸直位避免撞击的撞击线，研究发现 18 例（63.3%）的撞击线位于 AMB 中心点前方，8 例（26.7%）的撞击线位于 AMB 后方，有 3 例（10%）的撞击线位于 PLB 范围内，这说明将解剖 AMB 的中心点作为重建时 AMB 的中心点可能引起重建物和髁间窝的撞击。为了避免撞击，应该将 AMB 骨道和 PLB 骨道限制在撞击线之后，我们测得撞击线之后 ACL 止点的平均长度为 14.59mm ± 3.39mm，可以制作两个 8mm 以下的胫骨骨道，而且应该选择尽量向后的止点部位定位胫骨骨道，并根据此原理设计了专用定位器，可以一次定位同时确定两个胫骨骨道。Siebold 研究也认为胫骨双骨道均定位在中心部位可能性不大，而且胫骨止点的限制，仅能选择 AMB 直径 6mm 和 PLB 直径 5mm 的移植体。

双束重建时胫骨骨道多参照 PCL 和外侧半月板前角，AMB 的股骨骨道参照过顶点作为 ACL 的定位标志（landmark），但 PLB 的股骨止点没有可靠的参考点。真正地解剖重建 ACL 十分不易，因为韧带的止点在手术时很少残留，相对于实质部宽大的止点部使选择准确性下降。

四骨道双束的替代物均选择半腱肌腱和股薄肌腱，选择两股半腱肌腱重建 AMB，两股股薄肌腱重建 PLB。由于股薄肌腱在某些患者较细，Christel 选择的方法是放弃双束重建；而为了弥补分散后肌腱强度的下降，日本学者多采用将半腱肌腱分为两段，再进行两折做成两股的方法，相当于被四折，如此，替代物的直径达 7～9mm，但长度仅为 50～60mm。

替代物固定时的屈膝位置各家报道不同。Aglietti 习惯在 15°和 45°分别固定 PLB 和 AMB；Hamada 在屈膝 20°、Adachi 在屈膝 90°、Muneta 和 Yasuda 在屈膝 30°固定两束；Franceschi 分别在 0°和 90°固定 PLB 和 AMB；Fu 在 10°和 70°固定两束；Rainer 在屈膝 60°固定 AMB，在屈膝 20°固定 PLB；Christel 和 Yagi 主张在 15°固定 PLB，屈膝 60°～90°固定 AMB；Miura 通过生物力学研究发现，屈膝 60°/0°位固定 AMB 和 PLB 时，AMB 的原位力较自然的 AMB 增加 34%，30°/3°。固定时 PLB 的原位力较自然的 PLB 增加 46%，附加旋转力时 PLB 的原位力增加 67%。Yagi 等认为，屈伸过程中过度的负荷会引起重建物的失败，应该选择其原位力最大的位置固定，以避免屈伸过程中韧带的拉长。

在双束重建时经何种入路定位股骨骨道各有优缺点。经胫骨骨道旋转股骨定位器可以得到更接近解剖位置的 AMB，而经过胫骨骨道定位 PLB 的股骨骨道并不是很容易能达到股骨解剖点上，往往更加偏上偏浅；且胫骨骨道定位时需要更加偏内的特殊方向，极易损伤内侧副韧带，而且钻取股骨骨道时有扩大胫骨骨道的可能，会破坏胫骨两骨道之间仅 1～2mm 的骨桥。经过前内侧入路定位较简单容易，但需要膝关节极度的屈曲，关节镜的视野不佳，PLB 的骨道较短，仅 25mm。经过大腿外侧切口定位需要另一个切口，定位较准确，骨道长度合适，出口的位置较圆，但镜下重建时需要特殊的钻头，从股骨外侧钻孔时需要附加较大的切口。Zantop 通过尸体试验证实位于解剖位置的双束重建效果好于位于非解剖位置的双束重建（PLB 定位偏后）。

除双束重建为，Shino 等在技术上曾尝试通过股骨双骨道、胫骨三骨道重建 ACL 三束的形态，股骨骨道和双束重建时一致，胫骨骨道 PLB 位于后方，前内和前外另钻两个孔，目前还没有临床随访的结果，国际上还没有其他类似的报道。

二、临床重建与结果

目前，ACL 重建术被普遍采用，大量的文献报道证实单束重建取得了巨大的成功，无论髌腱组还是腘绳肌腱组，5年以上的随访，KT-1000分别在1.2mm和1.7mm左右，79%的患者术后KT-1000与健侧相差在3mm以内。在限制胫骨向前移位方面，髌腱具有显著的优越性，但在关节功能评分方面两组没有明显差异。长达10年的术后随访，单束重建也取得了优良的效果，86.2%的自体髌腱重建患者IKDC评分正常和接近正常，Lysholm评分平均为91.4分，Tenger评分平均为5.9分，70%的运动员能恢复到伤前运动水平，73%的患者KT-1000的测量结果与健侧的差值小于3mm，20.7%为3~5mm，8%大于5mm，自体腘绳肌腱的长期随访也取得相同的成绩。到目前为止，单束重建仍然是评价其他方法的标准术式。

单束重建术给大多数ACL断裂的患者提供了满意的术后效果，许多运动员手术后可以重返运动场，取得佳绩。但是，仍有一些研究者发现将近1/5的患者残留轻度的旋转不稳定，这一现象和手术技术、替代物种类、固定方法无关。Freedman等通过对34例患者最短2年的随访发现髌腱组中14.5%和腘绳肌腱组13.7%患者存在pivot shift试验阳性；Aglietti等发现髌腱组和腘绳肌腱组中pivot shift试验阳性的比例分别为17%和18%。Logan等利用动态MRI对比ACL重建侧和健侧肢体在负重屈曲和Lachman试验中的区别时发现，虽然前后稳定性双侧没有显著差异，但是重建侧膝关节在活动范围内内旋增加。Tashman等应用摄影系统评价了6例交叉韧带重建患者下坡慢跑时的情况，发现单束重建后膝关节旋转的异常并没有恢复，Bush-Joseph等和Ristanis等通过对步态的研究发现单束重建ACL没有完全恢复膝关节的旋转不稳。Brandsson等利用同样的手段检查了9例患者的步态，发现重建前和重建后股骨和胫骨的相对旋转和移位没有区别。

针对临床出现的现象，人们试图改进各种方法增进手术效果，更加近似解剖的双束重建方法成为新的研究热点之一。到目前为止，双束重建临床研究国际上报道并不多，多是2年左右的短期随访，而且研究者采用的重建方法多有不同。1987年Zaricznyj首先报道了股骨单骨道-胫骨双骨道重建的14例患者、平均3年半的随访结果，所有患者可以从事原来的职业，12例患者达到优秀。Nyland四骨道重建2年后的随访发现（18例异体胫前肌腱），KT-2000结果平均2mm，与对侧膝关节相比股四头肌肌力（13/18）、腘绳肌肌力（5/18）和单腿跳试验（28%）均有差距，但所有患者均能从事伤前所从事的运动，大部分人（83%，15/18）觉得恢复到了伤前运动水平的91%。2004年，Yasuda等将半腱肌腱截断成两段，双股重建PLB，四股半腱肌腱和股薄肌腱重建AMB，对57例患者24个月的随访发现KT-2000结果为0~2mm的患者有49例，3~5mm的有8例患者，有1例患者pivot shift检查阳性。

以上随访仅能说明双束重建取得了良好的临床效果，并不能说明其比单束重建优越，单、双束重建临床效果的对比十分重要。1999年，Muneta报道了单、双束重建的短期随访效果（他利用双股半腱肌腱重建AMB和PLB，当替代物直径小于7mm时取股薄肌腱加强AMB），随访发现双束较单束能够获得更好的稳定性，但没有进一步的统计学分析；2006年Muneta发表了2年以上的随访结果，双束重建的KT-1000（1.9mm±1.9mm）结果较单束（2.7mm±2.3mm）有统计学差异，Lachman试验和前抽屉试验双束也与单束有统计学差异，但IKDC评分、主观评价和Lysholm评分没有统计学差异。Hamada等选用与Muneta同样的材料重建ACL，术后2年的随访结果发现两组均获得满意的KT-1000结果，与健侧相比单束重建的差值为0.9mm±1.8mm，双束的差值为0.7mm±1.2mm，在KT-1000、肌力、IKDC评分两组间未发现有统计学差异。2004年，Adachi等通过对55例单束和53例双束重建ACL 32个月随访发现，两组之间在KT-2000结果（1.5mm±2.0mm和1.2mm±1.6mm）和位置觉等方面均没有临床差异。2006年，Yasuda等将患者随机分为解剖双束重建组、非解剖双束重建组和单束重建组三组（每组24人），术后2年的随访发现解剖双束重建患者pivot shift试验的阳性率最低，KT-2000的结果显示解剖重建明显好于其他两组（1.1mm：2.8mm：2.2mm），在肌力和活动范围及IKDC评分方面，各组之间没有明显差异。2007年，Aglietti随访发现，经股骨外髁后方定位（后方定位器）股骨骨道进行双束重建的患者较单束重建在KT-1000结果和主观IKDC功能评分方面均有显著差异，而经前方定位股骨骨道的双束重建（临床常见的重建方法）和单束重建相比无显著性差异。2008年，德国的Rainer发表的文章认为双束重建在pivot shift和IKDC客观评分上有优越性，但在其他方面单、双束重建组没有显著性差异；日本的Kondo发现双束在控制前移位（KT-1000值1.2mm：2.5mm）和pivot shift分级方面较单束效果好，其他评分未见差异；芬兰的 Jarvela 至少术后 2 年的随访发现双束组和单束组在 KT-1000 和关节功能评分方面没有统计学差异，双束组较单束组 pivot shift 试验效果好。北大运医所对于双束重建 1 年左右的随访，没有发现双束重建（32 例）与单束重建（32 例）在 KT-2000（1.68mm：1.47mm）、Lysholm 评分、Tegner 评分等方面均没有统计学差异，因为 pivot shift 试验不够客观，没有对其进行评价。

总结目前的国际报道可见，有部分报道认为双束重建在 KT 值和 pivot shift 试验方面具有优势，极少的报道（2 篇）认为在 IKDC 评分上有优势，大部分的报道认为单、双束重建在功能评分上没有差异，部分报道认为两者在任何方面均没有差异。2008 年 Richard 等通过对国际上文章资料的 meta 分析得出结论：双束重建和单束重建在 KT-1000 和 pivot shift 等方面相比没有显著性优势，结果并不支持双束重建能更好地恢复关节旋转稳定性的设想。

双束重建从理念上和尸体的生物力学研究两方面均有优势，而目前的临床结果并不如实验室结果，当然临床上还缺乏检测膝关节旋转功能的技术，可能不能完全反映双束重建的优点，也许还会有其他不同的报道。但是，就目前所有的国际报道而言，各个文章之间有一定的差异，仅有部分报道认为双束重建在部分方面存在统计学差异，其优势并不能提高患膝的功能。而与单束重建相比，双束重建在以下方面具有明显缺点：①骨道数量多，骨丢失量大，对患者的创伤较大。②对于部分骨骼较小的患者，两个较大的胫骨或股骨骨道会超出正常韧带的止点范围。③术中操作技术要求较高，有使两个骨道重叠的危险，容易造成失败且可重复性小。④手术需要的耗材量较大。鉴于目前的随访结果，有学者对双束重建的必要性提出了质疑，包括双束重建的优越性、适应证、股骨髁骨折的可能性和翻修的难度增加等问题还有待于大量的实验解决。就目前的国际研究结果来看，即使双束重建存在优势，和其存在的劣势相比推广 ACL 双束重建的理由还不够充分。

（张　珂）

第十三节　前交叉韧带部分束重建

人们很早就把 ACL 分为功能性的两束，并根据其在胫骨止点的位置称为前内束和后外束。随着对两束解剖和功能研究的深入，双束 ACL 重建逐渐被认可。近年来，又有学者报道 ACL 部分束断裂，继而提出 ACL 部分束重建。2004 年日本的 Ishibashi 等报道了一例 ACL 单束重建术后仍然有旋转不稳定的患者，术中行单纯后外束重建。2006 年德国的 Zantop 等提出 ACL 部分断裂，并在 2007 年根据镜下两束断裂的部位，对 ACL 部分断裂进行了分型，他们观察了 121 例伤后 120 天内 ACL 断裂的镜下表现，有 12%（15 例）后外束完整。

严格地说，目前文献中 ACL 部分束重建的手术报道很少，在本章中提到的日本的 Ochi 等在 2006 年的报道，实际也涉及了 ACL 部分束重建的概念。他们报道在 169 例 ACL 断裂患者的关节镜探查中，发现 17 例在股骨和胫骨间有残端连接，且残端的粗细是正常 ACL 的 1/3～1/2，他们根据残端在股骨止点的位置，对其中 13 例施行了单纯前内束的重建，其余 4 例施行了单纯后外束的重建，移植物是双股自体半腱肌腱，但是他们没有报道临床随访的结果。有学者在 2006 年报道 1 例后外束和 1 例前内束部分束重建，术后分别随访 10 个月和 7.5 个月效果满意。另有学者报道了部分重建 11 例、单束重建 25 例、双束重建 20 例，认为部分重建组的膝关节稳定性优于单束重建和双束重建组。

实际上，ACL 的两束在解剖上无法明确的分开，因此，临床医生很难准确判断部分束断裂，即使是在关节镜下仔细探查有时也很难下决心，术者必须对正常 ACL 双束的解剖和功能特点有清楚的了解，同时要结合临床查体、KT-2000，甚至 MRI 来综合判断。在决定行 ACL 部分束重建前还要考虑到是否有足够的空间来制作骨道，手术操作时还要尽量避免损伤保留的一束。

部分束重建，或者说单纯后外束重建的另一个适应证是：ACL 单束重建后（往往重建的前内束），患者仍然有不稳症状，术中发现重建的韧带张力尚可，且原胫骨骨道后方有足够的空间。

（张　珂）

第十四节 前交叉韧带保残重建

ACL 的保残重建是尽量保留 ACL 胫骨残端的 ACL 重建技术（remnant-preserving technique）。因为 ACL 断裂的部位多数在韧带的近端（即近股骨止点处），而 ACL 的机械刺激感受器（mechanoreceptor）主要位于胫骨止点处，因此保残重建的主要理论依据是：保留的胫骨残端中的神经纤维末梢有利于术后本体感觉的恢复，可能也有利于韧带的再血管化，另外，因为重建的韧带被包绕在残端中，可以避免术后髁间窝对重建韧带的撞击。保残重建的缺点则是：增加了手术难度，术中骨性标志暴露不清容易造成骨道定位的偏差；另外，该技术是否会增加术后独眼畸形（cyclops lesion）的发生率尚没有定论。

保残重建技术可以追溯到 2000 年，日本的 Adachi 等报道用 Leeds-Keio 人工韧带加强自体腘绳肌腱或者异体髂胫束重建 ACL 40 例，术中保留 ACL 残端，结果显示：术后患者位置感和稳定性上都较常规重建组好。同一组作者在 2006 年又报道了他们改进的保残重建技术，他们根据 ACL 残端的形态分别进行前内束（13 例）和后外束（4 例）重建，但是并没有报告随访结果。韩国的 Lee 等报道了 16 例用 4 股半腱肌腱和股薄肌腱保残重建 ACL，随访近 3 年，作者根据术中保留残端的长度是否超过 7mm 分为两组，其中超过 7mm 的 9 例（Ⅰ组），小于 7mm 的 7 例（Ⅱ组），结果两组应力位 X 线片、KT-2000、Lachman 和 pivot shift 这些客观评价无差异，HSS 和 IKDC 主观评价无差异，而单腿跳、模拟屈膝角度的本体感觉试验Ⅰ组较Ⅱ组好，因此认为，残端保留越多，术后本体感觉的恢复越好。

ACL 的保残重建技术对 ACL 重建后膝关节本体感觉的恢复有帮助，但是建议在具备了较丰富的常规 ACL 重建技术后才能使用，因为保残重建技术骨道定位与钻制有一定的难度，如果为保留残端而影响了骨道定位的准确性，则将得不偿失。

（张 珂）

第十五节 前交叉韧带重建术后膝关节感染的诊断与治疗

关节镜下 ACL 重建手术是治疗 ACL 断裂、恢复关节稳定性的有效术式。随着 ACL 重建手术的数量明显增加，重建术后的膝关节感染越来越受到临床医师们的重视。尽管其发生率很低（0.14%～1.7%），但发生后若得不到及时诊断与有效的治疗，将会导致关节功能障碍、软骨破坏及韧带移植物失效等严重后果。

一、危险因素

ACL 重建术后关节感染，与术中的无菌操作、手术时间的延长、止血带的使用、合并的切开手术操作、关节内注射激素、术后关节内引流的使用、移植物的选取（包括异体肌腱和人工韧带的应用），以及体内增加的异物反应（缝线和金属内固定物）等因素相关。而严格的无菌技术、预防性抗生素应用、全长防水服、减少手术时间、移植肌腱的仔细处理、适当的消毒程序等，则被认为是降低术后感染率的有效措施。另外，还有人指出韧带移植物，使用异体肌腱较自体肌腱、腘绳肌腱较骨-髌腱-骨有较高的关节感染发生率。还有研究发现，韧带重建手术器械的快速消毒方式（flash sterilization）较传统的高温高压的消毒方式，会明显增加术后关节感染的发生率。他们认为快速消毒的方式虽然能节省消毒时间，提高器械使用的效率，但这种消毒方式仅能达到最低限度的消毒标准，而且消毒后的器械，由于没有无菌单的包裹，在转运过程中也容易被再次污染。

二、临床表现

ACL 重建术后关节感染可见于术后的 2～79 天（平均 14.96 天），北大运医所的临床研究数据为 3～29 天（平均 13.3 天）；由此可见，重建术后的 1～3 周为感染的高发期。术后感染的典型临床表现有：术后持续高温或体温恢复正常后再次升高；膝关节肿胀、疼痛，多以髌上囊为著，局部皮温升高，关节活动疼痛性受限，以及患肢腹股沟区淋巴结肿大、压痛等。但是感染发生的早期或个别感染患者临床表现并不典型，如体温升高不明显、关节肿胀轻微、髌上囊压痛不著等，极易与非感染患者的术后反应相混淆，给诊断带来很大难度。因此，对于这些患者临床医生更应警惕，并积极辅以相关的试验室及细菌学检查，以明确诊断。

三、实验室检查

血白细胞计数（WBC）正常或轻度增加，中性粒细胞（N）轻度增加，血沉（ESR）、C反应蛋白（CRP）、纤维蛋白原（FIB）显著升高。根据我们的经验，对于ACL重建术后的患者，当ESR>50mm/h、CRP>6mg/ml、FIB>800mg/ml时，应高度怀疑有感染病灶的存在。其中，CRP更为敏感且特异性较强，其于感染发生后数小时即可出现显著升高。另有研究显示，正常术后CRP和ESR均会有升高，其数值分别于术后第3天和第7天达峰，而CRP较ESR能较快恢复正常值；因此，对于ACL重建术后2周时，若CRP仍显著升高或恢复正常后再次升高，则高度怀疑合并关节感染的可能性。

膝关节穿刺液可进行关节液常规检查、细菌培养和药敏试验。感染关节液多为黄（绿）色浑浊液，镜检可见白细胞显著增加。凝固酶阴性葡萄球菌（coagulase-negative staphylococcus，CNS）和金黄色葡萄球菌是ACL重建术后的常见致病菌：凝固酶阴性葡萄球菌包括表皮葡萄球菌、溶血葡萄球菌和人葡萄球菌等。我们的研究中关节液细菌培养阳性率为76.2%（16/21），其中以表皮葡萄球菌最多见（9例），金黄色葡萄球菌其次（2例），溶血葡萄球菌和人葡萄球菌各1例，混合感染1例（金黄色葡萄球菌+人葡萄球菌），其他菌属2例。对于细菌培养阴性者，亦不能除外感染可能。我们就有5例患者细菌培养阴性，但通过临床表现、关节液镜检和病理检查结果，最终仍证实为关节感染。我们认为，细菌培养阴性可能与早期使用抗生素治疗有关，因此对于怀疑感染的患者，应于治疗干预前行膝关节穿刺及细菌学检查。

四、治疗

通过对不同治疗方法的经验总结，我们发现对于术后关节感染患者，单纯行静脉抗感染治疗或关节腔冲洗等方法，存在见效缓慢、病情反复等缺点，从而使感染病程延长，增加患者痛苦及花费。因此，我们认为，ACL重建术后关节感染的治疗原则为：及早进行关节镜下的清创及冲洗术，结合静脉抗生素治疗，感染控制后辅以积极有效的功能康复。

（一）手术治疗

术中应彻底清理关节内一切坏死及炎性物质，并以大量生理盐水冲洗关节腔，第1次清创术时若移植物完整可予保留。术后若症状无明显改善，可再次行清创及冲洗术。对于持续感染的患者，尤其对于使用异体肌腱作为移植物的患者，行第2、第3次清创术时，应切除移植物并取出内固定物。移植物切除后行韧带翻修重建术的时间建议在清创术后6~9个月进行。

（二）药物治疗

术后早期可予头孢类广谱静脉抗生素治疗，随后可根据细菌培养及药敏试验结果选用敏感抗生素。由于ACL重建术后关节感染的常见致病菌为金黄色葡萄球菌或表皮葡萄球菌等，其中又以耐甲氧西林葡萄球菌最多见，故早期也可根据经验用药选用万古霉素。静脉抗生素治疗时间应持续4~6周，或静脉给药治疗2~3周后换用口服抗生素治疗，总疗程达6周即可。我们认为，静脉抗生素的停药时机为，感染症状得到有效控制，且试验室检查结果恢复正常后5~7天，此时可更换为口服抗生素治疗。

（三）康复过程

清创术后应及早进行功能康复，防止关节粘连，改善关节功能。当感染症状控制稳定后，即可开始康复程序，以被动屈膝练习为主，同时行踝泵练习及辅助性的主动活动度练习。若患者出现膝关节粘连，且手法推拿无效，可行麻醉下膝关节粘连松解手术，但建议在清理术后3个月，关节感染得到有效控制后进行。

五、临床预后

ACL 重建术后关节感染患者,如果诊断及时、处理得当,均会有良好的膝关节功能,仅少数患者可能会有关节功能障碍、软骨破坏及韧带移植物失效等严重后果。我们的研究中除个别患者出现轻度的关节粘连、继发软骨损伤外,大多数患者获得了良好的膝关节功能,韧带稳定性好。因此,ACL 重建术后膝关节感染患者,及早行关节镜下清理手术,结合抗生素治疗,辅以积极有效的功能康复,可以取得很好的临床效果。

(张 珂)

第十八章

其他常见骨科微创治疗

第一节 概 述

微创或无创外科是外科医师的信念和追求的境界。20世纪80年代以来，以腹腔镜为代表的微创外科，是外科领域的重要进展之一，为外科治疗开辟了一条新途径，从而使外科进入了一个新的境界。自1987年法国外科医师Mouret施行世界首例腹腔镜胆囊切除术以来，微创外科的概念逐渐被广泛接受。

在骨科领域内的微创技术的发展，有其自身的历史背景和特有的形成过程，并且已从对个别技术的改良进展为较全面的一种观点。关节镜问世于20世纪60年代，并于70年代末引进我国，此后便逐步开展了关节镜下手术。这可以被认为是骨科范畴内最早期的微创术式。几乎在同一时期，骨外固定技术在国内也得到了迅速的发展和提高。尽管同属于微创技术，但在当时，二者各自的出发点均不是以微创化为主。骨折的治疗是创伤骨科研究和实践的主要内容，骨折固定理论的转变促成了微创技术在骨科的发生和发展。骨科的微创术式的概念实际上是在围绕骨折治疗中的问题而进行有的放矢的探索性研究中日渐形成的。

一、骨折微创治疗理念

微创治疗理念的确立与微创治疗技术的应用，极大地推动了骨科临床技术的发展。微创技术作为有创手术和无创手术发展的桥梁，无疑会将骨科带入了一个全新的境界。但随着微创技术在骨科领域的全面启动与进一步开展，人们也逐渐意识到对微创技术认识上的偏颇与应用中存在的误区。

微创外科是一个整体的理念与外科新技术，对微创的认识与运用不能单纯局限在手术上，应从全局、系统、综合上考虑与应用。应合理手术指征、规范技术实施。同时，微创技术（包括导航手术）是建立在坚实的外科手术基本功及丰富的外科手术经验之上的一项现代外科新技术，良好的手术基本技能及丰富的手术阅历是微创手术的重要前提与基础。否则，如若使用不当，则事与愿违，有可能使手术短时变长时、简单变复杂、轻创变重创。

二、微创技术在骨科领域的应用

1. 关节镜技术　关节镜下手术是骨科微创的主要代表，在创伤骨科领域的应用前景愈加广阔。就膝关节镜而言，不仅能处理半月板损伤及滑膜疾病，还可做半月板移植、前后交叉韧带的重建及软骨缺损的移植和修复；现在还发展了关节镜监护下完成胫骨平台、股骨髁间骨折和其他关节内骨折复位与固定，一改传统关节内骨折切开复位内固定的手术方法，建立了微形切口、创伤小、出血少、围手术期疼痛轻、住院时间短、术后康复快的关节镜辅助手术，体现了"微创手术"的精髓。不过，关节镜下骨折内固定手术还存在相对比较烦琐、需要额外花费和适应证比较局限等问题，需要研究解决，以便使关节镜手术成为创伤骨科的常规技术，提高创伤微创治疗的效果和水平。

2. 骨外固定技术　骨外固定技术在20世纪80年代初引进我国时，并未能显示其突出的优势。随着材料的改进、构型的更新和固定的合理化，骨外固定技术日益获得临床医师愈来愈多的青睐和信任。

加以国内学者对 Ilizarov 学术理论以及技术特点认识的逐渐深化，20 世纪末的骨外固定技术已从骨折固定的单一范畴脱颖而出，渗入到既往极少涉及的领域。

骨缺损或骨不愈合，以骨外固定器行加压兼延长，其结果是既消灭了骨缺损，并使骨折得到愈合，同时又保持（或恢复）了肢体的长度。与常规的治疗相比，既免除了取骨植骨的手术之苦，又回避了后期肢体延长之累。从"毕其功于一役"上体现出其微创意识。

肢体延长治疗肢体不等长在严格的适应证、精确的技术操作以及合理的延长进度设置的控制下，可获得的延长度是国外同类技术（包括骨内延长）难以比拟的。单纯骨延长容易出现神经、血管损伤以及足下垂、关节畸形等并发症。而骨延长与软组织延长同步进行，则可以"防患于未然"，可有效地避免了后期可能需要补充的矫形手术。

关节功能障碍已定形者，历来是依靠手术来解决病痛。术者还需要善于掌握手术分寸。"保守"达不到目的，"彻底"则很可能由于手术创伤过大而造成新一轮粘连，重新遗留障碍。此类手术本身即存在如何掌握或平衡"消除"与"保护"这一对矛盾的难题。而国内专家则借用骨外固定器力学装置的调整，试行渐进式的松解与矫正，并初获成功。

3. 髓内针技术　髓内针固定技术是 20 世纪骨折治疗所取得的最大进展之一，已经成为临床治疗有适应证的长骨干骨折的首选手段和方法。用髓内针固定骨折，手术时只需要在远离骨折部位的皮肤上做个小切口，通过开孔器在正确部位开孔，将髓内针插入髓腔中，对骨折进行闭合复位，切开骨折处的皮肤，更不剥离骨折片的骨膜，也不扰乱骨折部位的生物学环境，有利于骨折愈合，还能降低感染的发生率，符合微创的原则。髓内针固定技术术中创伤及风险小，对骨折部位软组织及血供破坏少，可提高愈合率，降低感染率，可以用于Ⅰ～Ⅱ度开放性骨折的治疗，能取得比用外固定架治疗还要快的愈合速度。

4. 微创钢板螺钉接骨技术　传统的钢板内固定手术主要强调骨折固定的稳定性，通常需要切口大，暴露范围广，对骨折端血运破坏严重，这不符合骨折的生物学固定原则，骨折延迟愈合和骨不连发生率较高。近年来随着生物学固定（BO）原则的确立，微创钢板内固定技术得到了发展。

三、发展前景

21 世纪的微创外科具有诱人的前景，微创外科作为有创手术和无创手术发展的桥梁，将成为 21 世纪骨科领域新的生长点和技术领域，具有广阔的发展前景。与其他疾病的诊疗一样，骨科疾病的诊疗也可能会从大体、细胞、分子水平走向基因水平。外科医生的双手将从传统开刀手术中解脱出来，进入操纵内镜和微创器械的微创手术时代，随着进一步发展将走向由外科医生指挥机器人来完成的极微创或无创时代。镜视下微创术、单人外科、远程疑难病例的会诊与手术方案的拟定以及由机器人实施的远程遥控手术已进入现实生活之中。

但微创外科作为以一种新兴技术，目前在骨科领域的应用大多处于起步阶段，由于受到昂贵的设备、较高的技术要求及骨科学传统观念等因素的限制，临床尚不能广泛推广应用。此外，微创技术能否真正取得与传统手术相同、相似或更佳的疗效，需要运用循证医学方法对大样本病例进行综合评价，客观分析其可行性、安全性、近期和远期效果。在考虑到需要和可能的基础上，以提高治愈率、改善患者的生存质量、使患者获得最佳疗效为目标来制订手术方案。

（张　珂）

第二节　髓内针内固定

一、非扩髓可膨胀自锁式髓内针的概述

可膨胀自锁式髓内针是骨科内固定技术的一项最新研究成果。该髓内针的主体部分由合金柱状薄管和四根径向辐条组成，髓内针的外形设计与骨髓腔的弯曲形状一致，骨髓内针的远端呈锥形，近端带内

螺纹口，内设单向阀门。经特殊加工后，合金柱状薄管呈压缩折叠形态，从而缩小了髓内针进入髓腔时的直径，扩髓不再成为必需的手术过程。经骨折复位后，髓内针通过骨折处并处于正确的位置后，通过压力泵向钉体内压注生理盐水，使髓内针顺应髓腔的形状膨胀。钉体上的四根径向辐条随着髓内针的不断膨胀而以正交的方向逐渐展开，髓内针沿钉体全长与骨髓腔内壁紧密接触从而达到坚强的内固定效果，无须交锁钉，沿钉体全长的内固定方式均匀分布了负荷应力。髓内针的这种结构设计大大简化了插钉、固定等手术过程，同时有效保证了髓内针在骨折端抗扭转力、抗横向移位和承受径向应力的能力。髓内针膨胀过程中，通过观察压力泵的压力表指示值确定髓内针内的压力。髓内针拔钉过程中，在髓内针的近端接上取钉杆先释放钉体内的压力，钉体的合金柱状薄管会略微塌陷而减小直径，再将滑锤连接到取钉杆的近端即可轻松地从髓腔内拔除髓内针。

二、非扩髓可膨胀自锁式髓内针的临床应用评估

（一）FIXION IL 型膨胀交锁型髓内针——用于肱骨、胫骨、股骨

1. 特点　如下所述。
(1) 髓内针只设有近端交锁孔，优化组合了近端交锁螺钉和髓内针膨胀内固定。
(2) 髓内针加注生理盐水后沿骨髓腔形状膨胀（直径增大160%）。
(3) 以压缩直径插入骨髓腔（直径范围6.7~10mm）。
(4) 髓内针膨胀后与骨髓腔形状吻合。
(5) 沿髓内针全长产生内固定作用，确保骨折端解剖复位。
(6) 微创手术操作。
(7) 可不扩髓或选择性扩髓。
(8) 减少医护人员在X线下的暴露时间及相应手术时间。

2. 优势　如下所述。
(1) 无远端交锁螺钉，减少了手术切口和手术时间，并降低了手术难度。
(2) 髓内针以压缩直径通过相对较小的入钉口插入髓腔，避免了因扩髓引起骨质强度的降低。
(3) 髓内针的径向辐条与髓腔内壁的良好接触均匀分散了髓内针的负载。
(4) 髓内针径向辐条间的空隙有助减少插钉时髓内压的升高。
(5) 减少了交锁螺钉的使用，有助于骨折位的轴向加压，从而能促进骨痂的快速形成。
(6) 髓内针膨胀程度高达160%能适用于不同髓腔直径的肱骨髓腔，减少了备货。
(7) 明显减少手术时间，相应减少患者经济开支。
(8) 明显减少医护人员在X线下的暴露时间。
(9) 拔钉时，减压后髓内针直径变小，可轻易拔除髓内针。

3. 适应证　如下所述。
(1) 近关节的各类型骨折（甚至经关节面的骨折）。
(2) 截骨术内固定。
(3) 骨折不愈合或延迟愈合。
(4) 骨肿瘤切除术，植骨术及继发性病理性骨折的长骨重建术。
(5) 骨折经其他复位固定治疗不理想的翻修术。

（二）FIXION IM 型膨胀自锁型髓内针——用于肱骨、胫骨、股骨

1. 特点　如下所述。
(1) 髓内针加注生理盐水后沿髓腔形状膨胀（直径增大160%）。
(2) 以压缩直径插入骨髓腔（直径范围6.7~12mm）。
(3) 髓内针膨胀后与骨髓腔形状吻合。
(4) 沿髓内针全长产生内固定作用，确保骨折端解剖复位。

（5）微创手术操作。
（6）可不扩髓或选择性扩髓。
（7）无须交锁螺钉，减少感染风险。
（8）减少医护人员在X线下的暴露时间及相应的手术时间。

2. 优势　如下所述。
（1）高达160%的可膨胀特性减少了髓内针的备货。
（2）仅仅一个手术切口。
（3）髓内针以压缩直径通过相对较小的入钉口插入髓腔，避免了因扩髓引起骨质强度的降低。
（4）髓内针的径向辐条与髓腔内壁的良好接触均匀分散了髓内针的负载。
（5）髓内针径向辐条间的空隙有助减少插钉时髓内压的升高。
（6）微动态特性有助于骨折位的轴向加压，从而能促进骨痂的快速形成。
（7）明显减少手术时间，相应减少患者经济开支。
（8）明显减少医护人员在X线下的暴露时间。
（9）拔钉时，减压后髓内针直径变小，可轻易拔除髓内针。

3. 适应证　如下所述。
（1）长骨中段的各类型骨折。
（2）长骨截骨术内固定。
（3）骨折不愈合或延迟愈合。
（4）骨肿瘤切除术、植骨术及继发性病理性骨折的长骨重建术。
（5）骨折经其他复位固定治疗不理想的翻修术。

（三）FIXION PF型可膨胀髓内针——用于股骨近端骨折

1. 膨胀自锁型股骨髓内针特点　FIXION PF型可膨胀髓内针主要包括：
（1）膨胀自锁型股骨髓内针。
（2）股骨头膨胀栓钉
1）髓内针加注生理盐水后沿髓腔形状膨胀（直径增大160%）。
2）有效保持骨折端解剖复位，并提供牢靠固定。
3）沿髓内针全长产生内固定作用，并均匀分布负荷能力。
4）无须交锁螺钉，减少感染风险。
5）股骨髓内针5°的弯曲与骨髓腔形状吻合一致。

2. 股骨头栓钉特点　如下所述。
（1）栓钉远端加注生理盐水在股骨头内膨胀。
（2）插入时仅用8mm骨钻开孔。
（3）膨胀后钉头直径可达12mm，展开的形态确保股骨头颈端抗旋转的稳定性。
（4）对股骨头的动态加压可依靠股骨头栓钉在股骨髓内针内的有限滑动来实现。

3. FIXION PF型可膨胀髓内针特点　如下所述。
（1）针对股骨近端转子间骨折的微创手术。
（2）股骨髓内针及股骨头栓钉的插入仅用小孔径开孔。
（3）无须交锁螺钉固定。
（4）减少医护人员在X线下的暴露时间和手术时间。
（5）拔钉时，减除髓内针内的压力即可轻松拔除。
（6）负荷应力沿髓内针的径向辐条均匀分布，无应力集中区域。

4. 适应证　股骨转子部分的各类型（转子上、转子间及转子下）的骨折。

（张　珂）

第三节 微创钢板内固定

一、微创经皮接骨板的提出与发展

传统的钢板内固定手术主要强调骨折固定的稳定性，骨的生物学因素常被忽视。通常手术切口大、暴露范围广、骨折端血供破坏严重。由于不符合骨折生物学固定的原则，骨折延迟愈合和骨不连等的发生率较高。近年来，随着BO原则的确立，微创钢板内固定（MIPO）技术得到了发展。其核心是避免直接暴露骨折端，维持适当稳定的固定，最大限度地保护骨端及其周围的血供，为骨折愈合提供良好的生物环境。

与传统的所谓绝对稳定固定技术不同，其核心内容包括以下几个方面：①保护骨折愈合的生物学环境，特别是骨折端周围的血供；②运用"内支架"概念进行骨折固定，用普通或特殊设计的钢板对骨折行桥接固定；③利用肌腱复位作用及间接复位技术进行骨折复位。其复位到固定都与传统技术有所不同，特别是间接复位不能在直视下观察复位情况，需要有一定的经验，同时术中需要利用C形臂X线机确认关节面的复位情况，及足够长度的下肢摄片保证准确的力线复位。由于在胫骨远近端都有依照解剖设计的钢板，一般不需要作太多的预弯，而且解剖形设计的钢板可作为干骺端力线复位的参照。

由于使用体外螺钉孔瞄准器，可使手术对软组织的损伤降到最低。具有成角固定作用的自转螺钉可以获得更可靠的固定。微创固定系统（LISS）适合于股骨远端和胫骨近端粉碎性骨折的固定，尤其对骨质疏松患者和假体周围骨折的固定更具有独特的优势。

二、微创接骨术的含义

（一）微创接骨术（minimally invasive osteosythesis，MIO）包含的内容

(1) 应用小的切口插入内植物和工具。
(2) 对软组织和骨折区域的医源性损伤减到最小。
(3) 应用间接复位技术（牵引床、外固定架、牵引器和手法牵引）或（和）轻柔的直接复位技术（克氏针、复位螺钉、经皮复位钳和复位撬棒）。
(4) 能提供更符合生物性的相对稳定固定，而不能提供绝对稳定固定。

根据以上含义，MIO 包括所有类型的经皮骨折固定技术，例如：外固定架、闭合髓内针、经皮克氏针、螺钉固定和微创接骨板（MIPO）技术等。

（二）MIPO 适应证

MIPO 技术适应证的选择一定要权衡其他可应用的技术，尤其是闭合髓内针技术。因为两者相对于传统接骨术有着相似的生物学优势，也都需要详细的术前计划。

MIPO 技术比较适用于：
(1) 骺端和干骺端骨折。
(2) 软组织条件不允许进行切开。
(3) 骨折类型不适于髓内针固定（涉及关节面的骨折、髓腔变形等）。
(4) 同一部位已经应用其他内植物，例如关节置换术。
(5) 骺线未闭合的骨折。
(6) 患者的一般状况不允许再有额外的损伤。

针对特殊骨折类型，接骨板接骨术一定要提供正确的生物力学环境。例如：简单的骨折一定要进行骨折块间加压以提供绝对稳定固定，此种骨折处理通常联合应用小切口微创技术。

（三）MIPO 术前计划

术前计划应该考虑到所有的手术操作步骤，包括合理的手术入路、复位技术、器械和内植物。

1. MIPO 术前要问几个问题
(1) 手术过程中比较危险的解剖区域有哪些？
(2) 如何复位并保持复位状态？
(3) 是采用桥接固定提供相对稳定，还是实施骨折块间加压提供绝对稳定，或两者结合？
(4) 内植物和相关器械是否齐全？
(5) 是否有 C 形臂 X 线机监测？
(6) 是否需要增加经皮复位器械？
(7) 接骨板是否需要塑形？
(8) 如果 MIPO 技术不能实现，何时采用 ORIF（切开复位内固定）？

2. 复位工具　在内植物应用前，计划好复位操作技术。例如手法复位、牵引床、分离器、外固定架和 Schanz 针直接复位等。维持复位一旦复位完成，需要维持复位状态以进行透视，直到接骨板、螺钉置入固定结束。

3. 绝对稳定还是相对稳定　使用 MIPO 操作技术，基本上都遵循了相对稳定的原则固定骨折。然而针对简单骨折，则强调需要解剖复位、骨折块间加压，提供绝对稳定性，以减少骨折块间的微动，达到直接愈合。对于涉及关节的骨折，也应强调绝对稳定固定。然而在复杂的干骺端/骨干部骨折，采用桥接接骨板进行相对稳定固定，则足以达到骨折功能复位的要求。

4. 内植物　传统接骨板（LC-DCP）需要使用较长的传统接骨板（在胫骨和肱骨需要 10~14 孔；股骨需要 18~24 孔）。基本原则是：接骨板的长度至少应是骨折区域的 3 倍，通常是从一个干骺端到另一个干骺端。精确的接骨板塑形非常重要，尤其是在干骺端部位，目的是防止二期复位丢失（成角和旋转移位）。弹性模片将有锁定板（如 LISS）将锁定接骨板系统作为内固定支架使用，则不需要像传统接骨板那样进行精确预弯。锁定接骨板系统不需要压迫骨面，就可以起到很好的避免复位丢失的效果，但有时为了避免接骨板突出皮肤，也需要进行适度预弯。

锁定板塑形不应在锁定孔部位进行预弯，否则会使螺纹孔变形，锁钉的固定效果会减弱。

5. 备用方案　一旦 MIPO 技术不能顺利进行，一定要有备选计划。
(1) 骨折部位小切口，使用器械直接复位。
(2) 暴露骨折区域，使用传统接骨板技术治疗。
(3) 改为髓内针或外固定支架治疗。
(4) 向上级医生寻求帮助。

对于 MIPO 技术的全面理解将有助于减少错误的发生。例如：内植物失败、畸形愈合、延迟愈合和不愈合。

6. 术中影像监测　影像监测设备对于 MIPO 技术顺利进行是比较重要的。影像视野要足够大（一般情况下 9~12 英寸屏幕），目的是为了更好评价轴线对位情况。

为了获得良好的影像，C 形臂的位置非常重要，必须在消毒前进行测试。进行 MIPO 技术需要适当延长术中使用影像监测的时间。例如：多中心研究表明处理股骨远端骨折平均需要 5.4 分钟。复位工具的应用（复位手柄、牵引器）有助于减少射线照射时间。而计算机导航技术，可以进一步减少使用射线的时间。

三、优点与缺点

1. MIPO 技术的优点　如下所述。
(1) 损伤小，恢复快，较传统手术大大缩短了住院天数。
(2) 最大限度的保留了骨膜，而膜内化骨是骨修复的基础。
(3) 表皮小切口较传统切开更符合患者的美学要求。
(4) 比传统切开手术对骨折周围血运的破坏要小，更符合生物学固定的理念。
(5) 无须外固定，可早期进行功能锻炼。

2. MIPO 技术的缺点　如下所述。
（1）手术耗时较长。
（2）术中 C 形臂 X 线照射较多。
（3）对严重粉碎关节周围骨折，特别存在骨缺损的病例效果差。
（4）应用间接复位技术以及术中具体操作都有一定的特殊性，对术者的要求更高。
（5）与传统接骨钢板相比 MIPO 钢板价格较高。

3. MIPO 技术的适应证　如下所述。
（1）可以间接复位的各种类型的下肢长干骨折及肱骨（无神经损伤）的闭合骨折，尤其是长干骨折及干骺端的粉碎性骨折。
（2）Gustilo Ⅰ、Ⅱ、ⅢA 型的开放性骨折，尤其是手术区皮肤条件不好、有擦皮伤结痂和小创面，不适合广泛切开手术的病例。
（3）内固定折断翻修手术；
（4）髓内针相对禁忌的骨折，如：髓腔狭窄、青少年骨折等；
（5）关节置换后的假体周围骨折。

四、MIPO 在骨科的具体应用

（一）微创内固定系统

AO 微创内固定系统（less invasive stabilization system，LISS）是基于微创外科的原则，吸取交锁髓内针技术与生物学接骨技术优点而发展起来的新型内固定系统。1990 年，AO 开发了一种新型内固定产品——微创固定系统（LISS）。由于使用体外螺钉孔瞄准器，使手术对软组织的损伤降低到最低程度。具有成角固定作用的自钻螺钉可以提供更可靠的固定。微创固定系统（LISS）适合于股骨远端和胫骨近端粉碎性骨折的固定，尤其对骨质疏松患者和假体周围骨折的固定更有其独特的优势。

生物学固定技术概念的提出，应运而生了很多内固定设计，其中 LISS 是"生物力学固定技术（BO）"的典型代表。LISS 是基于微创外科的原则，吸取交锁髓内针技术与生物学接骨技术优点而发展起来的新型内固定系统，实现了微创，明显提高了手术治疗股骨远端、胫骨近端、假体周围及骨质疏松性骨折的临床效果。LISS 是专用的股骨髁外侧解剖型接骨板和胫骨近端解剖型接骨板结合锁定螺钉系统而成。由接骨板、自攻型单皮质及双皮质螺钉、专用的经皮瞄准内固定装置和复位器组成。严格说不是钢板而是一种钢板固定方式，LISS 原意是指小切口行钢板内固定的一种系统，是一种术式，是经皮钢板内固定术，所用钢板也是 LCP 钢板。适用于胫骨干及股骨干骨折。

1. LISS 的设计与优点　LISS 接骨板的设计，其形状是与骨的解剖轮廓一致的，即 LISS‑DF 与股骨下端的外侧解剖学相适应，LISS‑PT 与胫骨上端相适应。LISS 骨端区域的自攻或自钻型锁定螺丝（locking head screws，LHS）的位置与角度均经过精确的设计。LISS 的稳定性依赖于螺丝钉‑接骨板组合锁定后的成角稳定性，同时 LISS 骨端区域的锁钉不仅能以最佳方式支持和固定接骨板，而且不会穿越髁间沟或穿至髌股关节面。

Ruedi 等将 LISS 作为一种内固定器原则的概念，用外固定支架来理解，只是固定杆非常贴近骨面，接骨板与骨面无接触和压迫，这个特点可以防止任何对骨血运的破坏。使用长接骨板来代替长的管状固定杆；使用能紧紧地锁扣于接骨板的头部带螺纹的强力自攻螺丝钉来取代外固定支架中广泛使用的 Schanz 钉和突起的紧固夹钳。锁定螺丝钉在疏松的骨质内也能获得更好的把持力，故 LISS 更适合于假体周围骨折及骨质疏松性骨折的固定。LISS 接骨板的每个锁定螺丝钉可借助于精确的螺钉孔轴心定位经皮拧入，因此在不暴露骨折区域的情况下，经皮插入接骨板并完成锁定螺丝钉的固定，体现了微创外科技术的原则，而且干骺端多不需要再植骨。

2. 手术步骤（股骨远端）　如下所述。
（1）术前计划：术前根据 X 线片测量估计所需接骨板的长度和锁定螺钉的位置。

(2) 螺钉的选择：螺钉长度的确定有以下方法。

1) 如使用单皮质固定可以测量 X 线片来决定长度也可通过 2.0 克氏针使用专用的测深器得知；如使用双侧皮质固定，可以利用带刻度的钻头直接得知所需长度也可通过克氏针使用专用的测深器得知。

2) 接骨板远端螺钉长度的确定。可以测量患肢正位片上股骨髁部最宽的距离，然后根据参考数据在相应孔位使用相应长度螺钉；也可以测量健侧肢体髁部的距离进行参考；也可利用克氏针及配套测深器得知所需锁定钉长度。

3) 注意：正确的螺钉长度的选择，可以避免螺钉穿出股骨髁部对侧皮质或进入髁间。螺钉的长度必要时可以根据接骨板的位置和患肢的解剖进行相应的调整。在股骨外侧骨面合理放置接骨板，是正确选择螺钉长度和确定位置的前提。在骨干部，通常应用 18~26mm 长度的螺钉（自攻螺钉或自钻螺钉）如果接骨板与骨面有一定的距离，则螺钉长度适当增加。

(3) 患者体位：患者取仰卧位，须保证术中膝关节能自由活动。为减轻腓肠肌牵拉力，建议小腿屈曲约 60°。

(4) 切口

1) 外侧切口：简单关节内骨折、髁上骨折，切口始于股骨外髁远端顶点，向近端延伸约 80mm。

2) 髌旁外侧切口：针对关节内复杂骨折，建议行髌旁外侧入路。该切口能够更好地暴露关节进行解剖复位固定。暴露股外侧肌与骨膜之间的间隙，建议将接骨板插入到该空间隙内。

3) 注意：如果闭合情况下无法插入接骨板，应考虑切开放置接骨板。

LISS 接骨板的每个锁定螺钉可借助精确螺钉孔轴心定位经皮拧入。A、B 经皮插入接骨板；C、D 完成锁定螺钉的固定，充分体现微创技术原则。

(5) 复位：置入接骨板之前应完成并保持骨折的复位。可以使用拉力螺钉技术对关节面进行加压固定，拉力螺钉可经内侧或外侧置入，但不应影响接骨板的放置。

在每个主要骨折块置入锁定螺钉之前，长度、内外翻、旋转和翻转移位必须得到矫正。关节外复位可以通过间接方法完成，例如：外固定支架、牵引器、骨折床、Schanz 钉、垫枕等工具，前内侧置入 Schanz 螺钉可以有利于骨折块的复位（两枚 Schanz 针可以有效纠正骨折块的旋转）。

注意：术中应使用 C 形臂 X 线机监测复位效果，外固定支架可以帮助复位并起到临时固定作用。

(6) 器械装配：装配股骨远端瞄准器（手柄与干部）。经 A 孔旋入固定螺栓，利用底部 3 个小突起与接骨板对应的 3 个凹槽进行定位，将固定螺栓旋紧。为了增加整体结构的稳定性，可以在 B-G 孔内再插入一个导套并旋入带螺纹的克氏针导向器。这样在插入接骨板时可以更好地对抗软组织和骨折块的阻力。

(7) 插入接骨板：插入接骨板在股外侧肌与骨膜之间，贴近骨面向近端插入接骨板，应合理放置接骨板使其尽可能贴近骨面。如插入较长接骨板或患者体形较大，瞄准臂干部可能会影响接骨板的插入，此时可取下瞄准臂近侧部分。

1) 检查接骨板的方向：由于重力作用，瞄准臂易向背侧倾斜，如患者处于仰卧位，瞄准臂应处于内旋 10° 的位置。以保证接骨板和股骨髁贴附良好。并且 A 孔内的固定螺栓应和关节面平行。

2) 调整接骨板的位置：为了了解接骨板的位置，可以轻轻滑动接骨板，仔细感觉接骨板在股骨外侧的位置。经 A 孔的固定螺栓打入克氏针如果复位满意且接骨板放置正确，克氏针应与关节面平行。也可以在 E 孔内打入克氏针检查接骨板与股骨髁之间的相对位置关系。确定接骨板位置可以通过侧位 X 线透视确定接骨板近端位置。须确保末端螺钉置于骨干中央部，即接骨板应与骨干轴线平行。

3) 近端皮肤切口：建议近端做一稍长切口明确接骨板近端位置。置入导套和带螺纹的克氏针套筒（近端）确保克氏针套筒正确拧入接骨板。由近端克氏针套筒打入克氏针，正侧位摄片检查接骨板位置和骨折复位情况。

(8) 提拉钻的应用：在置入锁定螺钉前必须完成骨折的复位，而提拉钻可以起到以下作用：纠正轻度内翻或外翻（约 2°~4°），在置入第一枚锁定螺钉前，可以起到临时固定的作用，可以帮助复位；节段性骨折块如果患者骨皮质较厚，可以在置入锁定螺钉前进行预钻。建议：在主要骨折块上置入第一枚锁定螺钉前，使用提拉钻临时固定，可以避免置入螺钉时骨折块移位。

1）局部皮肤小切口。

2）插入导套和提拉钻。

3）使用动力工具置入提拉钻（置入过程中应注水防止热坏死）。

4）取下动力工具。

5）复位骨折块：在透视监视下，通过旋紧螺母，可以对骨折块进行复位，复位满意后停止旋紧螺母。因为提拉钻的直径小于锁定螺钉的直径，因此该孔中可以置入锁定螺钉且不影响固定稳定性。

（9）置入锁定螺钉：参照外固定支架的生物力学原则选择置入螺钉的位置，每个主要骨折块建议3枚左右螺钉（如骨质疏松患者；接骨板和骨面距离较大；使用单皮质螺钉较多的患者应适当增加螺钉的数量），髁部螺钉应尽量和关节面平行，做点式切口插入钻套套筒，连接锁定螺钉，置入锁定螺钉。

注意：绝对禁止使用动力工具最终锁紧螺钉，应该用手动扭力限制起子最终锁紧螺钉。使用动力工具置入锁定螺钉时应注水，防止热坏死，最终锁紧。使用扭力限制起子最终锁紧锁定螺钉，应避免软组织嵌入锁定孔，影响锁定螺钉和接骨板的锁定效果。骨干部置入螺钉，螺钉置入步骤相同，须确保螺钉放置于骨干中部避免偏心置入。

使用填塞栓标明置入螺钉的位置由于是闭合操作，因此建议在所有置入螺钉的孔内使用填塞栓标记。

（10）测量远端螺钉长度：股骨髁使用的螺钉长度可以从前面的表格推算出，也可以通过套筒使用配套的2mm克氏针直接测量。在透视监测下，将克氏针打入至所需深度（建议克氏针顶端与内侧皮质至少保留5mm的距离），使用专用测量装置测得所需螺钉长度。

（11）术后处理：术后处理应遵循AO骨折治疗原则，基本功能性治疗包括膝关节的自由活动和10~15kg部分负重训练等物理康复治疗可在术后即刻开始，但部分特殊病例也应适当制动。根据AO骨折治疗原则，微创锁定板系统采用了桥接接骨板的技术，遵循骨折间接愈合（二期愈合）的特点，即术后早期就可在X线片上发现丰富的骨痂形成。如术中遵守微创手术操作原则，最大程度保护了骨膜和软组织的血运，术后极少发生延迟愈合/不愈合。根据AO骨折内固定治疗原则的描述，如术后6~8周仅有少量骨痂形成，应密切随访患者情况，如有必要，应早期行进一步处理（如植骨等）。

（二）锁定加压钢板

在生物学固定（BO）原则及微创经皮钢板技术（MIPO）大行其道的背景下，基于加压钢板的多年临床成功应用的经验，外固定支架"体内化"的思路即所谓的"内固定支架"理念的指引，以微创稳定系统（LISS）为首的新型锁定钢板螺钉固定系统应运而生。并立即引起了世人的强烈关注。但是LISS最初只是设计用来固定股骨远端骨折（LISS-DF），随后才出现了胫骨近端骨折微创稳固系统（LISS-PLT），并且整个LISS是针对膝关节周围骨折累及关节面、软组织厚、肌肉力量强等特点设计的，对于胫骨远端、肱骨等部位不合适应用LISS；此外LISS只能应用锁定螺钉而不能使用传统加压螺钉，临床应用的灵活性受到限制。2001年AO推出锁定加压钢板（locking compression plate，LCP），由于LCP是沿着DCP和LISS的成功足迹发展而来的，结合了两者的长处，因此在两种方法完美结合的情况下，对任何骨折的治疗可能会取得最好的临床效果。

1. 锁定板系统内植物的特点　如下所述。

（1）锁定螺钉

1）自钻自攻型锁定螺钉：自钻自攻型锁定螺钉只能进行单皮固定，避免螺钉自钻头突出对侧皮质使用锁定螺钉，必须严格控制螺钉置入方向，避免螺钉和接骨板发生螺纹错扣。

2）自攻型锁定螺钉：无自钻头的构造，其余设计和自钻自攻锁定螺钉相同。因此使用时需要用配套钻头先进行钻孔，可以进行单皮质或双皮质固定。

3）填塞钉：螺钉头带有螺纹，拧入后可以防止软组织长入锁定孔内，也可以起到保护锁定孔内螺纹的效果，还可以保证接骨板和骨面有一定的间隙，更好地保护骨周围的血运。

4）锁定螺钉的置入方向：必须沿锁定孔（螺纹孔）的轴线置入螺钉，否则将不能达到正确的锁定效果。如果螺钉斜向进入锁定孔，会降低锁定的效果，并且可能导致错扣；对于需要取出内植物的患者，在取出内植物的过程中会带来严重困难。

(2) 锁定接骨板：与普通接骨板不同，锁定接骨板是利用锁定螺钉头的螺纹和配套锁定孔的内螺纹相互咬合，使锁定螺钉锁扣于锁定接骨板上，形成一个牢固的整体。当单纯使用锁定接骨板系统时，系统达到了相对稳定固定，通过骨痂的形成达到骨折间的愈合（二期愈合）。

1) 接骨板由两种孔组成：①螺纹孔：带有内螺纹，可以和锁定螺钉锁扣；也可使用普通螺钉，但无滑动加压作用。②加压孔：长圆形设计，使用普通螺钉，可以自由选择双向加压，螺钉可以作为拉力螺钉成角打入。

2) 螺钉孔的排列：接骨板上两种螺钉孔混合排列，即符合锁定板的力学需要又满足骨折断端加压的要求，临床使用中可以灵活选择。

3) 注意：①单纯锁定板系统无法完成骨折块间的加压固定。②单纯使用锁定板系统无法进行骨折复位。③锁定螺钉和锁定板结合角度固定，螺钉无法变角打入。

2. 手术操作技术　如下所述。

(1) 锁定板的术前塑形：根据锁定板的固定特点，锁定板系统无须精确贴附骨面，即不需要精确塑形。但当锁定板和骨面距离过大或者一些特殊情况下，锁定板可以进行适度塑形，折弯时需要注意保护锁定孔的内螺纹，而在加压孔的位置允许相对较大幅度的塑形。

(2) 普通螺钉的使用：锁定板产品螺钉孔内可使用普通螺钉。使用步骤依次为：钻头钻孔、测深、丝攻（如果需要）、拧入螺钉。

(3) 注意：如果使用 LC-DCP 钻套，钻套上的箭头需指向骨折线。也可使用通用钻套偏心置入螺钉。

1) 中立位旋入普通螺钉：在加压孔内按压通用钻套，使用相应的钻头便会得到中立位孔。

2) 偏心位旋入普通螺钉：在加压孔内，不按压通用钻套，偏心放置通用钻套，使用相应钻头便会得到偏心位孔。

3) 注意：在锁定孔内只能置入中立位螺钉，无纵向加压作用。

3. 锁定螺钉的固定　如下所述。

(1) 自钻自攻螺钉：确定接骨板的位置并临时固定后，直接使用配套起子杆和扭力限制装置旋入。

(2) 自攻螺钉。

1) 将带螺纹的钻套拧入锁定孔。

2) 使用配套钻头钻孔。

3) 测深。

4) 使用起子杆和扭力起子柄拧入螺钉。

注意：

1) 由于自钻螺钉有自钻头设计，所以严禁穿透对侧皮质，只能行单皮质固定。

2) 锁定螺钉和锁定板锁扣的过程必须手动使用扭力限制装置进行，绝对禁止使用电钻高速旋入，否则会导致锁定螺钉锁死，无法取出。

3) 由于自钻自攻螺钉只能进行单皮质固定，所以只建议使用在下肢负重的股骨和胫骨。而单皮质固定的方式抗旋转能力较差，所以不建议使用在上肢。

4) 在旋入第一枚锁定螺钉和接骨板锁扣的过程中，须保证接骨板有一定的临时固定，否则接骨板会随着锁定钉的拧入而发生旋转。

5) 上肢系统（3.5系统）和下肢系统（4.5/5.0系统）的扭力起子柄扭力限制范围不同。上肢 1.5（N·m），下肢 4.0（N·m）。

4. 混合使用普通螺钉和锁定螺钉的方法　锁定板是骨科接骨板发展史上的一大创新，但普通的接骨板也有其临床使用优势，所以在选择临床适应证上必须谨慎。正是考虑到临床治疗的需要，并且结合锁定板的力学特点，锁定板的孔位均为混合的排列。即一块接骨板上同时具有圆形的双向加压孔和独立圆孔设计的锁定孔，并且不仅加压孔内可以使用普通螺钉，在锁定孔内也可以使用普通螺钉，真正满足不同临床治疗方案的需要。混合排列两种类型螺钉孔的好处还在于：更符合力学特点；接骨板强度更可靠；锁定孔的螺纹更不容易损伤；置入和取出螺钉更安全；方便骨折愈合后内植物的取出。

锁定板系统在锁定螺钉拧入过程中没有复位作用，因此必须完成复位后再使用锁定板系统固定。

（张 珂）

第四节 关节镜下骨折固定

一、概述

1. 适应证 如下所述。
(1) 关节镜下观察关节内骨折的复位：如胫骨平台骨折可在关节镜下观察骨折复位情况等。
(2) 关节镜引导下复位及固定近关节骨折：如关节镜下经皮内固定治疗骨折复位情况等。
(3) 重建和修复合并软组织损伤：如关节镜下修复肩袖损伤等。
(4) 关节内骨折碎块的整理：如关节镜下清理髋臼内碎骨块等。
2. 禁忌证 如下所述。
(1) 对于局部（关节外）或全身有明显感染灶，可能引起关节感染的病例。
(2) 对关节间隙近关节骨折也无法获得满意的检查，更无足够的空间实施关节镜手术者。
(3) 对于粉碎严重以及陈旧性骨折。

二、关节镜技术在骨科的具体应用

1. 肩关节 1931年Burman通过关节镜在尸体上观察的基础上首次提出肩关节镜。经过70多年的发展，肩关节镜技术已逐渐成为诊断和治疗肩关节疾病的重要方法。肩关节镜技术可以直视下观察肩关节内部及肩峰下的一些病变，以明确诊断，弥补了传统X线、CT、MRI的不足，并可直接在镜下进行手术或指导切开手术方法的选择。在肩关节镜下进行手术，保持关节原有的解剖生理结构，创伤小，准确率高，且术后恢复快。肩关节镜技术已经成为许多肩关节疾病，如肩关节盂唇撕裂、肩袖疾病、肩关节不稳的最佳诊疗方法。

2. 肘关节 1931年，Burman曾研究肘关节解剖后认为肘关节不适宜进行关节镜手术，他认为肘关节镜造成神经血管损害的危险远大于关节镜诊治所能带来的益处。随着手术技术的发展完善、临床经验的积累、手术体位和入路的改进，肘关节镜手术的危险程度大大降低，手术指征也得到扩展，严重并发症并不多见。尤其在20世纪80年代后期，Andrew等提出并确定了肘关节镜手术的最初规范，1992年O'Driscoll和Morrey更进一步发展了肘关节镜技术。国外在过去的10多年里应用关节镜进行肘关节的检查和治疗已经趋于成熟，但国内目前仍处于起步阶段，缺乏较为成熟的临床经验。主要用于肘关节游离体摘除、关节内骨折的关节镜监视下复位内固定术，如桡骨头骨折、鹰嘴骨折、冠突骨折、肱骨髁骨折等；某些开放性肘关节损伤的关节镜下冲洗、清理术。尽管关节镜下手术具有创伤小和恢复快的优点，但镜下完成此类骨折解剖复位、固定难度非常大，临床应用起来仍有较多限制。

3. 腕关节 桡骨远端骨折常合并韧带撕裂，如忽略损伤韧带的治疗，骨折愈合后仍可遗留腕关节不稳。传统治疗方法要达到关节面解剖复位有一定的困难。腕关节镜能在直视下检查舟月韧带、月三角韧带及TFCC的损伤情况，以及关节面的复位情况从而采取相应的处理措施。舟骨骨折腕关节镜下经皮用螺钉固定舟骨骨折非常有效。

4. 髋关节 1931年Burman第1次介绍了髋关节镜。后经历了漫长的时期，直到最近20年来，随着髋关节镜设备及技术的发展，人们对关节病变认识的加深，关节镜的应用才迅速发展起来，适应证也在不断地扩大，如盂唇损伤、髋臼和股骨头软骨损伤、股骨头韧带损伤等。

5. 膝关节 膝关节是最早也是目前关节镜使用最广泛的部位，主要用于髌骨骨折经皮空心钉固定、胫骨平台骨折、股骨髁骨折、胫骨髁间骨折等。

6. 踝关节　Parisien 首先于 1985 年开始将关节镜技术应用于距下关节。此后该技术逐渐得到发展，但单独报告距下关节镜的文献很少。从清除游离体、软骨成型、关节冲洗、滑膜切除、组织活检、松解粘连，到关节炎（包括感染性、类风湿等）治疗，从局部复杂弹片取出，到距下关节融合、距跟骨间韧带重建和协助跟骨关节内骨折复位内固定。

（张　珂）

第五节　经皮空心钉内固定

一、概述

1. 空心加压螺钉技术　空心加压螺钉是 20 世纪 80 年代末研制的新型骨折内固定材料，因其具有骨折端加压可靠，内固定坚强及手术操作简单等优点，被广泛地运用于骨折创伤治疗中。主要有不锈钢和钛合金两种材料。常用直径有：4.0mm、5.0mm、6.5mm、8.0mm 等。

2. 空心加压螺钉主要结构与器械螺钉结构　标准空心加压螺钉长度分别为 30～105mm，钉杆的直径 4.5mm，中心孔直径 2.1mm，顶端配有螺纹长度 16mm，螺纹直径 6.5mm。

3. 原理　光杆通常与螺纹内柱的直径一致。从外形上就不难理解这种螺钉的功能。穿过近端皮质骨的螺钉部分没有螺纹，因此不提供轴向力，但是远端皮质骨被螺纹把持，当螺钉被拧紧时与近端皮质骨上的螺帽产生轴向的压力。

穿过近端皮质骨的螺钉部分无螺纹，因此不提供轴向力，但远端皮质骨可被螺纹把持，当拧紧时与近端皮质骨上的螺帽可产生轴向压力，使折块嵌紧。

二、适应证与禁忌证

1. 4mm 空心钉适应证　①小碎片骨折；②跗骨、跖骨骨折；③尺骨鹰嘴骨折；④肱骨远端骨折；⑤髌骨骨折；⑥胫骨远端骨折和 PILON 骨折；⑦踝关节骨折；⑧韧带固定术；⑨骨盆环骨折。

2. 6.5mm/8mm 空心钉适应证　①股骨颈关节囊内骨折；②股骨转子间骨折；③胫骨平台骨折；④后骨盆环骨折；⑤踝关节固定术。

3. 空心钉禁忌证　严重粉碎性骨折及严重骨质疏松症患者。

三、操作步骤与技术

1. 插入导针　导针接电动转头，通过转头导向器，根据螺钉直径插入不同直径的导针至合适的深度，C 形臂 X 线机透视下控制骨折复位状态及导针位置。

2. 测量螺钉深度　将探测仪沿导针滑入，可直接读出导针插入长度，选择合适长度的螺钉。

3. 插入螺钉　使用专门的空心钉起子和持钉保护套，沿着导针插入选择的螺钉，在拧紧螺钉前放松持钉保护套。调整最后的复位，调整螺钉位置，取出导针。

四、注意事项

（1）对于密质骨：在插入导针时，选用同型号直径和长度的转头代替导针，减少潜在的热损伤及位置偏移。

（2）选择埋头还是垫圈：在软组织覆盖非常少的区域，使用埋头技术使小剖面的螺钉头部陷入骨质内是非常有益处的。但是必须保证钉尾不超过骨皮质可承受的容积。在骨质疏松或皮质骨非常薄弱的区域，可使用垫圈扩大受力面积，分散螺钉头部的应力。

（3）插入螺钉时随时使用 C 形臂 X 线机监视调整导针及螺钉位置保证骨折对位良好。

）单一的空心钉固定骨折端往往固定不可靠，需2枚或3枚固定。

（张　珂）

第六节　经皮撬拨克氏针内固定

一、概述

用钢针对手法不易整复的撕脱骨折、关节内骨折、关节附近骨折或脱位，利用杠杆原理，采取推挤、撬拨等操作使骨折复位，同时用钢针穿过皮肤而做内固定。其原理是通过经皮穿入骨圆针至骨折块或关节部分，以局部的骨块作为支点，以骨针作为杠杆，根据骨折的类型、移位情况结合牵引手法复位对骨折块做出固定。

二、适应证与禁忌证

1. 适应证　如下所述。
（1）经关节面骨折，如胫骨平台骨折、肱骨外髁骨折、股骨内外髁骨折等。
（2）经关节面骨折，骨折块无软组织附着，手法复位困难者。如肱骨小头骨折、桡骨小头骨折等。
（3）经关节骨折而关节间隙有软组织或碎骨片嵌入，阻碍手法复位者。
（4）肌肉、韧带附着部的撕脱骨折，如肱骨内外髁骨折。
（5）关节脱位呈交锁状，如经舟骨、月骨周围脱位，月骨前脱位。
2. 禁忌证　如下所述。
（1）严重骨质疏松症患者。
（2）严重粉碎性骨折。

三、器械和手术前后的准备

此法不需要特殊器械，只需要克氏针或斯氏针。
（1）术前根据病史、临床和影像学检查，分析损伤机制和骨折类型，对需要撬拨的骨折片位置、进针方向和深度都应预先估计。
（2）操作步骤需要配合牵引和手法复位。
（3）进针位置需要避开重要的神经和血管。
（4）进针位置尽可能地避开关节及骨折间隙，减少感染的可能。
（5）调整进针方向和深度，对骨折片做撬拨复位，X线透视满意。针孔一般不需要缝合。

四、复位方法

1. 推挤法　这是一种最常用的复位方法。克氏针或斯氏针穿过皮肤，直接顶推骨折块，使之回复原位。推挤时应该注意着力点和方向，一般用尾端圆钝部顶推骨折块，以防穿碎骨折块。此法适用与肱骨内外髁骨折、肱骨小头冠状骨折。
2. 撬拨法　圆针穿过皮肤骨折块或经骨折块间隙至正常的骨质内，以针尖端为支点向上撬拨针尾，使骨折块回复原位。进针时，针尖端可稍高于尾端，使撬拨的范围更大些，争取一次成功，需要指出的是反复操作可加重骨折块的破碎或损伤周围正常的骨结构。多适用于胫骨平台等关节面的塌陷骨折。
撬拨法还适用于骨折间隙有骨膜等软组织或碎片嵌入物的解除。将骨针经皮肤刺入骨折间隙，将嵌入物挑出，解除复位阻挡，再配合手法复位。如内髁骨折等。
3. 杠杆法　如下所述。
（1）适用于关节脱位呈交锁状：将骨针插入交锁骨块之间，利用杠杆力撬拨，接触交锁状态，再配合手法使脱位骨块复位，如腕关节月骨脱位。

(2）有旋转移位的经关节骨折的复位治疗：将骨针刺入骨折块，利用杠杆力沿着一定的轴线矫正骨折块的旋转移位，如股骨内外髁骨折等。

五、注意事项

（1）根据骨折的具体情况，使钢针确切的顶住骨折片，较易的完成撬拨复位。但不宜过多的反复盲目的撬拨复位，以免加重骨折情况。

（2）采用撬拨法或推挤法时应该用钢针的钝端进行操作，以免刺碎骨折块，或刺透关节。

（3）采用杠杆法整复骨折片的旋转移位时，使针的前端靠近关节面软骨下皮质骨，较容易复位。

（4）儿童骨骺板损伤，克氏针固定避免损伤骺板，如果必须通过骺板，应使克氏针与骺板垂直，以尽量减少对骺板的损伤，并且在术后4~6周拔出。

六、与其他骨折治疗技术的结合应用

经皮撬拨技术是一种常用的技术，几乎可以应用于骨科的所有的领域中，它是一种基本技术，不单单在于用于治疗某一种疾患，而是应该应用贯穿骨科处置、手术过程中，尤其在当今手术发展越来越微创化的背景下，应该将其优势充分应用。经皮撬拨技术即可应用于足跗骨折、手掌骨折的固定复位中，也可以用于复杂手术中的骨折复位固定。

（1）在闭合髓内针固定治疗长骨干中的应用。在长骨干髓内针固定治疗中往往复位是关键，对于股骨干骨折等肌肉丰富的地方，闭合复位往往困难，此时可用1枚斯氏针或克氏针插入骨折处进行撬拨复位往往会有事半功倍的效果。

（2）在骨外固定支架治疗粉碎骨折的应用。在高能量损伤中，往往骨折粉碎严重，局部软组织损伤严重，不宜切开复位，此时多用外固定支架治疗。可外固定支架对于一些粉碎骨折往往复位不理想，这时结合经皮撬拨技术就有显著优势了。

当然经皮撬拨复位技术不是万能的，它也有其不足之处，如复位不如切开复位好，固定往往不甚牢固，通常需要结合外固定治疗。但它是一项简单、实用而且可靠，应充分利用其长处，将其贯穿于骨科疾患的处理中。

（张　珂）

参考文献

[1] 陈义泉,袁太珍.临床骨关节病学.北京:科学技术文献出版社,2010.
[2] 赵定麟,陈德玉,赵杰.现代骨科学.北京:科学出版社,2014.
[3] 赵定麟.现代骨科手术学.上海:世界图书出版公司,2012.
[4] 戴国锋.急诊骨科学.北京:人民军医出版社,2012.
[5] 吕厚山.膝关节外科学.北京:人民卫生出版社,2010.
[6] 郝定均,王岩,田伟.脊柱创伤外科治疗学.北京:人民卫生出版社,2011.
[7] 蒋保国.严重创伤救治规范.北京:北京大学医学出版社,2015.
[8] 杨扬震,林允雄.骨与关节创伤.上海:上海科学技术出版社,2013.
[9] 孙婕,刘又文,何建军,汤志刚.实用微创骨科学.北京:北京科学技术出版社,2012.
[10] 冯华,姜春岩.关节镜微创术.北京:人民卫生出版社,2010.
[11] 田伟,王满宜.积水潭骨折.第2版.北京:人民卫生出版社,2013.
[12] 鲁玉来,刘玉杰,周东生.骨科微创治疗技术.北京:人民军医出版社,2010.
[13] 刘玉杰,等.实用关节镜手术学.第2版.北京:人民军医出版社,2011.
[14] 敖英芳.关节镜外科学.北京:北京大学医学出版社,2012.
[15] 马辉,付强主译.脊柱内镜外科学.上海:上海科学技术出版社,2014.
[16] 刘义兰,罗凯燕,熊莉娟.关节镜手术及运动康复护理.北京:人民军医出版社,2012.
[17] 权良刚.青壮年股骨颈骨折的内固定治疗概况.当代医学,2011,17(3):26-28.
[18] 罗亚秀,崔宗权,周宝珠,等.髋部骨折术后深静脉血栓形成的综合预防措施.当代医学,2011,17(32):161-162.
[19] 严纯.股骨粗隆间骨折PFNA内固定联合唑来膦酸治疗效果观察.吉林医学,2014(19):4338-4339.
[20] 苏新磊,张桂莲.外固定架治疗桡骨远端不稳定型骨折.吉林医学,2014(19):4197-4199.
[21] 徐之扬,朱玉春,周伟,等.多排螺旋CT的MPR和VR在胫骨平台骨折诊断中的应用价值.吉林医学,2014(19):4165-4167.
[22] 查国春,孙俊英,田家祥,董圣杰,张士凯,赵众首.髌骨软骨退变分级对保留髌骨型全膝关节置换术疗效的影响.中华骨科杂志,2013,33(3):226-233.
[23] 张伟涛,尚国伟,刘宏建,等.综合治疗骨质疏松性椎体压缩性骨折的临床研究.中华实验外科杂志,2013,30(3):633-635.
[24] 俞光荣,赵有光,夏江等.踝关节骨折合并三角韧带完全断裂的手术治疗.中华创伤骨科杂志,2013,15(3):188-192.